# LE MÉDECIN, LE MALADE ET LA DOULEUR

# LE MÉDECIN, LE MALADE ET LA DOULEUR

P. QUENEAU G. OSTERMANN

B. BANNWARTH, P. GRANDMOTTET, J.-M. MANTZ, M.-L. NAVEZ,
J. PACCALIN, F. PAILLE, J. SCHMIDT

APNET

Préfaces de Bernard KOUCHNER, Philippe DOUSTE-BLAZY
et de Guy LAZORTHES

Postface de Lucien NEUWIRTH

3e édition

avec des dessins originaux de PIEM

La maquette de couverture a été réalisée
par Françoise Maltete-Jacquet, atelier Vert-Marine, Bordeaux

MASSON

ISBN : 2-225-83314-1

MASSON S.A.S – 120, bd Saint-Germain – 75280 Paris Cedex 06

# *LISTE DES AUTEURS*

Jacques AMAR, Maître de conférences de thérapeutique, Service de médecine interne et de thérapeutique, Hôpital Purpan, Toulouse.

Nadine ATTAL, Praticien hospitalier, neurologue, Centre d'Evaluation et de Traitement de la Douleur, CHU Ambroise Paré, Paris.

Pierre AUBER, Professeur émérite d'endocrinologie, Paris

Christian AUBOYER, Professeur d'anesthésiologie et réanimation chirurgicale, Hôpital Nord, Saint-Etienne.

Bernard AVOUAC, Praticien hospitalier, Service de rhumatologie, Hôpital Henri Mondor, Créteil. Président de la Commission de transparence, Ministère de la Santé.

Bernard BANNWARTH, Professeur de thérapeutique, Service de rhumatologie, Bordeaux.

Marie-Caroline BAYON, Praticien hospitalier, Département d'anesthésie-réanimation, Hôpital Nord, Saint-Etienne.

Bernard BÉGAUD, Professeur de pharmacologie clinique, Centre de pharmacovigilance, Hôpital Pellegrin, Bordeaux.

Chalbi BELKAHIA, Professeur de pharmacologie, directeur du Centre national de pharmacovigilance, hôpital Charles Nicolle, Tunis, Tunisie.

Sonia BEN KHALIFA, Assistant hospitalo-universitaire en anesthésie réanimation, CHU Charles Nicolle, Tunis.

Jean-François BERGMANN, Professeur de thérapeutique, Service de médecine interne, Paris Lariboisière.

Philippe BERTIN, Professeur de thérapeutique, Service de rhumatologie et de thérapeutique, CHU Dupuytren, Limoges.

Jean-Marie BLARD, Professeur de neurologie, Hôpital Gui de Chauliac, Montpellier.

Olivier BLIN, Professeur de pharmacologie clinique, Centre de pharmacologie clinique et d'évaluations thérapeutiques, Hôpital Timone, Marseille.

François BOUREAU, Maître de conférences des Universités-praticien hospitalier, responsable du Centre d'évaluation et de traitement de la douleur, Hôpital Saint-Antoine, Paris.

Gilles BOUVENOT, Professeur de thérapeutique, Laboratoire de méthodologie des essais cliniques, Faculté de médecine, Marseille.

Philippe BRENOT, psychiatre, anthropologue, directeur d'enseignement en sexologie à l'université Bordeaux II, Bordeaux.

Nathalie BRION, Professeur de thérapeutique, Paris Ouest.

Bruno BROCHET, Professeur de neurologie, Unité de traitement des douleurs chroniques, Hôpital Pellegrin, Bordeaux.

Jacques BRUNON, Professeur de neurochirurgie, Hôpital de Bellevue, Saint-Etienne.

Paul CALMELS, Praticien hospitalier, Service de médecine physique et réadaptation, Hôpital Bellevue, Saint-Étienne.

Corinne CAPET, Praticien hospitalier, Service de médecine interne gériatrique, Hôpital de Bois-Guillaume, Rouen.

Françoise CARPENTIER, Professeur de thérapeutique, Services d'urgence et de réanimation médicale, Grenoble.

Francine CAULIN, Rhône-Poulenc Rorer, Paris.

Olivier CHASSANY, Maître de conférence de thérapeutique.

Guillaume CLAVREUL, Praticien hospitalier, Service de médecine interne et thérapeutique, Hôpital Bellevue, Saint-Etienne.

Philippe COLLET, Praticien hospitalier, Service de rhumatologie, Hôpital Bellevue, Saint-Etienne.

Andrée CUZIN, Ancien Directeur du Service des Soins Infirmiers, CHU de Saint-Etienne.

Henry DABADIE, Maître de conférences de thérapeutique, Service de médecine interne et thérapeutique, Hôpital Saint-André, Bordeaux.

Mounir DAGHFOUS, Assistant hospitalo-universitaire en anesthésie réanimation, CHU Charles Nicolle, Tunis.

R. DAGHFOUS, Maître de conférences, Agrégé en pharmacologie, Faculté de médecine, Tunis.

Hervé DECOUSUS, Professeur de pharmacologie clinique, Service de médecine interne et de thérapeutique, Hôpital Bellevue Saint-Etienne.

Pierre DIEMUNSCH, Praticien hospitalier, Service d'anesthésie réanimation, Strasbourg.

Jean-Marie DOMENACH (décédé), philosophe, ancien Professeur à l'Ecole plolytechnique, Paris.

Maurice DOMENACH, Ancien chef du Service de rééducation fonctionnelle, Hôpital Bellevue, Saint-Etienne.

Jean-François DOUBRERE, ancien chef de clinique, Centre d'évaluation et de traitement de la douleur, Hôpital Saint-Antoine, Paris.

Jean DOUCET, Professeur des Universités-Praticien hospitalier, Service de médecine interne gériatrique, Hôpital de Bois-Guillaume, Rouen.

Alain DUROCHER, Professeur de thérapeutique, Service d'urgences respiratoires et de réanimation médicale, Hôpital Calmette, Lille.

Alain ESCHALIER, Professeur de pharmacologie, Clermont-Ferrand.

Frédéric FARIZON, Praticien hospitalier, Service d'orthopédie et traumatologie, Hôpital Bellevue, Saint-Etienne.

Marilène FILBET, Praticien hospitalier, Service de gériatrie et de soins palliatifs, Hôpital du Val d'Azergues, Lyon.

Romain FORESTIER, rhumatologue, Hôpital Reine Hortense, Aix-les-Bains.

Annie FOURRIER, pharmacien épidémiologiste, Centre de pharmacovigilance, Hôpital Pellegrin, Bordeaux.

Alain FRANCON, rhumatologue, Service de rhumatologie, Hôpital Saint-Antoine, Paris.

Marios FROUDARAKIS, Praticien hospitalier, Héraklion (Grèce).

Vincent GAUTHERON, Professeur de rééducation fonctionnelle, Hôpital Bellevue, Saint-Etienne.

Annie GAUVIN-PIQUARD, psychiatre, chef de l'unité de psychiatrie et d'oncopsychologie, Institut Gustave Roussy, Villejuif.

Régis GONTHIER, Professeur de médecine interne et gérontologie, Hôpital de la Charité, Saint-Etienne.

Pierre GRANDMOTTET, Professeur émérite de thérapeutique, Besançon.

Gilles GROLLIER, Professeur de thérapeutique, Service de soins intensifs cardiologiques, CHU Côte de nacre, Caen.

Maryse HAMMAN, Centre hospitalier, Saverne.

Patrick HENRY, Professeur de neurologie, chef du Service de neurologie, Hôpital Pellegrin, Bordeaux.

Alain JEGO, Praticien hospitalier, Service de médecine interne gériatrique, Hôpital de Bois-Guillaume, Rouen.

Jean-Paul LARBRE, Praticien hospitalier, Service de rhumatologie, Lyon.

Dominique LARREY, Professeur d'hépato-gastro-entérologie, Service des maladies de l'appareil digestif, Hôpital Saint-Éloi, Montpellier.

Bernard LAURENT, Professeur de neurologie, Hôpital Bellevue, Saint-Etienne.

Maurice LAVILLE, Professeur de thérapeutique, Université Claude Bernard, Service de néphrologie, Hôpital Édouard Herriot, Lyon.

Michel LE MARCHAND, ancien chef de clinique, Service de rééducation fonctionnelle, Hôpital Bellevue, Saint-Étienne.

Xavier LEVERVE, Professeur de thérapeutique, Service d'urgences et de réanimation médicale, Grenoble.

Guy LLORCA, Professeur de thérapeutique, chef du Service de rhumatologie, Lyon-Pierre-Bénite.

Mai LUU, attachée des Hôpitaux, Centre d'évaluation et de traitement de la douleur, Hôpital Saint-Antoine, Paris.

Jean-Marie MANTZ, Professeur émérite de réanimation médicale, doyen honoraire de la faculté de médecine, Hôpital Pasteur, Strasbourg.
Jean-Louis MÉGNIEN, Maître de conférence de thérapeutique, Service de médecine interne, Hôpital Broussais, Paris.
Daniel MICHEL, Professeur de Neurologie, Chef du Service de Neurologie, Hôpital Bellevue, Saint-Etienne.
Dominique MILLE, Chef de clinique-Assistant, Service de médecine interne et thérapeutique, Hôpital Bellevue, Saint-Etienne.
Pierre MINAIRE (décédé), Ancien Professeur de rééducation fonctionnelle, Hôpital Bellevue, Saint-Etienne.
Patrick MISMETTI, Maître de conférences de pharmacologie clinique, Service de médecine interne et thérapeutique, Hôpital Bellevue, Saint-Etienne.
Yves MOYNOT, Praticien hospitalier, Service de médecine interne gériatrique, hôpital de Bois-Guillaume, Rouen.
Juan-David NASIO, psychanaliste, Paris.
Marie-Louise NAVEZ, Praticien hospitalier, Département d'anesthésie-réanimation, Hôpital Bellevue, Saint-Etienne.
Philippe NAYME, Rhumatologue, Centre de la douleur, Hôpital Bellevue, Saint-Etienne.
Christophe NUTI, Praticien hospitalier, Service de neuro-chirurgie, Saint-Eienne.
Gérard OSTERMANN, Professeur de thérapeutique, Bordeaux.
Jean PACCALIN, Professeur de thérapeutique, émérite à l'université de Bordeaux II, médecin honoraire du CHU de Bordeaux.
Yves PAGE, Maître de conférences d'anesthésie-réanimation, Hôpital Bellevue, Saint-Etienne.
François PAILLE, Professeur de thérapeutique, Service de médecine interne, Hôpital Fournier, Nancy.
Bruno PERPOINT (décédé), Ancien Professeur de thérapeutique, Service de médecine interne et thérapeutique, Hôpital Bellevue, Saint-Etienne.
Anne-Marie PERRIN, infirmière, CHU de Saint-Etienne.
Roland PEYRON, Service de Neurologie, Hôpital Bellevue, Saint-Etienne.
Évelyne PICHARD-LÉANDRI, anesthésiologiste, chef de l'Unité de diagnostic et de traitement de la douleur de l'adulte et de l'enfant, Institut Gustave Roussy, Villejuif.
Thierry PONGE, Praticien hospitalier, Service de médecine B, Hôtel-Dieu, Nantes.
Jérôme PORÉE, philosophe, Rennes.
Florence PORTET, Chef de clinique-Assistant, Unité de neurologie comportementale, Service de neurologie, Centre Gui de Chauliac, Montpellier.
Jean POUGET, Professeur de neurologie, Service de neurologie et de pathologie neuromusculaire, CHU Timone, Marseille.
Liang Fu QIN, Professeur de médecine traditionnelle et d'acupuncture, Shangaï Second Medical University — Ren Ji Hospital, Shangaï.
Patrice QUENEAU, Professeur de thérapeutique, Chef du Service de médecine interne et thérapeutique, Hôpital Bellevue, Saint-Etienne.
Hyacinthe RAJAONA, ancien Professeur associé de thérapeutique, Faculté de Médecine de Saint-Etienne, Hôpital Bepelatanana, 101 Antananarivo, Madagascar.
Alain REINBERG, Directeur de recherche au CNRS, Fondation A. de Rotschild, Paris.
Anne RICHARD, Praticien hospitalier, Département d'anesthésie-réanimation, Hôpital Nord, Saint-Etienne.
Marie-Thérèse ROY, chef du Service de rééducation fonctionnelle, Centre de traumatologie et d'orthopédie, Strasbourg.
Alain-Abbas SAFAVIAN, Professeur de thérapeutique, Faculté de médecine, Amiens.
Michèle H. SALAMAGNE, Praticien hospitalier, Unité de soins palliatifs, Hôpital Paul Brousse, Villejuif.
Michel SAVALDOR, Professeur de thérapeutique, Chef du Service de médecine interne et de thérapeutique, Hôpital Purpan, Toulouse.
Gérard SANCHIS, Médecin homéopathe, attaché hospitalier, Bordeaux.

Fabienne SAULNIER, Professeur de réanimation médicale, Service d'urgences respiratoires et réanimation médicale, Hôpital Calmette, Lille.
Pierre SEFFERT, Professeur de Gynécologie-Obstétrique, Chef du Service de Gynécologie-Obstétrique, Hôpital Nord, Saint-Etienne.
Pierre SEGUIN, Professeur de Stomatologie et Chirurgie Maxillo-faciale, Hôpital Bellevue, Saint-Etienne.
Claire SÉRIES, Professeur de médecine interne, Hôpital Saint-André, Bordeaux.
Jeannot SCHMIDT, Maître de conférences de thérapeutique, Service de médecine interne, Clermont-Ferrand.
Jean-Louis STEPHAN, Maître de conférences de cancérologie, Unité d'Hématologie Pédiatrique, Hôpital Nord, Saint-Etienne.
Pierre TAJFEL, Médecin généraliste, coordinateur de l'Unité d'Évaluation et de Traitement de la douleur, Centre hospitalier de Versailles.
Alain TREISSER, Professeur de gynécologie-obstétrique, Service de réanimation médicale, Strasbourg.
Jacques TOUCHON, Professeur des Universités, neurologue, Unité de neurologie comportementale, Centre Gui de Chauliac, Montpellier.
Richard TREVES, Professeur de rhumatologie, Service de rhumatologie et de thérapeutique, CHU Dupuytren, Limoges.
Pascale VERGNE, Chef de clinique-Assistante, Service de rhumatologie et de thérapeutique, CHU Dupuytren, Limoges.
Marcel Louis VIALLARD, Praticien hospitalier, Unité mobile de soins palliatifs, Hôpital Tenon, Paris.
Patrick VILLANI, Maître de conférences de thérapeutique, Laboratoire de méthodologie des essais thérapeutiques, Faculté de médecine, Marseille.
Denis VITAL DURAND, Professeur de thérapeutique, Service de médecine interne, Lyon-Pierre-Bénite.
Denis WAHL, Chef de clinique, Service de médecine générale, Nancy.
Yassine ZAÏR, attaché des hôpitaux, Services des isotopes, Nantes.

## *HOMMAGE AU PROFESSEUR BRUNO PERPOINT*

Cancérologue de grande qualité, Professeur de Thérapeutique à la Faculté de Médecine de Saint-Etienne, il a été pour beaucoup dans l'esprit de cet ouvrage.

Brutalement et prématurément disparu à l'âge de 48 ans, arraché à l'affection des siens et au service des malades, il aura été un modèle de compétence et de dévouement à leur égard. Ce faisant, il aura été un exemple pour les étudiants qui ont eu le privilège de bénéficier de son enseignement et de sa sensibilisation intime à la souffrance d'autrui.

Un immense remerciement pour tout ce qu'il a apporté à la Thérapeutique et à la Cancérologie françaises et stéphanoises.

Ses convictions restent immanentes dans nos mémoires. Ses valeurs et son éthique animent et aimantent nos engagements et nos actions.

# PRÉFACE À LA 3e ÉDITION

Le premier anesthésiste fut Dieu, qui endormit Adam avant d'extraire la côte qui deviendra Ève. Pendant des siècles, la médecine a trop oublié cette prescription. Sauf les Égyptiens qui inventèrent un analgésique, le népenthès dont parle Homère dans *Le lycée*, sans doute à base d'opium ou de jusquiame. On trouvait toujours du népenthès en vente au XVIIe siècle chez les apothicaires de Toulouse. Des générations de médecins, de l'empire d'Alexandre le Grand jusqu'en 1882, se servirent de la thériaque, un composé d'opium, de poudre de vipère et de sang de canard. Cette thérapie et cette chirurgie balbutiantes — il suffit d'en voir les instruments dans les vitrines de la rue de l'École de Médecine — laissaient une part immense à la souffrance des hommes. Les temps modernes commencent en 1817 avec la découverte de la morphine. Mais dans l'esprit de beaucoup de médecins la morphine était un tabou, un poison, une horreur. Et l'on continua à vivre, à opérer et à mourir dans la douleur.

Lorsque j'ai entamé dans les années soixante mes études, la souffrance régnait; on ne s'en souciait guère. On utilisait très peu de morphine, les femmes accouchaient sans péridurale. On pratiquait les avortements sans anesthésie, les curetages à vif. Si cela faisait mal, c'était plutôt bien. Les conditions de réveil après une opération restaient dramatiques. Il y avait toujours des bonnes sœurs à cornette dans les hôpitaux de l'Assistance publique. Elles n'auraient pas donné de morphine à des gens qui avaient la chance de pouvoir souffrir.

La douleur était une épreuve voulue par Dieu, une façon de gagner le Ciel, mais également pour l'école clinique française, une réaction utile de l'organisme qui alertait le sujet. Pendant très longtemps, dans les facultés françaises, la douleur n'a été considérée et enseignée que comme symptôme révélateur de telle ou telle maladie. Il y a une douzaine d'années, nous avons été plusieurs à souhaiter que l'on consacre au moins dix heures à la douleur sur les sept mille heures d'enseignement de la médecine. Nous n'y sommes pas vraiment parvenus à l'époque, et encore ces heures furent-elles rognées quand il a fallu ajouter un enseignement sur le sida. Comme si la souffrance et la pathologie n'avaient pas de rapport!

La douleur exprime la part humaine de la maladie, de la blessure et des soins. Au fond, elle est la seule chose sérieuse en médecine. Pourquoi tant de médecins l'ont-ils négligée? Ceux-là ont conservé leur pouvoir en ménageant la prise en charge de la souffrance. Les médecins français, depuis le début du siècle, ont refusé d'utiliser suffisamment les opiacés et autres substances antalgiques. Ils entendaient préserver leur profession et lui donner, aux temps où la science se cherchait, une grandeur qu'elle n'avait pas.

J'ai écrit mon premier article sur la douleur, ou plutôt contre la douleur, en novembre 1965, dans *L'Événement*, ce nouveau journal que lançait alors Emmanuel d'Astier de la Vigerie : il s'agissait de l'AG 246, découverte du professeur Henri Laborit et de son équipe de l'hôpital Boucicaut. Depuis, j'ai beaucoup vu souffrir sur les champs de bataille, dans les masures et dans les fossés, dans les forêts tropicales et dans les montagnes glacées. Dans nos trousses de médecins jeunes et sans frontières, nous placions d'abord des antibiotiques et de la morphine. Je me suis fait arrêter et emprisonné au Niger pour avoir apporté de la morphine aux soldats qui mouraient dans le Tibesti. Voilà pourquoi j'ai plaisir à préfacer le livre des Professeurs Patrice Queneau et Gérard Ostermann : il est à la mesure des immenses progrès accomplis, et d'une lutte où les principaux obstacles furent plus humains que scientifiques.

La France est en train de rattraper le monstrueux retard qu'elle avait pris sur les pays anglo-saxons, grâce à l'action persévérante de quelques médecins au début bien isolés. Nous avons enfin admis que la douleur n'est ni punition ni rédemption, qu'elle est inutile et nuisible, que souvent son soulagement peut jouer un rôle dans la guérison du malade; qu'en outre, elle est un facteur d'inégalité sociale, car on souffrait moins dans les cliniques des beaux quartiers que dans les hôpitaux mal servis des banlieues.

Nous sommes en train de vaincre cette fatalité. Il était temps. Lors des états généraux de la santé qui se sont tenus au début de 1999 — plus de mille réunions avec le public — la lutte contre la douleur fut désignée comme l'une des préoccupations principales des patients et des usagers de l'hôpital. En traitant la douleur, on prend les hommes à cœur : il demeure inacceptable de ne pas traiter ce mal dès lors qu'on peut le faire et qu'il suffit de le vouloir.

C'est pourquoi au ministère de la Santé nous sommes intervenus dès 1992, nos successeurs ont continué, nous avons repris la tâche et déclenché en 1998 un plan triennal de lutte contre la douleur. Nous avons généralisé la remise d'un carnet douleur à chaque patient hospitalisé, systématisé l'usage des réglettes de mesure, distribué les pompes d'autoanalgésie contrôlée, supprimé le carnet à souches, exclusivité française, censure des apaisements. Nous avons multiplié l'information, la formation, comme des priorités, favorisé la création de comités de lutte contre la douleur et élaboré des protocoles de soins d'urgence en déléguant au personnel infirmier la prescription et la délivrance des antalgiques. On se préoccupe enfin de la douleur des bébés et des petits enfants, phénomène négligé et même trop souvent absurdement nié. Aujourd'hui, les hôpitaux sont aussi jugés sur la façon dont ils traitent la douleur. Les soins palliatifs, l'accompagnement des mourants — qui firent l'objet d'une loi récente votée à l'unanimité par les Chambres — sont une autre manifestation de ce combat.

Je pense aux hommes et aux femmes qui sont entrés dans les chambres à gaz, à leurs souffrances et à leurs angoisses, à l'état pur. Je pense à l'abomination des camps qu'on a laissé se construire, à la façon dont des médecins ont participé à l'horreur, à ce livre insupportable qui s'appelle *Nazi Doctors*, à ce Docteur Menguele si gentil quand il rentrait dans sa ville, au sortir du camp d'Auschwitz, pour traiter les rougeoles de ses voisins. Écouter la souffrance des hommes, c'est vouloir racheter un peu, trop peu, de tout cela, et la lâcheté, l'ignorance, la peur de ceux qui n'ont rien fait pour l'empêcher : une rédemption à l'envers. Dans l'histoire de l'humanité, la balance est trop chargée du mauvais côté : nous n'avons pas le droit d'appuyer encore, même dans un hôpital, même pour soigner.

Moi qui ne suis pas croyant, j'imagine que le soulagement de la douleur est une intervention de Dieu et, en ce domaine comme en tant d'autres, Dieu une fois de plus a besoin des hommes.

Le présent ouvrage participe de cette ambition à la fois scientifique et humaniste. On est sauvé lorsqu'on peut vaincre l'angoisse de la douleur. Le geste d'apaisement relève d'une qualité chimique, d'une efficacité mesurable. Il manifeste avant tout une dimension de fraternité.

Bernard KOUCHNER
Secrétaire d'État à la Santé
et à l'Action sociale
1999

# PRÉFACE À LA 2e ÉDITION

S'il est un domaine où la science et l'humanisme doivent se rejoindre, c'est bien celui du traitement de la douleur — symptôme existentiel s'il en est — sur lequel j'ai à maintes reprises, dans l'exercice des fonctions qui sont les miennes, appelé l'attention des médecins et des professions paramédicales, mais aussi des malades.

En effet, comme le soulignent les auteurs de cet ouvrage, l'efficacité de la prise en charge de la douleur reste, malheureusement aujourd'hui, dans le monde entier, très inférieure à ce qu'elle devrait être : un effort important doit être réalisé pour permettre à chaque malade de bénéficier des moyens modernes de l'antalgie, qu'il souffre d'une douleur aiguë ou chronique, bénigne ou cancéreuse.

Dans le cadre de ce vaste effort de sensibilisation, l'effort pédagogique des enseignants français de thérapeutique réunis au sein de l'APNET doit être souligné et encouragé : l'ouvrage qu'ils présentent apporte en effet une réponse concrète et pragmatique à des questions concernant des domaines aussi variés que les mécanismes physio-pathologiques de la douleur, l'écoute du patient, l'ensemble des moyens disponibles, la douleur en fonction du terrain (avec le problème essentiel de la douleur de l'enfant), mais aussi l'approche psycho-comportementale, et enfin les aspects éthiques, anthropologiques et philosophiques de la douleur, sans négliger la question brûlante de l'euthanasie.

La médecine moderne doit être humaniste autant que scientifique : puisse cet ouvrage contribuer à la formation et à l'information des médecins et des étudiants, mais aussi des infirmières et des personnels paramédicaux ; puisse-t-il être utile à tous ceux qui, confrontés à la douleur d'eux-mêmes ou de leurs proches, pourraient y trouver des réponses aux questions qu'ils se posent légitimement.

Philippe DOUSTE-BLAZY
Ministre délégué à la Santé
1994

# PRÉFACE À LA 1re ÉDITION

L'organisation anatomique et physiologique des récepteurs, des voies et des centres enregistreurs, est chez tous les hommes la même, et pourtant, ils se comportent de façon très différente, lorsqu'ils sont aux prises avec la douleur. La « part individuelle » est essentielle. Des facteurs personnels, géographiques, historiques, philosophiques, religieux, interviennent. Des cas exeptionnels d'indifférence congénitale à la douleur, ou des fakirs, des mystiques de l'Inde qui arrivent à surmonter et à « supprimer » la douleur, à la pusil-lanimité, la subjectivité interprétative qui laissent libre cours aux réactions algothymiques, il y a tellement de contraste. Chacun de nous, selon qu'il se concentre sur la douleur ou est distrait par une activité mentale ou physique, élève ou abaisse le seuil douloureux. Montaigne a écrit dans ses *Essais* « qui craint de souffrir souffre déjà de ce qu'il craint » et encore : « Nous sentons plus une coupure de rasoir que dix coups d'épée dans la chaleur du combat »... Celui qui sent mieux, goûte mieux, voit mieux, entend mieux, analyse mieux, a une sensibilité affinée, est généralement hyperthymique. Au contraire, la pauvreté mentale s'accompagne souvent d'une moins grande sensibilité... : des schizophrènes sont capables de supporter ou même de s'infliger des tortures, des automutilations effroyables sans paraître souffrir... Les attitudes face à la douleur physique ou morale varient encore avec les principes moraux, métaphysiques, religieux... résignation devant le mal, révolte contre le scandale, l'injustice qu'il constitue, ou encore exaltation de la valeur salutaire de l'épreuve... De la Grèce antique aux religions : Hindouisme, Bouddhisme, Judéo-Christianisme, la douleur a inspiré les comportements les plus variés. Nous sommes souvent amenés à constater combien le mesurable diffère du ressenti.

* * *

La douleur a été longtemps sinon négligée, du moins peu considérée. Il n'y a pas de chapitre consacré spécialement à la douleur dans les traités classiques. Les ouvrages de René Leriche font exception. Depuis vingt ans environ nous assistons à une transformation : les données fondamentales et les thérapeutiques progressent. Dans quelques Facultés de médecine, un enseignement spécifique et des Centres de traitement de la douleur existent.

L'Association Pédagogique Nationale pour l'Enseignement de la Thérapeutique que préside le Professeur Patrice Queneau et qui réunit l'ensemble des enseignants français de thérapeutique, a réalisé une œuvre monumentale qui comble une lacune existant autant du point de vue scientifique que pratique. Réalisé avec la collaboration de nombreux spécialistes, elle met à la disposition du praticien une masse de connaissances et de techniques choisies.

J'apprécie le grand honneur qui m'est fait d'en écrire la préface. C'est un réel plaisir car il est peu de domaines où le médecin se trouve autant au fait de ce qui doit être sa qualité essentielle, après le savoir, le sens de l'humain. L'homme n'est pas seulement un corps fait d'organes mais une personne ayant esprit et sensibilité. Tout en gagnant en efficacité, le médecin ne doit pas perdre en humanité.

Professeur Guy LAZORTHES
Doyen honoraire de la Faculté de Médecine de Toulouse
Membre de l'Institut (Académie des Sciences)
Membre de l'Académie Nationale de Médecine
1993

# TABLE DES MATIÈRES

## TROISIÈME PARTIE
## MOYENS THÉRAPEUTIQUES

## QUATRIÈME PARTIE
## TRAITEMENT DE LA DOULEUR EN FONCTION DU TERRAIN

## CINQUIÈME PARTIE
## MISE EN ŒUVRE DE LA THÉRAPEUTIQUE ANTALGIQUE

## SIXIÈME PARTIE
## MÉDECINS, MALADES ET DOULEUR EN QUESTION

# AVANT-PROPOS
## *Pourquoi cet ouvrage ?*

**La douleur des hommes remonte à la nuit des temps** : immanente et immémoriale, aussi vieille que l'Humanité, sa signification et les comportements qu'elle appelle sont des questions existentielles, parmi les plus importantes qui aient été jamais posées à l'Homme. Les réponses à la douleur ont évolué au fil des temps, grandement conditionnées par les possibilités de l'antalgie aux diverses époques.

**L'histoire de la Pensée Thérapeutique apparaît ainsi dictée par les progrès scientifiques et techniques**. Faisant de nécessité vertu, les philosophes et les adeptes de diverses religions (voire certains médecins) ont, longtemps et faute de savoir la traiter, sublimé la douleur en lui conférant une valeur intrinsèque, éthique, voire rédemptrice…

À des degrés divers, plusieurs religions, philosophies et doctrines ont valorisé cette sublimation de la douleur. Stoïcisme (« Douleur, tu n'es pas un mal ! »), christianisme (« Tu enfanteras tes fils dans la douleur » Bible, Genèse), fakirisme, nietzchéisme, romantisme (de *La Nuit de Mai* de Musset à *La Mort du Loup* de Vigny) ont longtemps exalté la grandeur de la douleur et de son acceptation. Mais William Shakespeare répondait déjà, il y a quatre siècles : « Jamais ne vécut philosophe qui puisse en patience endurer le mal de dents » et Graham Greene, peu suspect d'anticléricalisme primaire, lui fait écho en notre temps : « Les saints parlent de la beauté de la souffrance. Mais, vous et moi, nous ne sommes pas des saints ! ».

**En 1999, les médecins peuvent — et doivent — préserver les patients de leurs douleurs sinon de leurs souffrances**. Tous les magistères (confessionnels, philosophiques, médicaux…), tous les textes réglementaires imposent au médecin de soulager la douleur le mieux possible, aidé en cela par les infirmières et les équipes paramédicales.

**Soulager efficacement la douleur est, en 1999, presque toujours possible** grâce, d'une part, à des innovations concernant les médicaments antalgiques et leur mode d'administration, d'autre part à une meilleure approche des douleurs de désafférentation (requérant des traitements spécifiques) et des douleurs de l'enfant. L'arsenal antalgique s'est enrichi de nouvelles molécules (buprénorphine, nalbuphine) mais surtout de nouvelles indications et de nouvelles formes galéniques de 3 médicaments anciens et essentiels (paracétamol, codéine, morphine fentanyl). Enfin, de nouvelles modalités de délivrance (telles l'*autocontrolled patient analgesia*) en ont accru l'efficacité ainsi que de nouvelles techniques anesthésiques (blocs) et neurochirurgicales.

La prescription pertinente de médicaments efficaces n'y suffit pas toujours. Mais le médecin dispose aussi, pour réconforter son patient, de la chaleur de son empathie : la parole, la présence du *médecin antalgique* complètent souvent avec bonheur l'effet pharmacodynamique de sa prescription. L'efficacité antalgique maximale exige donc du médecin à la fois compétence technique et qualités relationnelles; elle est aussi fondée sur sa richesse humaine et son Art de la communication.

**Communiquer, c'est d'abord écouter** : **or, écouter la douleur de l'autre est souvent difficile**. Expérience sensorielle et émotionnelle, par définition subjective, la douleur comporte toujours une part d'inexprimable. Elle est traduite (souvent mal, donc souvent trahie) par des mots et des comportements qu'il faut apprendre à décrypter, notamment chez le nourrisson et le jeune enfant.

**Le malade qui dit souffrir a le droit d'être cru *a priori* dans sa sincérité et d'obtenir une réponse à sa plainte**. D'autant que l'expression (verbale ou comportementale) de sa douleur est profondément modulée par la culture ethnique, la langue, l'éducation, la personnalité du patient. « J'ai mal » signifie souvent « je suis mal » (dans ma peau), « je me sens mal », c'est-à-dire diminué, dévalorisé, handicapé... Souffrance et douleur ne sont pas synonymes !

**L'efficacité globale du traitement de la douleur en 2000 est malheureusement inférieure à ses possibilités objectives**. Le résultat, consternant, de toutes les enquêtes est que les douleurs sont insuffisamment corrigées chez de nombreux patients ainsi « maltraités ». L'OMS affirme que plus de 50 % des douleurs cancéreuses sont mal calmées dans les pays les plus avancés, disposant donc des moyens et des structures nécessaires pour y parvenir efficacement dans le plein respect de la dignité du patient. Plus grave encore, 90 % des habitants de la planète ne disposent pas des médicaments nécessaires (notamment des opiacés modernes) pour apaiser les douleurs intenses et/ou rebelles. Quel constat d'échec pour un monde qui s'était fixé pour légitime et généreux objectif « la Santé pour tous en l'an 2000 ! ». Que de chemin encore à parcourir pour ne pas trop différer l'échéance !

Pourquoi, trop souvent, les médecins ne font-ils pas bénéficier leurs patients de l'intégralité des moyens actuels de l'antalgie? Rémanence de la « douleur rédemptrice » de notre patrimoine culturel? Crainte excessive (connue comme telle depuis quelques années seulement) d'induire une toxicomanie aux opiacés analogue à celle des grands drogués opiomanes? Méconnaissance de la réalité de la douleur de l'autre par défaut d'écoute?

**L'Association pédagogique nationale pour l'enseignement de la thérapeutique (APNET)** a privilégié une quatrième hypothèse, à laquelle elle a la vocation et les moyens d'apporter une réponse : celle d'une *insuffisance de formation* (initiale et continue) du médecin au bon usage des traitements de la douleur et à l'écoute du patient.

L'ouvrage que voici représente donc sa contribution à une entreprise urgente : aider chaque médecin à optimiser la prise en charge, non pas de la douleur en général, mais de celle de chacun de ses patients (au sens étymologique du terme). Difficile, la tâche est également ingrate. *Aujourd'hui, l'investissement pédagogique est trop souvent une peau de chagrin : placement à long terme, aux bénéfices non immédiatement identifiables (donc difficilement évaluables), la pédagogie est, quoi qu'on dise le souhaiter, mal servie en notre siècle de vitesse et d'impatience, trop soucieux d'opportunisme et d'instantanéité circonstancielle.*

Notre groupe d'enseignants a cependant cette ambition : qu'on ne puisse bientôt plus prétendre que l'Université médicale, à force de privilégier les sciences fondamentales et le diagnostic, délaisse la formation pratique à l'Art de soigner et d'apaiser la douleur tout particulièrement. Nous refusons d'entendre dire qu'elle abandonne la formation en Thérapeutique aux improvisations individuelles, à la seule « expérience » de l'industrie du médicament, voire demain, aux contraintes à déterminisme trop exclusivement économique de nos autorités de tutelle !

L'initiative de cet ouvrage revient au Professeur Gérard Ostermann. Son projet fut adopté avec conviction par l'APNET qui en confia la réalisation à un Comité de rédaction. Le séminaire initial de Bordeaux fut suivi de 6 réunions à Paris et de très nombreux échanges entre les auteurs, les relecteurs et les membres du groupe rédactionnel.

Notre vœu le plus cher : que cet ouvrage contribue à ce que, de par le Monde, tout malade souffrant soit **mieux entendu, mieux soulagé et sa douleur suffisamment apaisée, pour préserver, jusqu'au terme, ce qui en fait un Homme** : **sa dignité, la conscience d'une vie qui s'achèvera mais dont la trace restera.**

Souvenons-nous que le soulagement de la douleur, impératif éthique, a pour double objectif le mieux-être du malade mais aussi le maintien de la dignité de la personne humaine, en préservant l'intégrité de ses capacités et qualités relationnelles. En ce sens, lorsque le patient demande à être soulagé de sa douleur physique et morale, c'est pour **être davantage LUI-MÊME — avec son entourage — dans son combat face à la Maladie et au jeu implacable de la Vie et de la Mort.**

Pierre GRANDMOTTET

Patrice QUENEAU
Président de l'APNET

# REMERCIEMENTS

Nous remercions vivement :
- les auteurs,
- les membres du Comité de Rédaction et de Relecture,
- le Professeur Bernard Laurent, auteur de nombreux chapitres,
- tous les membres de l'APNET,
- l'éditeur.

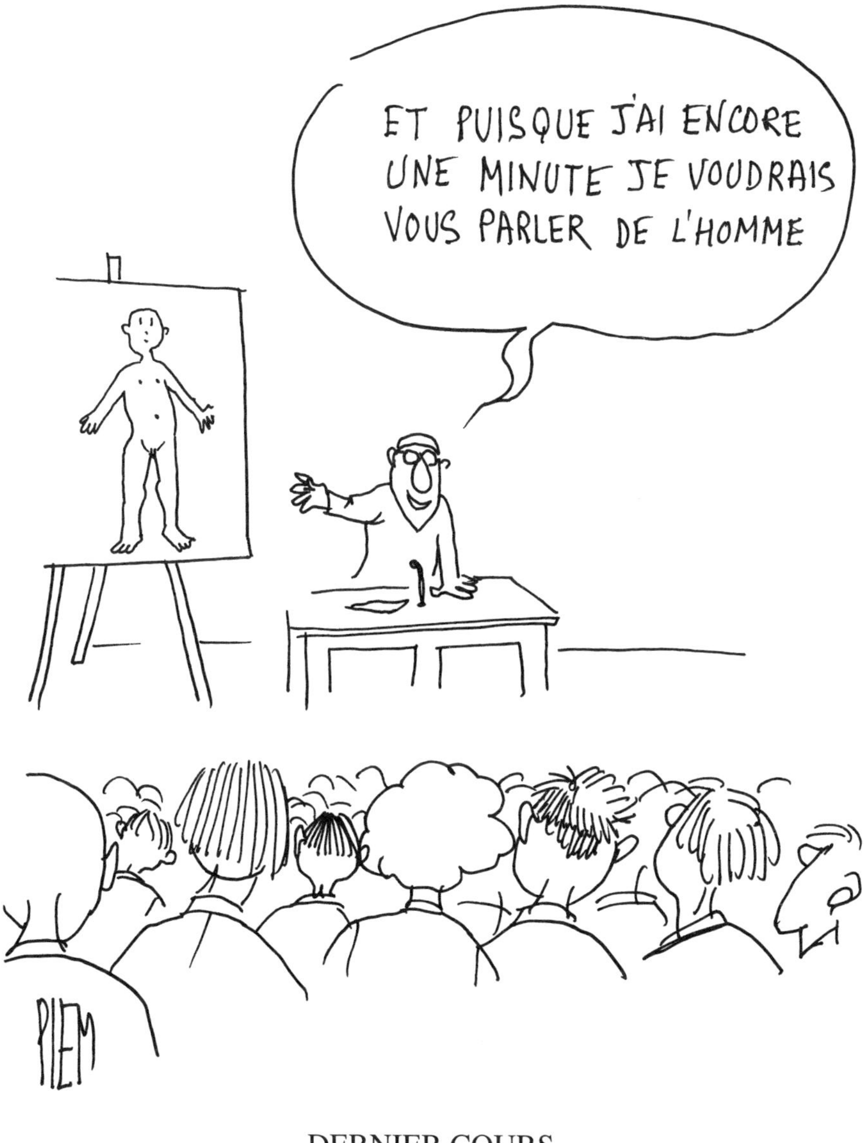
ET PUISQUE J'AI ENCORE UNE MINUTE JE VOUDRAIS VOUS PARLER DE L'HOMME
PIEM

DERNIER COURS
DE DERNIÈRE ANNÉE DE MÉDECINE

# AVERTISSEMENT AU LECTEUR

## 1. OBJECTIF ET ESPRIT DE L'OUVRAGE

Ce livre est **un ouvrage coopératif**. Le comité de rédaction a respecté au maximum les textes qui lui ont été soumis, donc la personnalité des auteurs. Il est conscient que le livre n'est pas homogène. Il pense que ce n'est pas obligatoirement un défaut. Au-delà de leurs différences, tous les auteurs ont en commun *une philosophie humaniste en même temps qu'un souci d'efficacité pédagogique.*

Ce livre n'est **pas un traité exhaustif** sur la douleur. Nous avons déjà dit qu'il souhaitait aider le médecin dans son exercice et pas seulement enrichir ses connaissances. Mais il n'est pas non plus un « livre de recettes », car la médecine moderne ne peut faire la fausse économie d'une démarche authentiquement scientifique.

Ce livre ambitionne donc d'apporter **une réponse, à la fois opérationnelle et scientifiquement justifiée**, aux questions (d'où la forme interrogative de certains intitulés) que se posent les soignants sur le bon usage des antalgiques et leur comportement relationnel avec **le malade souffrant.**

Le thérapeute n'est pas que science et technique. Il est aussi médiateur symbolique, sorte de médicament au-delà du médicament : il agit parce qu'il est symbole et il est symbole parce qu'il agit.

Cette référence à Michael Balint est d'ailleurs implicite dès le titre de l'ouvrage qui souhaite traduire deux convictions profondes : *à chaque malade, sa douleur spécifique*; *le médecin traite un patient qui souffre et non une douleur désincarnée.*

Nous avons donc fait converger les regards différents de divers spécialistes, dont certains rarement réunis dans un livre d'enseignement médical.

## 2. PLAN DE L'OUVRAGE

Le lecteur pourra ainsi approfondir et actualiser ses connaissances sur **6 thèmes essentiels** :

– les mécanismes physio-pathologiques de la douleur,

– l'approche du patient,

– les moyens dont il dispose pour traiter la douleur : cet ensemble de chapitres va des médicaments allopathiques (à la pharmacodynamie affirmée) aux thérapeutiques moins validées et non unanimement reconnues : lutter contre la douleur n'est-il pas suffisamment difficile et exigeant pour ne récuser *a priori* aucun moyen, même si la place exacte de certains gagnerait à être mieux précisée ?

– les particularités de l'utilisation de ces moyens sur certains terrains particuliers,

– les règles actuelles de bon usage des médicaments et les rôles complémentaires (et non opposés !) de la thérapeutique médicamenteuse et de la psychothérapie dans la prise en charge globale du patient,

– nous avons enfin ressenti l'impérieuse nécessité d'aborder « *in fine* » les grands problèmes posés par la douleur : le dernier titre « Médecins, patients et douleur en question ? » recouvre ainsi certains aspects éthiques, anthropologiques et philosophiques de la douleur, et prend position, au terme d'une réflexion collective approfondie, *contre une euthanasie prétendument humanitaire en réponse au difficile et douloureux défi de certaines souffrances terminales.*

Nous espérons que l'explicitation de nos intentions et de nos choix, jointe à l'évidente difficulté de l'entreprise, nous feront pardonner par le lecteur la relative hétérogénéité des approches, des styles et des développements : celle des approches est volontaire, celle des styles est inhérente à tout ouvrage coopératif, celle des développements s'explique par la prédilection accordée aux acquisitions les plus récentes ou les plus riches de promesses pour le proche avenir.

## 3. CONVENTION TYPOGRAPHIQUE

Les médicaments cités figurent en caractères droits pour leurs dénominations communes internationales (DCI) et en italiques pour les noms sous lesquels ils sont commercialisés en France.

B. Bannwarth
P. Grandmottet
J. M. Mantz
M.L. Navez
G. Ostermann
J. Paccalin
F. Paille
P. Queneau
J. Schmidt

*PREMIÈRE PARTIE*

# BASES PHYSIOPATHOLOGIQUES

# 1. Données physiopathologiques concernant les douleurs et les antalgiques

par M.-L. Navez, B. Laurent, R. Peyron, P. Queneau

Il existe schématiquement cinq types de douleurs, d'ailleurs souvent intriquées :

– les douleurs par excès de nociception, les plus fréquentes;

– les douleurs neurologiques (ou neuropathiques), périphériques (douleurs par désafférentation) ou centrales;

– les syndromes douloureux régionaux complexes (algodystrophies et causalgies);

– les douleurs psychogènes, dont la réalité même est discutée;

– et enfin par extension les douleurs morales ou souffrances, dont les mécanismes et les supports neurologiques sont à ce jour d'interprétation difficile.

## I. DOULEURS PAR EXCÈS DE NOCICEPTION

La transmission douloureuse est un phénomène complexe impliquant des mécanismes électrophysiologiques et neurochimiques où trois étapes vont se succéder :

– l'élaboration de l'influx au niveau du nocicepteur et son passage dans la fibre nerveuse périphérique;

– le relais et la modulation au niveau de la corne postérieure de la moelle épinière (convergence, amplification, blocage des influx);

– l'intégration au niveau du cerveau qui le transforme en message conscient : sensation précise et retentissement émotionnel et affectif.

À chaque étape, il existe des mécanismes d'amplification de l'influx (sensibilisation) mais également de frein physiologique, d'où il ressort un message qui arrive au cerveau, où il est intégré comme *douleur.*

L'influx douloureux est véhiculé par deux grandes voies :

– *la voie de la sensation*, correspondant à la *douleur rapide*, véhiculée par les fibres Aδ (A delta), responsables de la *douleur localisée et précise* capable de discriminer la topographie, la qualité et rejoignant le thalamus latéral par le faisceau néospinothalamique puis le cortex sensitif (les aires S1 et S2) ;

– *la voie de la douleur tardive diffuse*, véhiculée par les fibres C amyéliniques, responsables de la *douleur diffuse lente*, rejoignant, après relais au niveau des structures du tronc cérébral, le thalamus médian par la voie paléospinothalamique puis les structures limbiques et le cortex frontal avec intégration émotionnelle, mémorisation et adaptation comportementale (fuite, anticipation).

Cette dichotomie entre un système qualitatif d'analyse rapide spatio-temporelle de la douleur et un système lent véhiculant la douleur diffuse se retrouve à tous les étages de la transmission sensitive nociceptive (fig. 1).

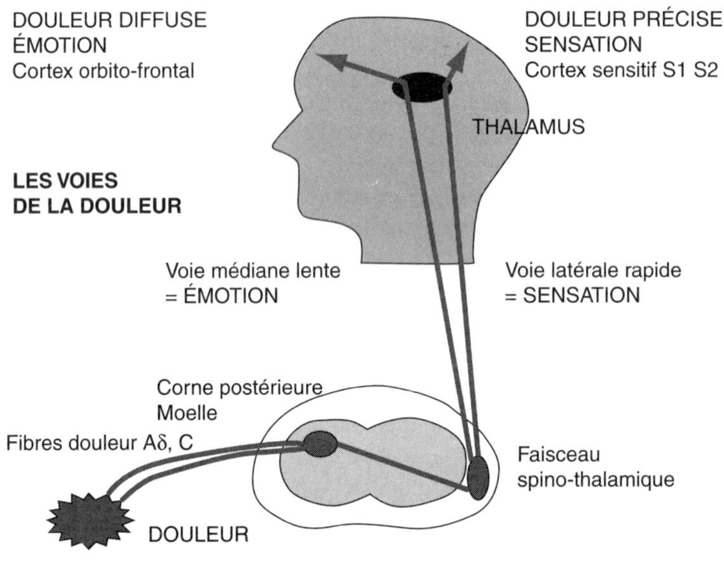


FIG. 1. — *Transmission sensitive nociceptive.*

## *Genèse de la douleur à la périphérie*

### NOCICEPTEURS ET FIBRES NOCICEPTIVES

Le message nociceptif résulte de la stimulation des terminaisons libres amyéliniques très nombreuses (200 par $cm^2$), arboriséees dans les tissus cutanés et musculaires et les parois viscérales. Le message est ensuite véhiculé jusqu'à la corne postérieure de la moelle par des fibres myéliniques de petit calibre (Aδ : vitesse de 4 à 30 m/s) et amyéliniques (C : vitesse de 0,4 à 2 m/s), les premières étant responsables de la douleur localisée et précise (piqûre), les secondes de la douleur diffuse tardive (brûlure).

Les nocicepteurs mécaniques sont reliés aux fibres Aδ, leur champ récepteur est étroit et ils répondent à des stimulations douloureuses mais également à des influx non nocifs. Les nocicepteurs polymodaux répondent à plusieurs influx, mécaniques, thermiques (T > 42 °C) et chimiques (bradykinine, histamine, sérotonine...). La fréquence des décharges augmente quand les stimulations sont répétées : c'est le phénomène de *sensibilisation* (abaissement du seuil de réponse, élévation des réponses ou activité spontanée). Les récepteurs silencieux reliés aux fibres C sont sensibles seulement aux stimulations chimiques et ne répondent pas aux stimulations mécaniques et thermiques. Ces récepteurs sont sensibilisés et deviennent actifs en cas d'inflammation. Leur activation est différée (10 min) mais peut durer plusieurs heures; ils créent des signaux à long terme.

La localisation des récepteurs est cutanée, musculo-articulaire (trois types de nocicepteurs) et viscérale (mécanonocicepteurs sensibles à de très fortes pressions comme la distension ou la contraction des parois, chimiques, et silencieux, très nombreux).

### MÉCANISME INTIME DE LA GENÈSE DU SIGNAL NOCICEPTIF

Il est inconnu. Il peut être direct par le biais des médiateurs algogènes libérés à partir des tissus lésés, des plaquettes, des mastocytes, des fibres sympathiques, mais également par les terminaisons des fibres afférentes. Ces médiateurs sont multiples : bradykinine, sérotonine, histamine, ions $H^+$ et $K^+$ et regroupés sous le vocable de « soupe inflammatoire ». Ils modifient la perméabilité aux ions des canaux membranaires des récepteurs nociceptifs et abaissent leur seuil de déclenchement par des mécanismes de transduction (*hyperalgésie primaire*).

### SENSIBILISATION DES NOCICEPTEURS

Elle peut être déclenchée par la répétition des stimulations, par la chaleur ou par le biais de mécanismes inflammatoires impliquant les substances algogènes et les prostaglandines (PGE). Les PGE sensibilisent les terminaisons nerveuses et augmentent la réponse secondaire à une stimulation nocive. Elles interviennent également au niveau de la corne postérieure de la moelle en réduisant le contrôle inhibiteur descendant de la douleur. Parmi les médiateurs de la douleur, le système bradykinine apparaît comme le maillon chimique essentiel de l'activation des nocicepteurs; il induit une cascade d'effets : libération des autres médiateurs et des prostaglandines, augmentation de la perméabilité vasculaire, vasodilatation et chémotactisme leucocytaire. L'hyperalgésie périphérique, appelée aussi *hyperalgésie primaire*, siège à proximité immédiate de la lésion et correspond à unc sensibilisation des nocicepteurs avec une modification des réponses : un seuil d'activation plus bas, une latence diminuée, des réponses exagérées aux stimuli habituels non nociceptifs (allodynie) voire une activité spontanée. Les fibres sensitives douloureuses périphériques, qui transmettent le message à la corne dorsale de la moelle, vont également libérer en périphérie par circulation antidromique des neuropeptides algogènes (substance P, *calcitonin gene related peptide* [CGRP]) responsables d'une « inflammation neurogène ». C'est le *réflexe d'axone* qui va s'étendre progressivement aux tissus sains adjacents. La substance P provoque une dégranulation mastocytaire, une libération d'histamine et de sérotonine *in situ* ainsi qu'à la périphérie de la lésion initiale (fig. 2).

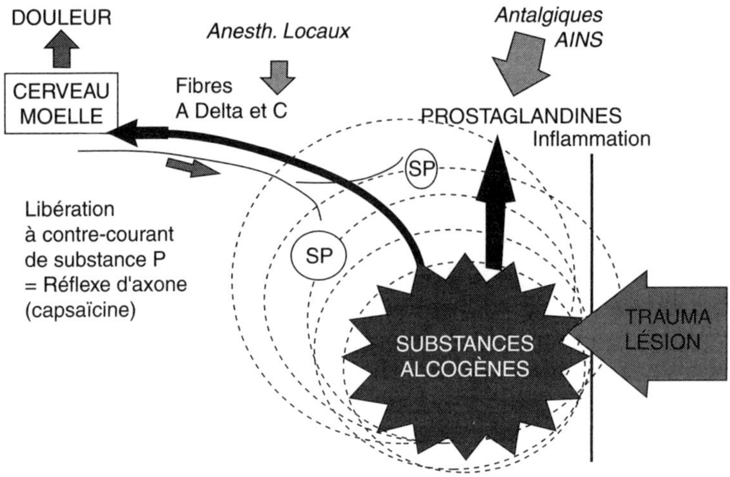


FIG. 2. — *Sensibilisation périphérique.*

DOULEUR ET SUBSTANCES ALGOGÈNES. MÉCANISME DES ANTALGIQUES « PÉRIPHÉRIQUES »

Beaucoup de modèles animaux de douleur chronique permettent de mieux comprendre et d'évaluer l'efficacité des antalgiques : la corrélation entre l'inhibition de synthèse des prostaglandines des AINS et leur effet antalgique est linéaire dans l'arthrite expérimentale du rat comme dans l'arthrite rhumatoïde humaine (avec plus spécifiquement les anti-cyclo-oxygénases 2 responsables de l'activité pro-inflammatoire). De multiples médiateurs algogènes étant impliqués dans la « soupe inflammatoire », il semble illusoire de pouvoir les bloquer tous. Les produits bloquants des récepteurs sélectifs (bradykinine) sont encore à l'étude.

À côté des substances algogènes classiques, les peptides du système nerveux périphérique (tachykinines) contribuent à la douleur inflammatoire et neurogène; ce sont cinq peptides produits dans les fibres nociceptives, soit au niveau des récepteurs, soit dans le ganglion rachidien ou la moelle : substance P, neurokinines A et B, neuropeptides K et delta. Ils agissent plutôt comme neuromodulateurs de la transmission nociceptive.

Les corps neuronaux des fibres nociceptives situées dans le ganglion rachidien postérieur synthétisent la substance P (SP), la CGRP et la neurokinine A qui sont transportées, soit vers la moelle, soit vers la périphérie : ce *réflexe d'axone* intervenant sur le seuil de réponse des nocicepteurs est fondamental pour comprendre le rôle du système nerveux dans l'entretien de la douleur. Dans toute situation inflammatoire et de douleur chronique, ces peptides s'élèvent en périphérie provoquant vasodilatation, extravasation, dégranulation mastocytaire et libération des substances algogènes (kinines).

Le blocage électif des fibres nociceptives est possible, soit par les anesthésiques locaux pour les fibres C, soit par le bloc ischémique pour les fibres Aδ. Le blocage précoce des fibres nociceptives interrompt le cercle vicieux de la douleur périphérique.

La capsaïcine, au contact des fibres C ou de ses terminaisons cutanées, entraîne leur dégénérescence exclusive sans léser les grosses fibres (*cf.* p. 40). La thermocoagulation utilise la plus grande sensibilité à la chaleur des petites fibres pour réaliser une section élective des voies de la douleur avec respect des autres sensibilités.

Les nerfs périphériques sont également capables de synthétiser des prostaglandines et du *vasoactive intestinal peptide* (VIP). Le VIP est un vasodilatateur plus puissant que la prostaglandine PGE2; il dépend également du réflexe d'axone puisqu'il est bloqué par les blocs anesthésiques et la capsaïcine.

Certaines molécules qui bloquent la synthèse des peptides du nerf périphérique ont un effet antalgique et anti-inflammatoire. Les antagonistes de SP de type spantide II sont prometteurs mais, pour l'instant, ne distinguent pas les 3 types de récepteurs des tachykinines et ne passent pas la barrière hémato-encéphalique.

## *Intégration de la douleur au niveau médullaire. Contrôles segmentaires et suprasegmentaires*

### RELAIS MÉDULLAIRE ET CONVERGENCE

Les fibres nociceptives se terminent dans les couches superficielles de la corne dorsale (couches I et II). Toutes ces fibres sensitives de provenance variée (peau, muscle ou viscères) vont converger sur les neurones spinothalamiques de la corne postérieure. Un même neurone de la couche V dit neurone convergent (*wide dynamic range*) va transporter jusqu'au cerveau des influx d'origines topographiques diverses et de qualités différentes (nociceptif ou non). Le cortex pariétal possède une somatotopie topographique très précise pour la peau, les articulations, mais beaucoup plus imprécise pour les muscles, les vaisseaux et pratiquement absente pour les viscères. Cela explique les **douleurs « projetées »**, rapportées par « erreur » lors de l'analyse corticale au métamère cutané (le plus largement représenté) alors que l'origine réelle est viscérale, articulaire ou musculaire.

Différentes sont les **douleurs rapportées**, qui correspondent à des douleurs dans le métamère cutané dont dépend une structure nerveuse lésée. La compression d'un tronc nerveux sciatique va s'exprimer dans le territoire cutané correspondant. Elle peut correspondre à un conflit discal, ou à une atteinte tronculaire plus distale. La topographie douloureuse est souvent identique (ou très voisine), mais la cause, et donc, la démarche thérapeutique sont très différentes.

Les **douleurs référées** sont plus trompeuses. Les mécanismes de convergence d'influx à chaque niveau métamérique de la corne postérieure servent de support aux pièges bien connus en médecine : douleur des mâchoires d'un infarctus myocardique, Mac Burney de l'appendicite, douleur interscapulaire d'origine vésiculaire...

### CONTRÔLES NEUROCHIMIQUES DE LA CORNE POSTÉRIEURE

Ils sont complexes et mal connus.

Au niveau de la corne dorsale, les fibres Aδ et C activées libèrent dans l'espace synaptique des tachykinines (SP, neurokinines A, CGRP) et des acides aminés excitateurs (acide glutamique, aspartate). La SP et le glutamate semblent jouer un rôle important mais non exclusif dans la transmission du message nociceptif jusqu'aux couches profondes, point de départ du faisceau spinothalamique.

La neuromodulation peptidergique implique la SP, qui se fixe plus particulièrement sur les récepteurs à la neurokinine NK1, alors que les neurokinines A et B se fixent sur les récepteurs NK2 et NK3. Elle est présente dans la corne postérieure de la moelle au niveau des fibres afférentes primaires de petit diamètre, au niveau des neurones spinaux médullaires à enképhaline, et enfin des neurones descendants sérotoninergiques. Elle est considérée actuellement comme un neurotransmetteur plutôt que comme un neuromodulateur de la transmission des influx douloureux en particulier celle dépendant des récepteurs NMDA (N méthyl D aspartate). Elle active des protéines G ou GTP *binding*.

La CGRP joue également un rôle activateur de la transmission douloureuse au niveau médullaire. D'autres peptides interviennent également, comme la somatostatine, la cholécystokinine (CCK), les neurokinines A et B, le VIP, etc.

L'aspartate et le glutamate sont les principaux acides aminés excitateurs du système nerveux central. Ils se fixent sur les récepteurs membranaires postsynaptiques du neurone convergent médullaire. On distingue des récepteurs avec un canal ionique, comme les récepteurs non NMDA (AMPA) (sodium) et NMDA (calcium), et des récepteurs métabotropiques liés aux protéines G.

CONTRÔLES INTERVENANT SUR LA SÉCRÉTION DE GLUTAMATE ET DE SP (fig. 3)

Ils sont de deux types : par des récepteurs présynaptiques, *les opiacés* diminuent la libération des neuropeptides, et *les monoamines* (sérotonine, noradrénaline), mises en jeu par les structures supraspinales, et inhibent la transmission nociceptive dans la corne postérieure.

Les opiacés exercent majoritairement leur action au niveau de la corne dorsale. L'activité antinociceptive des opioïdes se ferait en partie par le biais de la libération d'adénosine. Les agonistes de l'adénosine inhibent les neurones de la corne dorsale de la moelle. Des récepteurs A1 et A2 ont été retrouvés au niveau des interneurones médullaires et de la substance gélatineuse de Rolando. L'administration intrathécale d'opiacés est très efficace car, très proche des récepteurs, elle permet l'utilisation de faibles doses. En cas de lésion neuropathique (douleur de désafférentation) l'effica-

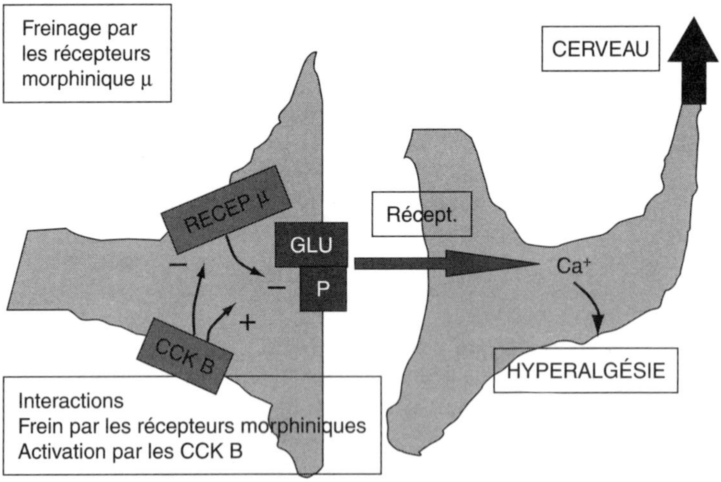


FIG. 3. — *Contrôles médullaires de la douleur.*

cité des opiacés est nettement diminuée, l'interférence avec d'autres récepteurs présynaptiques activateurs (antiopioïdes : CCK) expliquant en partie ce phénomène.

CONTRÔLE « DE LA PORTE »

Les fibres nociceptives se terminent dans les couches superficielles I et II de la corne dorsale de la moelle. Le contrôle inhibiteur appelé contrôle « de la porte », découvert depuis 1965 par Wall et Melzack, montre que l'activation des fibres sensitives cutanées de gros calibre (tact, proprioception, mouvement) est responsable d'une inhibition de la transmission des fibres nociceptives de petit calibre de la corne postérieure. L'acide gamma aminobutyrique (GABA) et la glycine jouent un rôle dans cette modulation segmentaire. Le contrôle de la porte sert de support au rôle antalgique des stimulations cutanées utilisées lors des massages, de la neurostimulation et des manipulations.

La neurostimulation transcutanée renforce le contrôle de la porte sur un trajet radiculaire ou dans un métamère donné, la stimulation des cordons postérieurs intéresse tout le territoire sous-jacent au site d'implantation médullaire, la stimulation thalamique assure un contrôle encore plus large, le noyau ventropostérobasal (sensibilité profonde et néospinothalamique) exerce un frein sur les noyaux intralaminaires (sensibilité protopathique du paléospinothalamique).

### *Intégration de la douleur au niveau cérébral. Contrôles supraspinaux* (fig. 4)

Les recherches se heurtent à de nombreux obstacles (nombreux faisceaux et centres de contrôle, multitude des neurotransmetteurs…) et aucun schéma neurochimique

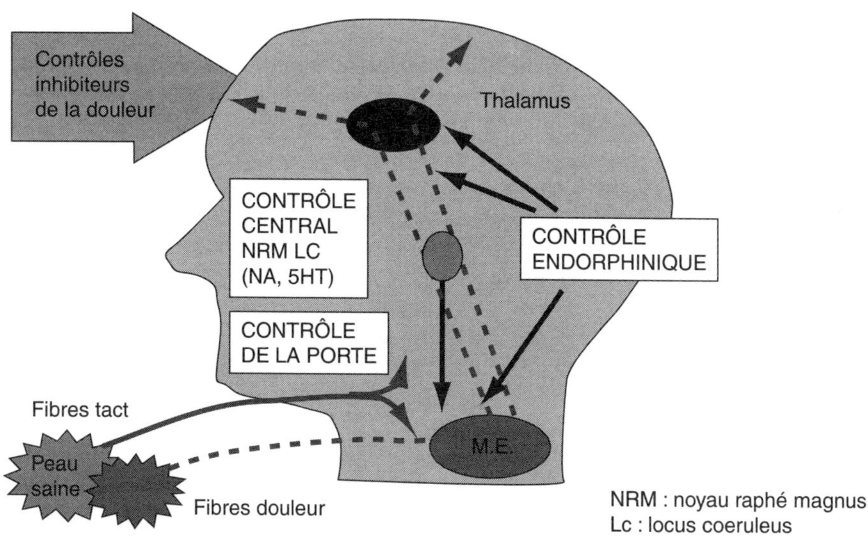


FIG. 4. — *Contrôles supraspinaux de la douleur.*

pragmatique ne peut aider le clinicien à prescrire un antalgique particulier pour un type de douleur centrale; on connaît le cheminement nociceptif (faisceau spinothalamique bulbomésencéphalique, thalamus ventrobasal et médian, cortex somesthésique primaire) ou les principales structures de contrôle cérébral d'où sont issues les voies inhibitrices descendantes vers la moelle (voies bulbospinales sérotoninergiques issues du noyau raphé magnus (NRM) ou noradrénergiques issues du locus cœruléus) : la substance grise périacqueducale (SGPA), l'hypothalamus, le cortex limbique, etc. mais il n'existe pas de carte neurochimique complète de ces contrôles : on peut retenir avec certitude l'implication antalgique de la sérotonine, de la noradrénaline (alpha 2 agonistes de type clonidine) et des substances opioïdes.

La stimulation de la SGPA ou du NRM bloque certains réflexes nociceptifs et est antagonisée par la naloxone ou les bloqueurs sérotoninergiques, ce qui suggère une mise en jeu des systèmes inhibiteurs descendants bulbospinaux.

### CONTRÔLE INHIBITEUR DIFFUS INDUIT PAR UNE STIMULATION NOCICEPTIVE (CIDN)

C'est le contrôle supraspinal le plus admis. Il a été décrit par D. Le Bars. Ce contrôle explique que des neurones de la corne dorsale soient puissamment inhibés par une stimulation nociceptive appliquée à distance de leur champ récepteur. Ce mécanisme inhibiteur issu du tronc cérébral est mis en jeu par la douleur de contre-irritation. Une stimulation douloureuse importante provenant d'un niveau métamérique donné entraîne une inhibition de tous les autres étages de la corne dorsale, comme si le cerveau ne pouvait détecter deux images douloureuses à la fois. La stimulation la plus forte apparaît, les autres stimulations sont éteintes par ce rétrocontrôle, une douleur en masque une autre. Rappelons à cette occasion qu'une douleur aiguë récente améliore souvent (et peut faire même disparaître) une douleur chronique antécédente.

### AUTRES CONTRÔLES

Ils ont été identifiés à l'intérieur du thalamus ou entre le thalamus et le cortex, mais la neurochimie précise reste en grande partie inconnue. Le noyau réticulaire du thalamus exerce un contrôle inhibiteur sur l'ensemble des noyaux thalamiques, la stimulation du cortex moteur permet par le biais de ce noyau réticulaire d'exercer un frein important dans la transmission nociceptive; cette technique récente est proposée dans le traitement des douleurs neuropathiques rebelles.

### DOULEUR NEUROLOGIQUE ET ANTALGIE

L'utilisation par stimulation stéréotaxique des contrôles supraspinaux dans les douleurs neurologiques reste peu pratiquée (stimulation thalamique, du cortex moteur) ou abandonnée (stimulation de la substance grise périaqueducale).

Il est certain que les drogues neuroleptiques, antiépileptiques, peptides, antiacides aminés excitateurs agissant sur les récepteurs de type NMDA, etc. exercent des effets antalgiques partiels au niveau cérébral et que la chimie de l'analgésie ne se joue pas uniquement avec les neuromédiateurs précités. Des analgésiques dits « périphériques », par exemple les antiprostaglandines (*Indocid*), ont également un effet central prouvé par des modifications du réflexe nociceptif R3. Il faut ainsi moduler la présentation dichotomique des antalgiques périphériques et centraux.

### MÉCANISMES ACTIVATEURS SUPRASPINAUX

Il est actuellement admis que des systèmes activateurs à point de départ cérébral vont pouvoir déclencher au niveau des cornes dorsales de la moelle des potentiels activateurs douloureux. L'expérimentation animale montre qu'une stimulation conditionnante précédant une décharge nociceptive peut, après plusieurs répétitions lorsqu'elle est administrée seule, déclencher un potentiel d'action au niveau de la corne postérieure correspondante. Les centres impliqués sont imparfaitement connus mais pourraient être situés au niveau du cortex limbique et orbito-frontal (participant aux phénomènes d'anticipation), les voies descendantes activatrices pourraient emprunter le funiculus dorsal; les médiateurs libérés au niveau de la corne dorsale déclencheraient le potentiel d'action nociceptif (cholécystokinine et son récepteur présynaptique, acides aminés excitateurs). Ces mécanismes descendants activateurs pourraient expliquer les douleurs « centrales » d'origine thalamique, mais aussi le rôle de l'anticipation dans la perception douloureuse. Ils expliquent, en partie au moins, le rôle aggravant des facteurs psychogènes sur la douleur. Ils pourraient rendre compte de l'activité antalgique des thérapeutiques cognitivo-comportementales, de la relaxation et d'autres techniques voisines.

## *Hyperalgésie*

Dans toute douleur chronique s'établissent vite des cercles vicieux d'hyperalgésie avec *hyperpathie* (réponse exagérée dans le temps et l'espace à une stimulation nocive) et *allodynie* (douleur pour des stimulations habituellement indolores) survenant dans la zone traumatisée et les régions adjacentes saines.

### HYPERALGÉSIE PRIMAIRE

Elle est entretenue par *les substances algogènes de l'inflammation* avec hyperpathie (abaissement du seuil de réponse des nocicepteurs) et les produits sécrétés par le réflexe d'axone. Cette hyperalgésie survient dans les zones saines limitrophes de la lésion. Elle est liée à l'inflammation neurogène par sécrétion rétrograde, par la fibre C, de substances algogènes (SP, neurokinines, CGRP), les récepteurs opiacés périphériques sont augmentés et transitent le long des fibres C. Les intermédiaires chimiques de la sensibilisation périphérique sont nombreux : le rôle de certaines prostaglandines est majeur pour la sensibilisation des nocicepteurs chémosensibles : l'injection *in situ* abaisse le seuil de réponse des récepteurs articulaires, qui redevient normal avec l'aspirine (administrée par voie locale ou générale). Dans l'inflammation, chaque substance de l'exsudat est libérée dans un ordre précis et intervient sur la sensibilisation des nocicepteurs : histamine et sérotonine d'abord puis prostaglandines [11]; dans l'inflammation expérimentale du rat (carragénine), la chronologie d'action des antalgiques confirme cela : les antihistaminiques ne sont actifs que pendant les premières minutes pour prévenir les réponses nociceptives des neurones thalamiques, alors que l'aspirine, inutile au début, devient efficace sur les mêmes neurones 4 heures plus tard. Une autre conséquence algogène de l'inflammation est l'activation du système immunitaire : afflux leucocytaire et synthèse de di-Hetes (acide dihydro-icosotétraenoïque).

HYPERALGÉSIE SECONDAIRE

Elle est liée aux *modifications de la perméabilité membranaire* des neurones de la corne postérieure de la moelle (mécanismes de *wind up* et récepteurs NMDA) expliquant que certains influx subluminaux puissent être intégrés comme douleur. Elle est périlésionnelle et peut perdurer après l'arrêt des décharges nociceptives périphériques, elle peut être prolongée dans le temps voire définitive, expliquant alors les phénomènes de *mémorisation douloureuse*.

L'augmentation du calcium intracellulaire induit une cascade d'effets : la synthèse de monoxyde d'azote (NO) (par la NO synthétase) et de prostaglandines, la modification des seconds messagers (protéine kinase, Pkc) qui à leur tour entraînent l'expression habituellement réprimée de proto-oncogènes (C Fos protéine) participant à la régulation de l'ARN et au codage des enképhalines. Le NO très diffusible, produit en postsynaptique, peut passer au niveau présynaptique et induire la libération de neuromédiateurs, un véritable cercle vicieux s'installe. Ces neurotransmetteurs créent une dépolarisation postsynaptique lente et de durée prolongée qui permet une sommation temporelle des influx nociceptifs. La cellule devient hyperactivable, c'est le *wind up* des Anglo-Saxons. Les canaux ioniques restent ouverts et la synapse devient totalement perméable (fig. 5).

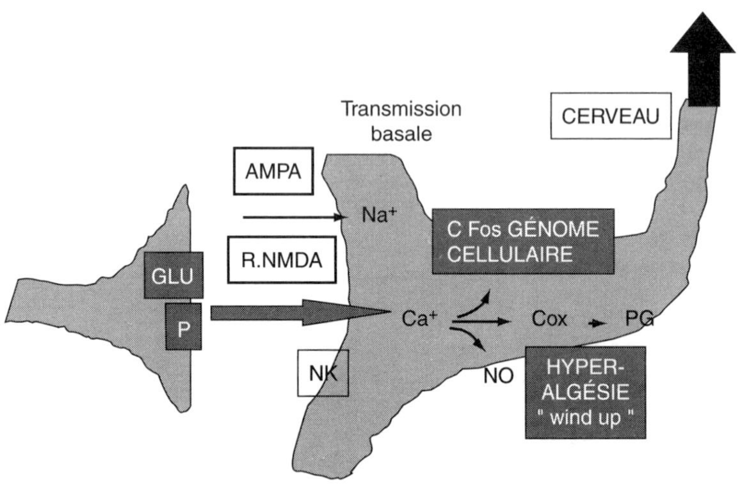


FIG. 5. — *Mécanismes neurochimiques au niveau médullaire.*

Il y a alors transformation cellulaire définitive ou sensibilisation centrale. On assiste à une modification des neurones de la corne postérieure de la moelle, qui voient leur champ récepteur augmenter de taille, la durée de dépolarisation s'accroître, l'amplitude se majorer pour un stimulus nocif ou répondre pour un stimulus non nociceptif. La stimulation des mécanorécepteurs de bas seuil véhiculant dans des conditions normales la sensibilité tactile, peut, en cas de sensibilisation médullaire, déclencher une réponse douloureuse, expliquant l'allodynie et l'hyperalgésie des zones périlésionnelles. La sensibilisation centrale peut être obtenue expérimentalement par l'activation des fibres nociceptives (phénomène de *wind up*), par des mécanismes inflammatoires (arthrite expérimentale), ou lors d'une lésion tissulaire neuropathique (ligature du sciatique). Ces mécanismes neurochimiques durables expliquent la mémorisation des phénomènes douloureux, et l'intérêt du traitement précoce de la douleur avant que ne s'installent des modifications irréversibles.

L'hyperalgésie référée est décrite dans un territoire qui peut se situer à distance de la zone nociceptive. L'influx douloureux périphérique est transmis aux neurones de la corne postérieure; il déclenche alors un réflexe d'axone à point de départ médullaire, qui à contre-courant va entraîner une hyperalgésie référée dans les territoires (cutanés en particulier) convergents sur ces neurones. Ce phénomène rend compte des dermalgies réflexes rencontrées au cours de pathologies viscérales ou articulaires (dermalgies des atteintes articulaires postérieures, dermalgies cervicales de certaines migraines).

#### RÉFLEXES MOTEURS (CONTRACTURES) ET SYMPATHIQUES (HYPERSYMPATHICOGÉNIE)

Ils sont sous-tendus par l'existence d'interneurones métamériques reliant la corne postérieure aux motoneurones et à la colonne végétative *(tractus intermediolateralis).*

L'activation des fibres sympathiques libère en périphérie de la noradrénaline qui stimule la synthèse et la libération des prostaglandines. L'embrasement du système sympathique explique en partie les phénomènes retrouvés lors des algodystrophies ou des causalgies avec hyperstimulation sympathique, troubles vasomoteurs accompagnant la douleur. Le blocage périphérique des récepteurs sympathiques (par la guanéthidine ou bloc anesthésique) a souvent un effet durable prouvant qu'un système d'entretien de la douleur a été levé.

L'activation sympathique est responsable de modifications métamériques, comme le changement de texture du dermatome (dermalgie réflexe). La stimulation sympathique peut augmenter la douleur en modifiant la vasomotricité, en majorant l'extravasation de substances algogènes, en contractant les muscles lisses, en créant des éphapses ou des néosynapses avec les petites fibres de la douleur. Dans certaines douleurs neuropathiques, le rôle sympathique est important, des activités ectopiques sont enregistrées et celles-ci augmentent après injection de noradrénaline ou adrénaline *in situ*. Les alpha bloquants administrés lors de la blessure, et la guanéthidine au cours de la régénérescence nerveuse pourraient les améliorer.

La contracture musculaire réflexe est liée à un maintien de tension et un raccourcissement, douloureux ou non, du muscle avec une activité EMG anormale au repos. La contracture algique réflexe est liée à une activité musculaire prolongée avec des phénomènes de douleur projetée, elle est secondaire à l'activité prolongée du muscle qui se fatigue et accumule des substances algogènes (acidose métabolique, bradykinine, sérotonine).

Il est maintenant admis que toute douleur aiguë qui dure quelques jours laisse une marque neurochimique dans le système nerveux dont elle dépend, soit au niveau médullaire, soit même au niveau central.

## II. DOULEURS NEUROLOGIQUES, PAR LÉSION DU SYSTÈME NERVEUX PÉRIPHÉRIQUE (DÉSAFFÉRENTATION) OU CENTRAL

Beaucoup moins fréquentes que les douleurs par hypernociception, les douleurs neurologiques sont consécutives à des lésions du système nerveux, en l'absence de stimulation périphérique. Elles peuvent être liées à une atteinte du système nerveux périphérique (douleurs par désafférentation) (rôle du contrôle de la porte) ou central, plus rarement, par une atteinte pouvant s'étendre de la corne postérieure de la moelle au cortex (douleurs cordonales, thalamiques...). Ces douleurs neuropathiques peuvent être le reflet d'une atteinte des influx ectopiques au niveau de la lésion du nerf, en plus des phénomènes de désafférentation. Tous ces mécanismes peuvent coexister chez un même malade simultanément, ou plus souvent encore survenir à différentes étapes de sa maladie douloureuse.

Les douleurs neuropathiques de désafférentation sont le plus souvent secondaires à des perturbations des systèmes inhibiteurs physiologiques de la nociception. C'est dire que les traitements vont faire appel à 5 stratégies :

– limiter l'hyperactivité des fibres au niveau de la blessure nerveuse (activité spontanée ectopique, prolifération de récepteurs adrénergiques, élévation de peptides pronociceptifs : substance P, cyclo-oxygénase, éphapses avec les fibres sympathiques) en bloquant les foyers de décharge (blocs, libération chirurgicale) et l'activité anormale des fibres nociceptives au niveau de la lésion nerveuse par l'effet favorable des anesthésiques locaux;

– limiter le réflexe d'axone et la libération antidromique de substance P (capsaïcine, anesthésiques locaux);

– renforcer les contrôles centraux avec des inhibiteurs de la recapture de la sérotonine et de la noradrénaline, au besoin avec des catécholaminergiques (clonidine);

– utiliser le contrôle de la porte s'il reste des fibres sensitives de gros calibre à stimuler (stimulation transcutanée ou cordonale postérieure);

– utiliser des antiépileptiques en cas de décharges spontanées traduisant l'embrasement « épileptique » des neurones de la corne postérieure désafférentée. En pratique, on utilise la carbamazépine (*Tégrétol*) ou le clonazépam (*Rivotril*).

À l'inverse des douleurs nociceptives, les antalgiques périphériques et les opiacés sont peu ou pas efficaces, et les blocs nerveux, parfois utiles pour diminuer l'hyperpathie, n'ont pas d'effet durable et ne font qu'aggraver la désafférentation. Un tableau résume ces différences thérapeutiques (tableau 1).

## III. SYNDROMES RÉGIONAUX DOULOUREUX COMPLEXES

L'entité des syndromes régionaux douloureux complexes (*complexe regional pain syndrome* [CRPS]), anciennement appelés dystrophies sympathiques réflexes (*reflexe sympathetic dystrophy* [RSD]), de définition nouvelle, regroupe les *algodystrophies* et les *causalgies* qui associent des phénomènes vasomoteurs avec œdèmes, anomalies de sudation, troubles trophiques, changements de température cutanée. Ces syndromes font suite à un traumatisme orthopédique (intervention chirurgicale, fracture, entorse, etc.) ou à un déficit neurologique, mais ils peuvent aussi être « idiopathiques ».

Leur topographie est en général située sur un membre pour les algodystrophies, sur un territoire neurologique pour les causalgies. Ils associent des phénomènes d'allodynie et/ou d'hyperalgésie. Ils s'accompagnent le plus souvent d'ostéoporose (pour les algodystrophies notamment).

En réalité, toutes les classifications des syndromes régionaux douloureux complexes s'efforcent de répondre à deux questions :

– quelle est l'implication sympathique ?

– existe-t-il une implication neurologique de type causalgique ?

Dans les situations extrêmes, la réponse est facile : c'est le cas par exemple des algodystrophies succédant à un traumatisme mineur de la cheville (entorse...), attestées par la thermographie et sensibles aux sympatholytiques ; c'est également le cas des causalgies « classiques » par atteinte d'un nerf à fort contingent sympathique (médian, cubital, SPE...) et qui s'exprime dans un territoire neurologique.

*A contrario*, entre ces deux types de situations tranchées existent de nombreuses sémiologies locales complexes avec hyperalgésie d'origine à la fois sympathique et psychogène.

**Le traitement des algodystrophies** repose sur la calcitonine, les bêta-bloqueurs, l'hydro-masso-kinésithérapie, et également, dans les formes rebelles, sur les blocs locorégionaux sympatholytiques. L'utilisation des alpha 2 agonistes est également proposée et l'usage de la sympathectomie parfois discuté.

**Le traitement des causalgies** s'apparente à celui des douleurs neuropathiques (antidépresseurs, antiépileptiques), associé à des blocs si la composante sympathique est importante.

## IV. DOULEURS PSYCHOGÈNES

Leur réalité même est discutée et nombreux sont ceux qui pensent qu'elles pourraient résulter surtout d'une sommation entre une petite lésion faisant office d'épine irritative et des phénomènes psychologiques d'amplification de la douleur. En pratique, il s'agit de douleurs sans lésions apparentes malgré un bilan étiologique attentif : la douleur psychogène est une douleur vécue dans le corps mais dont la cause essentielle serait dans le psychisme.

La véritable définition d'une douleur psychogène pourrait être un *abaissement du seuil nociceptif lié à des désordres thymiques.* Si l'on veut en attester, il faudrait démontrer chez des patients souffrant de fibromyalgies, de céphalées de tension, de dysménorrhées, de glossodynies... un abaissement du seuil nociceptif, au moins dans certaines modalités : par exemple dans la douleur à la pression (par quantification de type algométeur), à la température (thermotest), lors du réflexe nociceptif R3 ; ou encore par des dosages neurochimiques de substances opioïdes ou antiopioïdes dans le sang et/ou le LCR.

En réalité, un certain nombre de résultats vont dans ce sens, telles que les élévations du taux de substance P dans le LCR et les modifications du métabolisme sérotoninergique observées dans certaines fibromyalgies ; ou encore l'abaissement du seuil douloureux dans les céphalées de tension et les dysménorrhées... D'autres travaux récents d'imagerie de la douleur (IRM fonctionnelle, PET scanner...) montrent que le comportement de ces patients n'est pas normal en réponse à une stimulation algique aiguë. De même, il a été mis en évidence une influence hormonale œstrogénique sur le seuil douloureux et ses fluctuations au cours du cycle de la femme.

Une autre approche, qui rejoint certaines préoccupations psychodynamiques, s'efforce de relier certaines douleurs rebelles (lombalgies chroniques...) à un *passé traumatique ancien*, remontant notamment à la période périnatale ou à la prime enfance. L'on est fondé de penser aujourd'hui que des traumatismes physiques ou psychologiques modifient le système limbique dans son ontogenèse lors de ces périodes de vulnérabilité : cela a été démontré aussi chez l'animal, où des expériences de stress périnataux voire même anténataux peuvent modifier le comportement douloureux à l'âge adulte.

Ces perspectives permettraient de battre en brèche la classique dichotomie soma/psyché et de réconcilier les approches cliniques, psychodynamiques, neurophysiologiques et biologiques, en considérant que certaines douleurs psychogènes pourraient résulter d'authentiques douleurs-mémoires d'un passé non verbalisable prélinguistique, appartenant aux expériences primaires.

Affirmons pour conclure, provisoirement, que le danger pour le malade réside dans l'attitude méfiante et septique du médecin. Le « *Je ne vois rien* » du médecin, ou pire le péremptoire et imprudent « *Vous n'avez rien* », plutôt que d'être vécu comme une nouvelle rassurante par le patient, a généralement tendance à l'inquiéter.

Sans compter que toute douleur retentit sur le psychisme. La dimension psychologique peut interagir avec le corps en allant jusqu'à créer des lésions authentiques (tel l'ulcère de stress). L'on voit combien sont complexes les rapports entre le psychique et l'organique. Ayons donc toujours à l'esprit que « *si c'est nerveux, ce n'est pas rien* » : là où il y a du *corps parlé (psychologique)*, il y a du *corps écrit (biologique)*, même si nous ne sommes pas en mesure d'en identifier aujourd'hui toutes les signatures biologiques [18].

En effet, les douleurs sans lésion apparente peuvent être engendrées par les tensions créées dans le corps par une réaction émotionnelle profonde. Lequel d'entre nous n'a éprouvé des douleurs musculaires à la suite d'une tension psychologique, elle-même consécutive à un stress, une contrariété, une colère, un surmenage ?

## V. DOULEURS PSYCHIQUES OU SOUFFRANCES MORALES

Si nous avons tenu à mentionner les douleurs morales dans ce chapitre de physiopathologie, c'est pour souligner que la douleur est toujours l'évocation d'une déchirure, que celle-ci survienne dans le « tissu organique » comme dans le « tissu psychologique ou relationnel ». Bien sûr, les douleurs morales n'ont pas le même « statut » que les douleurs physiques. Ces douleurs psychiques ne s'expriment pas au niveau du corps. Nous les envisagerons plus avant dans les chapitres 47 et 52.

## Bibliographie


[1] BESSON J.M., GUILBAUD G., OLLAT H. — *Forebrain areas involved in pain processing.* John Libbey Eurotext, Paris, 1995.

[2] BESSON J.M., GUILBAUD G., OLLAT H. — *Peripheral neurons and nociception : physiopharmacological aspects.* John Libbey Eurotext, Paris, 1994, 271 p.

[3] BESSON J.M., CHAOUCH A., CHITOUR D. — Structures impliquées dans les procesus nocicepifs. In : *La douleur et son traitement.* 1988 Arnette éd., Paris, p. 7.

[4] BESSON J.M., CHAOUCH A. — Peripheral and spinal mechanisms of nociception. *Physiol. Review,* 1987, *67*, 67-186.

[5] BRASSEUR L., CHAUVIN M., GUILBAUD G. — *Douleurs.* Maloine éd., Paris, 1997.

[6] CHAPMANN V., DICKENSON A.H. — The combination of NMDA antagonism and morphine produces profound antinociception in the rat dorsal horn. *Brain Resp.*, 1992, *356*, 521-523.

[7] DICKENSON A.H., CHAPMAN V. — Neurotransmetteurs et neuromodulateurs de la douleur au niveau spinal. *In : Douleurs.* L. Brasseur, M. Chauvin, G. Guilbaud. Maloine, Paris, 1997, 38-45.

[8] DRAY A. — Inflammatory mediators of pain. *Br. J. Anesth.,* 1995, *75*, 125-131.

[9] ALBE-FESSARD D., BERKLEY K.J., KRUGER L., RALSTON H.J., WILLIS W.D. — Diencephalic mechanism of pain sensation. *Brain Resp.*, 1985, *9*, 217-296.

[10] GARCÍA-LARREA L., PEYRON R., MERTENS P., GRÉGOIRE M.C., LAVENNE F., LE BARS D., CONVERS P., F., MAUGUIÈRE F., SINDOU M., LAURENT B. — Electrical stimulation of motor cortex for pain control : a combined PET-scan, electrophyiological and clinical study. *Pain*, 1999, *83*, 259-273.

[11] GUILBAUD G., PESCHANSKI M., BRIAND A., GAUTRON M. — The organization of spinal pathways to ventrobasal thalamus in an experimental model of pain (the arthritic rat. An electrophysiological study. *Pain* 1986, *26*, 301-312.

[12] LAURENT B. — Pet scan et douleur *Rev. Neurol.* 1999 (sous presse).

[13] LAURENT B., NAYME P., LECOCQ J., VAUTRAVERS P. — Données physiopathologiques concernant douleur et contracture musculaire rachidienne dans l'optique de l'étude du mode d'action des manipulations vertébrales. *in* : *Manipulations vertébrales*, C. Hérisson, P. Vautravers (ed.), Masson, Paris, 1994, 251-268.

[14] LE BARS D., WILLER J.-C. — Physiologie de la sensation douloureuse. *In : La douleur en milieu chirurgical.* F. Bonnet (ed.), Arnette, Paris, 1991.

[15] NAVEZ M., LAURENT B., NAYME P. — Bases physiopathologiques de la douleur. *J. Réadapt. Med.*, 1997, *17* (3), 85-92.

[16] NAVEZ M., LAURENT B. — Bases physiopathologiques de la douleur cervico-faciale. *Cahiers d'ORL*, 1999, 19 (2-3), 53-71.

[17] POCKETT S. — Spinal cord synaptic plasticity and chronic pain. *Anesth. Analg.*, 1995, *80*, 173-179.

[18] QUENEAU P., OSTERMANN G. — *Soulager la douleur.* Odile Jacob, Paris, 1998.

[19] SOSNOWSKI M. — Central and peripherical mechanisms involved in acute pain. *JEPU*, 1993, *1*, 12-13.

# 2. Synopsis pour l'utilisation des antalgiques

par B. Laurent, M.-L. Navez, P. Queneau

**1.** La physiopathologie conduit à retenir **cinq grands types de douleurs** :

– celles liées à une hypernociception, les plus fréquentes, liées à la stimulation périphérique des nocicepteurs tissulaires ;

– les douleurs neurologiques (ou neurogènes), secondaires à une lésion du système nerveux ;

– les syndromes régionaux douloureux complexes (ex-dystrophies sympathiques réflexes) ;

– les douleurs psychogènes, dont la réalité même est discutée, en ce qu'elles supposeraient l'absence de toute stimulation périphérique. Il pourrait s'agir en fait surtout :

  – d'un *abaissement* du seuil nociceptif lié à des désordres thymiques,

  – mais aussi de mécanismes psychologiques amplificateurs de douleurs, notamment chroniques ;

– enfin, par extension, les douleurs morales ou souffrances.

*La conduite thérapeutique diffère fondamentalement pour ces quatre types de douleurs, qui sont d'ailleurs souvent combinées, notamment dès qu'il s'agit de douleurs chroniques.*

Dans la douleur chronique, il faut s'attacher à obtenir une analgésie mais également une réduction de tous les *cercles vicieux* pouvant l'aggraver, en particulier sympathiques, musculaires, psychosociaux : *dans toute douleur chronique, il existe une implication du système nerveux central avec perte d'efficacité des contrôles qu'il faut stimuler.*

La complexité des contrôles neurochimiques va croissante des nocicepteurs périphériques au cortex. Actuellement, aucun schéma neurochimique sophistiqué des voies centrales n'a d'intérêt pragmatique réel et l'on utilise avant tout l'effet sérotoninergique et catécholaminergique.

**2. Tout traitement de la douleur procède d'approches complémentaires** : limiter l'excitation périphérique des nocicepteurs (antalgiques dits « périphériques »), bloquer la transmission nociceptive au niveau des fibres ou de la corne postérieure (blocs anesthésiques, morphine), renforcer les *feed-back* physiologiques (sérotonine, opiacés, alpha 2 agonistes, ou utilisation du contrôle de la porte dans les douleurs neurologiques), reconnaître et traiter les implications psychosociales dans la genèse et la pérennisation de la douleur.

**3. Dans la prise en charge des malades souffrant de douleurs chroniques par hypernociception**, le clinicien utilise logiquement les antalgiques de façon *graduelle*, selon les 3 niveaux de l'OMS : les antalgiques périphériques de niveau I (aspirine, paracétamol, anti-inflammatoires non stéroïdiens employés comme antalgiques...) puis les médicaments de niveau II (codéine ou dextropropoxyphène, associé ou non au paracétamol; tramadol) puis les opioïdes forts (niveau III).

Cette hiérarchie n'est licite qu'en cas de douleur par excès de nociception et perd tout son sens dans les douleurs neurologiques; dans le premier cas, il faut aussi savoir atteindre rapidement une analgésie puissante qui évite les cercles vicieux de la douleur : l'utilisation rapide des opiacés et des blocs anesthésiques est donc justifiée y compris dans des douleurs aiguës bénignes.

**4.** Ainsi, l'effet thérapeutique maximum sera obtenu si on intervient à **plusieurs niveaux de la transmission nociceptive** :

- au niveau des chémonocicepteurs grâce aux antalgiques périphériques modifiant les prostaglandines, la bradykinine, histamine et sérotonine... ;
- au niveau des fibres nociceptives par les anesthésiques locaux voire la thermocoagulation ou la capsaïcine;
- au niveau de l'entrée dans la moelle avec les opiacés, les blocs (rachianesthésie), les antiépileptiques;
- au niveau des contrôles inhibiteurs descendants sérotoninergiques (antidépresseurs tricycliques ou spécifiques de la sérotonine) ou catécholaminergiques (clonidine);
- au niveau du contrôle cognitivo-comportemental (anticipation, hypnose, relaxation).

**5.** La gamme des antalgiques efficaces sur les **douleurs neurologiques** se réduit aux antiépileptiques et aux antidépresseurs tricycliques, même si des espoirs naissent des notions exposées plus haut.

Il faut, dans la plupart des cas, combiner au traitement médical des gestes locaux de blocs s'il y a hyperpathie ou névrome, ou de stimulation s'il y a désafférentation.

Toute décision de neurochirurgie (stimulation cordonale ou thalamique) sera précédée de ces essais et mûrement réfléchie car grevée d'un taux d'échec notable.

**6. Toute douleur chronique**, notamment avec participation psychologique ou *a fortiori* psychogène, doit faire l'objet d'une prise en charge psychologique ou psychocomportementale.

# 3. Mémoire de la douleur et douleur-mémoire *Pour une prévention de certaines douleurs chroniques par une analgésie précoce*

par B. Laurent, P. Queneau, M.-L. Navez

**Deux justifications pour une analgésie maximale précoce :**
**- soulager la douleur immédiate,**
**- prévenir la douleur-mémoire.**



Les traités sur la mémoire abordent peu la mémorisation de la douleur.

Le message nociceptif est classiquement décrit comme une alerte, entraînant une riposte comportementale et émotionnelle qui, seule, sera mémorisée; selon cette interprétation, en l'absence de nouveau stimulus douloureux, la douleur ne peut plus être ensuite « *évoquée* » mais uniquement reconnue si le stimulus réapparaît : on peut revivre la situation contextuelle et émotionnelle de la douleur mais sans ressentir précisément la sensation physique.

Cette approche classique est remise en question à partir d'observations qui laissent à penser que certaines douleurs chroniques sont une réminiscence de douleurs aiguës alors même que l'agression tissulaire a disparu. Les conséquences thérapeutiques de cette conception sont essentielles pour prévenir l'installation *de certaines* douleurs chroniques, entre autres *par désafférentation.*

## I. MÉMOIRE EXPLICITE D'UNE DOULEUR

Les études ayant trait au **rappel d'un fait douloureux** soulignent **l'importance de la subjectivité pour la quantification douloureuse** alors que la description de l'environnement, du contexte, des facteurs affectifs, est plus objective, simplement sujette aux fluctuations de langage : si l'on demande à des sujets d'évoquer à plusieurs reprises dans le temps une douleur aiguë post-chirurgicale, angineuse, voire une douleur provoquée par une stimulation expérimentale, on observe trois types de réponses : celles qui sont cohérentes avec la douleur initiale, celles qui la surestiment, et celles qui la sous-estiment. De façon générale, les résultats sont assez stables dans le temps [6], les surestimations étant surtout le fait de femmes qui ont souffert d'une douleur initiale intense [3] ou de patients qui continuent de souffrir, alors que la plupart de ceux qui ne souffrent plus décrivent de façon identique la douleur à plusieurs jours ou semaines d'intervalle.

On sait d'expérience qu'**il est possible de reconnaître avec précision un stimulus nociceptif déjà perçu, ce qui prouve que l'information a été stockée, même si le site anatomique du stockage reste discuté**. Lors de stimulations corticales par stéréotaxie chez l'homme éveillé, l'apparition de douleurs est rare mais possible avec parfois évocation de douleurs précises anciennes et « oubliées ». Cette mémoire de la douleur échappe **en partie aux circuits de la mémoire (circuits même de Papez) et peut même être respectée chez les amnésiques sévères.** Telle l'histoire clinique suivante :

Un malade atteint de syndrome de Korsakoff peut acquérir un comportement adéquat d'évitement vis-à-vis d'une douleur nouvelle : si on salue le patient en réalisant une piqûre dans la main, il va, 10 minutes plus tard, éviter de tendre la main tout en affirmant voir l'interlocuteur pour la première fois.

## II. DOULEUR-MÉMOIRE

Nous n'aborderons que les situations de réexpérience douloureuse physique en l'absence de nouvelles stimulations périphériques, ***qui suggèrent que le système nerveux génère lui même la douleur-mémoire***.

La plus connue est *l'algohallucinose des amputés*, qui peut revêtir 2 modalités :

– *le membre fantôme somesthésique,* avec impression de présence voire de mouvements du membre amputé, s'observe dans 90 % des cas d'amputation, ce qui témoigne de la conservation de la représentation somesthésique corticale ; il n'apparaît qu'après l'âge de 6 ans, lorsque les cartes topographiques corticales sont suffisamment élaborées ;

– *les algohallucinoses vraies (douleurs du membre fantôme)* sont beaucoup plus rares (environ 5 % des cas d'amputation) et doivent être différenciées des simples douleurs du moignon qui relèvent de mécanismes de désafférentation bien différents. Dans l'algohallucinose, la douleur aiguë qui a précédé l'amputation peut rester présente comme si la dernière sensation perçue se pérennisait. De nombreuses descriptions précises chez des *blessés de guerre* évoquent ces douleurs-mémoires :

Un malade de Hecaen [5] percevait nettement, des années plus tard, l'éclat d'obus resté fiché dans son gros orteil pendant les quelques jours précédant l'amputation. Un de nos patients ressentait la douleur et la position de sa main brisée et longtemps immobilisée dans la carcasse de la voiture accidentée.

*La structure anatomique responsable de l'algohallucinose reste discutée et il est probable qu'elle varie dans le temps après l'amputation :* l'hyperactivité de la corne postérieure de la moelle au niveau du métamère désafférenté est certaine et on peut, par un bloc anesthésique des nerfs ou racines correspondantes, supprimer temporairement les sensations fantômes. Au bout de quelques mois, la genèse des douleurs se localise au niveau du thalamus et du cortex, et les douleurs deviennent inaccessibles aux blocs; on peut reproduire l'algohallucinose par des stimulations localisées de la région pariétale, la guérir par des résections corticales limitées; ce que peut réaliser spontanément la pathologie (accident vasculaire pariétal en territoire opposé à l'amputation) avec guérison des douleurs du membre fantôme ou du moignon [8]. La douleur du membre fantôme est proportionnelle à la somatotopie corticale, où les extrémités des membres sont largement représentées, à la différence du tronc et des viscères.

En fait, *toutes les régions corporelles* peuvent donner lieu à un tel phénomène : on a décrit des *vessies fantômes après cystectomie [2], des dents ou seins fantômes…* Dans tous les cas, il s'agit d'amputations chirurgicales réalisées après une douleur qui a stimulé intensément le système nerveux central par sa durée et/ou son intensité.

Dans certaines circonstances, on assiste, en dehors de toute amputation, *à une réactualisation douloureuse alors que le support organique de la douleur ancienne a disparu :*

Une de nos malade, âgée de 70 ans, avait présenté pendant plusieurs mois des douleurs radiculaires caractéristiques de C2 (avec une topographie extrêmement précise), qui avaient disparu après l'exérèse d'un neurinome. Après 6 mois de guérison totale et à l'occasion d'un premier épisode dépressif, les douleurs sont réapparues, identiques, occasionnant un nouveau bilan, tant l'impression de récidive neurinomateuse était forte. La mise aux antidépresseurs a permis la disparition simultanée de la dépression et de la réminiscence algique en 8 jours.

Des situations singulières de réminiscence douloureuse sont observées dans le *syndrome thalamique* de Dejerine-Roussy. Ces patients, après une lésion limitée du thalamus sensitif, ont des douleurs insupportables sur l'hémicorps opposé qu'aucun traitement n'améliore de façon satisfaisante. Sur l'hémicorps douloureux, des douleurs anciennes totalement oubliées peuvent être réactualisées :

Une de nos patiente, de 38 ans, victime d'un hématome thalamique droit avec un syndrome algique de l'hémicorps gauche a vu réapparaître des douleurs sur la hanche gauche opérée 10 ans plus tôt et totalement indolore depuis. Elle a exigé d'être réopérée par l'orthopédiste; bien entendu, cette chirurgie n'a rien changé alors qu'un traitement antidépresseur et anti-épileptique a permis d'atténuer fortement la « douleur-mémoire » de hanche.

*Une douleur-mémoire a d'autant plus de chance de survenir que coexistent une lésion du système nerveux central* (sclérose en plaques, paraplégie, syndrome thalamique…) *et un foyer de douleur périphérique*; les mesures préventives sont donc nécessaires même pour des sollicitations banales (escarres, infection urinaire…) chez les patients souffrant d'hyperpathie d'origine centrale.

## III. PRÉVENTION DE LA DOULEUR-MÉMOIRE

*Une analgésie maximale et précoce peut-elle à la fois éliminer la douleur aiguë et prévenir son passage à la chronicité en évitant son inscription en mémoire?*

De nombreux travaux insistent sur la **prévention des douleurs de désafférentation par des analgésies puissantes en période aiguë :** blocs anesthésiques, injections péridurales de morphine, etc.

Dans le **zona,** certaines équipes proposent le bloc inoculaire et/ou sympathique initial dès l'éruption et l'utilisation précoce à visée préventive de petites doses d'anti-épileptiques ou d'antidépresseurs [9]. Les résultats préventifs sont discutés par certains en fonction des complications des blocs.

Dans les **amputations** [1, 7] certains auteurs proposent la neurostimulation précoce des moignons nerveux pour utiliser le contrôle de la porte dès les premiers jours post-opératoires. *Une analgésie épidurale de morphine 12 à 24 heures avant une amputation diminuerait statistiquement la survenue des douleurs des membres fantômes et peut-être même celles du moignon.*

Certains auteurs ont même différencié l'efficacité du bloc par rapport à la seule anesthésie générale. Cette dernière évite la conscience de la douleur donc la mémorisation des circonstances de l'acte chirurgical, mais ne modifie pas la stimulation nociceptive du cortex à la différence d'un bloc du nerf périphérique ou de la moelle. Les techniques locales ont été proposées pour prévenir les douleurs de désafférentation après chirurgie, *le bloc local évitant l'inscription médullaire ou corticale du message nociceptif.* En fait, les données de la littérature ne permettent pas actuellement de dire si une analgésie réalisée avant un geste chirurgical peut jouer un rôle de prévention vis-à-vis de la douleur. L'effet préventif à proprement parler n'est pas démontré en clinique mais l'analgésie doit être instaurée précocement et de manière efficace lors de tout geste nociceptif.

On doit néanmoins rappeler que les **douleurs de désafférentation ne surviennent que dans 10 à 20 % des sections nerveuses et que la douleur-mémoire n'est qu'un des éléments très rares de la désafférentation.**

Par extension, il est plausible qu'**une analgésie maximale précoce contribue à prévenir la chronicisation de douleurs aiguës sans désafférentation** [4].

## CONCLUSION

Il reste beaucoup d'inconnues sur l'inscription physiologique d'une douleur aiguë et les sites anatomiques impliqués. Le système nociceptif est probablement soumis à une «*finalité*» *d'oubli de la douleur*, mais il est tout aussi vraisemblable que tout stimulus douloureux entraîne des modifications neurochimiques et synaptiques durables du système nerveux central : ce *stockage mnésique de la douleur,* utile pour la reconnaître et mieux la combattre, sera *d'autant plus important que le stimulus nociceptif a été intense et répété.* La réactualisation d'une expérience douloureuse ancienne reste exceptionnelle mais ce phénomène de la douleur-mémoire est certainement important dans la genèse de la douleur chronique : **l'expérience passée s'additionnerait aux stimulations nociceptives récentes pour créer un embrasement et une pérennisation douloureuse dans un territoire déjà sollicité.**

Il est probable qu'*une stimulation nociceptive prolongée crée une situation irréversible* dans le système d'analyse et de modulation douloureuse pour la région considérée. Cela a été montré avec la genèse de foyers nociceptifs auto-entretenus quasi «épileptiques» créés au niveau du thalamus et du cortex par des stimulations douloureuses prolongées dans l'arthrite expérimentale du rat.

**La pérennisation douloureuse surviendra d'autant plus que le système nerveux est lésé. Dès qu'une chirurgie concerne le système nerveux périphérique (amputation...), l'analgésie doit être particulièrement efficace**. Au cours de douleurs neurologiques centrales (syndrome thalamique, sclérose en plaques, paraplégie traumatique...), un foyer nociceptif risque de se pérenniser. Une meilleure connaissance de ces phénomènes peut aider à leur prévention.

Le système nerveux central possède ses propres systèmes de masquage et de renforcement de la douleur grâce aux endorphines, sérotonine et autres neuromédiateurs ou peptides; *mais ces systèmes de feed-back sont parfois dépassés et le thérapeute doit savoir interrompre la nociception aiguë par des traitements antalgiques puissants à la fois généraux et locaux.*

Les neuromédiateurs et en particulier la sérotonine peuvent être invoqués pour la réminiscence douloureuse au cours de certaines dépressions : *les modifications sérotoninergiques, catécholaminergiques ou endorphiniques, qui peuvent accompagner l'état dépressif, expliqueraient la résurgence de douleurs inscrites et masquées*; en fait, il ne s'agit là que d'une hypothèse fragile puisque la naloxone ne fait pas réapparaître chez le sujet sain les douleurs anciennes.

## Bibliographie


[1] BACH S., NORENG M.F., TJELLDEN N. — Phantom limb pain in amputees during the first 12 months following limb amputation after preoperative lumbar epidural blockade. *Pain*, 1988, *33-3*, 291-297.

[2] BRENA S.F., SAMMONS E. — Phantom urinary bladder pain. Case report. *Pain,* 1979, *7*, 197-201.

[3] EICH E., REEVES J.L., JAEGER B., GRAFF-RADFORD S.B. — Memory for Pain : relation between past and present pain intensity. *Pain,* 1985, *23*, 375-379.

[4] GUILBAUD G., KAYSER V., LOMBARD M.C. — Les différents modèles expérimentaux de la douleur chronique. Intérêt et critiques. *In : La douleur et son traitement.* Paris, Arnette, 1988, p. 67-93.

[5] HECAEN H., AJURIAGUERRA J. — Le membre fantôme. *In : Méconnaissances et hallucinations corporelles.* Paris, Masson, 1952, p. 7-53.

[6] HUNTER M., PHILIPS C., RACHMAN S. — Memory for pain. *Pain*, 1979, *6*, 35-46.

[7] ROBERTS M.T. — Pre operative analgesia with epidural injection of morphine for the prevention of phantom limb pain. *Pain*, 1981, *suppl 1,* S 62.

[8] YARNITSKY D., BARRON S., BENTAL E. — Disappearance of phantom pain after focal brain infarction. *Pain*, 1988, *32 -3*, 279-285.

[9] WATSON P., EVANS R.J. — Post -herpetic neuralgia. *Arch. Neurol.*, 1986, *43*, 836-840.

# 4. Douleurs neurologiques : douleurs par désafférentation périphérique et douleurs neurologiques centrales

par B. Laurent, R. Peyron, D. Michel

Rappelons qu'il existe essentiellement quatre types de douleurs, d'ailleurs souvent intriqués :

- les douleurs par excès de nociception;
- les douleurs neurologiques;
- les douleurs psychogènes;
- les syndromes douloureux régionaux complexes.

Nous envisagerons ici les douleurs neurologiques, plus rares que les douleurs nociceptives (respectivement 20 % et 70 % des douleurs cancéreuses) mais trop souvent encore méconnues, ce qui est regrettable car leur traitement fait appel à des modalités totalement différentes de celles des douleurs par excès de nociception.

**Les douleurs neurologiques** liées à une lésion du système nerveux périphérique ou central relèvent de deux mécanismes :

- *les douleurs par désafférentation périphérique** : la désafférentation traduit le concept de lésion et de réorganisation fonctionnelle des voies sensitives qui interviennent dans la régulation de la douleur. C'est le système du *gate control* (mis en évidence par Patrick Wall et Ron Melzack en 1965) ou contrôle « de la porte », frein permanent qu'exercent les fibres de la sensibilité profonde sur le système nociceptif, qui est à l'origine du concept [1];

---

* Le terme de désafférentation est aujourd'hui controversé. En effet, ce terme ne rend pas compte des mécanismes d'hyperalgésie associés à la lésion, et surtout la lésion à elle seule n'entraîne pas systématiquement des douleurs. Cela explique que certains auteurs préfèrent le terme moins physiopathologique de « douleur neuropathique ».

– *les douleurs neurologiques centrales* : cette seconde entité correspond à l'atteinte centrale d'autres systèmes de régulation de la douleur. La lésion responsable peut concerner la moelle épinière, le tronc cérébral, le thalamus ou le cortex ; l'atteinte fonctionnelle est cordonale postérieure, spino-thalamique ou globale.

Il est habituel de réserver le terme de *désafférentation* aux douleurs du système nerveux périphérique avant l'entrée médullaire. *Les douleurs par désafférentation s'opposent aux douleurs par excès de nociception,* survenant lors de stimulations excessives d'un système nerveux intact. *Dans la désafférentation, aucune stimulation n'intervient sur les nocicepteurs périphériques* [11].

Le tableau 1 résume les caractères sémiologiques, étiologiques et thérapeutiques des différents types de douleurs.

## I. MÉCANISMES PHYSIOPATHOLOGIQUES

On suppose que quel que soit le niveau lésionnel périphérique ou central, le mécanisme générateur de la douleur neurologique est *central*, localisé :

– au niveau de la moelle pour les douleurs de désafférentation [2] ;

– au niveau du thalamus ou du cortex pour les douleurs centrales.

Toutes les douleurs neurologiques en relation avec le système nerveux périphérique ne sont pas des douleurs de désafférentation : certaines sont liées à une stimulation du système nerveux périphérique et appartiennent au diagnostic différentiel :

– des compressions radiculaires ou tronculaires (hernies discales, canal carpien). Elles régressent à la levée de la compression mais, si celle-ci est prolongée, le dégât est alors irréversible et le mécanisme des douleurs rejoint celui de la désafférentation ;

– les névromes représentent un cadre intermédiaire, cumulant à la fois l'effet de la désafférentation et les mécanismes locaux avec des zones-gâchettes par stimulation du système nerveux périphérique abolies par l'infiltration locale.

## II. DIAGNOSTIC

### *Caractères sémiologiques communs aux douleurs de désafférentation et aux douleurs neurologiques centrales*

Quels que soient le site et la cause de la lésion, des caractères sémiologiques communs permettent d'identifier les douleurs de désafférentation et les douleurs neurologiques centrales en les opposant aux douleurs par excès de nociception.

**Le délai d'apparition de la douleur** après la blessure nerveuse peut varier de quelques jours à quelques semaines voire à quelques années (témoignant des remaniements neuronaux et neurochimiques tardifs de la moelle).

**La topographie douloureuse** est le critère essentiel permettant d'affirmer l'appartenance neurologique et le site lésionnel qui peut être :

– tronculaire (radial, cubital, sciatique, sciatique poplité externe…) ;

– radiculaire (radiculalgie, névralgie sciatique, cervico-brachiale…) ;

– plexulaire (plexus brachial, lombaire…) ;

– cordonal :

TABLEAU 1. — Caractères sémiologiques, étiologiques et thérapeutiques des différents types de douleurs
(d'après B. Laurent et E. Ollagnon-Roman [7])

| *Mécanismes et principales données* | *Douleurs par excès de nociception* | *Douleurs neurologiques (1)* | |
|---|---|---|---|
| | | *Douleurs d'origine périphérique* | *Douleurs centrales* |
| Site lésionnel | Sollicitation périphérique des nocicepteurs | Lésion d'un nerf, d'un plexus, d'une racine | Lésion de la moelle, du tronc cérébral, du thalamus, du cortex |
| Principales étiologies | Cancéreuses, inflammatoires, traumatiques, ischémiques, etc. | Lésions nerveuses périphériques (après chirurgie, traumatisme, radiothérapie, zona ou polyneuropathies) | Traumatisme médullaire, syringomyélie, AVC, SEP, etc. |
| Descriptif (subjectif) | Douleurs aiguës ou chroniques<br>Topographie non neurologique (viscérale, artérielle, ostéo-articulaire ou musculaire) | Douleurs permanentes, « obsédantes », à type de brûlures ou de paresthésies et/ou accès douloureux paroxystiques fulgurants<br>Allodynie possible (tactile, mécanique, thermoalgique…)<br>Hyperpathie (sommation temporelle et/ou spatiale) | |
| Signes d'examen (objectifs) | Pas de déficit neurologique objectif | Déficit sensitif de topographie tronculaire, plexulaire ou radiculaire | Déficit sensitif cordonal (hémicorporel) ou de type médullaire (niveau sensitif) |
| Traitement médicamenteux | Antalgiques des trois niveaux de l'OMS | Surtout tricycliques et antiépileptiques | Tricycliques et antiépileptiques parfois clonidine, baclofène |
| Blocs anesthésiques | Blocs anesthésiques locaux (fibres C) | Bloc local non efficace<br>Anesthésiques locaux IV | Parfois blocs intrathécaux |
| Neurostimulation | – transcutanée haute fréquence : sans effet<br>– acupuncturale : + | Neurostimulation transcutanée : +<br>Neurostimulation cordonale postérieure : + | Neurostimulation thalamique ou corticale |
| Traitement chirurgical | Pour les cancers, réservoirs de morphine, cordotomie ou radicotomie | Chirurgie de section inefficace et contre-indiquée<br>Morphine intrathécale illogique et peu efficace | |

N.B. : Beaucoup de douleurs chroniques sont mixtes, associant hypernociception et atteinte neurologique (ainsi qu'un retentissement psychique).

– soit de topographie hémicorporelle (syndrome de Brown-Séquard, syndrome de Wallenberg, syndrome thalamique),
– soit atteinte bilatérale suspendue (syringomyélie),
– soit à limite supérieure franche avec niveau sensitif (paraplégie).

**La qualité des douleurs** combine :

– *un fond douloureux permanent* décrit comme une brûlure, un arrachement, une impression de lacération des tissus, un prurit douloureux, une vrille. Ce fond douloureux est répertorié sous le terme *douleurs spontanées* dont l'évolution est soit permanente, soit paroxystique. Ces accès douloureux paroxystiques sont habituellement fulgurants à type de décharge électrique ou d'élancements dans le même territoire ou dans une partie seulement de celui-ci;
– *des douleurs provoquées* par des stimulations non douloureuses telles que le contact, l'effleurement. Elles sont habituellement brèves mais avec un effet de sommation.

À la différence du déclenchement mécanique de la plupart des douleurs par excès de nociception, c'est ici **le repos et l'horaire nocturne** qui sont volontiers aggravants alors que **le mouvement et le frottement** ont souvent un effet bénéfique sur le fond douloureux continu. Parfois, les accès paroxystiques sont sensibles aux sollicitations mécaniques (signe de Lhermitte des douleurs cordonales).

### *Données de l'examen dans les douleurs d'origine neurologique*

Le signe fondamental et constant est **l'anesthésie douloureuse**, à type de perte objective de la sensibilité, soit globale, soit limitée à une modalité (proprioceptive [tact, diapason, sensibilité des articulations...] ou plus constamment, thermoalgique [piqûre, chaud et froid]).

Quand la perte de sensibilité est partielle, il s'y associe souvent une *hyperpathie* : déclenchement de douleurs intenses par les stimulations nociceptives telles que les piqûres uniques ou répétées d'une même zone (sommation temporelle) ou de territoires cutanés étendus (sommation spatiale).

L'examen recherche aussi :

– *une allodynie* : le simple effleurement provoque la douleur et des stimuli habituellement indolores (effleurement cutané, mobilisation articulaire voire bruit ou simple émotion) la redéclenchent. Cette constatation est utile à la thérapeutique puisqu'elle peut être sensible aux antiépileptiques et constitue un facteur de mauvais pronostic pour la neurostimulation transcutanée. À l'inverse, le soulagement par le frottement, par la palpation profonde de la zone douloureuse augure d'un bon résultat de la neurostimulation transcutanée;
– *une zone-gâchette très localisée* (qui correspond au site de la blessure nerveuse) doit être exigée pour porter le diagnostic de *névrome*. Si la zone-gâchette est accessible à un *bloc local* avec une tuméfaction nerveuse, une *chirurgie* peut être proposée : en fait, le véritable névrome reste exceptionnel et il s'agit en général d'un processus de cicatrisation banal, contre-indiquant toute chirurgie de section;
– *des troubles trophiques d'origine sympathique* dont la caricature est réalisée par la *causalgie* après lésion des nerfs véhiculant un fort contingent sympathique (médian, cubital, sciatique). Les algies s'accompagnent alors de chaleur locale, d'œdème, de modifications vasomotrices et sudorales. Il faudra, sur des arguments cliniques et paracliniques (scintigraphies), différencier l'algodystrophie aiguë chaude des formes séquellaires « froides », de thérapeutique différente.

### *Résonance affective et retentissement thymique*

Ils sont si caractéristiques qu'ils font pratiquement partie de la définition. Toutes les situations émotionnelles de stress, de dépression aggravent le fond douloureux. La douleur s'accompagne volontiers d'un retentissement psychique important de type anxieux, revendicateur, dépressif, adynamique sans qu'il soit aisé de savoir ce qui revient à un trouble réactionnel ou au terrain psychologique antérieur prédisposant à la chronicité douloureuse.

## III. MOYENS THÉRAPEUTIQUES FACE AUX DOULEURS DE DÉSAFFÉRENTATION

L'inefficacité des antalgiques périphériques usuels, mais aussi des opiacés, mérite presque de participer à la définition de la douleur d'origine neurologique, laquelle n'est pas davantage modifiée par les interventions chirurgicales de section, qui risquent au contraire de l'aggraver.

Par contre, les blocs réalisés au niveau de la blessure nerveuse ou au niveau de la moelle à titre de test (rachianesthésie, blocs périduraux) sont habituellement efficaces, montrant qu'à côté du phénomène de désafférentation il existe dans toutes ces douleurs « neurogéniques » des décharges nociceptives qui naissent au sein des lésions des nerfs (elles ont d'ailleurs pu être enregistrées). Le tableau 1 du chapitre 1 résume les différences thérapeutiques qui opposent douleurs par désafférentation et par excès de nociception.

### *Gestes à éviter*

Certains gestes sont à éviter car ils aggravent la lésion nerveuse responsable. Les alcoolisations ou interventions chirurgicales de section des nerfs ou des racines correspondant à la zone douloureuse ne doivent pas être pratiquées car elles aggravent la désafférentation.

Trois situations, rares en pratique, peuvent conduire à des techniques de section ou de bloc :

- *la causalgie*, avec son cortège de troubles trophiques et vasomoteurs, peut être améliorée au stade aigu par un bloc sympathique à la guanéthidine, voire une sympathectomie ;
- *le névrome authentique*, souvent palpable, avec trigger zone et efficacité totale du bloc, peut bénéficier, pour certains auteurs [1] d'une résection avec ligature indépendante des fascicules nerveux ;
- enfin, dans *certaines douleurs par désafférentation où l'hyperpathie est très importante* interdisant la neurostimulation transcutanée, ou lorsque les décharges fulgurantes sont incessantes dans le territoire désafférenté, on peut proposer une section sélective des voies nociceptives à l'entrée dans la moelle avec une coagulation partielle de la corne postérieure (radicellotomie postérieure sélective ou DREZ-otomie de M. Sindou *et al.*) [11].

En dehors de ces cas exceptionnels, la douleur de désafférentation ne relève jamais des traitements de section. En cela, elle s'oppose aux douleurs par excès de nociception où ces gestes chirurgicaux peuvent être utiles, en particulier en présence de douleurs cancéreuses rebelles.

## *Médicaments*

Ils ont pour but de renforcer un système analgésique défaillant et d'inhiber les décharges spontanées nociceptives qui prennent naissance dans la corne postérieure de la moelle.

Les premiers comportent *les médicaments modifiant la sérotonine, les catécholamines ou les endorphines*. Les seconds sont *les antiépileptiques*. Nous ne reprendrons pas ici l'analyse des antidépresseurs tricycliques, des sérotoninergiques spécifiques, des produits intervenant sur les catécholamines (clonidine *[Catapressan]*) ou le système GABA (baclofène *[Liorésal]*), abordés au chapitre 14.

Il est habituel d'écrire que *les analgésiques non opioïdes* n'ont pas d'indication ici; mais il faut se garder d'une affirmation trop tranchée. Indépendamment de leur effet placebo, ces médicaments peuvent avoir une action spontanément décrite par les patients.

Par contre, *les morphiniques* sont rarement recommandés dans la douleur par désafférentation, où ils sont souvent peu efficaces et exposent au risque de dépendance. *Certains auteurs les acceptent néanmoins à petites doses s'ils s'avèrent efficaces et irremplaçables.*

## *Topiques locaux*

Autrefois surtout utilisée comme révulsif, la capsaïcine, alacaloïde du piment, déclencherait un réflexe d'axone avec libération antidromique de substance P et de CGRP (médiateur de l'inflammation neurogène) pendant 1 à 2 heures. Son administration prolongée entraîne une disparition de l'allodynie, une diminution de la sensibilité thermo-algique avec conservation de la sensibilité tactile. Elle est utilisée sous forme de préparation magistrale à 0,025 % ou 0,075 % ou de présentation pharmaceutique (*Capsyl*). L'effet antalgique se manifeste au bout d'une quinzaine de jours. Les sensations cuisantes désagréables déclenchées à l'application disparaissent le plus souvent en 3 à 4 jours, mais peuvent être calmées en utilisant au préalable une pommade anesthésiante.

Les autres topiques locaux anesthésiants sont efficaces sur l'allodynie : *Emla, Licocaïne gel, Cryoflurane* ainsi que d'autres mélanges topiques tel le chloroforme-aspirine (association de 1 000 mg d'aspirine à 20 ml de chloroforme). L'effet de soulagement est ressenti au bout de 5 à 20 min et dure environ 4 heures. Le nombre d'applications souhaitable est de 4 par jour.

## *Techniques de neurostimulation*

La neurostimulation électrique peut porter :

– sur les fibres nerveuses périphériques : neurostimulation transcutanée (STC) et stimulation des petites fibres;
– sur la moelle (cordons postérieurs de la moelle);
– sur le cerveau (thalamus et cortex moteur).

### NEUROSTIMULATION DES FIBRES NERVEUSES PÉRIPHÉRIQUES

#### **Neurostimulation transcutanée**

Son efficacité est corrélée à l'existence de paresthésies dans le territoire douloureux; deux conditions sont requises : que le territoire soit accessible au type de stimulation choisie et qu'il ne soit pas totalement désafférenté (ce que l'on confirme par une exploration clinique et électrophysiologique soigneuse : potentiels évoqués somesthésiques). L'utilisation de ces techniques doit être logique et progressive : le recours aux stimulations centrales intervient quand le territoire douloureux est très étendu (hémicorps, queue de cheval), inaccessible à la STC, ou qu'une désafférentation totale avec dégénérescence des fibres impose de stimuler le relais central sus-jacent.

L'objectif de la neurostimulation transcutanée dans la douleur de désafférentation consiste à rétablir le contrôle de la « porte » sur la transmission nociceptive.

La STC est intéressante dans les séquelles douloureuses des lésions de nerfs : amputation, zona, lombo-sciatique séquellaire due à une fibroarachnoïdite. Elle est également efficace dans des douleurs non neurologiques, mais l'absence de prise en charge financière restreint la technique aux douleurs chroniques rebelles. Les contre-indications sont le port de *pacemaker* et la gravidité. Les conditions d'efficacité doivent être remplies au risque de n'obtenir qu'un effet placebo éphémère (qui dans certaines études reste de 30 % après plusieurs semaines) : douleur de topographie limitée et fixe, avec un trouble sensitif partiel permettant la sensation des paresthésies, sans allodynie qui rend celles-ci intolérables, avec une participation et une autonomie du patient qui doit gérer seul son appareil. Avant de l'acquérir, le patient bénéficiera de plusieurs séances de test dans une structure spécialisée, qui expliquera la méthode et trouvera les meilleurs sites de stimulation pour « couvrir » la zone douloureuse.

L'appareillage est un générateur d'impulsions alimenté par piles délivrant des impulsions rectangulaires diphasiques avec une onde moyenne nulle, évitant toute polarisation. La largeur est réglable entre 0,1 et 0,5 ms et la fréquence entre 2 et 100 Hz. Les électrodes de 4 $cm^2$ sont disposées selon des schémas d'innervation ou de points gâchette musculaire. La fréquence utilisée varie selon l'effet recherché :

– à hautes fréquences (80 à 100 Hz), on active le contrôle segmentaire de la porte avec une impression de fourmillements;

– à basse fréquence (2 à 4 Hz), la sensation de battements couvre une zone plus étendue et devient douloureuse si l'intensité est élevée.

À faible intensité, seules les fibres de gros diamètre sont sollicitées et la sensation est tactile; l'analgésie apparaît au bout de 15 min environ, dure pendant toute la stimulation avec un post-effet de 1 h environ. Les effets indésirables se limitent aux phénomènes allergiques de la pâte conductrice ou du sparadrap ou à l'accentuation douloureuse en cas d'allodynie. Le rythme et la durée de la stimulation sont à adapter en fonction de chacun en privilégiant l'utilisation précoce, si possible préventive, des accès douloureux. On débute par une administration intermittente, par exemple 1 h toutes les 2 à 4 heures.

Les effets à long terme dépendent de l'étiologie et de l'environnement psychosocial : dans l'étude de Sindou et Kéravel [10], les résultats sont bons pour les traumatismes des nerfs périphériques (amputation, blessures... avec 87 % de bons résultats initiaux), satisfaisants pour les lésions radiculaires (en particulier dans les fibroses épidurales [60 %] ou les zonas [67 %]), médiocres pour les arrachements du plexus brachial et surtout les lésions centrales médullaires ou thalamiques (10 à 20 %). Dans l'étude de Johnson *et al.* [6], analysant 179 malades à 6 mois, les résultats favorables s'estompent avec un tiers d'amélioration de 10 à 30 % sur une échelle visuelle analogique, 27 % d'amélioration de 30 à 60 % et 27 % d'amélioration de 60 à 100 %; les auteurs n'observent pas de corrélation avec la personnalité, les étiologies, les modes et sites de stimulation.

### Stimulation des petites fibres

La stimulation à titre antalgique des voies nociceptives est réalisée dans différentes situations : la plus classique est le constat de tout clinicien qu'*une douleur aiguë récente améliore ou fait disparaître une douleur chronique antécédente.*

Une des explications de l'effet de l'*acupuncture* peut être la mise en jeu des petites fibres, du faisceau spino-thalamique associé à une action, au moins ponctuelle, sur le contrôle inhibiteur diffus. L'effet analgésique de l'électroacupuncture est annulé en cas de destruction expérimentale chez l'animal, soit des fibres nociceptives périphériques, soit des voies centrales spino-thalamiques.

En outre, la stimulation stéréotaxique de la SGPA reproduit les effets de la morphine; mais sa mise en jeu et ses effets secondaires (du fait de l'étroitesse de la cible et de sa localisation mésencéphalique, dangereuse et d'accès difficile) ont conduit pratiquement à abandonner cette technique.

#### STIMULATION CORDONALE POSTÉRIEURE (MÉDULLAIRE)

On introduit les électrodes dans l'espace péridural et on internalise le générateur qui sera commandé de l'extérieur par télécommande; beaucoup préfèrent l'implantation chirurgicale après un test préalable réalisé par voie transcutanée, une implantation chirurgicale évitant ensuite le déplacement des électrodes. Les paresthésies sont ressenties dans tout le corps en dessous de l'implantation. Pour régler au mieux les paramètres de stimulation médullaire, on peut associer à l'évaluation clinique l'étude du réflexe nociceptif RIII qui se déprime lors de celle-ci. La stimulation médullaire est également utilisée dans les *douleurs artérielles et sympathiques* (artériopathies distales, maladie de Raynaud ou dystrophie sympathique...) car elle entraîne une vasodilatation périphérique.

#### AUTRES NEUROSTIMULATIONS

Lorsque la lésion causale est située plus centralement, si la stimulation médullaire n'est pas possible ou si les réorganisations fonctionnelles sont présentes à un niveau supramédullaire, le renforcement du contrôle de porte ne peut plus être suffisant. Le stimulateur est alors placé soit au niveau thalamique, soit au niveau cortical. Ces deux types de stimulations sont encore en cours d'évaluation [3, 5, 9, 13]. La stimulation corticale (cortex moteur) semble prometteuse par la simplicité technique du geste et son caractère peu invasif (électrode implantée en extradural immédiatement sous le volet osseux). Les indications sont restreintes aujourd'hui aux douleurs centrales, aux douleurs de plexus et aux douleurs faciales par désafférentation.

Toute décision de stimulation centrale doit être discutée et survenir au terme d'une stratégie thérapeutique progressive.

## *Prise en charge psychologique*

L'expérience apprend que cette prise en charge est indispensable dans la plupart des douleurs chroniques et en particulier neurologiques. Ces douleurs s'accompagnent d'une anxiété réactionnelle, d'un fond dépressif, d'une dévalorisation de l'image corporelle. Bien souvent, les patients ne sont pas accessibles à une psychothérapie classique et réclament que la thérapeutique passe par le corps souffrant.

*Des techniques comportementales, de relaxation, de sophrologie* sont alors précieuses. L'explication du phénomène douloureux et de sa nature chronique, de l'existence de processus de contrôle physiologique de la douleur permet déjà au patient de mieux comprendre le mécanisme et supprime le fantasme d'une guérison radicale et immédiate par une technique chirurgicale ou un médicament « miracle ». La façon d'être attentif, l'attitude sécurisante conditionnent l'efficacité thérapeutique. La prise en charge est forcément individuelle même si les consultations pluridisciplinaires sont indispensables aux décisions thérapeutiques difficiles. Dans certains cas, une véritable prise en charge psychiatrique s'impose : structure hypocondriaque, dépression grave. Faute de supprimer la douleur, il faut apprendre au sujet à vivre avec celle-ci en lui faisant prendre conscience de l'existence d'un « rhéostat de la douleur » variable selon l'état psychologique, les comportements, l'activité et ceci conduit à une attitude thérapeutique active où le patient gère lui-même ses symptômes.

## IV. PRINCIPALES STRATÉGIES

### *Stratégies communes aux douleurs par désafférentation et aux douleurs neurologiques centrales*

Les stratégies thérapeutiques, assez bien codifiées, sont schématisées sur la figure 1.

S'il existe des **douleurs fulgurantes** (que l'on peut rapprocher d'un embrasement épileptique des neurones nociceptifs de la moelle), il faut essayer les *antiépileptiques*. On fait appel en première intention :

– soit à la carbamazépine (*Tégrétol*) ;

– soit au clonazépam (*Rivotril*) ;

– soit au gabapentin (*Neurontin*, à doses intermédiaires ou fortes : 2 400 à 3 600 mg/j) ;

– soit plus rarement au valproate de sodium *(Dépakine)* ou à la phénytoïne *(Di-Hydan)*.

Dans notre expérience, le clonazépam (*Rivotril*) est le plus maniable, le mieux toléré chez les personnes âgées et les risques de somnolence ou d'ataxie sont contrôlés si l'introduction est très progressive, un quart à un demi comprimé à 2 mg ou 5 à 10 gouttes 3 fois par 24 heures. La carbamazépine (*Tégrétol*) (10 mg/kg par jour, progressivement) est irremplaçable dans les névralgies faciales ou certaines douleurs cordonales postérieures des scléroses en plaques ou des paraplégies traumatiques.

Sur le **fond douloureux continu**, les médicaments actifs sont ceux qui augmentent le taux central de sérotonine et de catécholamine. Certains *antidépresseurs tricycliques* ont une activité antalgique propre, indépendante de leur activité sur l'humeur : il s'agit notamment des *antidépresseurs mixtes sérotoninergiques et noradrénergiques*. La clomipramine (*Anafranil*) et l'amitriptyline (*Laroxyl*) sont deux des médicaments les plus employés.

À côté de ces deux classes de médicaments, l'on peut associer parfois :

– des *anxiolytiques de type benzodiazépines,* utiles pour leur effet sédatif et leur action sur le retentissement émotionnel de la douleur ;

– des *antalgiques non opioïdes,* à administrer à heures régulières et à posologies minimales, en évitant l'interaction dextropropoxyphène + carbamazépine ;

– *des opioïdes faibles*, sauf cas exceptionnels où de petites doses de morphine peuvent être utiles.

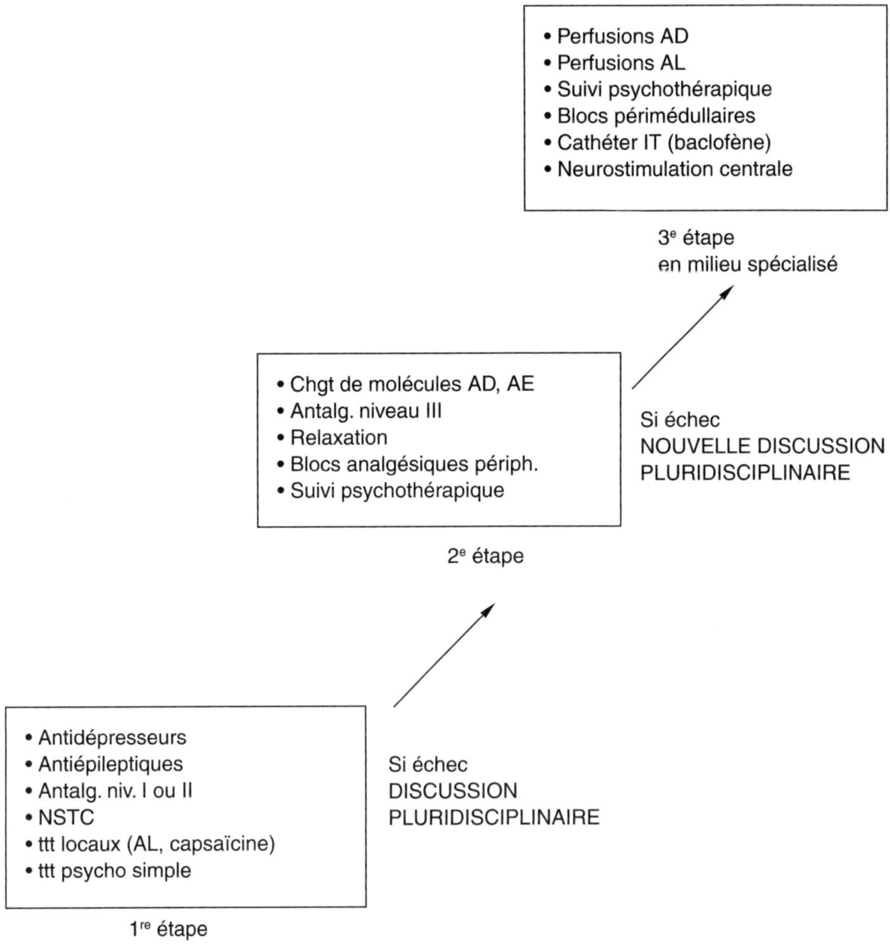


AD : antidépresseur
AE : antiépileptique
AL : anesthésiques locaux
IT : intrathécal
NSTC : neurostimulation transcutanée

FIG 1. — *Stratégie de prise en charge des malades porteurs de douleurs neuropathiques* (Dr A. Richard, Centre stéphanois de la Douleur, Hôpital Nord, Saint-Étienne).

On associera souvent des **techniques de stimulation transcutanée**, pour autant que la zone douloureuse puisse être entièrement couverte par les paresthésies évoquées. Si la zone douloureuse est très étendue (plexus brachial, queue de cheval) ou concerne des muqueuses (douleurs anales, périnéales), la stimulation sensitive ne pourra se faire que par le biais d'électrodes cordonales postérieures.

### *Aspects particuliers aux douleurs périphériques par désafférentation*

Ces douleurs correspondent à des étiologies variées : amputations, traumatismes nerveux chirurgicaux ou spontanés, lésions des racines lombaires par fibrose épidurale, séquelles de zona, arrachement du plexus brachial, séquelles chirurgicales des nerfs traversant les parois abdominales (syndrome abdomino-génital, génito-crural), neuropathies crurales après chirurgies pelviennes ou de l'artère fémorale...

Quelles que soient les étiologies, les stratégies thérapeutiques précédemment décrites seront utilisées, mais quelques spécificités résultent d'étiologies particulières :

– dans *les polynévrites*, l'étendue des douleurs rend en général caduque la stimulation transcutanée, et outre le traitement étiologique (diabète, vitaminothérapie, produits agissant sur le flux axonal), on utilise antidépresseurs et antiépileptiques. En cas de brûlure, d'hyperpathie ou allodynie plus importante, il faut savoir utiliser une préparation anesthésique locale (gel de lidocaïne à 10 %), la cryothérapie ou la capsaïcine qui sera prochainement commercialisée en France. Ce dernier produit détruit progressivement les fibres C dans la zone où la crème a été appliquée;

– dans *les douleurs du moignon*, la stimulation transcutanée trouve une excellente indication;

– s'il existe *un névrome* avec les critères stricts énoncés plus haut, une reprise chirurgicale est justifiée;

– dans *les douleurs post-zostériennes*, il faut savoir utiliser au stade aigu des analgésiques généraux et des blocs anesthésiques locaux qui auraient un effet protecteur sur la douleur à long terme : bloc du ganglion stellaire pour les zonas de la face, du cou et des bras; bloc anesthésique épidural pour le thorax et les jambes. Ces blocs ne sont utiles que dans les 3 à 6 premiers mois, et ensuite il faut utiliser les anesthésiques locaux par voie topique : capsaïcine qui trouve là une de ses meilleures indications, gel de lidocaïne. Plusieurs auteurs ont montré l'intérêt de l'application d'anti-inflammatoires localement : 750 à 1 500 mg d'aspirine mélangés à une solution chloroformée, éventuellement associée à l'indométacine. Les indications chirurgicales de DREZ-otomie sont réservées aux phénomènes allodyniques et hyperpathiques majeurs;

– dans *les causalgies après lésion d'un nerf périphérique*, on ne peut souvent pas utiliser d'emblée les techniques de stimulation transcutanée tant les phénomènes sympathiques et l'hyperpathie sont importants. Il faut donc utiliser des sympathicolytiques soit par voie générale soit par voie locale (bloc à la guanéthidine);

– dans *les arrachements du plexus brachial* où la lésion anatomique se fait entre le ganglion rachidien postérieur et la moelle le plus souvent, la stimulation transcutanée n'est pas possible car la désafférentation sensitive est totale. Outre les traitements généraux, on est parfois amené à proposer à ces patients une DREZ-otomie qui trouve là sa meilleure indication, parfois associée aux techniques de stimulation (stimulation corticale).

### *Aspects particuliers aux douleurs neurologiques centrales*

#### SÉQUELLES DOULOUREUSES DES LÉSIONS MÉDULLAIRES

Les séquelles douloureuses des lésions médullaires (paraplégies traumatiques) sont en général de type cordonal postérieur, paroxystiques, sensibles aux antiépileptiques ou au contraire de type spino-thalamique avec fond continu, brûlures relevant des antidépresseurs. Ces douleurs cordonales s'observent aussi bien dans les scléroses en plaques, les angiomes, les myélopathies radiques, les syringomyélies et les séquelles traumatiques.

Le traitement des douleurs médullaires est toujours plus difficile que celui de la désafférentation parce que la neurostimulation n'est pas efficace et les systèmes de contrôle de la douleur centraux sont touchés.

Lorsque la douleur s'accompagne d'une hypertonie pyramidale avec spasmes ou triple flexion, il faut combattre cette hypertonie (qui aggrave considérablement la douleur) par des myorelaxants *(Liorésal, Dantrium, Valium...).*

Il faut toujours être très vigilant pour éviter la survenue de foyers nociceptifs périphériques (infection urinaire, escarres, ostéoporose, algodystrophie...), qui constituent de véritables foyers de résonance douloureuse (« épines irritatives »), aggravant considérablement les réponses centrales.

### SYNDROME THALAMIQUE

Les accidents vasculaires localisés du territoire ventro-postéro-latéral associent douleur spontanée continue de l'hémicorps opposé, hypoesthésie globale mais surtout profonde, hyperpathie et allodynie lors de stimulations sensitives : ce syndrome très rebelle est traité par une combinaison de tricycliques et d'antiépileptiques.

La prise en charge des syndromes spinothalamiques résiduels après accident ischémique du tronc cérébral (syndrome de Wallenberg) ou des douleurs après infarctus cérébraux d'autres localisations sont identiques. Les techniques de neurostimulations corticales ou thalamiques sont aujourd'hui utilisées en dernier recours.

## CONCLUSION

Il est primordial de souligner que les traits sémiologiques de la douleur neurologique qu'elle soit périphérique avec désafférentation ou centrale sont tout à fait caractéristiques. Ils doivent permettre un *diagnostic étiologique, topographique et fonctionnel* qui évite les thérapeutiques dangereuses, en particulier chirurgicales. Une meilleure connaissance des désordres neurochimiques propres à ces douleurs aboutira sans doute à des progrès pharmacologiques.

*La pharmacopée* est actuellement réduite, ce qui conduit à insister sur les moyens de *prévention* : le respect des structures nerveuses ou l'utilisation précoce des thérapeutiques en cas de blessures permettront d'éviter le passage à la chronicité. *Les neurostimulations* sont un complément indispensable aux médicaments.

*La prise en compte psychologique* est essentielle, doit conditionner toute décision thérapeutique en particulier chirurgicale. En ce sens, il faut insister sur les difficultés de traitements médicamenteux et chirurgicaux pour éviter la désillusion du patient. Il est nécessaire d'éviter les désinformations et de laisser croire que toutes les douleurs peuvent être supprimées. Il est plus honnête d'utiliser les termes de soulagement et de réadaptation fonctionnelle que les termes d'analgésie et de guérison. On conçoit alors mieux l'intérêt d'un travail d'*équipe pluridisciplinaire* pour la prise en charge de ces patients.

## Bibliographie

[1] BESSON J.M., CHAOUCH A., CHITOUR D. — Structures impliquées dans les processus nociceptifs. In : *La douleur et son traitement*. Arnette ed., Paris. 1988, p. 7.

[2] DEVOR M. — The pathophysiology and anatomy of damaged nerve. *In* : Wall F.D., Melzack R. eds. *Textbook of pain*. Edinburgh : Churchill Livingstone 1985, p. 49-64.

[3] GARCÍA-LARREA L., PEYRON R., MERTENS P., GREGOIRE M.C., LAVENNE F., LE BARS D., CONVERS P., MAUGUIÈRE F., LAURENT B., SINDOU M. — Electrical stimulation of motor cortex for pain control : a combined PET-scan, electrophyiological and clinical study. .*Pain*, 1999, *83*, 259-273.

[4] HOW J.E., TAMAS L.B. — A physiological comparaison of neuromas prepared by transection ligation and microfascicular ligation. *Pain*, 1984, *2* (suppl.), 656.

[5] JEANMONOD D., MAGNIN M., MOREL A. — Low threshold calcium spike bursts in the human thalamus. Common physiopathology for sensory, motor, and limbic positive symptoms. *Brain*, 1996, *119*, 363-375.

[6] JOHNSON M.I., ASTHON Ch., THOMPSON J.W. — The consistency of pulse frequencies and pulse patterns of transcutaneous electrical nerve stimulation (TENS) used by chronic pain patients. *Pain*, 1991, *44* (3), 231-234.

[7] LAURENT B., OLLAGNON-ROMAN E. — Douleurs par désafférentation. *In* : *Pratique du traitement de la douleur*. F. Boureau Eds. Doin Ed. Paris 1989.

[8] OCHOA.J. — Pain in local nerve lesions. *In* : *Abnormal Nerves and Muscles as Impulse generator*. Culp W.J., Ochoa J, ed. 1982, p. 568-587

[9] PEYRON R., GARCIA-LARREA L., DEIBER M.P., CINOTTI L., CONVERS P., SINDOU M., MAUGUIERE F., LAURENT B. — Electrical stimulation of precentral cortical area in the treatment of central pain. Electrophysiological and PET study. *Pain*, 1995, *62*, 275-286.

[10] SINDOU M., KERAVEL Y. — Analgésie par la méthode d'électrostimulation transcutanée : résultats dans les douleurs neurologiques à propos de 180 cas. *Neurochirugie*, 1980, *26*, 153-157.

[11] SINDOU M., GEANMONOD D. — Microsurgical Drez-otomy for the treatment of spasticity and pain in the lower limbs. *Neurosurgery*, 1989, *24*, 655-670.

[12] TASKER R.R. — Deafferentation. *In :* P.D. Wall, R. Melzack, eds. *Text book of pain*. Edinburgh : Churchill Livingstone, 1984, p. 119-132.

[13] TSUBOKAWA T., KATAYAMA Y., YAMAMOTO T., HIRAYAMA T., KOYAMA S. — Chronic motor cortex stimulation in patients with thalamic pain. *J. Neurosurg*., 1993, *78*, 393-401.

*DEUXIÈME PARTIE*

# APPROCHE DU PATIENT

# 5. La topographie de la douleur est-elle un indicateur fidèle de l'organe qui souffre ?

par B. Laurent, M.-L. Navez, A. Safavian

La topographie reste le maître symptôme pour le diagnostic d'une douleur, et pourtant les pièges topographiques sont nombreux. Ils dépendent soit de l'imprécision de la description du malade, soit d'une non reconnaissance de certains symptômes par le clinicien, soit encore de sa méconnaissance des mécanismes anatomo-physiologiques qui régissent la topographie douloureuse (douleurs projetées), les phénomènes d'hyperalgésie, le mécanisme de la douleur (douleurs neurologiques, psychogènes, ou syndromes régionaux douloureux complexes).

## I. LES PIÈGES DE L'EXAMEN ET DE L'INTERROGATOIRE

Le praticien, pour se faire une idée précise de la localisation et des irradiations de la douleur, fait appel à l'interrogatoire et éventuellement aux gestes de désignation de son patient.

**En cas de douleur aiguë**, l'intensité des symptômes avec l'anxiété qui en découle, la peur du praticien de méconnaître une urgence, conduisent parfois à des analyses sommaires ou erronées de la topographie douloureuse.

**Dans la douleur chronique**, le piège est différent : pour un patient qui souffre depuis longtemps, le récit risque d'être *conditionné par les commentaires médicaux précédents* ou par l'interprétation erronée qu'a le patient de ses symptômes ; il faudra distinguer les points exquis et les irradiations parfois mises en avant par le malade, éviter le piège des représentations imagées ou culturelles : les classiques mal à l'estomac, crise de foie, mal aux reins ou sciatique sont bien connus pour abuser et de façon erronée orienter la démarche clinique.

Un autre piège est constitué par **les antécédents pathologiques et l'« histoire » douloureuse :** un coronarien préoccupé par ses douleurs angineuses et le risque d'un infarctus peut avoir tendance à rapporter au thorax une douleur abdominale haute. De la même manière, un migraineux peut interpréter de façon erronée un glaucome, une hémorragie méningée, en les rattachant faussement à sa migraine. La déviance de la description peut procéder de facteurs psychologiques encore plus difficiles à décoder : la maladie d'un proche parent parfois perçue à tort ou à raison comme héréditaire peut orienter la description d'une douleur actuelle.

Il est probable enfin qu'existent certains **profils socioculturels** pour un type de territoire douloureux : telle culture préviligiera les douleurs abdominales ou pelviennes, telle autre les céphalées, ou enfin les douleurs thoraciques toutes assimilées à un infarctus du myocarde…

## II. LES PIÈGES DE LA TOPOGRAPHIE

Les **douleurs projetées** sont des douleurs ressenties à distance de la zone malade, au niveau du territoire cutané innervé par le même métamère que celui dont dépend l'organe malade. Elles sont souvent de localisation précise et peuvent être de 2 types : les douleurs rapportées et les douleurs référées.

### *Douleurs rapportées*

*La douleur rapportée est de diagnostic habituellement aisé.* C'est une douleur dans le métamère cutané dont dépend une structure nerveuse lésée. Il existe cependant 2 pièges :

- le premier concerne des atteintes rares de *structures nerveuses dont les territoires d'innervation peuvent être méconnus.* Les exemples en sont nombreux : la compression du nerf sus-scapulaire, dont la douleur peut être confondue avec une douleur musculaire ou osseuse; le syndrome du canal d'Alcock avec névralgie périnéale; la compression du fémoro-cutané sous l'épine iliaque avec douleur de la partie externe de la cuisse déclenchée par le port d'un *jean* trop serré; les compressions des nerfs abdomino-génitaux ou génito-cruraux, souvent confondues avec des douleurs herniaires ou appendiculaires; les compressions des nerfs inter-digitaux; le syndrome du tunnel tarsien avec brûlures plantaires, etc.;
- le deuxième piège est de *déduire le mécanisme lésionnel,* non plus des données topographiques, mais *des arguments de fréquence* : une souffrance sciatique est le plus fréquemment d'origine *radiculaire* en relation avec un conflit discal, ou d'origine *tronculaire* par compression dans le petit bassin, ou sous le muscle pyramidal. Dans ces cas, la topographie douloureuse est assez comparable mais le mode de déclenchement de la douleur et surtout la conduite thérapeutique sont très différents.

### *Douleurs référées*

*Les douleurs référées sont les plus trompeuses des douleurs projetées :* toutes les fibres sensitives, de provenance variée (peau, muscle ou viscères) vont converger sur les neurones spino-thalamique de la corne postérieure. Un même neurone de la couche V, dit neurone convergent *(wide dynamic range),* pourra donc transporter jusqu'au cerveau des influx (nociceptifs ou non) de diverses origines topographiques et de qualités différentes. Le cortex pariétal possède une somatotopie topographique très précise pour la peau, les articulations, mais beaucoup moins précise pour les muscles, les vaisseaux et pratiquement absente pour les viscères. Cela explique les douleurs « projetées », rapportées par « erreur » lors de l'analyse corticale au métamère cutané (le plus largement représenté) alors que l'origine réelle est viscérale, articulaire ou musculaire. On conçoit donc qu'une sollicitation nociceptive d'un viscère soit faussement rapportée au territoire cutané dont l'innervation converge sur le même métamère.

Certains pièges sont connus de tout médecin car ils font partie de l'abécédaire médical : douleur des mâchoires liées à un infarctus, Mac Burney, douleur de la colique hépatique, gonalgies isolées de certaines coxopathies, douleurs interscapulaires d'origine vésiculaire, lombalgies de l'anévrisme aortique, dorsalgies d'origine gastrique, pancréatique, ou colique, etc.

D'autres syndromes sont moins bien connus, tels le syndrome articulaire postérieur de la colonne dorsale ou lombaire qui s'accompagne fréquemment de projections douloureuses cutanées et musculaires, de dysesthésies et de brûlures pseudo-sciatalgiques L5, mais sans signe de conflit disco-radiculaire, avec déclenchement de la douleur par la mobilisation de l'articulaire postérieure de L5 lors d'atteinte de l'articulaire postérieure L5 ; irradiation inguinoscrotale et pubalgique trompeuse, et en cas d'atteinte de l'articulaire de L1.

Le bloc anesthésique de la projection cutanée peut résoudre partiellement la douleur mais incomplètement : si par exemple on fait une anesthésie locale d'un Mac Burney au cours d'une appendicite, la douleur ne disparaitra pas complètement; à l'inverse, le bloc de l'origine véritable de la douleur, comme par exemple d'une articulaire postérieure, fait disparaître la douleur projetée.

Pour déjouer ces pièges, il faut être très attentif à la topographie exacte de la douleur, aux données d'un examen clinique rigoureux ainsi qu'aux *conditions de survenue de la douleur projetée qui répondra bien entendu aux sollicitations de l'organe malade et non pas de la zone de projection.*

## III. SOMMATIONS DOULOUREUSES

Parfois, il y a sommation douloureuse sur un même métamère, et la situation est encore plus difficile : on a décrit par exemple la conjonction d'une douleur viscérale se projetant sur un métamère dorsal où il y a également souffrance rhumatologique (radiculaire ou articulaire postérieure) : les situations qui sollicitent le viscère ou l'articulation malade vont conduire à la même douleur. Une douleur viscérale peut alors perdurer malgré le traitement de sa cause s'il y a une douleur articulaire intriquée; il faudra alors traiter cette dernière par un bloc ou un traitement rhumatologique spécifique.

## IV. HYPERALGÉSIE

Dans une rubrique voisine, il faut citer les phénomènes d'hyperalgésie qui conduisent à des erreurs diagnostiques et à des interprétations physiopathologiques fausses. *Si une corne postérieure de la moelle est « bombardée » par des influx nociceptifs*, il va apparaître *une hyperalgésie de* ***tous*** *les territoires anatomiques innervés par cette* *corne postérieure et pas seulement de l'organe malade*. En cas de migraines postérieures unilatérales par une vasodilatation des artères occipitales, la douleur va être drainée par la racine C2. Toutes les structures anatomiques dont l'innervation sensitive converge en C2 (méninges, artère vertébrale, articulaire postérieure C1-C2, muscles paravertébraux) seront soumises au phénomène d'hyperalgésie. C'est-à-dire que la moindre sollicitation habituellement non nociceptive de ces structures redéclenche la douleur, la mobilisation de l'articulaire C1-C2 par exemple. La tentation est grande d'interpréter faussement la migraine comme d'origine articulaire. Il faut savoir dans ces cas-là utiliser des blocs anesthésiques de la racine pour éviter des phénomènes de sommation et des pérennisations douloureuses.

## V. MÉMOIRE DE LA DOULEUR

Dans le paragraphe consacré à la mémoire de la douleur, nous aborderons la question des douleurs qui survivent à l'ablation de l'organe en cause : ces douleurs « fantômes » sont générées au niveau du système nerveux central et correspondent à une mémoire de la douleur aiguë initiale. Elles sont bien connues après amputation des membres, reproduisant parfois la douleur de l'accident, mais peuvent aussi survenir après ablation de viscères ; on a décrit des dents fantômes, des cystites après cystectomie, des douleurs mammaires post-mammectomie, etc. Ce phénomène connu après amputation de membres l'est moins après lésions viscérales et peut conduire à des interprétations erronées ou des chirurgies itératives. Toute douleur est générée au niveau du cortex qui possède sa propre carte topographique : pour l'analyse qualitative et topographique, la peau ou les articulations sont surreprésentées, alors que les viscères, artères, sont peu représentées, et d'autres structures carrément absentes, comme le parenchyme cérébral dont la manipulation chez un sujet éveillé est totalement indolore.

## VI. DOULEURS NEUROLOGIQUES

Les douleurs neurologiques occupent une place à part dans cette discussion topographique. Les *douleurs neuropathiques périphériques* sont en général très caractéristiques avec une topographie précise guidant vers la racine ou le nerf qui souffrent. De même, les *douleurs neurologiques centrales* ont une topographie cordonnale hémicorporelle ou bilatérale avec niveau supérieur horizontal qui rend le diagnostic aisé.

Le piège est qu'*une douleur neurologique permanente va réagir à toute sollicitation nociceptive y compris à distance de son territoire* : le patient souffrant d'un membre fantôme douloureux fera une crise douloureuse du moignon à l'occasion d'une angine de poitrine ou d'une sciatique sur le membre controlatéral. Tout se passe comme si le foyer douloureux chronique était accentué par toute stimulation nociceptive à distance, comme il l'est par toute situation d'anxiété, de dépression etc.

Il est également habituel que, dans une douleur neuropathique, le champs douloureux s'étende avec le temps et envahisse les métamères avoisinants. L'extension peut d'abord concerner le même territoire métamérique : une souffrance du médian au canal carpien peut très bien diffuser au-dessus du poignet dans le territoire du médian au bras.

Enfin, un phénomène non exceptionnel mais mal connu est celui des sommations douloureuses par atteinte du système nerveux périphérique et central à plusieurs endroits. Un patient souffrant de névralgie cervico-brachiale C8-D1 fera plus volontiers une souffrance du cubital au coude comme si l'atteinte radiculaire abaissait le seuil de survenue de la douleur tronculaire au niveau d'un même métamère.

Certains patients présentent simultanément une sémiologie de canal lombaire étroit aggravée par une myélopathie cervicale, ou une douleur viscérale du côté de l'hémicorps douloureux après lésion thalamique. Le syndrome thalamique abaisse le seuil douloureux sur tout l'hémicorps controlatéral et peut même entraîner la résurgence de douleurs anciennes guéries.

## CONCLUSION

Plutôt que d'apprendre par cœur une série de pièges classiques sans en comprendre le mécanisme, il est préférable que le médecin connaisse les principes physiopathologiques et anatomiques qui régissent les douleurs à distance de la zone concernée par la maladie. Il suffit pour s'en convaincre de citer les patients qui sont opérés indûment d'une discopathie lombaire alors qu'ils souffrent d'une articulaire postérieure, ou ceux qui sont manipulés au niveau cervical pour une dissection de l'artère vertébrale.

La liste est longue de ces *erreurs que seule une analyse clinique soigneuse permet de prévenir* alors que souvent les examens complémentaires, et en particulier l'imagerie, induisent des confusions : ne serait-ce que parce que l'imagerie moderne décèle, du fait même de sa sensibilité, de plus en plus d'anomalies asymptomatiques sans rapport avec la pathologie en cause, mais inductrices — si le clinicien n'y prend garde — d'autant d'errances dans la recherche de la véritable cause et de sa topographie.

### Bibliographie

[1] Besson J.M., Chaouch A. — Peripheral and spinal mechanisms of nociception. *Physiol. Review*, 1987, *67*, 67-186.

[2] Albe-Fessard D. — Comparison of different animal models of chronic pain : physiological and pharmacological aspects. *In* : *Pain Clinic* — 3rd International symposium M. Zoppi ed. Fondazione Pro Juvente Don Carlo Gnocchi. Firenze 1988, p. 11.

[3] Bourreau F., Doubrere J.F., Luu M., Combes A., Paquette C. — Chronic pain symptomatology assessment. *In* : *The pain clinic 11*, VNU Science Press, Utrecht, the Netherlands (Scherperell et coll. ed), 1987, 11-21.

[4] Mac Creary C., Turner C., Dawson J.F. — Principal dimensions of the pain expérience and psychological disturbance in chronic low back pain patients. *Pain*, 1981, *11*, 85-92.

[5] Zimmerman M. — Peripheral and central nervous mechanisms of nociception, pain and pain Therapy : Facts and hypotheses. *In* : Bonica J.J., Liebeskind J.C., Albe-Fessard D. eds. *Advances in Pain Research and Therapy*, New York, Raven Press, 1979, *3*, 3-32.

# 6. Démarche étiologique

par A. Safavian

L'enseignement médical en général, et les traités de médecine conçoivent et organisent la connaissance de la douleur dans le cadre des maladies dont elle représente tantôt un signe révélateur, tantôt un indicateur évolutif, voire une séquelle. Mais lorsque le praticien est confronté à la douleur, situation extrêmement fréquente dans son exercice quotidien, qu'il s'agisse d'une douleur aiguë ou chronique, sa première préoccupation est souvent d'ordre thérapeutique : comment soulager le patient? Cependant, cette approche thérapeutique l'oblige souvent à revenir sur la démarche antérieure, la sienne ou celle d'autres confrères, et à se poser d'autres questions : que signifie cette douleur? Que faire pour arriver à un diagnostic utile ou à redresser un diagnostic déjà posé mais peut-être erroné?

Le dilemme de la priorité diagnostic-traitement est extrêmement complexe et nullement codifiable. Tout dépend d'abord des circonstances de l'examen et du contexte clinique. L'attitude du praticien est foncièrement différente dans les situations de la douleur aiguë et de la douleur chronique ou récidivante.

## I. DOULEUR AIGUË

La douleur aiguë, d'apparition brutale, et plus généralement toute douleur de première apparition, quelle que soit son intensité, doit imposer d'éliminer avant toute chose une urgence chirurgicale ou médicale.

Le premier volet de la démarche doit être ici, sans nul doute, diagnostique. L'interrogatoire et l'examen clinique rapides, mais méthodiques, feront préciser les antécédents du patient, les caractères de sa douleur et d'éventuels symptômes associés qui permettront une orientation diagnostique rapide. Celle-ci, malgré la rapidité forcée de l'examen, doit être la plus précise possible pour autoriser des explorations paracliniques d'urgence bien ciblées. Ces examens complémentaires seront décidés en fonction de leur faisabilité, de leur rapidité d'exécution et de leur fiabilité

« circonstancielle », c'est-à-dire leur capacité, avant tout, de confirmer ou d'infirmer une urgence chirurgicale ou médicale.

Un clinicien averti ne peut se tromper dans cette stratégie de premier abord. Mais les deux questions qu'il se posera dans les minutes et heures qui suivent seront plus difficiles :

– Dans l'attente de la confirmation du diagnostic, doit-il traiter la douleur ?

– Les premiers résultats d'examens complémentaires laissant persister des doutes, que faire ?

La réponse à la première question peut être formulée assez clairement : le traitement symptomatique de la douleur aiguë est nécessaire sous deux conditions : que l'intensité de celle-ci ou l'inconfort du malade le rendent souhaitable, et que les médicaments utilisés n'interfèrent pas avec l'évolution du processus pathologique suspecté ou n'en camouflent pas les symptômes. Cela implique que l'orientation diagnostique soit assez précise, que les médicaments utilisés soient bien connus du médecin dans leurs mécanismes d'action, que les doses utilisées et l'observance soient correctes, et que la surveillance de l'évolution de la maladie soit possible avec toute la rigueur nécessaire.

La réponse à la seconde question est moins simple. Si les examens demandés n'aboutissent pas au diagnostic étiologique, il ne faut faire aucune économie d'exploration complémentaire. Il faut pousser l'investigation jusqu'aux examens les plus spécialisés et s'il le faut, répéter ceux qui sont douteux et dans les meilleurs délais. Par contre si, malgré l'absence de diagnostic précis, la douleur a cédé spontanément ou sous l'influence du traitement symptomatique (et qu'aucun autre symptôme n'inquiète), il n'est pas raisonnable de poursuivre les explorations para-cliniques, dans un but uniquement théorique.

La situation rejoindrait le chapitre suivant si la douleur récidivait, ou, après un calme apparent, prenait une allure subaiguë ou chronique.

## II. DOULEUR SUBAIGUË

La douleur persistante ou récidivée, la douleur de première apparition à début progressif, engendrent une situation tout à fait différente. Ce contexte est d'ailleurs très hétérogène, englobant des cas très dissemblables par les problèmes qu'ils posent, mais on peut les réunir dans le même chapitre parce que, dans tous les cas, le problème central est d'ordre diagnostique. C'est la douleur, signe d'alarme, la douleur-symptôme.

### *Circonstances de la démarche étiologique*

La nécessité d'un diagnostic lésionnel précis se dégage de façon variable selon les circonstances. Tantôt, un ou plusieurs diagnostics ont déjà été évoqués, mais le malade non convaincu et inquiet vient chercher un autre avis. Tantôt, un diagnostic précis a déjà été posé, mais l'inefficacité des traitements entrepris fait naître des doutes. Au maximum, et c'est là une situation extrêmement fréquente, on se trouve devant une douleur chronique ou récidivante qui se présente au thérapeute après une longue histoire et une multitude d'échecs thérapeutiques.

Dans toutes ces situations, que le diagnostic soit ou non avancé, que le praticien consulté soit un nouveau consultant ou le médecin traitant habituel, l'on est immédiatement poussé à repenser à la cause, au primum movens, et la démarche étiologique devient ou redevient centrale.

Dès lors plusieurs questions se posent au clinicien : Par où commencer? Quel ordre suivre? Jusqu'où poursuivre les investigations? À quel moment commencer le traitement symptomatique ou privilégier la recherche d'un traitement efficace par rapport à celle de la cause de la douleur?

La réponse à ces questions ne peut être formulée en une phrase. Les problèmes sont très différents d'un cas à l'autre. Mais il est licite de définir un cadre méthodologique, toujours le même, à l'intérieur duquel, pour chaque cas, selon ses caractéristiques relevant à la fois de la maladie, du malade, et du travail médical déjà accompli, la marche à suivre sera décidée dans ses tenants et ses aboutissements.

## *Cadre méthodologique*

Cette démarche étiologique, même (et surtout) lorsque le cas paraît très compliqué, n'a de chance de s'engager sur la bonne voie qu'en s'appuyant au départ sur une **réflexion clinique approfondie**. *Il faut savoir repartir à zéro et reconstituer l'histoire clinique* de la maladie, malgré la réticence compréhensible des malades à répondre à des questions maintes fois répétées et pouvant leur paraître sans intérêt. Il faut savoir réinterroger le malade en usant de beaucoup de patience, de savoir-faire, de psychologie et d'autorité. Il faut savoir lui faire revivre toute cette période douloureuse en faisant émerger de ses souvenirs les plus petits détails sur les caractères de la douleur, sur son évolution et sur l'influence des divers traitements subis. Cet interrogatoire méthodique et exigeant ne sera pas ponctuel, mais s'étalera souvent, selon la complexité de l'histoire clinique, sur plusieurs consultations à brèves échéances.

Mieux vaut prendre son temps et ne pas brusquer les choses, plutôt que par son empressement risquer de s'engager sur une voie erronée.

Les résultats d'un face à face prolongé, joints aux données de l'examen physique obtenu avec la même minutie et la même patience, doivent aboutir à une réflexion très synthétique qui sera la base d'une certaine orientation étiologique. *De la justesse et de la précision de cette orientation clinique du départ dépendront le succès et la rapidité du stade suivant, celui de la demande d'explorations paracliniques.*

Celles-ci seront réalisées selon une hiérarchie, dans l'ordre croissant de leur difficulté (de réalisation et d'interprétation), de leur agressivité et « invasivité », de leur iatrogenèse et de leur coût.

Ainsi conçue, la démarche étiologique devant une douleur persistante ou récidivante suit toujours la même méthodologie, quelles que soient la complexité du cas et les difficultés prévisibles du diagnostic. Elle durera plus ou moins longtemps selon les nécessités des examens complémentaires et les éventuels « reciblages » de l'orientation clinique.

Pendant cette période d'investigations, doit-on et de quelle manière lutter contre le symptôme douleur? Autrement dit une stratégie thérapeutique doit-elle intervenir avant que la stratégie diagnostique n'ait abouti?

Bien évidemment, on ne peut laisser souffrir ces patients : cela sera d'ailleurs l'une des conditions de leur confiance en leur médecin et de leur adhésion nécessaire à la démarche diagnostique.

Enfin la démarche étiologique peut ne jamais aboutir à une origine organique malgré toutes les explorations, faisant évoquer le diagnostic de douleur psychogène. Ce dernier reste souvent un diagnostic d'exclusion bien que fréquent, mais ne doit jamais être accepté sans une extrême réserve. La thérapeutique antalgique prendra alors tous ses droits et le praticien doit y consacrer tout son savoir-faire.

Voici le cadre de la réflexion et de la stratégie décisionnelle du praticien devant la douleur prolongée ou chronique. Il sera global et non spécialisé quelle que soit la spécialité du médecin consultant. Les meilleurs moyens de succès de ce dernier seront avant tout son bon sens clinique et son esprit de méthode.

À partir de ce cadre nous allons envisager un certain nombre de démarches illustrées par des exemples concrets.

### CAS RELATIVEMENT FACILES

Ils sont fréquents. Il s'agit de malades peu ou mal médicalisés au départ. C'est soit le malade qui peut avoir négligé sa douleur, soit la structure médicale consultée qui a mal orienté le diagnostic. Et il a suffit de placer le patient dans le cadre méthodologique adéquat pour que quelques examens complémentaires de première intention confirment rapidement le diagnostic étiologique.

### CAS PLUS DIFFICILES

Les difficultés peuvent provenir du siège atypique ou des caractères trompeurs de la douleur, ou de l'interférence de la symptomatologie d'une autre affection, ou encore de la pauvreté des premiers examens exploités.

Ce sont des situations très fréquentes, où la stratégie de prise en charge paraît problématique aux praticiens devant cette douleur qui se prolonge, qui ne fait pas sa preuve, qui résiste aux traitements utilisés ou qui réapparaît. Et la tentation est grande pour des explorations paracliniques de plus en plus poussées. Escalade d'examens pour quels bénéfices ? Et avec quels risques ?

Comme dans toute situation complexe, le clinicien a d'autant plus de chance de retrouver le fil conducteur qu'il sait partir d'idées claires et bien ordonnées.

Il est important, par exemple, de se représenter une liste des principales maladies ou entités pathologiques individualisées possiblement à l'origine de la douleur en cause. Cette liste doit être conçue non pas selon la spécialité ou l'appareil en cause, mais selon la topographie de la douleur ressentie et doit tenir compte de la notion de probabilité.

#### 1er exemple : céphalées et algies de la face

Le nombre des diagnostics susceptibles d'entraîner ce type de douleur est supérieur à une trentaine d'affections, allant de la très banale migraine à l'actuellement exceptionnelle thrombophlébite cérébrale. Sans écarter aucune étiologie de façon définitive, le praticien centrera sa recherche, dès le premier examen du patient, sur un nombre limité de causes possibles, retenues en fonction des données de l'interrogatoire et de l'examen physique : caractères séméiologiques et évolutifs de la douleur, signes accompagnateurs, antécédents pathologiques…

Deux exemples de cette situation clinique

Une céphalée hémicranienne pulsatile évoluant depuis des années par accès de 24 à 48 heures chez une jeune femme à antécédents familiaux de migraine, après un examen clinique, neurologique et général négatif, nécessite certes un bilan biologique « de routine », mais certainement pas d'autres examens complémentaires, même si la patiente les sollicite. La question sera donc d'emblée d'ordre thérapeutique. Par contre, la même céphalée avec des caractères plus ou moins atypiques, qualifiée de migraine, mais évoluant seulement depuis 3 mois chez un homme de 35 ans, doit faire soulever au premier chef le problème étiologique et faire demander un examen de fond d'œil, une radiographie des sinus, puis un scanner cérébral…

Une céphalée diffuse, survenant par accès fréquents, souvent en fin de journée, évoluant depuis des années chez un homme de 50 ans, cadre supérieur, avec un examen clinique somatique négatif mais un contexte psycho-comportemental faisant ressortir l'anxiété, l'irritabilité et/ou la dépression, est suffisamment évocatrice d'une origine psychogène et ne mérite d'autres explorations que celles de routine à la cinquantaine (si ce n'est déjà fait). Le problème sera d'emblée d'ordre thérapeutique. Par contre, le même type de céphalée, sur un terrain anxio-déprimé de la cinquantaine, mais chez une femme coquette qui ne va jamais chez l'ophtalmologiste (de peur qu'il lui prescrive des lunettes... de presbytie...) impose qu'on l'oblige à le faire, avant toute chose, pour la recherche d'un glaucome. Ou encore une céphalalgie avec des caractères plus ou moins semblables chez un hypertendu de longue date âgé de 74 ans, qui a un peu maigri depuis quelques mois et chez qui on constate, à l'examen du crâne, l'abolition du pouls temporal d'un côté et au bilan biologique « de routine » un syndrome inflammatoire, doit imposer le plus rapidement possible une biopsie de l'artère temporale à la recherche d'une maladie de Horton.

## 2e exemple : douleurs thoraciques

Quelles que soient leurs formes cliniques et leurs circonstances de survenue, les douleurs thoraciques, surtout quand elles sont antérieures et/ou profondes, sont dominées par l'*étiologie coronarienne*. C'est que celle-ci est de loin la plus fréquente, et l'une des plus graves.

*La précordialgie d'effort typique* pose peu de problème, car le syndrome clinique avec les caractères bien connus de la douleur est suffisamment démonstratif. La démarche étiologique doit cependant aller jusqu'à la certitude du diagnostic d'insuffisance coronarienne, ce qui est facile en règle avec l'ECG de repos et surtout l'ECG d'effort. Dès lors ce sont le traitement symptomatique des crises et la stratégie thérapeutique de fond et de surveillance qui constituent les préoccupations fondamentales.

C'est à propos de ces préoccupations d'avenir que des questions vont se poser au clinicien. Doit-on poursuivre les investigations paracliniques ? et jusqu'où ?

Ces mêmes questions se posent, d'emblée, quand il s'agit de précordialgies atypiques et/ou lorsque les résultats des explorations de première intention ne sont pas convaincants. Cette situation, extrêmement fréquente, correspond soit à une douleur coronarienne finalement étayée par des explorations de plus en plus fiables allant jusqu'à la coronarographie (lorsque le contexte clinique les impose), soit à une douleur organique extra-cardiaque (pleurale, pulmonaire [embolie pulmonaire...], articulaire, musculaire, voire neurologique, zostérienne...), soit, le plus souvent, à une douleur psychogène (« névrose cardiaque »).

L'examen clinique et les explorations paracliniques de première intention (ECG, radiographie thoracique) étant normaux, faut-il poursuivre la démarche étiologique ?

La réponse à cette question n'est pas codifiable. Elle est fonction de chaque situation particulière. Quelques exemples pourraient illustrer la logique de l'attitude du praticien :

Une jeune femme de 28 ans, mère de 2 enfants, travaillant au bureau, en conflit conjugal avec son mari depuis 3 ans, avec des antécédents de colite dite spasmodique se plaint depuis un mois de douleurs thoraciques antérieures gauches, à type de brûlures ou de « pointes », sans irradiation, survenant à n'importe quel moment de la journée, mais plus souvent lors des contraintes ou des soucis quotidiens de tout genre, s'accompagnant de palpitations et parfois de maux de tête. L'examen cardio-vasculaire, pleuro-pulmonaire, abdominal et rachidien est négatif. On pratique un ECG et une radiographie thoracique qui s'avèrent normaux. Eh bien ! en toute logique, il n'est pas nécessaire d'aller plus loin dans la recherche étiologique. On se préoccupera des moyens et de la stratégie thérapeutiques.

À l'opposé un tableau clinique plus ou moins semblable, chez un homme de 53 ans, hypertendu limite, et/ou fumeur, et/ou dyslipémique connu, et/ou diabétique même limite, et/ou légèrement obèse, et surtout s'il existe chez lui une hérédité vasculaire cardiaque ou périphérique..., doit faire pousser la démarche étiologique jusqu'à son terme anatomique, c'est-à-dire la connaissance précise du réseau coronarien et de l'état myocardique. Épreuve d'effort, Holter cardiaque, échocardiographie, épreuves au thallium, coronarographie, seront envisagés selon chaque cas suivant un ordre logique et après mûres réflexions (pour chaque examen) du rapport bénéfice-risque.

La même stratégie est applicable, en seconde intention, dans l'angor d'effort typique, si la thérapeutique est inefficace, les crises fréquentes et handicapantes, la surveillance problématique, et/ou si d'autres facteurs de risque cardio-vasculaires se révèlent ou se surajoutent durant l'évolution.

## III. LA DOULEUR CHRONIQUE, LA DOULEUR-MALADIE

Une douleur chronique, définie arbitrairement comme une douleur évoluant depuis plus de 6 mois, doit inciter le médecin à adopter une approche diagnostique et thérapeutique différente de celle utilisée dans les douleurs aiguës et subaiguës. Chez le douloureux chronique, la douleur peut soit persister au-delà de la guérison du traumatisme ou de la maladie causale, soit accompagner une maladie chronique évolutive (cancéreuse ou rhumatismale...) ou une lésion définitive (amputation, lésion nerveuse...).

### *Démarche étiologique en fonction de la douleur chronique*

Quel que soit son primum movens, lorsqu'une douleur tend à persister, de multiples retentissements physiques, psychologiques et comportementaux viennent s'y rajouter et rendre la démarche étiologique difficile. Ici la douleur-symptôme est devenue une douleur-maladie.

Il ne suffit plus de découvrir, si elle existe, l'affection causale (lésions ou troubles neurologiques périphériques ou centraux, lésions ou troubles vasculaires, lésions articulaires, lésions cancéreuses). Mais il faudra, ici, reconnaître évaluer, apprécier la part des différents facteurs interactifs, qui jouent un rôle plus ou moins important dans l'entretien de la douleur. La connaissance de ces facteurs additifs et interactifs est d'autant plus importante qu'ils ont souvent considérablement modifié les caractéristiques et l'intensité de la douleur initiale. La pathologie initiale a même parfois déjà disparu. En somme il ne peut plus être question, ici, de *la recherche de la cause organique d'une douleur, mais d'une évaluation pluridimensionnelle d'un syndrome douloureux multifactoriel.*

Dès lors, trois questions se posent au praticien :

1. Quel est le type exact de la douleur et son profil syndromique ?
2. De quel mécanisme algogène s'agit-il ?
3. Quelles sont les parts respectives des différentes composantes de ce syndrome douloureux chronique.

### *Le type de la douleur et son profil syndromique*

Ils orientent grandement vers son mécanisme et sa cause.

*La douleur chronique* peut, certes, avoir pour une même pathologie, diverses expressions sémiologiques. Cependant, il est utile, dans la démarche étiologique, de distinguer les douleurs spontanées et/ou provoquées, les douleurs diurnes et nocturnes, les douleurs fulgurantes...

*La douleur inflammatoire* survient typiquement au repos, n'est pas soulagée par une position antalgique, apparaît au cours de la 2e partie de la nuit et est suivie d'une raideur matinale notable.

*La douleur mécanique* survient ou s'accentue fortement lors de l'effort, est diminuée par le repos et la position antalgique, et le dérouillage matinal, s'il a lieu, est bref, de quelques minutes seulement.

*Une douleur cancéreuse* est très complexe. Il est pratiquement impossible d'en discerner les caractéristiques. N'importe quel type de douleur peut être d'origine cancéreuse, car au cours d'une tumeur maligne donnée, les causes de la douleur sont très diverses. Les problèmes posés par les douleurs de la phase terminale sont traités dans un autre chapitre de l'ouvrage.

*Les douleurs neurologiques* posent des problèmes diagnostiques et thérapeutiques difficiles.

L'aspect de la douleur neurologique varie suivant la localisation et la nature de l'atteinte organique. Cependant, les *douleurs de désafférentation* ont en commun des caractères qui permettent de les différencier des douleurs par excès de nociception. Elles sont souvent spontanées, inexorables, *résistantes aux antalgiques périphériques et même souvent aux morphiniques.* Le patient ressent une sensation désagréable, étrange, qu'il compare à des brûlures, des piqûres, des fourmillements, un broiement, une décharge électrique. Ces douleurs sont déclenchées ou aggravées par des stimulations non douloureuses : un mouvement, un effort, une simple stimulation tactile. Par exemple : dans les douleurs causalgiques après lésion du nerf médian, le moindre contact, un simple attouchement entraîne une douleur vive.

Les caractères de la douleur neurologique sont très variables et dépendent du type et du siège des lésions : de la décharge fulgurante de la névralgie du trijumeau (désafférentation) aux dysesthésies permanentes des plexites post-radiques (excès de nociception).

Les description du patient sont forcément subjectives mais elles ont une valeur d'orientation irremplaçable. L'examen somatique aidera à objectiver l'atteinte neurologique. Celle-ci peut être évidente lorsqu'il existe un *syndrome déficitaire sensitif.* Les troubles sensitifs objectifs peuvent aller de « l'anesthésie douloureuse » à l'hyperesthésie et à l'hyperpathie. On doit également rechercher un déficit moteur, des troubles du tonus, une simple contracture dans le territoire douloureux, ou des troubles plus complexes tels qu'une attitude dystonique, des tremblements, des troubles vasomoteurs ou trophiques, traduisant une participation sympathique.

Mais si certains de ces troubles découlent directement de la lésion, d'autres peuvent être en rapport avec la douleur elle-même par des mécanismes qualifiés de réflexes.

## *Mécanismes algogènes*

C'est une étape fondamentale de l'enquête étiologique. Il est capital de distinguer d'abord entre les mécanismes somatique et psychologique.

### Douleurs somatiques

Ces douleurs peuvent résulter soit d'un excès de nociception, soit de troubles de désafférentation, soit d'un emballement réflexe autonome du système sympathique (algodystrophie).

*Dans l'excès de nociception* (hyperstimulation douloureuse), le message douloureux provient de « lésions » périphériques (processus inflammatoires, traumatiques, ischémiques, distensions viscérales) et d'une façon générale de lésions comportant des destructions ou des anomalies cellulaires aboutissant à des perturbations métaboliques loco-régionales. Une démarche somatique guidée par l'analyse des caractéristiques sensorielles et topographiques de la douleur aidée par les examens cliniques et paracliniques, est souvent suffisante pour aboutir « au diagnostic ».

*Dans la désafférentation,* il existe des lésions nerveuses périphériques ou centrales, c'est-à-dire une affection en amont des récepteurs périphériques.

Les douleurs engendrées par ce mécanisme ont pour caractéristiques :

- d'apparaître le plus souvent dans les semaines ou les mois suivant la lésion,
- de se manifester soit de façon paroxystique (décharges électriques, élancement), soit de façon continue (sensation de brûlures, de lésions, de fourmillements),
- d'être accompagnées de troubles neurologiques objectifs que nous venons de voir.

*Le mécanisme réflexe sympathique* peut s'observer aussi bien dans l'hypernociception que dans la désafférentation. Le tableau classique est celui de l'algodystrophie, avec ses troubles vaso-moteurs (chaleur locale, œdème), ses contractures musculaires et ses remaniements ostéo-articulaires, notamment visibles en scintigraphie. Les sympathicolytiques (bêta-bloquants, blocs...) peuvent contribuer à rompre ce cercle vicieux.

**Douleurs psychologiques**

Il s'agit là de causes psychologiques génératrices de douleurs par somatisation de conflits divers.

Il en est ainsi :

- lors de la dépression masquée, où la douleur (véritablement physique) s'accompagne de signes participant au syndrome dépressif : troubles du sommeil, de la libido, anxiété, irritabilité, perte d'intérêt pour les activités;
- lors de la névrose hystérique ou de la névrose anxieuse de type hypochondriaque;
- ou lors de certains états psychiatriques délirants ou schizophréniques dans leur phase initiale.

Très souvent, la description de la douleur et des signes accompagnateurs, l'écoute prolongée du patient et l'examen clinique vont d'emblée orienter vers une cause psychologique. Mais les cas douteux sont fréquents, et de toute façon la certitude du diagnostic ne peut être apportée que par la négativité de quelques examens paracliniques essentiels et bien ciblés.

La hantise d'une cause organique négligée est d'autant plus préoccupante que, dans certains cas des facteurs somatiques et psychologiques peuvent être associés : un dépressif ou un hypochondriaque peut être atteint d'une maladie organique, ou un genou arthrosique silencieux peut devenir douloureux à l'occasion d'un syndrome dépressif.

## *Manifestations physiques et psychologiques induites par la persistance de la douleur*

### SUR LE PLAN PHYSIQUE

Toute douleur s'accompagne d'un certain nombre de manifestations cliniques somatiques plus ou moins prononcées; qu'il s'agisse de symptômes fonctionnels, généraux ou physiques. Dans le cas de la douleur aiguë, les manifestations résultent totalement ou presque de l'affection causale. C'est pourquoi elles ont une grande valeur d'orientation dans la démarche étiologique. Dans la douleur chronique l'ensemble de ces manifestations, qui revêt l'allure d'une incapacité « fonctionnelle » ou d'un « handicap » prend une autre signification. Il peut certes avoir un rapport avec l'origine organique de la douleur (troubles neurologiques des douleurs de désafférentation, troubles vasculaires des douleurs isolées, lésions articulaires des douleurs rhumatismales, troubles compressifs des cancers étendus), mais il peut aussi être engendré ou facilité par la douleur elle-même et ses conséquences, exemples : les perturbations de l'appétit et du sommeil, causes elles-mêmes d'asthénie et d'amaigrissement, l'hyperstimulation sympathique réflexe responsable de variations de la respiration, de la pression artérielle, du pouls et de la sudation, des réponses motrices réflexes à type de contracture ou d'attitude antalgique.

Les différentes manifestations somatiques chez le douloureux chronique ne sont donc pas toujours en rapport direct avec le mécanisme initial de la douleur. Elles ne sont proportionnelles à la stimulation ou à la douleur ressentie que dans la mesure où elles sont sous l'influence des réactions comportementales, psychologiques, et même thérapeutiques : agitation, prostration, troubles du sommeil, anxiété, dépression face à cette douleur qui dure... (et leurs conséquences somatiques), effets secondaires des traitements antalgiques et/ou psychotropes. C'est pourquoi leur évaluation, tout en aidant cliniquement la démarche étiologique, ne doit pas conduire systématiquement à des explorations complémentaires abusives et inutiles.

### SUR LE PLAN PSYCHO-COMPORTEMENTAL

Plusieurs types de troubles peuvent être constatés, qui vont entourer comme des cercles la douleur en la modifiant, l'intensifiant ou l'étendant plus ou moins.

*Les manifestations anxio-dépressives* (composante émotionnelle) se rencontrent dans 20 à 80 % des cas selon le type de pathologie initiale et selon l'intensité et l'ancienneté de la douleur.

*La composante névrotique (hyphocondriaque)* consiste en la somatisation de l'angoisse ressentie soit du fait de la douleur, soit du fait du stress engendré par sa signification.

*La composante cognitive* est basée sur les divers processus mentaux impliqués dans l'expérience douloureuse du malade. Elle dépend :

- de l'attention ou de la distraction vis-à-vis des phénomènes sensoriels,
- de la signification prêtée par le malade à sa douleur et ses pensées erronées et mal adaptées à la réalité (cancérophobie...),
- du contexte situationnel selon les circonstances de la vie du sujet, ses expériences pathologiques passées, personnelles ou familiales,
- de l'analyse faite par lui de l'attitude de l'entourage familial et du milieu soignant.

*Sur le plan comportemental*, interviennent également :

- les modifications des relations environnementales au fil de l'évolution de la douleur dans le sens d'une attitude d'hyperprotection, d'affection accrue, d'assistance, ou au contraire dans le sens de réactions conflictuelles conjugales, familiales ou professionnelles,
- l'attitude des médecins avec l'effet des prescriptions d'examens complémentaires des prescriptions médicamenteuses et de repos, de l'augmentation de l'invalidité par la Sécurité sociale.

**Ainsi, les réponses à ces questions,** *que se pose le praticien devant une douleur chronique,* aideront considérablement à élucider les mécanismes et à rechercher les causes. Cette analyse clinique multidimensionnelle, à la fois qualitative et quantitative, expliquera comment certains patients manifestent un comportement douloureux peu accentué malgré une importante douleur perçue, et à l'inverse, certains autres ont un comportement douloureux excessif par rapport à la cause identifiée. La dimension quantitative de cette analyse, sur laquelle reposera en partie la stratégie thérapeutique, doit conduire à une autre étape, indispensable, de l'étude du syndrome douloureux chronique : **l'évaluation clinique de la douleur avec ses différentes échelles unidimensionnelles, multidimensionnelles et comportementales.**

## *Moyens exploratoires de l'enquête*

### ANALYSE CLINIQUE

Le moyen le plus approprié, fondamental, de la recherche étiologique est l'analyse clinique.

La douleur chronique ne peut être évaluée qu'à partir d'entretiens méthodiques et souvent itératifs, suivis de l'examen clinique.

Or, il s'agit là d'une tâche particulièrement ardue et délicate. L'on est en présence de malades qui supportent déjà leur douleur depuis plusieurs mois, voire des années, ayant souvent changé de médecins plusieurs fois, ayant subi bon nombre d'examens complémentaires, sans qu'une étiologie précise ait pu être affirmée. Ailleurs le diagnostic étiologique est resté imprécis, non convainquant. Ou bien une cause précise est affirmée par le spécialiste mais les traitements correspondants sont restés inefficaces.

Dans toutes ces situations l'on est en présence d'un malade impatient, excédé, anxieux de savoir ce qu'il a au juste et qui, surtout, demande à être soulagé, à bénéficier à la fois d'autres moyens d'investigation et d'autres traitements qui puissent être efficaces.

### EXAMENS COMPLÉMENTAIRES

Ils ne seront nécessaires que pour explorer le mécanisme initial et la composante lésionnelle. Très souvent dans le cas de douleurs chroniques et rebelles, de nombreux examens paracliniques ont été pratiqués, parfois répétés, et la cause ou le mécanisme originels de la douleur sont déjà établis. Lorsqu'aucune cause de la douleur n'a été retrouvée, il faut toujours garder à l'esprit qu'un diagnostic organique a pu être méconnu, et ne pas hésiter à demander d'autres examens complémentaires adéquats : bilans biologiques, explorations radiologiques et échographiques appropriés, voire, selon les cas, scanner, IRM et/ou, dans le cas de douleurs de désafférentation, explorations neurophysiologiques.

Jusqu'où peut-on « pousser » les investigations ?

Seuls la rigueur de l'analyse clinique préalable de la douleur, la connaissance approfondie et globale du patient par le médecin et le bon sens médical pourront guider l'attitude du praticien et lui faire éviter les demandes d'examens inutiles, abusifs et parfois dangereux.

## *Priorités thérapeutiques*

La question de l'alternative : poursuite de l'investigation étiologique - application du traitement antalgique, ne se pose pas dans le cas de ces douleurs chroniques. Seul le traitement étiologique (curatif ou suspensif) est conditionné par l'aboutissement de l'enquête étiologique. Le traitement symptomatique de la douleur et des différentes composantes du syndrome douloureux doit être appliqué (ou poursuivi) et sans cesse réévalué parallèlement à la recherche de la cause.

## CONCLUSION

Toute douleur doit être analysée sur le plan étiologique. La douleur-signal existe; elle appelle avant tout un acte de diagnostic, puis un traitement qui sera d'abord étiologique.

La douleur chronique, rebelle constitue petit à petit la douleur-maladie. Les différents retentissements physiques, psychologiques et comportementaux qui viennent s'y ajouter rendent la démarche étiologique extrêmement difficile. Celle-ci doit tout de même avoir lieu, sinon pour redresser un éventuel diagnostic erroné, pour mieux analyser les différentes composantes du syndrome douloureux. Car, le traitement de la douleur chronique en dehors de quelques cas spécifiques nécessite toujours une prise en charge globale du patient. L'objectif du traitement sera le plus souvent de permettre au malade de mieux gérer son handicap. La suppression complète de la douleur ne sera pas toujours obtenue, mais il faudra avoir tout fait pour y parvenir par une démarche étiologique patiente.

### Bibliographie

[1] BESSON J.M., CHAOUCH.A. — Peripheral and spinal mechanisms of nociception. *Physiol. Review*, 1987, *67*, 67-186.

[2] ALBE-FESSARD D. — Comparison of different animal models of chronic pain : physiological and pharmacological aspects. *In* : Zoppi M. (eds.), *Pain Clinic* - 3 rd International symposium. Firenze, Fondazione Pro Juvente Don Carlo Gnocchi, 1988, p. 11.

[3] BOURREAU F., DOUBRERE J.F., LUU M., COMBES A., PAQUETTE C. — Chronic pain symptomatology assessment. *In* : Scherperell et coll. (eds), *The pain clinic 11*. Utrecht, the Netherlands, VNU Science Press, 1987, p. 11-21.

[4] MAC CREARY C., TURNER C., DAWSON J.F. — Principal dimensions of the pain experience and psychological disturbance in chronic Low back pain patients. *Pain*, 1981, *11*, 85-92.

[5] ZIMMERMAN M. — Peripheral and central nervous mechanisms of nociception, pain and pain Therapy : Facts and hypotheses. *In* : Bonica J.J., Liebeskind J.C., Albe-Fessard D. (eds), *Advances in Pain Research and Therapy*, New York, Raven Press, 1979, *3*, p. 3-32.

# 7. Comment aborder le malade souffrant?

par G. Ostermann, P. Queneau

« *Malheur au malade qui dit mal son mal* » P. Queneau
« *Honni soit le médecin qui mal le panse* » G. Ostermann

## INTRODUCTION : L'IMPASSE THÉRAPEUTIQUE DE CERTAINES DOULEURS CHRONIQUES

Chaque jour, le savoir scientifique s'étend et accroît notre « pouvoir faire ». « Mais chaque jour, chaque consultation nous rappelle que derrière chaque découverte, une nouvelle inconnue apparaîtra, que le manque comme la mort est inéluctable » (O. Rozowsky).

Être en présence d'un patient qui souffre depuis de nombreux mois ou années et pour qui la douleur est devenue maladie, qui a connu les errements diagnostiques et les échecs thérapeutiques, est une situation particulièrement difficile et inconfortable pour le praticien, lequel se trouve confronté à un véritable défi.

Du côté du patient, être malade dans une société où performance et rendement sont les principales qualités exigées pour s'y insérer, revêt très vite un caractère péjoratif, dévalorisant, infériorisant. Ce patient apparaît alors souvent revendicateur, accusant la médecine d'être responsable, lorsque le soulagement espéré n'arrive pas : il s'installe une **double culpabilité**, *d'échec de la part du médecin et du patient qui ne « répond pas » comme attendu*. Le risque est alors celui du **rejet mutuel :**

– entre un médecin « inefficace » qui finit par douter de la bonne foi de son patient (« *malade imaginaire* »),

– et de l'autre côté un malade plus ou moins rejeté qui finit par douter de la bonne volonté (« *médecin malgré lui* ») voire de la compétence (« *médecin imaginaire* »), de son médecin.

Bientôt l'impasse relationnelle est totale et risque de devenir irréversible [2, 3].

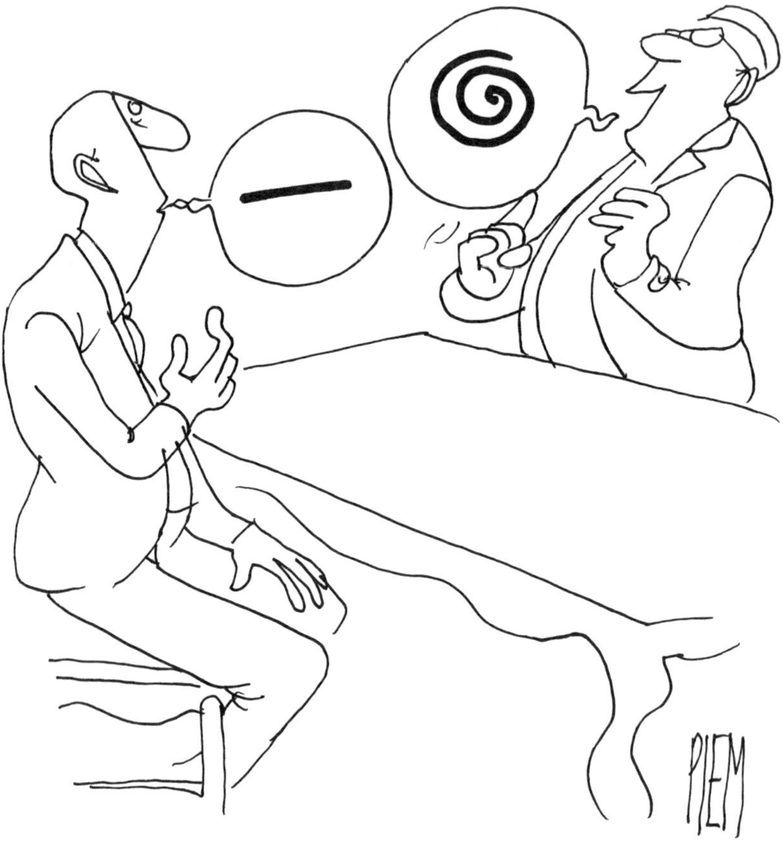


## I. COMMENT ARRIVER À SE SORTIR DE CETTE IMPASSE THÉRAPEUTIQUE ?

Naturellement, chaque médecin possède sa propre méthode de travail, fruit de son expérience. Mais il convient de remarquer que l'on retrouve à peu près constamment les mêmes éléments :

- l'expérience du médecin,
- le souci d'expliquer toute douleur de façon logique,
- l'extrême rigueur de l'entretien qui passe d'abord par une écoute attentive du patient, toujours suivi d'un examen approfondi,
- sa propre remise en cause pour redresser le diagnostic ou rectifier un traitement inapproprié.

L'existence d'une douleur chronique (évoluant depuis plus de six mois) doit inciter le praticien à adopter une démarche diagnostique et thérapeutique différente de celle empruntée devant une douleur aiguë, dans la mesure où les tableaux cliniques respectifs présentent plus de différences que de similitudes. Autant la douleur aiguë peut être considérée comme un signe d'alarme utile et protecteur, signalant à l'individu et à son entourage une perturbation fonctionnelle imposant une prise en charge adaptée et rapide, autant la douleur chronique est inutile et destructrice.

## II. EXISTE-T-IL DES DOULEURS AIGUËS À RESPECTER ?

Leur mécanisme est souvent univoque (nociception) et de type somatique. Si la « douleur-symptôme », spontanée ou provoquée, reste une réalité clinique incontestable, elle garde parfois sa valeur de « douleur à respecter » pour une *durée brève*, comme *guide d'orientation pour le diagnostic* quand celui-ci n'a pas été établi (exemple classique de certaines douleurs abdominales aiguës à ne calmer que modérément, lorsqu'elles évoquent une « urgence chirurgicale » jusqu'ici incertaine).

## III. CONSÉQUENCES PSYCHOSOMATIQUES DES DOULEURS AIGUËS

En réalité, la douleur aiguë n'est ni anodine à court terme, ni sans conséquence ultérieure : *elle laisse une empreinte sur le psychisme et les structures nerveuses,* d'autant plus préjudiciable que la douleur aiguë aura été prolongée, intense, et que la souffrance du malade aura été négligée, méconnue ou mise en doute. La peur et l'anxiété, peuvent s'accompagner de troubles du sommeil et de l'humeur, générateurs d'un véritable cercle vicieux de la douleur.

D'autres *conséquences, en particulier cardio-vasculaires* (hyperactivité sympathique, élévation tensionnelle) *et/ou respiratoires* (hypoventilation alvéolaire et diminution du volume courant), sont autant d'effets à craindre chez les sujets à risques (coronarien hypertendu, insuffisant cardiaque, insuffisant respiratoire).

À l'extrême, on connaît des douleurs suffisamment intenses pour priver le malade de conscience, voire entraîner la *mort.*

L'algie aiguë ainsi mémorisée pourra participer aux réactions futures lors d'une rencontre ultérieure avec la douleur, et ce d'autant qu'elle aura été sous-traitée. Une telle situation pourra être en partie à l'origine d'un syndrome douloureux chronique.

## IV. LE SYNDROME DOULOUREUX CHRONIQUE OU « QUAND LA DOULEUR DEVIENT MALADIE »

Il faudra tenter de comprendre le *pourquoi* et le *comment* d'une douleur chronique avant de commencer à la traiter en elle-même si l'on veut éviter un échec.

La douleur chronique devient souvent un *comportement* et un *langage explicite* de ce comportement. Le langage de la douleur va être la « poutre maîtresse » de la relation médecin-malade : « la douleur ne peut être séparée de la réponse qu'elle entraîne et qui lui apporte sa finalité immédiate de protection ou, à plus lointaine échéance, l'adoption d'un comportement préventif » (M. Schwob) [4]. Le corps va servir à communiquer avec autrui et le langage exprime la menace ressentie ; mais ce langage si important à entendre est parfois incomplet : en effet, **la projection somatique va constituer une communication infraverbale, sorte de métalangage** (mimique, gestuelle, attitude, toucher)**, les mots manquants devenant ainsi des maux qui fonctionnent comme de véritables canaux de communication**.

## V. QUELQUES REPÈRES POUR UN ENTRETIEN DE QUALITÉ FACE AU PATIENT « DOULOUREUX CHRONIQUE »

Il n'est pas question ici de brosser un tableau exhaustif de ce que devrait être l'entretien avec le patient douloureux chronique, car en réalité il y a autant de variantes qu'il y a de patients invalidés par cette « affection »; il est possible de dégager les repères essentiels d'un tel entretien en soulignant les écueils et les pièges dans une histoire rapportée chargée d'émotion.

*L'anamnèse* sera tout particulièrement précise sur le tout début de l'histoire douloureuse, puis elle abordera la chronologie des consultations : éventuelles consultations spécialisées, avis diagnostiques, examens réalisés, traitements courts ou prolongés, évaluation du handicap douloureux et fonctionnel; prise en compte de l'environnement et du contexte socio-économique.

**Tout au long de l'entretien, il sera judicieux de garder à l'esprit les préoccupations suivantes :**

– *donner au patient le sentiment « d'être cru » quant à la réalité de sa douleur et de sa souffrance;*

– *se garder de toute réaction d'agacement ou de suspicion vis-à-vis du patient, malgré le caractère rebelle de sa douleur : cette mise en échec du traitement antalgique (et étiologique s'il existe), et, en corollaire, du « pouvoir médical » doit être acceptée par le praticien* : elle n'est d'ailleurs, le plus souvent, qu'apparente, car le bénéfice d'une meilleure prise en charge du malade ne se jugera, en général, qu'à moyen ou même à long terme;

– *éviter de tomber dans le piège de certains préjugés :*

- **préjugés en faveur d'une organicité systématique**, c'est à dire s'atteler à la seule tâche de rechercher un diagnostic somatique à tout prix; cet « organicisme » absolu est aveuglant, et entrave l'appréhension des implications psychologiques et relationnelles. Il peut être aujourd'hui volontiers entretenu par le progrès de la science médicale (de la biologie et de l'imagerie tout particulièrement) qui, on le sait, conduit à la détection d'innombrables « particularités » n'ayant pas toutes, et de loin (Dieu merci!), valeur pathologique, mais qui servent trop souvent de support artificiel à la somatisation.

Combien de rachialgiques voient le scanner ou l'IRM détecter telle « coquetterie » sans aucune relation avec la véritable cause de la douleur, mais que le médecin et/ou le malade (qui possède le compte-rendu de l'examen, et ... connaît la médecine par tout ce que l'on en dit, à la TV, dans les journaux ou dans les livres...) peuvent utiliser abusivement pour justifier une somatisation non fondée,

- **préjugés en faveur d'une cause psychologique systématique** *:* c'est décréter comme étant de nature psychologique toute douleur non associée à des symptômes objectifs et/ou des lésions décelables par les examens paracliniques : « votre douleur ne repose sur aucun signe organique, c'est donc qu'elle est psychologique. » En ce sens, le psychologique devient le « fourre-tout de l'ignorance » du médecin organiciste. Il est plus sage, surtout dans les premiers entretiens, d'accepter notre ignorance et de pas conclure trop tôt, pour ne pas être victime de nos propres préjugés. *L'humilité doit être là-aussi la règle d'or du médecin, pour ne pas tomber non plus dans le piège inverse,*
- **préjugés consistant à interpréter les bénéfices secondaires** (arrêt de travail, prise en charge à 100 %, pension...) *comme jouant le rôle primordial dans la pérennisation de la douleur* **: ce peut être vrai, mais ce peut être également faux**;

– *éviter de tomber dans la tentation d'être le « sauveur »,* lorsque le patient émet un message du type : « Docteur, vous êtes maintenant mon dernier recours ». Si le praticien, volant au secours de son patient, veut l'aider à tout prix, il maintient celui-ci en état de dépendance et risque d'être déçu quand ses efforts n'auront pas donné les effet escomptés. Il peut devenir alors déçu, irrité, voire agressif, avec comme conséquence la perversion de la relation médecin-malade;

– *savoir faire exprimer au cours de l'entretien les interprétations erronées de la part du patient et les lui faire rectifier :* on connaît le rôle néfaste des paroles imprudentes prononcées par le corps médical et entendues par le patient, qui seront fidèlement répétées plusieurs années après;

– *enfin, expliquer la nature du mal en termes simples, en langage compréhensible pour le malade et non en « Diafoirus »*! [2]

Un tel entretien revêt enfin une **valeur inestimable d'évaluation de la douleur mais aussi de la souffrance du patient**; il consomme du temps et de l'énergie psychique (pour le malade comme pour le médecin) : aussi est-il conseillé de répartir cet entretien sur plusieurs consultations en explicitant cette nécessité au patient.

Un guide de l'entretien peut constituer une aide utile (Cf. tableau 1 en annexe).

## VI. COMMENT RAISONNER ET SE COMPORTER DEVANT UN « DOULOUREUX CHRONIQUE » ?

Parallèlement à la démarche d'interrogatoire, il faut tenter de répondre aux questions suivantes :

– *le diagnostic initial a-t-il été posé correctement et quelles explications ont été apportées au patient?* Autour de ces données initiales, quels autres facteurs ont pu venir se greffer (préjudices non reconnus, situation conflictuelle médico-légale, situation conflictuelle avec l'environnement familial ou professionnel...)?

– *quel est ici le mécanisme de la douleur?* s'agit-il d'une douleur périphérique, liée à un excès de nociception (affections rhumatismales...) ou d'une douleur centrale liée à un défaut d'inhibition ou à une désafférentation?

– *quelle a été la nature du traitement étiologique? du traitement antalgique?* Les doses en ont-elles été suffisantes, et bien réparties sur le nycthémère?

Devant l'expérience sensorielle et émotionnelle désagréable que représente la douleur chronique, il convient d'analyser les grandes composantes interactives mises en jeu :

– *la composante somatique* **:** si, à l'évidence, le diagnostic somatique doit être pertinent, la persistance de la douleur ne doit pas *systématiquement* conduire à la répétition d'examens complémentaires : il convient aussi de savoir percevoir et « décrypter » avec finesse l'expression de la souffrance;

– *cette composante affective émotionnelle* exprime la tonalité plus ou moins pénible de la douleur et les manifestations *anxio-dépressives* régulièrement rencontrées (dans 20 à 80 % des cas selon le type de pathologie initiale et l'ancienneté des troubles). La dépression, fréquente à ce stade, est souvent masquée par l'importance des troubles somatiques. Anhédonisme, ralentissement des activités, troubles du sommeil, perte de l'appétit et de la libido, auront ici une grande valeur d'orientation;

– *la composante cognitive* englobe les différents processus mentaux capables de traiter l'information et de moduler la perception douloureuse. L'entretien fera préciser les circonstances jugées favorables ou défavorables qui influencent l'entourage. Il est important de faire ressortir les interprétations médicales et non médicales qui ont été retenues lors des premières douleurs.

Ainsi pourra-t-on mettre en lumière les *distorsions cognitives* qu'il conviendra de redresser (exemples : « on me cache la vérité sur ma maladie, on m'a mal opéré, on n'a pas trouvé la bonne cause, on me prend pour un fou... »);

– *la composante comportementale* s'étend à toutes les sphères d'activité du patient et affecte ses relations à l'environnement. Le patient se marginalise par rapport à la vie affective, se désinvestit de ses occupations habituelles, **d'où un repli accru sur son corps : il a tendance à réduire le monde à sa douleur.**

L'environnement est là à double tranchant : si la solitude entretient la douleur chronique, un entourage trop compréhensif peut avoir aussi des effets négatifs. Ainsi, selon la *théorie du conditionnement opérant*, l'expression (« l'émission » dans le langage comportementaliste) du comportement douloureux sera facilitée si, à chaque plainte, le patient profite de toutes formes de « bénéfices secondaires » (affection accrue de l'entourage, avantages sociaux…).

## CONCLUSION

Au terme de l'entretien, on devrait être en mesure :

– de proposer au patient une explication en mots accessibles à la compréhension de son mal et de son mal-être ;

– de lui faire part des « zones d'ombres » qu'il conviendra d'élucider par d'autres entretiens : examens, avis spécialisés ;

– de lui faire bien comprendre que douleur persistante n'est pas synonyme d'une affection qui évolue ;

– de commencer à pointer les intrications (malentendus divers…) venues se greffer autour du problème initial ;

– enfin, de revaloriser le malade et de lui expliquer que, loin d'être une tare, la composante psycho-affective et émotionnelle de sa douleur est la preuve d'une grande sensibilité (au sens le plus noble du terme) et donc d'une personnalité riche.

« *Impatience des maux*
*Science et patience des mots* »
(P. Queneau)

*TABLEAU 1.* — GRILLE D'ENTRETIEN AVEC LE PATIENT DOULOUREUX (Jean-François Doubrère *in* [1])

**Histoire de la douleur**

*Mode de début*

Circonstances exactes
Modalités de prise en charge immédiate
Événements de vie concomitants
Diagnostic initial, explications données, impact

*Évolution du syndrome douloureux*

Comment s'est installé l'état douloureux persistant à partir d'une maladie plus aiguë
Degré du handicap

*Traitements effectués*

Effets secondaires
Effets bénéfiques partiels
Raisons d'abandon

*Antécédents pathologiques*

Expériences douloureuses antérieures
Autres maladies associées ; leur issue, leur évolutivité actuelle

*TABLEAU 1.* — SUITE

*Aspects cognitifs*

Interprétation par le patient des avis médicaux
Sa représentation de la maladie : les modèles
Son attitude vis-à-vis de la maladie, du corps médical

**Évaluation actuelle du syndrome douloureux**

*Évaluation du handicap*

Préciser la sensation douloureuse et ses facteurs de variations
Préciser le retentissement sur les activités

*Recherche du soulagement*

*Prises médicamenteuses*

Évaluer le rapport au médicament :
— automédication
— peur du médicament
— prise compulsive

*Évaluation de l'humeur*

*Entretien avec l'entourage*

Son évaluation du handicap
Son interprétation de la maladie
Sa réaction par rapport au malade

*Contexte socio-économique*

Détailler, s'il y a conflit, les difficultés surgies avec la Sécurité Sociale :
— prise en charge à 100 % ou non
— arrêt de travail
— invalidité
— pension à revaloriser
— menaces de licenciement
— contestations et procédures
— rapports avec le médecin-conseil
— rapports avec le médecin du travail

*Possibilités de réhabilitation*

*Évaluer la demande*

Demande d'examens plus poussés
Demande de type « tout ou rien »
Réassurance sur le pronostic
« Fais-je bien ? »
Comprendre la douleur-maladie
Que penser des médicaments ?

*Orienter la réponse*

Comment « faire avec »
Comment contrôler sa douleur
La réhabilitation

## Bibliographie

[1] BOUREAU F. — *Pratique du traitement de la douleur.* Paris, Doin, 1988.

[2] QUENEAU P., LADEVEZE A.M., JANIN C. — De la douleur à la souffrance ou la libération du symptôme douleur de ses adhérences somatiques. *Psychologie médicale*, 1975, *7*, 501-510.

[3] QUENEAU P. — Troubles psychiques au cours des maladies ostéo-articulaires *EMC* 37670 A30 10-1985 1-6.

[4] SCHWOB M. — *Entendre la douleur.* Paris, Egic-Jouillié, 1984.

# 8. Évaluation de la douleur : les méthodes

par G. Bouvenot

La douleur est un phénomène subjectif qu'aucune mesure objective ne peut encore quantifier. Et comme le patient est mieux à même que tout autre d'exprimer la douleur qu'il ressent, l'**auto-évaluation** est la méthode de choix d'évaluation de sa douleur.

Des échelles comportementales et des questionnaires très élaborés de la douleur existent, qui prennent en compte l'ensemble du comportement douloureux. Mais, dans les essais cliniques d'évaluation de l'activité antalgique des nouvelles molécules proposées à l'autorisation de mise sur le marché, il est constant que l'on ait recours à des outils plus simples (simplistes ?) mais susceptibles de déceler une efficacité à très court terme, voire même de permettre d'établir une cinétique d'action grâce à la possibilité et à la facilité de mesures répétées dans le temps. Ces outils sont les échelles unidimensionnelles d'auto-évaluation de la douleur. Elles ne sont que des évaluateurs quantitatifs et globaux. Mais elles sont suffisamment simples pour être bien comprises de l'utilisateur, et comportent généralement le nombre suffisant de nuances pour juger du degré d'efficacité des produits testés. Ce sont les échelles verbales, les échelles numériques et les échelles visuelles analogiques.

**Les échelles verbales** (EV) comportent une série variable de qualificatifs hiérarchisés parmi lesquels le patient choisit celui qu'il pense le mieux correspondre au degré de sa douleur au moment précis de l'évaluation. Certaines de ces échelles sont trop peu sensibles parce que le nombre de qualificatifs y est trop restreint : c'est le cas de l'échelle en quatre points où la douleur est seulement qualifiée d'absente, de légère, de moyenne et d'importante. D'autres sont à l'origine de difficultés de compréhension (et de choix de l'adjectif) de la part du patient dans la mesure où le nombre des qualificatifs est trop important : c'est le cas d'une échelle en 17 points où le malade n'est presque jamais capable de faire la distinction (relativement à sa douleur et même dans l'absolu) entre deux adjectifs, presque synonymes. C'est pourquoi l'échelle en 7 points (fig. 1) est l'une des mieux appropriées. Un inconvénient de ces EV est que les intervalles entre les qualificatifs ne peuvent être considérés comme égaux, en terme d'intensité de la douleur. Passer d'une douleur « marquée » à « modérée » n'équivaut pas à passer d'une douleur « légère » à l'absence de douleur.

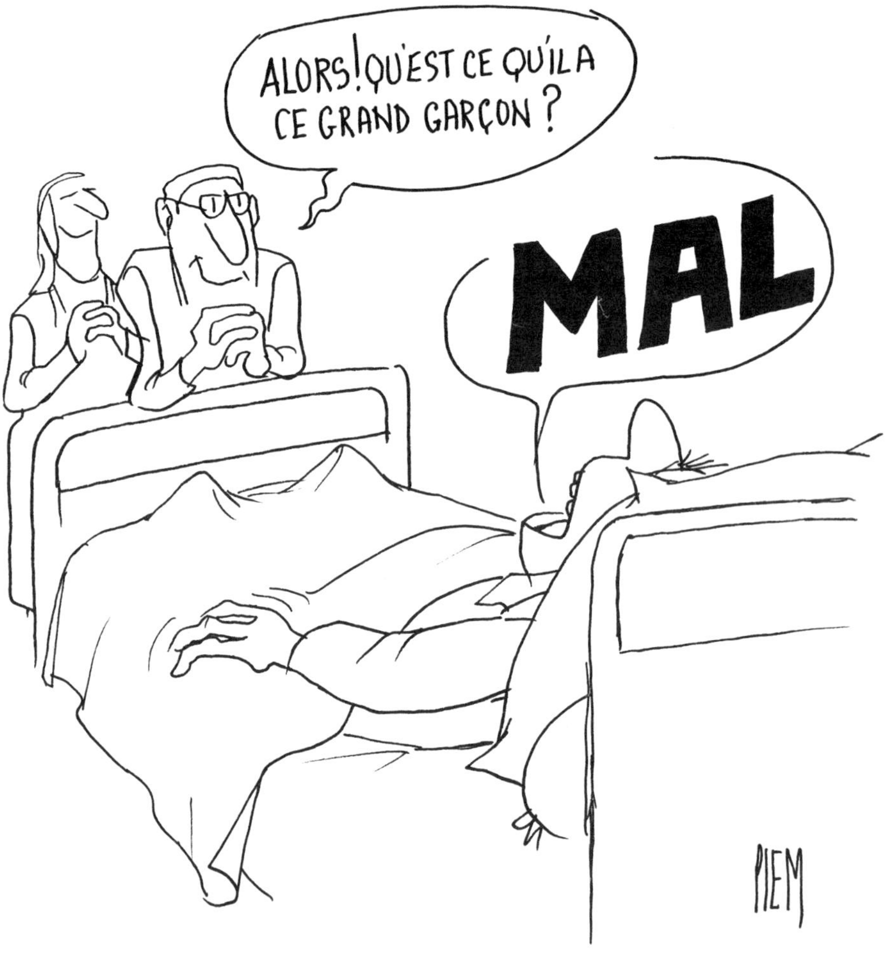
ALORS! QU'EST CE QU'IL A
CE GRAND GARÇON ?
MAL
PIEM

| | | |
|---|---|---|
| Douleur | I_ _I | absente |
| | I_ _I | très légère |
| | I_ _I | légère |
| | I_ _I | modérée |
| | I_ _I | marquée |
| | I_ _I | très marquée |
| | I_ _I | insupportable |

FIG. 1. — *Échelle verbale en 7 points.*

**Les échelles numériques** (EN) (fig. 2), discontinues, permettent au patient de coter sa douleur par exemple de 0 à 5 (ou même de 0 à 20). Les intervalles sont, certes, égaux, mais l'attirance ou la préférence systématique des patients pour certaines valeurs (les chiffres « ronds ») ne donne donc pas une même chance aux différentes valeurs proposées. Les EN sont cependant réputées avoir une meilleure sensibilité que les EV.

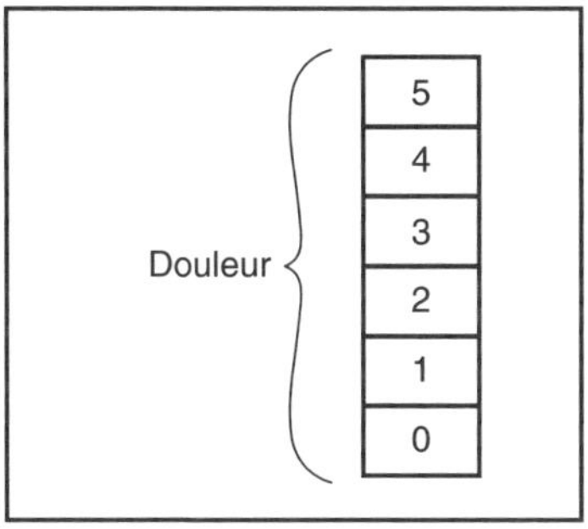


FIG. 2. — *Échelle numérique. Intensité de la douleur.*

**Les échelles visuelles analogiques** (EVA) sont, à juste titre, les plus employées parce que les plus fiables et les plus sensibles. Elles représentent des segments de droite d'une longueur exacte de 100 mm dont les deux extrémités sont très nettement marquées avec, pour l'une, l'inscription « absence de douleur » et, pour l'autre, « douleur insupportable » ou mieux « douleur maximale imaginable ». Entre les deux, la ligne tracée représente le continuum douloureux. Et, sur cette ligne, le patient fait une marque dont la position lui paraît le mieux correspondre à l'intensité de sa douleur (fig. 3). Cette intensité peut donc être ensuite mesurée par la distance, en millimètres, entre l'extrémité « absence de douleur » et la marque faite par le malade.

Deux évaluations, l'une avant la prise médicamenteuse (ou le début du traitement) l'autre à un moment prédéterminé (ou à la fin du traitement) permettent donc, par

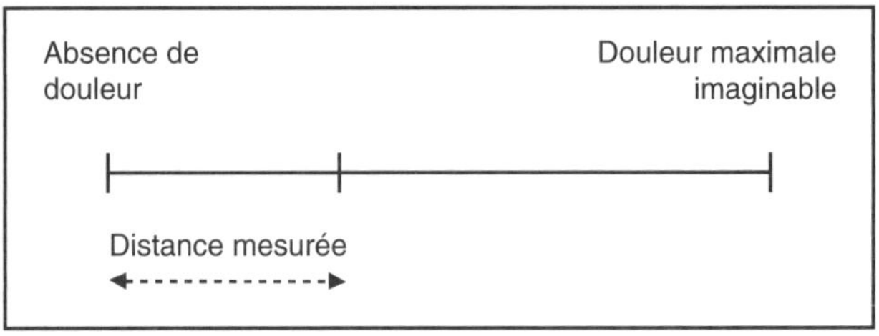


FIG. 3. — *Échelle visuelle analogique horizontale.*

soustraction, de quantifier l'effet thérapeutique. Des évaluations répétées dans le temps permettent d'approcher la cinétique d'action du produit (délai d'action, maximum d'efficacité, durée d'action…).

Plusieurs types d'EVA sont utilisées : échelles horizontales, verticales; échelles assorties de qualificatifs (servant de points de repère au patient) étalés tout au long du segment de droite (fig. 4) ou situés à intervalles réguliers (fig. 5), échelles graduées (fig. 6), qui sont cause d'une « agglutination » préférentielle des réponses autour des qualificatifs ou de certaines graduations. La « meilleure » EVA est sans descriptif ni graduation, et, probablement, l'EVA horizontale. L'existence d'une relation entre l'importance du soulagement et le score initial de la douleur (plus le score initial est sévère, plus le soulagement est « ressenti ») fait que certains préconisent d'utiliser une EVA représentant directement le soulagement (fig. 7). Mais l'inconvénient est qu'on n'a alors aucune idée de l'état initial, et que les échelles ne permettent pas de prendre en compte une aggravation de la douleur.

L'EVA ne pose guère de problèmes de compréhension. Elle peut même être utilisée chez l'enfant de plus de 5 ans. Ses limites sont bien connues : la sensibilité est moins bonne au milieu du segment (là où les marques « ont tendance » à s'agglutiner) que vers les extrémités; l'état mental (un syndrome dépressif, par exemple) peut influencer sournoisement le résultat. Certains voient dans l'échelle verticale la figuration de leur rachis et cotent vers le « haut » s'ils souffrent du rachis cervical; d'autres prennent le continuum de l'échelle horizontale pour la figuration du déroulement du nycthémère, et croient noter le moment de la journée où se produit le maximum douloureux. Il faut aussi compter avec les troubles visuels, les tremblements…

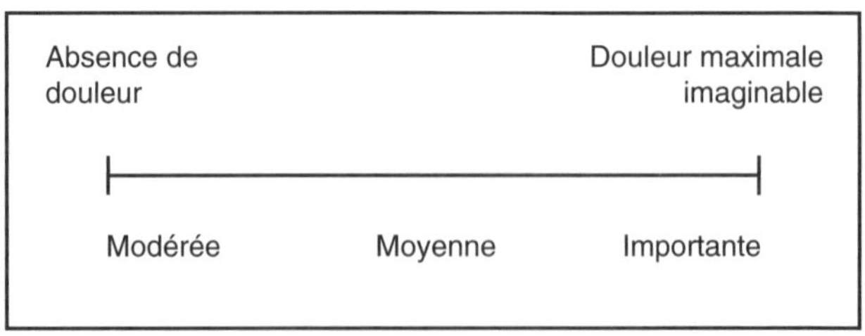


FIG. 4. — *Les qualificatifs sont « étalés ».*

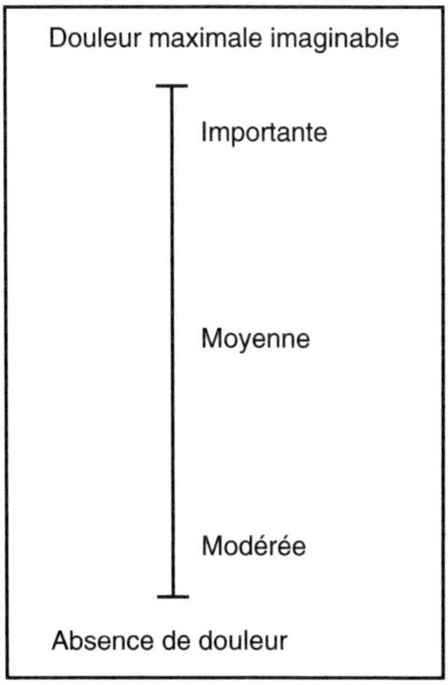


FIG.5. — *Les quali-ficatifs sont étagés.*

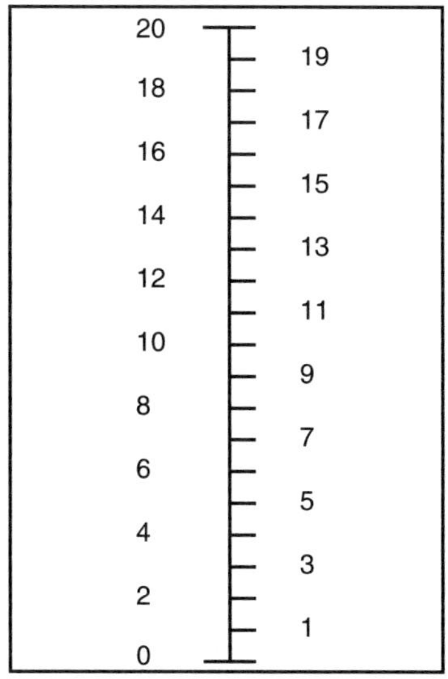


FIG.6. — *EVA graduée.*

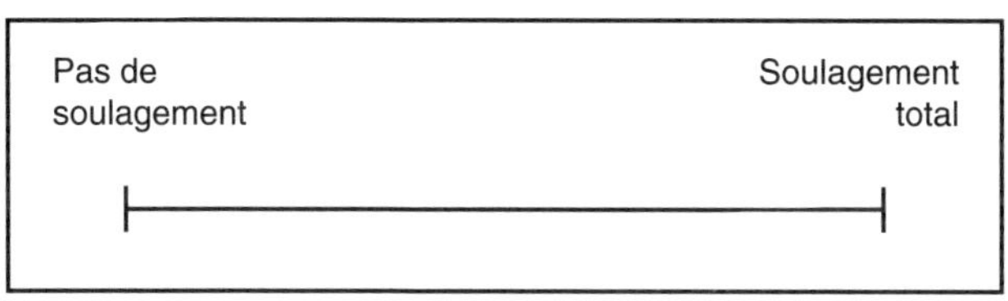


FIG. 7. — *EVA en pourcentage de soulagement.*



Les échelles d'auto-évaluation de la douleur, dont l'EVA est le type le plus fiable, ne sont donc que des estimateurs globaux unidimensionnels et sommaires, mais leur facilité et leur rapidité d'emploi en font des outils très utiles. Ils sont toutefois mal adaptés à l'évaluation, dans une mesure unique, de douleurs d'intensités différentes qui existent simultanément dans plusieurs localisations. C'est pourquoi les rhumatologues leur associent systématiquement les indices articulaires qui prennent en compte les différents sites articulaires. D'autre part, les échelles uni-dimensionnelles ne prennent pas en compte le retentissement de la douleur sur le comportement et ne permettent qu'une évaluation quantitative. Elles ont un caractère nécessairement réducteur, l'intensité ne constituant qu'un aspect de la douleur. Les échelles comportementales et les questionnaires descriptifs sont plus informatifs.

**Envahissement du langage par la plainte**
1. Pas de plainte, même à l'interrogatoire
2. Plainte uniquement à l'interrogatoire
3. Plainte spontanée, mais peu fréquente, et s'adressant seulement à certaines personnes de l'entourage
4. Envahissement partiel du langage par la plainte: le patient se plaint à tout le monde, mais est cependant capable de parler d'autre chose
5. Envahissement complet du langage par la plainte

**Réduction des activités spontanées**
1. Activité normale: le sujet se rend au travail
2. Activité extérieure partielle: le sujet abandonne certains travaux et distractions habituels
3. Activité d'intérieur seule
4. Activité de chambre
5. Confinement au lit: malade grabataire

**Demande d'antalgiques**
1. Demande nulle.
2. Demande ≤ 3 fois/24 h d'antalgique *per os*
3. Demande ≥ 3 fois/24 h d'antalgique *per os*
4. Demande ≤ 3 fois/24 h d'antalgique injectable
4. Demande ≥ 3 fois/24 h d'antalgique injectable

FIG. 8. — *Échelles comportementales* (d'après [4]).

**Les échelles comportementales** ne se contentent pas de quantifier la douleur, elles permettent aussi d'apprécier ses répercussions. Celle de Bourhis (fig. 8) explore l'envahissement du langage par la plainte douloureuse, le retentissement sur les activités professionnelles et de loisirs et la demande d'antalgiques. Celle proposée par Boureau [3] comporte un questionnaire précisant les comportements douloureux habituellement observés dans des douleurs d'origine variées et traduit le degré de handicap.

**Les questionnaires de la douleur** s'intéressent à la description de sa douleur par le patient. Le questionnaire de référence, en ce domaine, est le *Mc Gill Pain Questionnaire* [7], constitué d'une liste de 82 qualificatifs répartis en 20 sous-classes qui expriment les aspects qualificatifs, évaluatifs, sensoriels et affectifs de la douleur. Il s'agit donc d'une évaluation à la fois quantitative et qualitative. Le patient coche les mots qui lui paraissent le mieux décrire sa douleur et les cote en intensité.

Une adaptation à la langue et à la culture françaises, qui est en fait une « reconstruction » de ce questionnaire, est le *Questionnaire Douleur de Saint-Antoine (QDSA)* [2] (fig. 9). Il comporte 61 qualificatifs répartis en 17 sous-classes : 9 sensorielles, 7 affectives et 1 évaluative.

Ces questionnaires sont plus longs à traiter qu'une échelle visuelle et peuvent parfois poser des problèmes de compréhension. Certains (en particulier le *Modified Stanford Health Assessment Questionnaire* [MHAQ]) ont de grandes qualités métrologiques. Ils ont l'avantage, par rapport aux échelles, plutôt réservées au contrôle des effets des traitements, de permettre l'appariement des patients, d'avoir valeur d'orientation diagnostique de par la présence de certains qualificatifs, et même d'avoir une certaine valeur prédictive de l'efficacité thérapeutique des antalgiques. Non seulement ils apprécient l'intensité de la douleur d'où découlent les décisions thérapeutiques, mais ils traduisent le vécu de cette douleur et son retentissement [8]. Ils évaluent donc une douleur, d'après ce que le patient fait (ou ne fait pas) et pas uniquement d'après ce qu'il en dit [6].

| Nom : | Prénom : | Date : | Q.D.S.A. |
|---|---|---|---|

– Vous trouverez ci-dessous une liste de mots utilisés par certaines personnes pour définir une douleur.
– Afin de préciser la douleur que vous ressentez en général, donnez une note à chaque mot selon le code suivant:

| | | |
|---|---|---|
| 0 | Absent | Pas du tout |
| 1 | Faible | Un peu |
| 3 | Fort | Beaucoup |
| 4 | Extrêmement fort | Extrêmement |

– Pour chaque classe de mots, entourez le mot le plus exact pour décrire votre douleur.

| | | |
|---|---|---|
| A Battements<br>Pulsations<br>Élancements<br>En éclairs<br>Décharges électriques<br>Coups de marteau | E Tiraillement<br>Étirement<br>Distension<br>Déchirure<br>Torsion<br>Arrachement | K Nauséeuse<br>Suffocante<br>Syncopale<br><br>L Inquiétante<br>Oppressante<br>Angoissante |
| B Rayonnante<br>Irradiante | F Chaleur<br>Brûlure<br><br>G Froid<br>Glace | M Harcelante<br>Obsédante<br>Cruelle<br>Torturante<br>Suppliciante |
| C Piqûre<br>Coupure<br>Pénétrante<br>Transperçante<br>Coup de poing | H Picotement<br>Fourmillements<br>Démangeaisons | N Gênante<br>Désagréable<br>Pénible<br>Insupportable |
| D Pincement<br>Serrement<br>Compression<br>Écrasement<br>En étau<br>Broiement | I Engourdissement<br>Lourdeur<br>Sourde<br><br>J Fatigante<br>Épuisante<br>Éreintante | O Énervante<br>Exaspérante<br>Horripilante<br><br>P Déprimante<br>Suicidaire |

FIG. 9. — *Questionnaire Douleur de St Antoine (QDSA)*
(F. Boureau, M. Luu, J.F. Doubrère, C. Gay [2]).

## Bibliographie


[1] BIRD H.A., DIXON J.S.— The measurement of pain. *In :* Wright V. (eds), *Espace Clinical Rheumatology Pain.* London, Baillière Tindal, 1987.

[2] BOUREAU F., LUU M., DOUBRERE J.F., GAY C. — Élaboration d'un questionnaire d'auto-évaluation de la douleur par liste de qualificatifs. Comparaison avec le *Mc Gill Pain Questionnaire* de Melzack. *Thérapie,* 1984, *39*, 119-139.

[3] BOURREAU F., DOUBRERE J.F., LUU M. — Les méthodes d'évaluation de la douleur clinique. *In :* Simon L. (eds), *La douleur chronique*. Masson, Paris, 1985,

[4] BOURHIS A., SPITALIER J.M. — La douleur maladie en carcinologie. *Biol. Med.*, 1970, *59*, 427-458.

[5] BOUVENOT G. — Les échelles unidimensionnelles d'auto-évaluation de la douleur. *In :* Eschwège E., Bouvenot G., Doyon F., Lacroux A. — *Essais thérapeutiques : Mode d'emploi.* Paris, INSERM, 1990.

[6] FORCYTE W.E. — *Behavioral Methods for Chronic Pain and Illness.* Saint-Louis, The Cv Mosby Company, 1976.

[7] MELZACK R. — The Mc Gill Pain Questionnaire : major properties and scoring methods. *Pain*, 1975, *1*, 277-299.

[8] MELZACK R. — *Pain Measurement and Assessment.* New York, Raven Press, 1983.

*TROISIÈME PARTIE*

# MOYENS THÉRAPEUTIQUES

# 9. Médicaments antalgiques

par P. Queneau, B. Bannwarth, J. Schmidt

*« La douleur est toujours anormale, elle n'est jamais bonne »*
René Leriche

Symptôme infiniment fréquent, la douleur impose d'être analysée, rattachée à sa cause, soulagée, tout particulièrement lorsque, intense, récidivante et/ou chronique, elle envahit l'univers affectif du sujet au point de devenir sa préoccupation dominante. Son traitement reste le seul recours lorsque la maladie en cause ne peut être traitée efficacement.

L'appréciation de l'efficacité d'un traitement antalgique se heurte aux difficultés de quantification d'un phénomène largement subjectif, influencé par l'état psychoaffectif du patient, mais aussi par la qualité de sa relation avec le médecin. D'où la particulière importance des essais cliniques contrôlés qui prendront en compte l'effet placebo (cf. chapitres 19 et 20).

Nous traiterons ici des antalgiques (ou analgésiques) définis comme des « médicaments capables de diminuer ou d'abolir la perception des sensations douloureuses sans entraîner la perte de conscience » [13].

Cependant, les antalgiques constituent une classe hétérogène par :

- leurs mécanismes d'action différents, centraux ou périphériques, d'ailleurs souvent intriqués (cf. chapitres 1 et 2);
- leurs conditions d'utilisation : elles vont de la consommation des analgésiques banalisés, en vente totalement libre (surtout dans certains pays : *over the counter* [OTC] *drugs* : aspirine, paracétamol, ibuprofène...) à la prise d'un analgésique à usage réservé au milieu hospitalier spécialisé;
- leurs effets indésirables.

« Ce contexte est important à rappeler pour introduire l'extrême difficulté qu'il y a à vouloir comparer les analgésiques en termes de rapport bénéfice/risque. » [2].

Nous nous limiterons ici à l'étude des médicaments directement actifs sur la douleur, à l'exclusion :

– des traitements des douleurs neurologiques (chapitre 4);

– des traitements « co-analgésiques » (chapitre 14);

– des traitements antalgiques locaux (infiltrations, antalgiques percutanés, acupuncture [chapitre 17], mésothérapie, immobilisation, masso-kinésithérapie, physiothérapie [chapitre 16]);

– des techniques anesthésiques (blocs nerveux...) et neurochirurgicales (chapitre 15).

## I. RAPPEL PHYSIOPATHOLOGIQUE

En fonction de leur site d'action, les antalgiques peuvent être schématiquement classés (cf. chapitres 1 et 2) en :

– antalgiques dits « centraux » (opiacés et non opiacés);

– antalgiques dits « périphériques », agissant principalement au niveau des nocicepteurs périphériques.

Cependant, le mode d'action des antalgiques reste encore imparfaitement connu, et certains antalgiques « périphériques » (l'aspirine comme le paracétamol) possèdent aussi des effets centraux, de même que les opiacés agissent pour partie au niveau des sites périphériques.

## II. PRINCIPAUX MÉDICAMENTS ANTALGIQUES

### *Antalgiques dits « centraux »*

#### OPIACÉS (OU OPIOÏDES) (ANTALGIQUES DES NIVEAUX II ET III)

Depuis au moins 2 500 ans, le *papaver somniferum*, liquide extrait de la graine de pavot, est utilisé à titre antalgique. En 1806, Serturner purifie l'un des alcaloïdes du pavot et le dénomme morphine, de *Morphée*, dieu grec des rêves. La morphine reste aujourd'hui l'opiacé de référence.

**Rappel pharmacologique**

L'action antalgique de l'opium fut imputée initialement à la capacité de la résine du pavot d'augmenter la « constance de l'âme », puis à celle de résister à l'écoulement douloureux du « fluide nerveux ».

Depuis lors, l'explication de l'action antalgique des opiacés a pu être précisée grâce à la mise en évidence des récepteurs opiacés endogènes dans les sites anatomiques impliqués dans l'intégration et le contrôle de la douleur (corne postérieure de la moelle épinière, tronc cérébral, thalamus médian, système limbique). Plusieurs types de récepteurs ont été mis en évidence (tableau 1), rendant compte des différents effets pharmacologiques. Le contrôle de la douleur est sous la dépendance des récepteurs $\mu$, particulièrement abondants dans la corne postérieure de la moelle, comme en témoigne l'effet antalgique supérieur des opiacés administrés au contact de la moelle par voie intrathécale, avec un risque plus faible de dépression respiratoire.

*TABLEAU 1.* — CARACTÉRISTIQUES PHARMACOLOGIQUES DES PRINCIPAUX RÉCEPTEURS OPIOÏDES

| | *Récepteurs* | | |
|---|---|---|---|
| | *mu* | *kappa* | *delta* |
| Ligands endogènes | – β endorphine<br>– enképhalines | – dynorphine A | – enképhalines |
| Stimulation par des agonistes spécifiques | – analgésie +++<br>– dépression respiratoire +++<br>– myosis ++<br>– ↘ motilité gastro-intestinale<br>– euphorie, bien-être<br>– sédation | – analgésie ++<br>– dépression respiratoire +<br>– myosis +<br>– ↘ motilité gastro-intestinale<br>– dysphorie, troubles psychiques<br>– sédation | |

L'identification des différents récepteurs morphiniques a permis de distinguer 4 groupes de molécules opiacées (tableau 2) dont seuls les 3 premiers possèdent des vertus antalgiques :

- les agonistes purs ;
- les agonistes partiels ;
- les agonistes-antagonistes.

Le 4e groupe est composé des antagonistes consacrés au traitement des effets indésirables des médicaments des 3 premiers groupes.

Cet effet antalgique (caractérisé par une élévation du seuil de perception de la douleur) peut s'accompagner d'une euphorie, d'une diminution de l'anxiété, voire d'une excitation. Cependant, à fortes doses, l'effet hypnogène prédomine.

Tous les opiacés, y compris les opioïdes faibles, entraînent une somnolence à prendre en compte lors de la conduite de véhicules ou l'utilisation de machines. L'attention des sportifs est attirée sur le fait que ces produits peuvent induire une réaction positive des tests pratiqués lors des contrôles antidopages (cf. chapitre 31).

En outre, les opiacés possèdent des effets (cf. chapitre 12) :

- *neurovégétatifs centraux* : effet dépresseur respiratoire dose-dépendant (réduction de la fréquence et de l'amplitude des mouvements respiratoires) pouvant conduire à la détresse respiratoire, effet antitussif et émétisant, myosis, hypotension avec bradycardie par action vagale ;
- *périphériques sur la musculature lisse* : effet antidiarrhéique et constipation par réduction du tonus et du péristaltisme des fibres intestinales longitudinales, effet spasmogène avec augmentation du tonus des sphincters et facilitation du bronchospasme ;
- liés à la *propriété de franchir le placenta* et de passer (à l'état de traces) dans la sécrétion lactée.

## Médicaments disponibles

On peut les classer en 3 groupes (cf. précédemment) :

- les opioïdes forts « agonistes purs » (morphine, hydromorphone, fentanyl et dérivés) ;
- les opioïdes forts « agonistes partiels » (buprénorphine) ou « agonistes-antagonistes » (pentazocine, nalbuphine) ;
- les opioïdes faibles (codéine, dextropropoxyphène, poudre et extrait d'opium, tramadol).

*TABLEAU 2.* — PRINCIPAUX ANTALGIQUES OPIACÉS (OU OPIOÏDES) (formes de l'adulte)

| *Famille de médicaments* | | *Nom commercial* | *Listes* | *Présentation et voie d'administration* | *Composition en antalgiques de base* | *Nombre de prises habituel par 24 h (chez l'adulte)* | *Principes actifs associés* |
|---|---|---|---|---|---|---|---|
| Opioïdes forts niveau III OMS | Morphine | *Morphine*[1] | Stupéfiants | Ampoules, voie SC, IM, IV, péridurale | 10 mg de chlorhydrate de morphine | ≤ 6 | |
| | | *Sevredol* | Stupéfiants | Comprimés pelliculés | 10 mg ou 20 mg de sulfate de morphine | ≤ 6 | |
| | | *Actiskenan*[2] | Stupéfiants | Gélules | | | |
| | | *Moscontin* | Stupéfiants | Comprimés LP | 10 mg, 30 mg, 60 mg, 100 mg ou 200mg de sulfate de morphine | 2 | |
| | | *Skenan LP* | Stupéfiants | Microgranules LP en gélules | 10 mg, 30 mg, 60 mg, 100 mg ou 200mg de sulfate de morphine | 2 | |
| | | *Kapanol LP* | Stupéfiants | Gélules LP | 20 mg, 50 mg ou 100 mg de sulfate de moprhine | 1 | |
| | Hydromorphone | *Sophidone LP* | Stupéfiants | Gélules LP | 4 mg, 8 mg, 12 mg, 16 mg d'hydromorphone | 2 | |
| | Péthidine | *Dolosal* | Stupéfiants | Ampoules, voie IM ou IV lente | 100 mg de morphine | ≤ 6 | |
| | Fentanyl | *Durogésic* | Stupéfiants | Dispositif transdemique | 25 mg, 50 mg ou 100 mg/24 h de fentanyl | 1 pour 3 jours | |
| | Buprénorphine[3] | *Temgésic* | I | Ampoules, voie IM IV ou SC | 0,3 mg de buprénorphine | ≤ 3 | |
| | | | | Comprimés sublinguaux | 0,2 mg de buprénorphine | ≤ 3 | |
| | Pentazocine[4] | *Fortal* | Stupéfiants | Ampoules, voie IM | 30 mg de pentazocine | ≤ 6 | |
| | Nalbuphine[7] | *Nubain* | I | Ampoules, voie IM, IV ou SC | 20 mg de nalbuphine | ≤ 8 | |

1. Commercialisée par les laboratoires Aguettant, Lavoisier et Cooper. En outre, la morphine *per os* peut être administrée soit par préparations magistrales simples, soit sous forme de solutions : ampoules buvables (coopération pharmaceutique française) ou sirop de morphine officinal. 2. Commercialisation prévue en 2000. 3. Agoniste partiel. 4. Agoniste-antagoniste.

*TABLEAU 2.* — PRINCIPAUX ANTALGIQUES OPIACÉS (OU OPIOÏDES) (formes de l'adulte) (*suite*)

| *Famille de médicaments* | | *Nom commercial* | *Listes* | *Présentation et voie d'administration* | *Composition en antalgiques de base* | *Nombre de prises habituel par 24 h (chez l'adulte)* | *Principes actifs associés* |
|---|---|---|---|---|---|---|---|
| Opioïdes faibles niveau II OMS | Opium | *Lamaline* | II | Gélules | 10 mg de poudre d'opium<br>= 1 mg de morphine<br>300 mg de paracétamol | ≤ 5 | Caféine anhydre 30 mg |
| | | | | Suppositoires | 15 mg d'extrait d'opium<br>= 3 mg de morphine<br>500 mg de paracétamol | ≤ 3 | Caféine anhydre 50 mg |
| | Dextro-propoxyphène | *Antalvic* | I | Comprimés | 65 mg de dextropropoxyphène | ≤ 5 | |
| | | *Di-Antalvic*<br>*Dialgirex* | I | Gélules | 30 mg de dextropropoxyphène<br>400 mg de paracétamol | ≤ 6 | |
| | | *Di-Antalvic* | I | Suppositoires | 60 mg de dextropropoxyphène<br>800 mg de paracétamol | ≤ 2 | |
| | | *Propofan* | I | Comprimés | 27 mg de dextropropoxyphène<br>400 mg de paracétamol | ≤ 6 | Caféine 30 mg |
| | Dihydrocodéine | *Dicodin* | I | Comprimés LP | 60 mg de dihydrocodéine | ≤ 2 | |
| | Codéine | *Algisédal* | I | Comprimés | 400 mg de paracétamol<br>25 mg de codéine | ≤ 6 | |
| | | *Claradol codéine* | MHL | Comprimés | 500 mg de paracétamol<br>20 mg de codéine | ≤ 6 | |
| | | *Codoliprane* | MHL | Comprimés | 400 mg de paracétamol<br>20 mg de codéine | ≤ 6 | |
| | | *Compralgyl* | MHL | Comprimés | 500 mg d'acide acétylsalicylique<br>10 mg de codéine | ≤ 6 | |

MHL : Médicaments hors liste.

*TABLEAU 2.* — PRINCIPAUX ANTALGIQUES OPIACÉS (OU OPIOÏDES) (formes de l'adulte) (*suite*)

| *Famille de médicaments* | | *Nom commercial* | *Listes* | *Présentation et voie d'administration* | *Composition en antalgiques de base* | *Nombre de prises habituel par 24 h (chez l'adulte)* | *Principes actifs associés* |
|---|---|---|---|---|---|---|---|
| Opioïdes faibles niveau II OMS | Codéine | *Dafalgan Codéine* | I | Comprimés | 500 mg de paracétamol<br>30 mg de codéine | ≤ 6 | |
| | | *Efferalgan Codéine* | I | Comprimés effervescent | 500 mg de paracétamol<br>30 mg de codéine | ≤ 6 | |
| | | *Klipal* | I | Comprimés | 600 mg de paracétamol<br>50 mg de codéine | ≤ 4 | |
| | | *Lindilane* | I | Comprimés | 400 mg de paracétamol<br>25 mg de codéine | ≤ 6 | |
| | | *Migralgine* | MHL | Gélules, solution buvable | 400 mg de paracétamol<br>20 mg de codéine | ≤ 6 | Caféine 62,5 mg |
| | | *Novacétol* | MHL | Comprimés | 250 mg de paracétamol<br>300 mg d'acide acétylsalicylique<br>10 mg de codéine | ≤ 6 | |
| | | *Oralgan Codéine* | MHL | Comprimés | 300 mg de paracétamol<br>25 mg de codéine | ≤ 4 | |
| | | *Prontalgine* | MHL | Comprimés | 400 mg de paracétamol<br>20 mg de codéine | ≤ 6 | Caféine 50 mg |
| | | *Supadol* | MHL | Comprimés | 500 mg de paracétamol<br>20 mg de codéine | ≤ 6 | |

MHL : Médicaments hors liste.

*TABLEAU 2.* — PRINCIPAUX ANTALGIQUES OPIACÉS (OU OPIOÏDES) (formes de l'adulte) (*suite*)

| *Famille de médicaments* | | *Nom commercial* | *Listes* | *Présentation et voie d'administration* | *Composition en antalgiques de base* | *Nombre de prises habituel par 24 h (chez l'adulte)* | *Principes actifs associés* |
|---|---|---|---|---|---|---|---|
| Opioïdes faibles niveau II OMS | Codéine | *Salgydal à la noramidopyrine* | I | Comprimés | 250 mg de noramidopyrine<br>250 mg de paracétamol<br>15 mg de codéine | ≤ 6 | |
| | | | I | Suppositoires adultes | 500 mg de noramidopyrine<br>500 mg de paracétamol<br>30 mg de codéine | ≤ 3 | |
| | | *Végadéine* | MHL | Suppositoires | 500 mg d'acide acétylsalicylique<br>500 mg de paracétamol<br>19,2 mg de codéine | ≤ 4 | |
| | Tramadol | *Predalgic*<br>*Zumalgic* | I | Comprimés effervescents | 50 mg de tramadol | ≤ 6 | |
| | | *Contramal*<br>*Topalgic* | I | Gélules | 50 mg de tramadol | ≤6 | |
| | | *Contramal LP*<br>*Topalgic LP* | I | Comprimés pelliculés | 100 mg, 150 mg ou 200 mg de tramadol | ≤ 2 | |
| | | *Zamudol LP* | I | Gélules | 50 mg, 100 mg, 150 mg ou 200 mg de tramadol | ≤ 2 | |
| | | *Topalgic 100 mg/2 mL* | I | Ampoules | 100 mg de tramadol | ≤6 | |

MHL : Médicaments hors liste.

***Opioïdes forts « agonistes purs » de niveau III*** (fig. 1, tableau 2)

*Morphine*

Elle existe sous 2 formes : le chlorhydrate et le sulfate de morphine.

**Le chlorhydrate de morphine** est commercialisé sous forme injectable (sous-cutanée, IM, IV, péridurale, intrathécale et intraventriculaire), en suppositoire ou *per os* (préparations magistrales simples, solutions pharmaceutiques).

**Le sulfate de morphine**, disponible en thérapeutique en France depuis janvier 1988 sous forme de *Moscontin*, est commercialisé aujourd'hui sous forme de comprimés (pour le *Moscontin*) et de gélules (pour le *Skenan LP*) enrobés à libération prolongée, dosés à 10 mg, 30 mg, 60 mg, 100 mg et 200 mg dont l'intérêt majeur réside dans la longue durée d'action, autorisant 2 prises quotidiennes seulement. Enfin, deux formulations galéniques de sulfate de morphine ont vu le jour récemment :

- des gélules à libération prolongée (*Kapanol LP*) dosées à 20 mg, 50 mg et 100 mg et autorisant une administration journalière unique efficace ;
- des comprimés pelliculés à libération immédiate (*Sevredol*) et des gélules à libération immédiate (*Actiskenan*) dosés à 10 mg ou 20 mg, et particulièrement adaptés à des situations cliniques particulières (urgences, équilibration de douleurs très intenses, douleurs instables, insuffisance rénale). Cette forme à libération immédiate implique une répartition de la dose journalière en 6 prises, le plus souvent équivalentes, à 4 heures d'intervalle ; mais elle est surtout utilisée pour administrer des doses supplémentaires en cas d'accès douloureux non contrôlé par un traitement sous forme retard déjà en cours.

Les schémas d'utilisation du sulfate de morphine (institution du traitement et substitution par rapport aux autres antalgiques) figurent en annexe 6.

Le progrès majeur représenté par l'efficacité, la sécurité (même à très fortes doses) et la maniabilité du sulfate de morphine a réduit considérablement le nombre des échecs de la thérapeutique antalgique et de ce fait, contribue à solutionner le difficile problème de l'euthanasie pour douleurs intolérables (cf. chapitre 44).

*Dérivés de la morphine*

**Parmi les dérivés semi-synthétiques**, surtout employés à titre antitussif, seule la codéine était jusqu'ici utilisée comme antalgique (cf. ci-après : « Opioïdes faibles »).

Un autre dérivé semi-synthétique est aujourd'hui disponible en France : il s'agit de l'hydromorphone. En effet, si la morphine par voie orale est le traitement de référence des douleurs cancéreuses intenses ou rebelles aux autres antalgiques (recommandations de l'OMS), *la sensibilité à la morphine est variable* d'un individu à l'autre, ce qui peut conduire à une efficacité antalgique insuffisante de la morphine orale et/ou à une intolérance (troubles cognitifs, hallucinations, myoclonies, somnolence).

L'introduction d'un autre opioïde peut alors résoudre cette difficulté selon le concept de la *rotation des opioïdes*. Celle-ci s'appuie sur un rapport bénéfice-risque différent pour chaque opioïde et sur l'absence de tolérance croisée complète entre les opioïdes. La diminution de la toxicité pourrait s'expliquer par l'élimination de métabolites accumulés avec l'opioïde précédent et/ou par des différences encore mal connues de réponses au niveau des récepteurs[*, **].

---

* De Stoutz ND *et al.*, Opioïd rotation for toxicity reduction in terminal cancer patients. *J. Pain Symptom Management* 1995 ; *10* : 378-384.

** Galer BS *et al.*, Individual variability in the response to different opioïds : report of five cases. *Pain* 1992 ; *49* : 87-91.

**Niveau I**

Douleur légère à modérée

*Antalgiques «périphériques»*

Aspirine
Paracétamol
AINS

**Niveau II**

Douleur modérée à sévère
et/ou échec des antalgiques du niveau I

*Opioïdes faibles*

Codéine
ou Dextropropoxyphène
ou Opium (poudre ou extrait)
ou Tramadol
± Paracétamol
± AINS

**Niveau III**

Douleur intense
et/ou échec des antalgiques du niveau II

*Opioïdes forts*

*Agonistes partiels**
* Buprénorphine

*Agonistes-antagonistes**
* Nalbuphine
* Pentazocine

*Agonistes purs*
* Morphine
  – chlorhydrate
  – sulfate
* Hydromorphone
* Péthidine
* Fentanyl

Noramidopyrine à part : exceptionnellement en 1re intention
(surtout employée en association avec un antispasmodique dans certaines douleurs viscérales aiguës)

* Les agonistes partiels et les agonistes-antagonistes peuvent être situés à *un niveau II fort*.

FIG. 1. — *Classification des antalgiques tenant compte des 3 niveaux de l'OMS.*

Molécule semi-synthétique proche de celle de la morphine, le chlorhydrate d'hydromorphone (*Sophidone LP*) est un agoniste opioïde sélectif des récepteurs μ. Son efficacité est comparable à celle de la morphine LP*. L'effet antalgique apparaît après 2 heures et se maintient pendant 12 heures. Sa bonne tolérance est confirmée par les données de pharmacovigilance rapportées aux États-Unis et au Canada, qui montrent un taux d'effets indésirables inférieur ou égal à 10 pour 100 000 prescriptions. Le passage à l'hydromorphone s'effectue par simple adaptation des posologies sur la base d'un ratio d'environ 1 mg d'hydromorphone pour 7,5 mg de morphine orale.

À l'avenir, d'autres opioïdes forts devraient pouvoir renforcer la gamme des médicaments disponibles, comme c'est le cas dans de nombreux autres pays qui bénéficient déjà d'oxycodone, de mépéridine, d'oxymorphone, de lévophanol ou encore de méthadone employée comme antalgique, cette molécule étant actuellement réservée en France au sevrage des toxicomanes.

**Les dérivés synthétiques**, bien que *a priori* moins toxicomanogènes, imposent les mêmes précautions et contre-indications que la morphine. Les produits utilisés sont :

– *la péthidine* (*Dolosal*) : administrée par voie IM ou IV lente, sa durée d'action est voisine de 4 heures; d'effet antalgique 2 à 3 fois inférieur à celui de la morphine (*minimorphine* : tableau 3), ce médicament est actuellement surtout utilisé en anesthésie comme prémédication;

*TABLEAU 3.* — TABLE DE CONVERSION ÉQUIANALGÉSIQUE DES OPIACÉS

| *Opiacés* | | *Traitement antérieur* | | *Posologie correspondant à 60 mg de sulfate de morphine (*Moscontin, Skenan LP) |
|---|---|---|---|---|
| Opioïdes forts | Agonistes purs | Morphine | *per os* | 60 mg |
| | | | IM | 20 mg |
| | | Hydromorphone (*Sophidone LP*) | *per os* | 8 mg |
| | | Phéthidine (*Dolosal*) | IM | 150 mg |
| | Agoniste partiel | Buprénorphine (*Temgésic*) | IM | 0,9 mg |
| | | | sublingual | 1,6 mg |
| | Agonistes-Antagonistes | Nalbuphine (*Nubain*) | IM | 20 mg |
| | | Pentazocine (*Fortal*) | *per os* | 360 mg |
| | | | IM | 120 mg |
| | Opioïdes faibles | Dextropropoxyphène | *per os* | 600 mg |
| | | Codéine | *per os* | 400 mg |
| | | Tramadol | *per os* | 240 mg |

D'après les références suivantes :
Brooks Iral *et al.* Principles of cancer pain management. Use of long-acting oral morphine. *The Journal of Family Practice*, 1989, *28*, 275-280.
Boureau F. *Pratique du traitement de la douleur.* Doin Éditeurs, 1988.
Cheny N.I. Opoïd analgesics. Comparative features and prescribing guidelines. *Drugs*, 1996, *51*, 713-739.

* Lawlor P. *et al.*, Dose ratio between morphine and hydromorphone in patients with cancer pain : a retrospective study. *Pain* 1997; *72 (1-2)* : 79-85.

– *le fentanyl* (*Fentanyl*) est un morphinomimétique très puissant qui provoque une analgésie environ 50 à 100 fois supérieure à celle de la morphine chez l'homme (cf. annexe 1 et chapitre 26).

Sa mise à disposition sous forme transdermique (*Durogésic*) permet une utilisation dans le traitement des douleurs chroniques d'origine cancéreuse, grâce à une délivrance systémique continue assurant une durée d'action prolongée de 72 heures. Le délai d'action voisin de 24 heures impose une copresciption initiale avec un antalgique d'action immédiate. La dose initiale recommandée est de 25 µg/h chez les patients non traités antérieurement par un opiacé (l'appréciation de l'effet se fait au cours des 24 heures suivant la mise en place du patch); en cas d'efficacité insuffisante, l'augmentation des doses se fait par paliers de 25 µg/h tous les 3 jours jusqu'à obtention de la dose optimale. Chez des patients recevant déjà un morphinique oral ou parentéral, un relais par fentanyl percutané est possible après calcul des besoins en morphiniques sur 24 heures et conversion de la dose minimale antalgique efficace; 25 µg/h correspondent à environ 90 mg/24 h de morphine par voie orale.

*Le sufentanyl* (*Sufenta*) est un analgésique morphinomimétique 7 à 10 fois plus puissant que le fentanyl, avec en outre un délai d'action plus rapide, une dépression respiratoire plus courte et une analgésie résiduelle plus longue.

*Conditions d'utilisation*

• Contre-indications de la morphine et de ses dérivés

Elles sont multiples, mais à considérer *en fonction du besoin d'effet antalgique*, notamment en cas d'indication au long cours :

– insuffisance respiratoire, asthme;

– insuffisance hépatique;

– insuffisance rénale (risque d'accumulation) (cf. chapitre 28);

– traumatisme crânien et hypertension intracrânienne;

– état convulsif;

– intoxication alcoolique aiguë et *delirium tremens*;

– syndrome abdominal douloureux d'étiologie inconnue, dont l'évolution risquerait d'être masquée;

– enfin, classiquement, les douleurs par spasme viscéral (coliques hépatiques et néphrétiques) : cependant, malgré un effet spasmogène sur les sphincters, cet effet est peu important en pratique clinique. Aussi, les opiacés peuvent être employés au cours des douleurs aiguës à composante spastique, en association avec les antispasmodiques et en cas d'échec des traitements classiques (AINS ou antalgique + antispasmodique ± noramidopyrine).

Le maniement des opiacés chez l'enfant est traité au chapitre 22.

• Mise en garde

La morphine est un stupéfiant pouvant entraîner une toxicomanie : dépendance physique et psychique ainsi que tolérance (accoutumance) peuvent se développer à la suite d'administrations prolongées. Cependant, le risque de dépendance psychique apparaît moindre qu'on ne l'avait cru jadis, à la double condition que les opiacés fassent l'objet d'une prescription médicale correcte (tableau 4) et d'une utilisation rigoureuse par le malade, strictement limitée au traitement de sa douleur : l'augmentation des posologies de morphine (ou d'autres opiacés) ne doit se faire que si la douleur réapparaît, la zone d'efficacité s'étant déplacée (diagramme de Vere [20], fig. 2).

*TABLEAU 4.* — MODALITÉS DE PRESCRIPTION DES MÉDICAMENTS ANTALGIQUES (actualisée en 1999)*

| | *Opioïdes forts* | *Forme galénique* | *Règles et durées de prescription* |
|---|---|---|---|
| *Morphine* | Morphine orale à libération prolongée | Comprimés LP : *Moscontin*<br>Gélules LP : *Skenan LP*<br>Gélules LP : *Kapanol LP* | Ordonnance sécurisée<br>28 jours |
| | Morphine orale à libération « normale » | Solution buvable<br>– ampoules<br>– préparation magistrale<br>– sirop de morphine de la Pharmacopée<br>Comprimés : *Actiskenan, Sevredol* | Ordonnance sécurisée<br>14 jours |
| | Morphine injectable | Disponible en ville :<br>10 mg/1 mL, 20 mg/1 mL<br>50 mg/5 mL, 100 mg/5 mL<br>Disponible à l'hôpital :<br>1 mg/1 mL<br>10 mg/1 mL, 20 mg/1 mL<br>50 mg/5 mL, 100 mg/5 mL<br>100 mg/10 mL, 200 mg/10 mL<br>400 mg/10 mL | Ordonnance sécurisée<br>7 jours<br>[ou 28 jours dans systèmes actifs pour perfusion] |
| *Autres opioïdes forts* | Fentanyl | Dispositif transdermique : *Durogésic* | Ordonnance sécurisée<br>28 jours<br>délivrance pour 14 jours<br>Possibilité d'inscrire sur l'ordonnance<br>« délivrance en une seule fois » |
| | Hydromorphone à libération prolongée | Gélules LP : *Sophidone LP* | Ordonnance sécurisée<br>14 jours |
| | Pentazocine | Solution injectable : *Fortal* | Ordonnance sécurisée<br>7 jours |
| | Péthidine | Solution injectable : *Dolosal* | Ordonnance sécurisée<br>7 jours |

* D'après Monique Couturier : communication à la XXIIIe Réunion annuelle de la Société Française de la Douleur (Lille, 17-20 novembre 1999).

L'arrêt brutal du traitement prolongé entraîne un syndrome de sevrage : la prévention consiste en une diminution progressive des doses; le traitement du syndrome de sevrage est abordé au chapitre 12.

• Précautions d'emploi

Il faut les utiliser avec précaution (nécessité d'une réduction des posologies) :

– chez les personnes âgées;

– en cas d'insuffisance hépatique et/ou rénale, d'hypothyroïdie, d'insuffisance surrénalienne, de choc ou en cas de pathologie urétro-prostatique (risque de rétention urinaire);

– pendant la grossesse, en raison du passage transplacentaire rapide (cf. chapitre 25) :

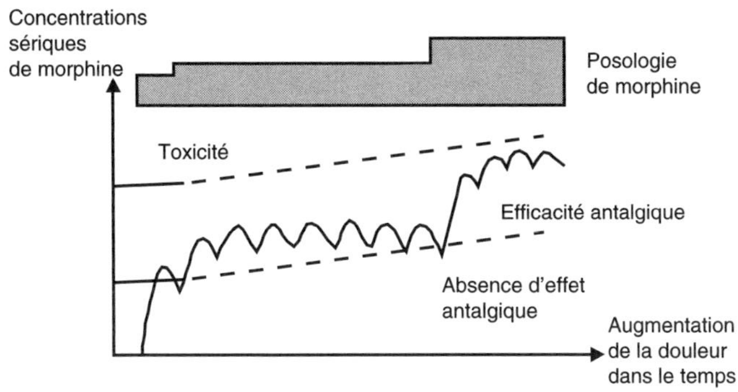


FIG. 2. — *Évolution des zones d'efficacité antalgique et de toxicité (tolérance) en fonction de l'augmentation de la douleur dans le temps et des concentrations sériques de morphine.* (« La survenue d'une accoutumance à la morphine est généralement liée à une augmentation systématique et inutile des doses; si la douleur réapparaît, nécessitant le recours à une dose supérieure, c'est que la zone d'efficacité s'est déplacée » [Diagramme de VERE, 1978] [20]).

– précautions au cours du travail,

– ne pas utiliser ce produit durant la 2e partie du travail (au-delà de 4-5 cm de dilatation du col) et en cas de prématurité car risque de dépression respiratoire secondaire néonatale,

– en cas de toxicomanie chez la mère : redouter un syndrome de privation chez le nouveau-né avec convulsions, irritabilité, vomissements et risque létal;

– pendant l'allaitement (contre-indiqué en cas de posologie élevée) (cf. chapitre 25).

• Vigilance et conduite

En raison de la baisse de vigilance induite par ce médicament, l'attention est attirée sur les risques liés à la conduite d'un véhicule et à l'utilisation d'une machine.

• Associations des opioïdes forts « agonistes purs » avec d'autres médicaments

Toute association avec le gamma-hydroxybutyrate de sodium et les IMAO est proscrite : notamment en cas d'association avec la péthidine, des accidents sévères voire mortels ont été décrits :

– soit coma, dépression respiratoire aiguë, cyanose et hypotension, comme lors d'un surdosage aigu;

– soit hyperexcitabilité, convulsions, tachycardie, hyperthermie et hypertension.

En outre, il faut craindre une *potentialisation des effets des autres dépresseurs du système nerveux central* (barbituriques, neuroleptiques, antihistaminiques H1, benzodiazépines, clonidine et apparentés) mais aussi des antidépresseurs tricycliques, avec risque de surdosage.

L'association d'un morphinique antalgique *à un morphinique utilisé à titre antitussif* majore les effets secondaires et notamment les risques de dépression respiratoire.

L'association *aux « agonistes-antagonistes » et aux « agonistes partiels »* est contre-indiquée (cf. ci-après).

• Indications de recours à la morphine

Ainsi, la prescription de morphine se justifie-t-elle essentiellement :

– en traitement bref en présence de douleurs aiguës intenses (infarctus du myocarde…) ;

– en traitement prolongé, en présence d'une maladie chronique très douloureuse, cancéreuse voire non cancéreuse, après échec des antalgiques des niveaux I et II de l'OMS (fig. 1) (voir en outre l'annexe 11).

***Opioïdes forts « agonistes partiels » et « agonistes-antagonistes » de niveau III*** (fig. 1, tableau 2)

Ces médicaments ont en commun un *« effet plafond »,* surtout connu pour la buprénorphine du fait de son utilisation au long cours en pratique de ville : l'augmentation des posologies ne s'accompagne d'une accentuation de l'effet antalgique que jusqu'à l'obtention de cet « effet plafond » auquel ferait suite, si l'on continuait d'augmenter les posologies, une diminution de l'effet antalgique (fig. 3).

« Agonistes partiels » et « agonistes-antagonistes » diffèrent par contre par leurs modes d'actions, d'où découle la propriété spécifique aux « agonistes-antagonistes » d'antagoniser la morphine et donc de devoir ne pas être associée à elle sous peine de voir diminuer l'action antalgique des 2 médicaments en présence.

De même, l'utilisation des « agonistes-antagonistes » chez un sujet en état de dépendance vis-à-vis de la morphine expose au risque de syndrome de sevrage.

Concernant les « agonistes partiels » (buprénorphine [*Temgésic*]), cet antagonisme avec les agonistes purs (la morphine notamment) n'existe pas; cependant la buprénorphine est très intensément fixée aux récepteurs opioïdes μ, au point que si un malade est sous buprénorphine :

– s'il prend en plus de la morphine, celle-ci ne se fixe que très peu sur les récepteurs opioïdes et donc n'agit pas (ou peu) pendant au moins 8 heures;

– s'il prend en plus (ce qui est illogique) un opioïde mineur (codéine, dextropropoxyphène ou tramadol), c'est le paracétamol, associé à l'opioïde mineur,

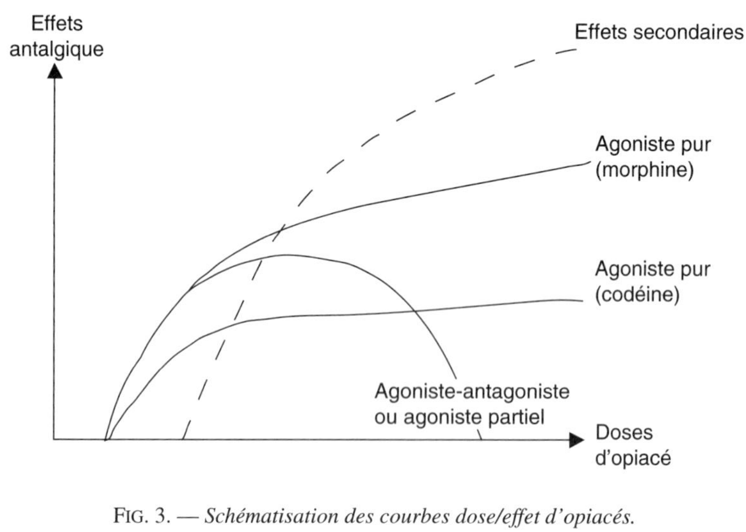


FIG. 3. — *Schématisation des courbes dose/effet d'opiacés.*

qui seul agira (pour les mêmes raisons) : s'il prend du *Codoliprane*, ou de l'*Efferalgan Codéine*, c'est en fait comme s'il prenait du *Doliprane* ou de l'*Efferalgan*.

Au vu de ces différences, il nous apparaît licite de maintenir la distinction entre les « agonistes partiels » et les « agonistes-antagonistes ».

Par ailleurs, la discussion reste ouverte quant à la place exacte de ces 2 groupes de médicaments (« agonistes partiels » et « agonistes-antagonistes ») sur l'échelle de l'OMS (fig. 1). Certains auteurs les situent, aux côtés de la morphine, au niveau III de l'échelle de l'OMS (conception classique de la 1re classification de l'OMS). D'autres auteurs (cf. chapitre 22) les situent à un niveau IIB (ou II fort), intermédiaire entre le niveau de la codéine, du dextropropoxyphène et du tramadol (appelé dès lors IIA) et le niveau de la morphine et de ses dérivés (opioïdes forts, agonistes purs) (niveau III).

Cette conception présente, à notre sens, un avantage et deux inconvénients :

- l'avantage est de souligner les différences précitées (effet plafond, notamment avec la buprénorphine et incompatibilité avec les agonistes purs);
- les 2 inconvénients sont :
  - l'idée que l'on doive nécessairement passer, dans la progression des traitements antalgiques, par le stade de ces médicaments (et notamment de la buprénorphine) alors que cela est loin d'être toujours le cas dans la pratique,
  - un risque général de « banalisation » de ces produits et notamment de la buprénorphine, facilement maniable (cf. ci-après).

C'est pourquoi, *in fine*, le souci d'une pédagogie claire l'emportant, nous nous sommes décidés à conserver les 3 niveaux de la classification traditionnelle de l'OMS, réunissant ainsi dans le même niveau III tous les opioïdes forts : les « agonistes purs » (morphine et dérivés), les « agonistes partiels » et les « agonistes-antagonistes », tous opioïdes forts, qui devraient figurer sur la liste des médicaments stupéfiants (ce qui n'est pas le cas pour la buprénorphine et pour la nalbuphine toutes deux inscrites sur la liste I) : les opioïdes forts ne doivent pas être abusivement prescrits, ce qui peut être une tentation du clinicien, notamment pour la buprénorphine (*Temgésic*), et cela du fait :

- de son administration facile, par voie perlinguale;
- de sa prescription facile, ce médicament n'étant pas inscrit (peut-être à tort) sur la liste des stupéfiants (annexe 7);
- enfin parce que son appellation ne comprend pas le mot « morphine », lequel reste encore trop associé dans la conscience publique au fantasme de « fin de vie ».

Rappelons enfin (cf. chapitre 12) que la buprénorphine expose souvent lors de la 1re prise au risque de vertiges, de lipothymie, voire de perte de connaissance.

*« Agonistes partiels » : buprénorphine*

La buprénorphine (*Temgésic*) est une molécule synthétique dérivée de la thébaïne. Beaucoup plus puissante que la morphine (cf. tableau 3 : table de conversion équianalgésique des opiacés), de délai d'action court (15 à 45 min) et d'efficacité prolongée (6 à 12 heures), elle peut être utilisée dans les douleurs intenses, en particulier les douleurs postopératoires et néoplasiques (annexe 7). Elle se présente sous forme :

- sublinguale (comprimés à 0,2 mg à laisser fondre sous la langue) : utilisable en ambulatoire, elle est d'une grande maniabilité;
- injectable, réservée à l'usage hospitalier (ampoules à 0,3 mg pour s/c, IM, perfusion lente péridurale).

*« Agonistes-antagonistes » : nalbuphine et pentazocine*

Certains antimorphiniques ayant conservé un effet agoniste sont dotés d'un effet antalgique tout en étant moins toxicomanogènes que les morphiniques. Il s'agit de 2 médicaments :

- **la nalbuphine** (*Nubain*) (ampoules à 20 mg), analgésique puissant d'action supérieure à la morphine (tableau 3), possède une durée d'action courte (2 à 4 h). Ses indications concernent essentiellement les douleurs aiguës postopératoires, néoplasiques, obstétricales ou de l'infarctus du myocarde. Sa posologie habituelle est de 10 à 20 mg (voie IV, IM ou s/c) toutes les 3 à 6 h selon les besoins, sans jamais dépasser 160 mg/j ;
- **la pentazocine** (*Fortal*) (ampoules à 30 mg) a une durée d'action de 3 heures et un effet antalgique comparable à 5 mg de morphine sous-cutanée.

***Opioïdes faibles « agonistes purs » de niveau II (fig. 1, tableaux 2 et 5).***

Ces opioïdes faibles, utilisés seuls ou en association (notamment avec le paracétamol), constituent le niveau II de la classification de l'OMS (dont s'inspire largement la figure 1).

*Dextropropoxyphène*

Dérivé de la méthadone, peu toxicomanogène, l'effet antalgique du dextropropoxyphène (*Antalvic*) est environ 10 fois inférieur à celui de la morphine (tableau 3). Il peut être associé au paracétamol (*Di-Antalvic, Dialgirex, Propofan*). Il présente des effets secondaires mineurs aux doses thérapeutiques (somnolence, nausées, constipation). L'intoxication aiguë expose à un risque majeur de dépression respiratoire et de cardiotoxicité. Associé au paracétamol, il peut induire des hypoglycémies et doit donc être utilisé avec prudence chez des malades traités par les hypoglycémiants et chez les personnes âgées.

*Codéine*

Isolée de l'opium par Robiquet en 1832, la codéine (ou éther méthylique de la morphine ou méthylmorphine), autrefois utilisée comme antitussif plus que comme antalgique, a pris un regain d'actualité dans le traitement de la douleur au point de constituer aujourd'hui le principal médicament du niveau II de l'OMS. Environ 6 fois moins efficace que la morphine (tableau 3), sa durée d'action est de 5 heures; la codéine possédant une très faible affinité pour les récepteurs μ, son action antalgique serait surtout liée à sa transformation hépatique en morphine sous l'effet du cytochrome $P_{450}$, très variable suivant les individus, ce qui expliquerait les grandes variations individuelles d'activité de la codéine et son inefficacité chez certains sujets.

Elle peut être prescrite :

- **seule** sous la forme de dihydrocodéine (DHC) (*Dicodin LP*), principe actif antalgique réservé aux douleurs d'intensité moyenne bénéficiant d'une présentation à libération prolongée. L'effet antalgique de la DHC est voisin de celui de la codéine. Il est aboli par la naloxone, ce qui indique qu'il est sous la dépendance des récepteurs opioïdes. La DHC étant disponible en France sous la forme de comprimés à libération prolongée (LP) dosés à 60 mg ceci garantit une efficacité antalgique sur 12 heures. Ainsi, toute résurgence nocturne de la douleur est évitée et l'observance du traitement par le patient est améliorée. Cette forme galénique confère à la DHC une durée d'action supérieure à celle des comprimés simples pour une efficacité antalgique tout aussi satisfaisante;

*TABLEAU 5.* — PRINCIPAUX ANTALGIQUES CONTENANT DU PARACÉTAMOL (par ordre alphabétique des noms commerciaux)

| *Famille de médicaments* | *Nom commercial* | *Liste* | *Présentation et voie d'administration* | *Composition en antalgiques de base* | *Nombre habituel de prises par 24 h (chez l'adulte)* | *Principes actifs associés* |
|---|---|---|---|---|---|---|
| **Niveau I de l'OMS** | | | | | | |
| Paracétamol seul | *Aféradol* | | Comprimés | 500 mg de paracétamol | ≤ 6 | |
| | *Claradol* | | Comprimés/Comprimés effervescents | 500 mg de paracétamol | ≤ 6 | ± Caféine |
| | *Dafalgan* | | Gélules | 500 mg de paracétamol | ≤ 6 | |
| | | | Suppositoires | 600 mg de paracétamol | ≤ 4 | |
| | *Pro-Dafalgan* | | Injectable IM, IV | 1 000 mg de propacétamol*<br>ou 2 000 mg de propacétamol* | ≤ 8<br>≤ 4 | |
| | *Doliprane* | | Comprimés/Sachets/Gélules | 500 mg de paracétamol | ≤ 6 | |
| | | | Comprimés effervescents | 500 mg de paracétamol | ≤ 6 | |
| | | | Suppositoires | 1 000 mg de paracétamol | ≤ 3 | |
| | *Dolko* | | Comprimés/Sachets | 500 mg de paracétamol | ≤ 6 | |
| | *Dolotec* | | Comprimés | 500 mg de paracétamol | ≤ 6 | |
| | *Efferalgan* | | Comprimés effervescents/comprimés | 500 mg de paracétamol | ≤ 6 | |
| | *Géluprane* | | Gélules | 500 mg de paracétamol | ≤ 6 | |
| | *Panadol* | | Comprimés | 500 mg de paracétamol | ≤ 6 | |
| | *Paralyoc* | | Lyophilisat oral | 500 mg de paracétamol | ≤ 6 | |
| Paracétamol + AAS (ester) | *Salipran* | | Sachets | 850 mg de paracétamol<br>1 150 mg d'acide acétylsalicylique | ≤ 2 | |
| **Niveau II de l'OMS** | | | | | | |
| Paracétamol associé au dextropropoxyphène | *Di-Antalvic*<br>*Dialgirex* | I | Gélules | 30 mg de dextropropoxyphène<br>400 mg de paracétamol | ≤ 6 | |
| | *Di-Antalvic* | I | Suppositoires | 60 mg de dextropropoxyphène<br>800 mg de paracétamol | ≤ 2 | |
| | *Propofan* | I | Comprimés | 27 mg de dextropropoxyphène<br>400 mg de paracétamol | ≤ 6 | Caféine 30 mg |

* NB : 1 g de propacétamol libère 500 mg de paracétamol.

*TABLEAU 5.* — PRINCIPAUX ANTALGIQUES CONTENANT DU PARACÉTAMOL (par ordre alphabétique des noms commerciaux) (*suite*)

| *Famille de médicaments* | *Nom commercial* | *Liste* | *Présentation et voie d'administration* | *Composition en antalgiques de base* | *Nombre habituel de prises par 24 h (chez l'adulte)* | *Principes actifs associés* |
|---|---|---|---|---|---|---|
| Paracétamol associé à la codéine | *Algisédal* | I | Comprimés | 400 mg de paracétamol<br>25 mg de codéine | ≤ 6 | |
| | *Claradol codéine* | | Comprimés | 500 mg de paracétamol<br>20 mg de codéine | ≤ 6 | |
| | *Codoliprane* | | Comprimés | 400 mg de paracétamol<br>20 mg de codéine | ≤ 6 | |
| | *Dafalgan Codéine* | I | Comprimés | 500 mg de paracétamol<br>30 mg de codéine | ≤ 6 | |
| | *Efferalgan Codéine* | I | Comprimés effervescents | 500 mg de paracétamol<br>30 mg de codéine | ≤ 6 | |
| | *Klipal* | I | Comprimés | 600 mg de paracétamol<br>50 mg de codéine | ≤ 4 | |
| | *Lindilane* | I | Comprimés | 400 mg de paracétamol<br>25 mg de codéine | ≤ 6 | |
| | *Migralgine* | | Gélules, buvable | 400 mg de paracétamol<br>20 mg de codéine | ≤ 6 | Caféine 62,5 g |
| | *Oralgan Codéine* | | Comprimés | 300 mg de paracétamol<br>25 mg de codéine | ≤ 4 | |
| | *Prontalgine* | | Comprimés | 400 mg de paracétamol<br>20 mg de codéine | ≤ 6 | Caféine 50 mg |
| | *Supadol* | | Comprimés | 500 mg de paracétamol<br>20 mg de codéine | ≤ 6 | |
| Paracétamol associé à la codéine et à la noramidopyrine | *Salgydal à la noramidopyrine* | I | Comprimés | 250 mg de paracétamol<br>250 mg de noramidopyrine<br>15 mg de codéine | ≤ 6 | |
| | | I | Suppositoires adultes | 500 mg de paracétamol<br>500 mg de noramidopyrine<br>30 mg de codéine | ≤ 4 | |
| Paracétamol associé à la codéine et à l'AAS | *Novacétol* | | Comprimés | 250 mg de paracétamol<br>300 mg d'acide acétylsalicylique<br>10 mg de codéine | ≤ 6 | |
| | *Végadéine* | | Suppositoires | 500 mg de paracétamol<br>500 mg d'acide acétylsalicylique | ≤ 4 | |

– **en association** avec :
– le paracétamol seul : *Algisédal, Claradol Codéine, Codoliprane, Dafalgan Codéine, Efferalgan Codéine, Klipal, Lindilane, Oralgan Codéine*, etc.,
– le paracétamol et la noramidopyrine (*Salgydal*),
– le paracétamol et l'AAS (*Novacétol, Végadéine*),
– le paracétamol, la belladone et la caféine (*Gélumaline, Suppomaline*),
– l'AAS seul (*Compralgyl*).

*Chlorhydrate de tramadol*

Le tramadol est le 3e représentant des antalgiques opioïdes faibles. Il s'agit d'un mélange racémique de 2 énantiomères : l'énantiomère (+) est caractérisé par une forte affinité pour le récepteur μ et par un effet inhibiteur puissant de la recapture de la sérotonine; l'énantiomère (–) inhibe la recapture synaptique de la sérotonine. Ainsi son mécanisme d'action centrale associe *un effet opioïde* potentialisé par *un effet monoaminergique*, lui conférant une puissance analgésique d'environ un quart à un tiers de celle de la morphine.

*L'administration orale* est possible au rythme d'une prise toutes les 6 heures pour les formes immédiates dosées à 50 mg et commercialisées sous forme de gélules (*Contramal, Topalgic*) ou de comprimés effervescents (*Prédalgic, Zumalgic*), ou à raison de 2 prises quotidiennes pour les formes à libération prolongée disponibles en comprimés pelliculés LP (*Contramal, Topalgic*) ou en gélules LP (*Zamudol*) dosés à 100, 150 et 200 mg (et 50 mg pour ce dernier).

*La voie intraveineuse* lente, réservée à l'usage hospitalier, est un complément utile à la forme orale et trouve son intérêt dans les douleurs d'intensité modérée à élevée, notamment les douleurs postopératoires.

*Poudre ou extrait d'opium*

L'opium est également disponible sous forme de poudre ou d'extrait dans certaines spécialités (*Lamaline*); 10 mg d'opium correspondent à 1 mg de morphine.

### Intoxication par les opiacés

En cas de surdosage par un opiacé, notamment à l'origine d'une dépression respiratoire, le traitement d'urgence associe :
– les manœuvres de réanimation cardio-respiratoire;
– les dérivés antagonistes rapidement actifs : essentiellement la naloxone (*Narcan*, liste I), antidote spécifique, efficace contre presque tous les opiacés et dénuée de toute contre-indication (notamment, elle n'aggrave pas la dépression respiratoire).

**Les effets indésirables**, leur prévention et leur traitement sont étudiés au chapitre 12.

### Conclusion : « pour la pratique, on retiendra »

Grâce aux efforts soutenus d'information des médecins mais aussi du « grand public », le recours aux opiacés, jadis effectué trop tard dans la prise en charge de la douleur en France (cf. chapitre 42), est progressivement devenu une réalité. Leur maniement est devenu beaucoup plus facile avec les médicaments nouveaux, notamment :
– les 4 opioïdes faibles (dextropropoxyphène, codéine, poudre et extrait d'opium, tramadol), principes actifs du niveau II de la classification de l'OMS;
– les 4 opioïdes forts (pour l'utilisation au long cours notamment) que sont la buprénorphine (*Temgésic*), le sulfate de morphine à libération immédiate (*Actiskenan*, *Sevredol*) ou prolongée (*Moscontin*, *Skenan LP*, *Kapanol LP*), et plus récemment le fentanyl percutané (*Durogésic*) et le chlorhydrate d'hydromorphone (*Sophidone LP*), qui correspondent au niveau III de l'OMS.

Ces derniers médicaments ont largement facilité le maintien à domicile d'un grand nombre de malades cancéreux, même à un stade évolué, ou de malades porteurs d'affections douloureuses chroniques sévères (sida, affections neurologiques évolutives...). Ils contribuent, avec les progrès de la neurochirurgie antalgique, à apporter une solution au redoutable problème de l'euthanasie pour douleurs intolérables (cf. chapitre 4).

#### ANTALGIQUES CENTRAUX NON OPIACÉS

Ils sont représentés par le néfopam (*Acupan*) et par un certain nombre de psychotropes.

**Néfopam**

Antalgique non narcotique de demi-vie d'élimination de 4 à 6 heures, administré en IM profonde, IV lente ou en perfusion, le néfopam (*Acupan*) est efficace face aux algies plus ou moins intenses mais peut être responsable d'effets indésirables de type atropinique. Aussi est-il contre-indiqué chez l'enfant, en cas d'antécédents convulsifs. On évitera son emploi en cas de glaucome par fermeture de l'angle, d'insuffisance rénale ou hépatique, de dysurie d'origine urétro-prostatique. Ces effets indésirables sont majorés par l'association de sympathomimétiques ou d'anticholinergiques.

**Psychotropes**

Ils ont généralement un double niveau d'action :

- au niveau des structures sous-corticales sur la composante affective de la douleur;
- directement sur la neuromédiation centrale de la douleur.

Ils sont utiles comme co-analgésiques dans le traitement d'un grand nombre de douleurs chroniques (cf. chapitre 14-1) et sont en outre les plus efficaces pour traiter les douleurs de désafférentation (cf. chapitre 4).

### *Antalgiques dits « périphériques » de niveau I*

#### RAPPEL PHARMACOLOGIQUE

Il s'agit d'un ensemble inhomogène de médicaments agissant totalement ou principalement au niveau des nocicepteurs périphériques : certains interfèrent avec la synthèse des prostaglandines ou les substances algogènes agissant sur les nocicepteurs périphériques (histamine, cholécystokinine, substance P). Dépourvus d'effets psychodysleptiques et neurovégétatifs majeurs, ils exposent cependant à des effets secondaires, surtout lorsque, abusivement « banalisés » dans l'esprit des malades, ils sont consommés de façon incontrôlée et aveugle (automédication ou observance « fantaisiste » de la prescription).

#### RÈGLES D'UTILISATION

Ce sont les antalgiques utilisés dans la plupart des algies courantes. Nous n'étudierons pas ici les anti-inflammatoires non stéroïdiens (AINS) proprement dits (traités au chapitre 14-7) pour nous consacrer aux autres antalgiques dits « périphériques » dont l'utilisation doit respecter des règles strictes :

- *pour le malade* :
  - respecter la prescription, surtout en emploi prolongé, sans dépasser la posologie mentionnée,

– récuser toute automédication notamment prolongée, source d'effets indésirables;

– *pour le médecin* : face au grand nombre d'antalgiques commercialisés, vérifier leur composition exacte, surtout si on ne les prescrit pas fréquemment; en effet, nombreux sont les antalgiques composés dont la nature et/ou la proportion des constituants ont été modifiés, ainsi que leur inscription aux listes I et II.

## MÉDICAMENTS DISPONIBLES

### **AAS et AINS proposés comme antalgiques** (tableau 6)

Ces produits agiraient grâce à un effet antalgique peut-être distinct de leurs propriétés anti-inflammatoires : McCormack et Brune [14] pensent que les AINS « exprimeraient leur effet antalgique par le biais du système sérotoninergique et/ou dopaminergique, alors que leur action anti-inflammatoire résulterait de l'inhibition de la synthèse des prostaglandines périphériques ». Cependant, les points de vue diffèrent suivant les auteurs [6, 7] et B. Bannwarth souligne que l'effet antalgique des AINS se manifeste avec prédilection « dans les douleurs par excès de nociception où les prostaglandines jouent un rôle étiopathogène » [1].

L'emploi d'un AINS comme « antalgique simple » doit donc prendre en compte le rapport bénéfice/risque [1] : la fréquence des complications digestives augmentant avec la dose, surtout chez le sujet âgé [10], impose que l'activité antalgique de l'AINS requière des posologies moindres que son action anti-inflammatoire.

*L'acide acétylsalicylique* (aspirine, AAS), très (trop?) souvent utilisé en automédication, est non dénué de risques (1re cause d'hémorragies digestives iatrogènes en France).

L'histoire des ancêtres de l'aspirine est multimillénaire : la pharmacopée sumérienne comportait déjà les feuilles de saule au deuxième millénaire avant notre ère. Vers 400 ans avant notre ère, Hippocrate recommande une tisane d'écorce de saule pour soulager les douleurs de l'enfantement et faire baisser la fièvre. Mais il va falloir attendre 1853 (par Gerhardt, mais hélas sans implication pratique), puis 1897 pour que F. Hoffmann synthétise, à partir de l'acide salicylique (isolée à partir de la reine-des-prés ou spirée), l'acide acétylsalicylique, mieux toléré par le tube digestif des patients, en particulier par celui de son père rhumatisant. Commercialisée en 1899, l'acide acétylsalicylique prend le nom d'« aspirine » (*a* pour acétyl; *spir,* pour spirée). L'on connaît depuis lors le succès de ce médicament, dont la consommation annuelle française est de l'ordre de 2 000 tonnes, soit environ 3 milliards de comprimés; sans compter que par ses propriétés antiagrégantes plaquettaires, l'aspirine est maintenant validée en prévention primaire et/ou secondaire de nombreuses pathologies cardiovasculaires (infarctus du myocarde, complications thromboemboliques des arythmies complètes par fibrillation auriculaire, accidents vasculaires cérébraux...), ce qui lui confère une nouvelle jeunesse, s'il en était besoin!

L'aspirine est prescrite comme antalgique à des posologies inférieures à 3 g/24 h chez l'adulte, au-delà desquelles l'effet devient franchement anti-inflammatoire. Elle se présente seule ou associée (notamment au paracétamol, ou à d'autres constituants, tels que la vitamine C). Elle existe sous de très nombreuses préparations commerciales comprenant des formes galéniques variées, dont les objectifs principaux sont d'améliorer la rapidité et/ou la durée d'action ainsi que la tolérance digestive.

Ainsi peut-on utiliser la voie orale ou la voie parentérale.

*TABLEAU 6.* — EXEMPLES D'AINS (AUTRES QUE LES SALICYLÉS) PROPOSÉS COMME ANTALGIQUES* (formes de l'adulte)

| *Dénomination commune internationale* | *Nom commercial* | *Liste* | *Présentation et voie d'administration* | *Composition en antalgiques de base* | *Posologie habituelle par 24 h (chez l'adulte)* |
|---|---|---|---|---|---|
| Fénoprofène | *Nalgesic* | II | Comprimés | 300 mg de fénoprofène | ≤ 4 |
| Ibuprofène | *Advil* | | Comprimés | 200 mg d'ibuprofène | ≤ 6 |
| | *Algifène* | | Comprimés | 200 mg d'ibuprofène | ≤ 6 |
| | *Antarène* | | Comprimés | 200 mg d'ibuprofène | ≤ 6 |
| | *Gélufène* | | Gélules | 200 mg d'ibuprofène | ≤ 6 |
| | *Hémagène Tailleur* | | Comprimés | 200 mg d'ibuprofène | ≤ 6 |
| | *Ibualgic* | | Comprimés effervescents | 200 mg d'ibuprofène | ≤ 6 |
| | *Ibuprofène Boerhinger Ing.* | | Comprimés | 200 mg d'ibuprofène | ≤ 6 |
| | *Ibuprofène MSD* | | Comprimés | 200 mg d'ibuprofène | ≤ 6 |
| | *Intralgis* | | Comprimés | 200 mg d'ibuprofène | ≤ 6 |
| | *Nureflex* | | Comprimés | 200 mg d'ibuprofène | ≤ 6 |
| | *Nureflex* | II | Comprimés | 400 mg d'ibuprofène | ≤ 3 |
| | *Nurofen* | | Comprimés | 200 mg d'ibuprofène | ≤ 6 |
| | *Oralfène* | | Gélules | 200 mg d'ibuprofène | ≤ 6 |
| | *Solufen* | | Gélules | 200 mg d'ibuprofène | ≤ 6 |
| | *Upfen* | | Comprimés | 200 mg d'ibuprofène | ≤ 6 |
| Kétoprofène | *Actroneffix* | | Comprimés | 25 mg de kétoprofène | ≤ 6 |
| | *Toprec* | | Comprimés | 25 mg de kétoprofène | ≤ 6 |
| Acide méfénamique | *Ponstyl* | II | Comprimés | 250 mg d'acide méfénamique | ≤ 6 |
| | | | Suppositoires | 500 mg d'acide méfénamique | ≤ 3 |
| Naproxène sodique | *Aleve* | II | Comprimés | 220 mg de naproxène sodique | ≤ 2 |

* Ces médicaments, aux posologies recommandées, sont indiqués dans le traitement des douleurs même non inflammatoires, conformément au libellé de l'AMM et aux notices du *Dictionnaire Vidal*.

**Par voie orale :**

– *l'aspirine simple :* la grande taille des particules retarde la dissolution dans l'estomac, ce qui lui vaut une absorption relativement lente;

– *l'aspirine soluble* :

– tamponnée effervescente (*Aspirine 500 mg Vitamine C Oberlin comprimés effervescents…*) ou encore sous forme de carbasalate calcique, précurseur de l'aspirine (*Solupsan 500, 1000, nourrissons-enfants*),

– tamponnée non effervescente (*Catalgine 0,10 g; 0,25 g; 0,50 g; 1 g*),
– non tamponnée (Aspégic 250, 500, 1000, Aspégic enfants-nourrissons...).
– *l'aspirine entérique* (*Aspirine pH8, Rhonal...*), d'absorption intestinale, entraîne une demi-vie plasmatique plus longue avec salicylémie maximale retardée par rapport aux aspirines solubles. Elle est utile dans les traitements chroniques à l'aspirine, permettant, souvent, de se contenter de 2 à 3 prises quotidiennes.

*Les formes solubles* permettent une dissolution rapide et complète de l'aspirine, d'où une *absorption complète et précoce*, à l'origine d'une action très rapide (après la prise de 1 sachet d'*Aspégic* 1000 : salicylémie à 25 mg/L au bout de 10 min et à 45 mg/L au bout d'une heure, si le malade est à jeun), très utile pour les douleurs aiguës.

*Les formes tamponnées (surtout effervescentes)* permettent en outre une meilleure tolérance gastrique en raison de la totale dissolution de la molécule.

**Par voie parentérale** : *l'aspirine injectable* (acétylsalicylate de lysine [*Aspégic* 0,5 g, *Aspégic* 1 g]) entraîne *une salicylémie élevée rapide* (220 mg/L, 15 min après l'injection de 1 g d'aspirine par voie IV; 110 mg/L, 15 min après l'injection de 1 g d'aspirine par voie IM) et relativement durable (salicylémie encore à 120 mg/L à la 6e heure) (cf. annexe 1).

Rappelons enfin les **principales précautions d'emploi** de ce médicament non anodin (cf. chapitre 11) :

– *en cas de régime désodé* : certaines aspirines contiennent du sodium dans leur molécule (*Catalgine*) ou dans leur excipient (les aspirines tamponnées effervescentes : *Aspirine 500 mg Vitamine C Oberlin, Aspirine du Rhône Vitamine C, Aspirine UPSA Vitaminée C...*) : en tenir compte dans tout régime désodé ou hyposodé. D'autres aspirines (*Aspégic, Aspirine du Rhône, Aspirine pH8, Rhonal...*) n'exposent pas à cet inconvénient et peuvent donc être prescrites sans arrière-pensée en cas de régime désodé ou hyposodé;
– *à utiliser avec précaution* en cas :
  – d'antécédent d'ulcère gastrique ou duodénal (contre-indication formelle en d'ulcère évolutif ou compliqué) (cf. chapitre 14.7),
  – d'insuffisance rénale,
  – d'asthme,
  – de dispositif intra-utérin (diminution controversée de l'efficacité de ce dispositif);
– *l'aspirine est déconseillée* dans :
  – la goutte,
  – les métrorragies et/ou ménorragies, car elle risque d'augmenter l'importance et la durée des règles;
– *terrain physiologique particulier* :
  – chez l'enfant, prudence (cf. chapitre 11) et respect de la posologie en fonction de l'âge et du poids,
  – au cours de la grossesse : chez l'animal, un effet tératogène a été observé. Dans l'espèce humaine (cf. chapitre 25), *au cours du 1er trimestre* : sur la base de plusieurs enquêtes, aucun effet tératogène de l'aspirine, prise en traitement ponctuel, n'a été mis en évidence. Les données sont rares pour les traitements chroniques. *Au cours du 3e trimestre* : les inhibiteurs de synthèse des prostaglandines peuvent exposer le fœtus à une toxicité cardio-pulmonaire (hypertension pulmonaire avec fermeture prématurée du canal artériel) et rénale et, en fin de grossesse, la mère et l'enfant à un allongement du temps de saignement;
– l'allaitement est déconseillé en cas de prise répétée en raison du risque toxique (acidose, syndrome hémorragique).

En conséquence :
- éviter idéalement tout médicament et donc tout antalgique pendant la grossesse, notamment au cours des 1er et 3e trimestres;
- en cas de nécessité, préférer le paracétamol;

**Les autres AINS utilisés comme antalgiques** (tableau 6) sont :
- des dérivés propioniques : le fénoprofène (*Nalgésic*), l'ibuprofène (*Advil* 200 mg, *Algifène*, *Nurofen* 200 mg...) pour des posologies ≤ 1 200 mg/j; le kétoprofène (*Toprec* [25 mg]) pour des posologies ≤ 150 mg/j; le naproxène sodique 220 mg (*Alève*) pour des posologies ≤ 660 mg/j;
- des anthraniliques : l'acide méfénamique (*Ponstyl*).

Rappelons qu'en deçà de 2 g/j, l'aspirine est pratiquement dénuée d'effet anti-inflammatoire dans la polyarthrite rhumatoïde, alors qu'elle est efficace dans les douleurs articulaires d'origine dégénérative. Il en va de même pour l'ibuprofène et le kétoprofène aux posologies respectives inférieures à 1 200 mg/j et 150 mg/j.

En pratique, faute de données cliniques convaincantes et convergentes, la place exacte des AINS utilisés comme antalgiques est difficile à préciser, même si dans la gonarthrose, les effets antalgiques à court terme de 1 200 mg/j et de 2 400 mg/j d'ibuprofène, de même que de 4 g/j de paracétamol, ont été jugés comparables [5].

Mais quelle qu'en soit la posologie, un AINS reste un AINS : il expose qualitativement aux risques des AINS et impose le respect des mêmes précautions d'emploi et contre-indications : *ne pas associer 2 AINS, ce qui est un risque particulier de l'automédication*, notamment dans de nombreux pays (Australie, Grande-Bretagne, Nouvelle-Zélande, États-Unis...) où ils sont utilisés hors prescription médicale comme antalgiques et antipyrétiques [19]. Ainsi, à côté du paracétamol, efficace et peu toxique (en dehors des surdosages) (cf. précédemment), les antalgiques dérivés des AINS se révèlent eux aussi d'un bon niveau d'efficacité, en même temps qu'habituellement bien tolérés, avec l'avantage d'un large index thérapeutique, sécurité en cas de surdosage.

**Antalgiques contenant du paracétamol** (tableaux 2 et 5)

Très néphrotoxique, la phénacétine a été retirée de toutes les spécialités. Elle est remplacée par l'un de ses métabolites actifs, le paracétamol (synthétisé en réalité depuis un siècle [1893]), peu néphrotoxique et *habituellement bien toléré*, le paracétamol est délivré sous conditionnement limité à 8 g en raison de son hépatotoxicité : celle-ci peut engendrer la mort en cas d'intoxication accidentelle ou criminelle dès que la dose ingérée est supérieure à 10 g ou supérieure à 125 mg/kg chez l'adulte sain (en l'absence de terrain à risques : cf. ci-après), nécessitant une hospitalisation immédiate et un traitement d'urgence par la N-acétylcystéine (efficace à condition d'être administrée avant la 12e heure). Cependant, même aux doses proches des doses thérapeutiques, le paracétamol peut engendrer une cytolyse hépatique potentiellement grave, essentiellement chez les sujets dénutris, présentant des lésions hépatiques préexistantes (cf. chapitre 30), insuffisants rénaux (cf. chapitre 28) et/ou recevant un traitement inducteur enzymatique.

Les prises de paracétamol doivent être espacées d'au moins 4 heures, cet intervalle devant être augmenté en cas d'insuffisance rénale : si celle-ci est sévère (clairance de la créatinine < 10 mL/min), l'intervalle entre 2 prises sera d'au moins 8 heures.

Le paracétamol est commercialisé sous de nombreuses formes, soit *seul* (niveau I de l'OMS), soit *associé* à d'autres principes actifs, notamment la codéine ou le dextropropoxyphène (niveau II de l'OMS).

**Antalgiques contenant de la noramidopyrine** (tableau 7)

Sa forte hématotoxicité a fait remplacer l'amidopyrine (retirée du marché en France en 1982) par la noramidopyrine. Inscrite sur la liste I en raison d'effets indésirables graves (risque d'agranulocytose immunoallergique et de choc anaphylactique, notamment : cf. chapitre 11), elle ne doit être employée que lorsque sa puissance lui confère un avantage réel sur les autres antalgiques. Après prise orale, sa concentration sérique maximale est atteinte en 2 à 3 heures et sa demi-vie est de 24 h.

Plusieurs spécialités associant un antispasmodique à la noramidopyrine calment efficacement les *douleurs viscérales avec composante spasmodique* mais sont contre-indiquées en cas d'adénome prostatique et de glaucome (cf. § III).

Signalons également le *Salgydal*, associant noramidopyrine, paracétamol et codéine.

*TABLEAU 7.* — PRINCIPAUX ANTALGIQUES CONTENANT DE LA NORAMIDOPYRINE
(par ordre alphabétique des noms commerciaux)

| *Nom commercial* | *Liste* | *Présentation et voie d'administration* | *Composition en antalgiques de base* | *Nombre de prises habituel par 24 h (chez l'adulte)* | *Principes actifs associés* |
|---|---|---|---|---|---|
| *Avafortan* | I | Comprimés | 210 mg de noramidopyrine | ≤ 6 | Camylofine (antipasmodique) |
| | | Suppositoires | 500 mg de noramidopyrine | ≤ 3 | |
| | | Ampoules, voie IV ou IM | 1 200 mg de noramidopyrine | ≤ 4 | |
| *Céfaline pyrazolé* | I | Sachets | 500 mg de noramidopyrine | ≤ 6 | |
| *Novalgine* | I | Comprimés | 500 mg de noramidopyrine | ≤ 6 | |
| *Optalidon* | I | Comprimés | 125 mg de noramidopyrine | ≤ 4 | Caféine |
| | | Suppositoires | 375 mg de noramidopyrine | ≤ 2 | |
| *Salgydal* | I | Comprimés | 250 mg de noramidopyrine<br>250 mg de paracétamol<br>15 mg de codéine | ≤6 | |
| | | Suppositoires | 500 mg de noramidopyrine<br>500 mg de paracétamol<br>30 mg de codéine | ≤ 3 | |
| *Viscéralgine forte* | I | Comprimés | 250 mg de noramidopyrine | ≤ 6 | Tiémonium (antipasmodique) |
| | | Suppositoires | 500 mg de noramidopyrine<br>192 mg de codéine | ≤ 4 | |
| | | Ampoules, voie IV ou IM | 2 000 mg de noramidopyrine | ≤ 2 | |

**Fénines**

Après le retrait du marché de l'antrafénine (*Stakane*) et de la glafénine (*Glifanan*, *Privadol*) en raison de manifestations allergiques graves (chocs anaphylactiques parfois mortels) et d'insuffisances rénales aiguës, seule la floctafénine (*Idarac*) reste actuellement commercialisée. Son pouvoir antalgique (sans activité antipyrétique associée) est satisfaisant et les tolérances digestive et hématologique sont habituellement bonnes; le risque d'une complication allergique bien moindre comparée à la glafénine, doit néanmoins être pris en compte lors de sa prescription.

**Les effets indésirables**, leur prévention et leur traitement sont étudiés au chapitre 11.

CONCLUSION : « POUR LA PRATIQUE, ON RETIENDRA »

L'AAS et surtout le paracétamol sont aujourd'hui considérés comme étant les antalgiques de référence du niveau I de l'OMS, compte tenu de leur rapport efficacité/tolérance.

La très bonne tolérance habituelle du paracétamol, jointe à son excellente efficacité comme traitement des douleurs légères, modérées voire sévères (lorsqu'il est associé à la codéine et/ou au dextropropoxyphène) en font l'antalgique de choix pour la grande majorité des douleurs ne requérant pas les opioïdes forts.

## III. ASSOCIATIONS D'ANTALGIQUES

Les effets de la plupart de ces associations ont été rapportés par P. Lechat dans une actualisation des connaissances sur le paracétamol publiée en 1989 [13].

### *Associations d'antalgiques non opioïdes*

Rappelons qu'un certain nombre de ces associations (autrefois appelés « antalgiques composés ») ont changé de constituants en conservant le même nom de spécialité. Les principales associations d'antalgiques du niveau I de l'OMS sont citées ici.

**Paracétamol-caféine** *(Claradol 500 caféine, Sédarène)*

La caféine pourrait augmenter l'effet analgésique du paracétamol [12], mais ceci est très controversé [21].

**Paracétamol-aspirine** : bénorilate, ester d'AAS et de paracétamol (*Salipran*)

Chez l'homme, le paracétamol diminue la résorption digestive de l'aspirine ingérée simultanément, comme en témoigne l'abaissement de la salicylémie [8].

**Noramidopyrine-antispasmodique** (*Avafortan, Viscéralgine Forte*) : ces associations sont surtout efficaces comme traitement des *douleurs viscérales avec composante spasmodique* (coliques hépatiques et néphrétiques), mais leurs indications doivent être limitées en raison des *risques graves* auxquels expose la noramidopyrine (agranulocytose immunoallergique, choc anaphylactique... cf. chapitre 11) : aussi, ces associations doivent-elles être considérées comme des *traitements de seconde intention des douleurs viscérales à composante spasmodique, uniquement prescrites en cas d'échec des antispasmodiques, des AINS et des antalgiques* (y compris les opiacés qu'il faut alors associer aux antispasmodiques, en raison d'un effet spasmogène classique bien que modeste en pratique) [9].

### *Associations d'antalgiques non opioïdes et d'opioïdes faibles*

Hormis le dextropropoxyphyphène (*Antalvic*), la codéine (*Dicodin*) et le tramadol (*Contramal, Prédalgic, Topalgic, Zamudol, Zumalgic*), tous les opioïdes faibles sont commercialisés en association avec un ou plusieurs autres principes actifs, appartenant presque tous au niveau I de l'OMS.

**Paracétamol-dextropropoxyphène** (*Dialgirex, Di-Antalvic*) (tableaux 2 et 6)

Cette association peut être complétée par de la caféine (*Propofan*).

**Paracétamol-codéine** (tableaux 2 et 6)

Ces associations permettraient une addition des effets antalgiques des deux substances [18] du moins dans la douleur aiguë [3, 13, 16], à condition de respecter un rapport minimal de dose de l'ordre de 1/25 entre codéine et paracétamol. Cette association peut être complétée par d'autres constituants :

- aspirine (*Novacétol*);
- noramidopyrine (*Salgydal*);

L'association paracétamol 500 mg + codéine 30 mg semblerait plus efficace [11, 17] que l'association paracétamol 400 mg + dextropropoxyphène 30 mg, laquelle serait par contre mieux tolérée [4].

**Aspirine-codéine** (+ acide ascorbique) (*Compralgyl*) avec effet antalgique peut-être additif entre aspirine et codéine.

### *Associations complexes*

L'un des exemples les plus courants est l'association paracétamol-poudre d'opium-caféine (*Lamaline*, inscrite sur la liste II). De même, on peut citer l'association paracétamol-codéine-belladone-caféine (*Gélumaline, Suppomaline*).

## IV. QUELQUES INTERACTIONS MÉDICAMENTEUSES

Certaines d'entre elles s'expliquent par la compétition de plusieurs médicaments au niveau des protéines porteuses, entraînant une augmentation de la fraction libre : c'est ainsi que *l'AAS et les pyrazolés potentialisent l'action des antivitamines K et des sulfamides hypoglycémiants.*

**Une induction enzymatique** explique la diminution par les pyrazolés de l'action des œstroprogestatifs et des digitaliques par exemple.

L'association *AINS (sauf aspirine) + lithium* peut entraîner une augmentation de la lithiémie, susceptible d'atteindre des valeurs toxiques, par diminution de l'excrétion rénale du lithium.

L'association *dextropropoxyphène + carbamazépine* provoque l'augmentation des taux plasmatiques de carbamazépine avec signes de surdosage par un mécanisme d'inhibition du métabolisme hépatique de la carbamazépine.

Rappelons enfin **les associations contre-indiquées** :

- IMAO + opiacé, en raison du risque d'accidents sévères, voire mortels;
- agoniste pur (morphine ou dérivé) + « agoniste partiel » ou « agoniste-antagoniste », lequel diminue l'effet antalgique de l'agoniste pur (par compétition au niveau des récepteurs).

## CONCLUSION

Des progrès considérables sont apparus avec les antalgiques modernes, notamment :

- le paracétamol, prescrit seul ou associé à un opioïde faible;
- le sulfate de morphine, qui révolutionne la thérapeutique opiacée, notamment lorsqu'elle doit être administrée au long cours.

Or, dans le même temps, l'on assiste à un appauvrissement du nombre de molécules disponibles dans la classe des antalgiques non opioïdes car :

- les traitements précités ont supplanté nombre d'entre elles;

– des effets secondaires sont venus tempérer l'intérêt porté à d'autres (floctafénine, noramidopyrine...) ou ont conduit à des retraits (glafénine, clométacine, amidopyrine, phénacétine...).

La prescription d'opiacés est un acte médical et ne doit pas être laissée à la seule responsabilité de l'infirmière ou *a fortiori* d'autres professionnels de santé.

***L'avenir*** devra bénéficier de progrès conjugués dans différentes directions :

**1. L'obtention de nouveaux médicaments antalgiques** : des molécules sont à l'étude (inhibiteurs de la substance P, de la bradykinine ou d'autres neuropeptides, inhibiteurs de la cyclo-oxygénase 2, activateurs des fibres descendantes inhibitrices...). Des espoirs sont donc fondés pour bénéficier à l'avenir d'antalgiques plus performants sous l'aspect de l'efficacité, de la tolérance et du coût. Espérons que les bonnes recherches soient encouragées et leurs résultats positifs appliqués pour éviter, à l'image du paracétamol, connu depuis 1893, de fêter son centenaire après seulement quelques décennies d'emploi courant comme antalgique.

**2. L'obtention de nouvelles formes galéniques** de médicaments déjà existants : par exemple, des formes pédiatriques font encore défaut malgré l'arrivée récente de la codéine *(Codenfan)* et, si l'évaluation est rendue difficile chez l'enfant, il faut en trouver la méthodologie adaptée dans le strict respect de l'éthique.

**3. Une meilleure évaluation** des antalgiques disponibles contribuera utilement au progrès : il faudra pouvoir bénéficier d'évaluations correspondant aux malades chez lesquels l'antalgique est prescrit; certes, il s'agit là d'un problème plus général, mais pourra-t-on longtemps continuer à simplement transposer aux enfants et aux personnes âgées, voire aux insuffisants rénaux, les évaluations (efficacité, tolérance, précautions, contre-indications, posologies...) réalisées chez l'adulte jeune?

**4. Une distribution universelle des antalgiques** : immanente et immémoriale, la douleur est également planétaire. C'est une grande déception pour la communauté médicale mondiale de savoir que la plupart des pays ne peuvent offrir aujourd'hui les médicaments de la douleur dont leurs malades ont besoin.

**5. Un meilleur usage** des antalgiques :

– *par le malade*, grâce à une automédication limitée (cf. chapitre 32), en aidant le malade à ne pas trop banaliser l'usage des antalgiques;

– *par le médecin* qui doit savoir reconnaître la douleur et la traiter efficacement au bénéfice de stratégies concrètes et adaptées à chaque « patient », à chaque instant de sa maladie.

**6. Un important effort pédagogique** doit concourir à sensibiliser tout médecin (à la faculté puis dans le cadre de la formation continue) à la connaissance analytique précise et actualisée de tous les moyens disponibles et plus encore à leur maniement correct au sein de stratégies parfois complexes dans le respect des règles du bon usage des médicaments et d'une relation malade-médecin confiante et chaleureuse, sans laquelle toute prescription, notamment d'antalgiques, risque de voir son efficacité amoindrie.

## Bibliographie

[1] BANNWARTH B., NETTER P., GAUCHER A. — Conceptions actuelles des antalgiques dits périphériques. *Presse Méd.*, 1990, *19*, 403-404.

[2] BEGAUD B. — Le rapport bénéfice/risque des antalgiques : un mythe nécessaire. In : *Acquisitions rhumatologiques. Les médicaments antalgiques.* C. Hérisson, B. Avouac, L. Simon Eds. Masson, Paris 1992, 64-65.

[3] BENTLEY K.C., HEAD T.W. — The additive analgesic efficacity of acetaminophen, 1 000 mg, and codeine, 60 mg, in dental pain. *Clin. Pharmacol. Ther.*, 1987, *42*, 634-640.

[4] BOISSIER C., PERPOINT B., LAPORTE-SIMITSIDIS S., MISMETTI P., HOCQUART J., GAYET J.-L., RAMBAUD C., QUENEAU P., DECOUSUS H. — Acceptability and efficacy of two associations of Paracetamol with a central analgesic (dextropropoxyphène or codéine) : Comparison in osteoarthritis. *J. Clin. Pharm.*, 1992, *32*, 990-995.

[5] BRADLEY J.D., BRANDT K.D., KATZ B.P., KALINSKI L.A., RYAN S.I. — Comparison of an inflammatory dose of ibuprofen, an analgesic dose of ibuprofen, and acetaminophen in the treatment of patients with osteoarthritis of the knee. *N. Engl. J. Med.*, 1991, *325*, 87-91.

[6] BRUNE K., BECK W.S., GEISSLINGER G., MENZEL-SOLOWEK S., PESKAR B.M., PESKAR B.A. — Aspirin-like drugs may block pain independently of prostaglandin synthesis inhibition. *Experientia*, 1991, *47*, 258-261.

[7] CHERNY N.I. — Opioïds analgesics. Comparative features and prescribing guidelines. *Drugs*, 1997, *51*, 713-737.

[8] DE VOS M., BARBIER F. — La mesure de la différence de potentiel gastrique transépithéliale induite par l'acide acétylsalicylique tamponné. Effet du paracétamol et du sucralfate. *Gastroenterol. Clin. Biol.*, 1985, *9*, 116-118.

[9] GILLET P., TRECHOT Ph., KRAKOWSKI I., JOUZEAU J.-Y., FELDMAN L., MOREAU P., NETTER P. — La Noramidopyrine a-t-elle encore sa place comme antalgique en 1992 ? In : *Acquisitions rhumatologiques. Les médicaments antalgiques.* C. Hérisson, B. Avouac, L. Simon Eds. Masson, Paris 1992, 102-107.

[10] GRIFFIN M.R., PIPER J.M., DAUGHERTHY J.R., SNOWDEN M., RAY W.A. — Non-steroidal anti-inflammatory drug use and increased risk of peptic ulcer disease in eldely persons. *Ann. Intern. Med.*, 1991, *114*, 257-263.

[11] JACOBSON J., BERTILSON S.O. — Analgesic efficacity of paracetamol-codeine and paracetamol dextropropoxyphene in pain after episiotomy and ruptures in connection with childbirth. *J. Int. Med. Res.*, 1987, *15*, 89-95.

[12] LASKA E.M., SUNSHINE A., ZIGHELBOIM I. *et al.* — Effect of cafeine on acetaminophen analgesia. *Clin. Pharmacol. Ther.*, 1983, *33*, 198.

[13] LECHAT P., KISCH R. — Le paracétamol. Actualisations des connaissances en 1989. *Thérapie*, 1989, *44*, 337-354.

[14] MCCORMACK K., BRUNE K. — Dissociation between the antinociceptive and anti-inflammatory effects of the nonsteroidal anti-inflammatory drugs. A survey of their analgesic efficacity. *Drugs*, 1991, 533-547.

[15] QUENEAU P., PERPOINT B., LAURENT B., AVOUAC B. — Médicaments antalgiques. In : *Manuel de Thérapeutique médicale*. P. Queneau et G. Bouvenot Eds. Masson, Paris, 1991, 269-280.

[16] QUIDING H., PERSSON G., AHLSTROM U. *et al.* — Paracetamol plus supplementary doses of codeine. An analgesic study of repeated doses. *Eur. J. Pharmacol.*, 1982, *23*, 215-219.

[17] SAGNE S., HENRIKSON P.A., HAHNBERG K.E. *et al.* — Analgesic efficacity and side-effect profile of paracetamol-codeine and paracetamol-dextropropoxyphene after surgical removal of a lower wisdom tooth. *J. Int. Med. Res.*, 1987, *15*, 83-88.

[18] SKJELBRED P., LOKKEN P. — Codeine added to paracetamol induced adverse effects but did not increase analgesia. *Br. J. Clin. Pharmacol.*, 1982, *14*, 539-545.

[19] TREVES R. — Associations d'antalgiques. in : *Acquisitions rhumatologiques. Les médicaments antalgiques.* C. Hérisson, B. Avouac, L. Simon Eds. Masson, Paris 1992, 70-74.

[20] VERE D.W. — *Topics ion therapeutics* (4). Pilwan, Londres, 1978.

[21] La caféine ne renforce pas l'effet antalgique du paracétamol. *Prescrire*, 1997, *17*, 183.

# *Annexe 1. Antalgiques injectables*

*La voie parentérale* est essentielle dans la lutte contre la douleur : tel est le cas des douleurs postopératoires, mais aussi d'autres indications (douleurs aiguës post-traumatiques, colique néphrétique, douleurs abdominales ou thoraciques, autres douleurs aiguës, troubles digestifs rendant l'administration orale impossible ou inefficace, diminution du niveau de conscience...) En outre, l'injection peut renforcer l'effet placebo, ce qui peut être utile (cf. chapitres 20 et 21).

Nous n'évoquerons ici que les antalgiques *stricto sensu* à l'exclusion des « co-analgésiques », y compris les AINS et notamment le kétoprofène (*Profénid*) que l'on administre par voie IM et surtout, en milieu hospitalier, en perfusions courtes, avec un effet remarquable sur les douleurs aiguës (postopératoires, lombalgies et radiculgies aiguës...) ou dans les rhumatismes inflammatoires en poussée.

## I. ANTALGIQUES INJECTABLES NON OPIACÉS (NIVEAU I DE L'OMS)

### *Acétylsalicylate de lysine (Aspégic injectable 0,5 g ou 1 g)*

L'activité antalgique est rapide, intense et prolongée : salicylémie élevée rapide (220 mg/L, 15 min après l'injection de 1 g d'aspirine par voie IV ; 110 mg/L 15 min après l'injection de 1 g d'aspirine par voie IM) et relativement durable (salicylémie encore à 120 mg/L à la 6$^{e}$ heure).

Réservé à l'adulte, l'*Aspégic injectable 0,5 ou 1 g* s'administre, à titre antalgique, à la posologie usuelle de 0,5 à 1 g par injection et sans dépasser 3 g/j (4 g/j au maximum avec l'*Aspégic injectable 1 g*). Chez le sujet âgé, la dose maximale est de 2 g/j.

L'*Aspégic* injectable peut être administré en perfusion IV : éviter alors de mélanger dans la même seringue ce produit avec d'autres spécialités injectables.

### *Propacétamol (Pro-Dafalgan)*

Précurseur soluble du paracétamol, il réunit les critères d'une *pro-drogue* : dépourvu d'activité intrinsèque, il est rapidement et totalement hydrolysé en paracétamol dans l'organisme (1 g de propacétamol libère 500 mg de paracétamol).

Le propacétamol possède des propriétés comparables à celles du paracétamol — la rapidité d'action en plus — et probablement voisines de celles de la pentazocine dans le traitement des douleurs postopératoires.

Le propacétamol est bien toléré et, à l'instar du paracétamol, il ne provoque ni modifications cérébrales ou respiratoires, ni altération des paramètres hématologiques et biochimiques. Il n'augmente pas le temps de saignement et n'irrite pas la muqueuse gastrique. Des cas d'eczéma de contact ont été rapportés chez le personnel soignant à la suite de la manipulation de flacons de propacétamol. Chez ces personnes, l'administration de propacétamol a pu entraîner des accidents allergiques parfois sévères (œdème de Quincke).

Sa sécurité d'emploi permet de l'administrer à la quasi-totalité des patients, quels que soient leur âge et leur état de santé, à la notable exception des sujets ayant une hypersensibilité avérée au paracétamol, ou même probable au propacétamol.

Il peut être associé sans danger à la plupart des médicaments d'usage courant, y compris les antimitotiques.

### *Noramidopyrine*

La noramidopyrine voit aujourd'hui ses indications légitimes considérablement réduites du fait de son hématotoxicité et surtout du risque de choc après administration parentérale. *Elle ne doit plus être prescrite en première intention.*

### *Néfopam*

Antalgique non opiacé, d'action centrale et utilisable uniquement par voie injectable (IM profonde, IV lente ou perfusion), le néfopam (*Acupan*) est utile, notamment comme traitement des céphalées et des douleurs post-opératoires.

## II. OPIACÉS

### *Agonistes purs*

#### CHLORHYDRATE DE MORPHINE

Il est disponible sous forme sous-cutanée, IM et IV (perfusion lente), mais aussi péridurale et intrathécale (cf. chapitre 26). À noter que la voie IM est abandonnée en pratique au profit de la voie sous-cutanée, presque indolore et qui donne le même profil cinétique que la voie IM. D'autres voies sont à l'étude (voie intra-articulaire, implants…).

L'administration de morphine par voie parentérale à doses standard peut se révéler mal adaptée pour trois raisons :

- le délai entre la demande de soulagement du patient et l'arrivée de l'infirmière, alors que le temps écoulé entre la réapparition d'une douleur et son caractère intolérable peut être très court;
- la voie IM ou S/C introduit un délai entre l'administration et l'effet antalgique;
- il existe une grande variabilité inter et intra-individuelles de l'effet de la morphine.

*L'administration autocontrôlée par le patient* (*patient autocontrolled analgesia* [PCA]) représente un progrès essentiel, qui permet au patient de répondre lui-même à ses besoins en morphine, sous prescription médicale exclusive (ce qui s'oppose à une auto-prescription aveugle). Elle utilise la voie veineuse, à l'aide d'un pousse-seringue (pompe) muni d'un système de sécurité sophistiqué permettant la programmation par le médecin :

- d'une administration régulière de morphine avec maintien du taux sérique au niveau de la concentration minimale analgésique, tout en évitant les pics (risque de dépression respiratoire) et les sous-dosages (causes d'inefficacité);
- d'une dose de bolus que le patient peut déclencher en appuyant sur un bouton poussoir;
- d'une période réfractaire pendant laquelle aucune réinjection ne sera possible et qui correspond au délai nécessaire à l'efficacité du bolus;

– d'une dose maximale autorisée sur une période donnée, avec possibilité d'analyser rétrospectivement la dose totale reçue et le nombre d'injections.

Ce système peut être aussi utilisé pour administrer la morphine par voie sous-cutanée ou péridurale.

70 à 90 % des patients se déclarent satisfaits de cette technique, qui responsabilise les patients et lève leur crainte de voir leurs douleurs mal calmées, ou avec un certain retard.

*Les incidents et accidents* (rares) sont essentiellement représentés par la survenue, en cas de sédation excessive, d'une dépression respiratoire avec désaturation en oxygène. Ces risques peuvent être diminués par :

– une titration des besoins du patient et une adaptation de la programmation;

– une sélection des patients (éliminer les patients âgés, insuffisants respiratoires chroniques ou traités par benzodiazépine);

– une information du patient pour qu'il ne recherche pas une sédation centrale mais simplement une analgésie;

– une détection précoce de toute sédation excessive par une surveillance attentive :

- du rythme respiratoire, en sachant qu'une stimulation neurosensorielle (bruit, lumière, stimulation) peut faire sous-estimer son importance,
- éventuellement de la saturation artérielle en oxygène.

*En cas de dépression respiratoire*, le personnel paramédical doit être à même d'utiliser de la *naloxone* (*Narcan*) (0,2 mg) et une *oxygénothérapie* en attendant l'arrivée urgente du médecin.

La formation du personnel, la structure des locaux, doivent permettre de réaliser avec cette méthode une analgésie de qualité avec une sécurité maximale. La satisfaction habituelle des patients, ainsi que l'économie de temps pour les personnels infirmiers, devront être prises en compte pour l'évaluation médico-économique de cette technique d'usage courant (douleurs postopératoires, douleurs intenses des malades cancéreux) qui impose toutefois l'emploi de « pompes » au coût encore trop élevé.

### FENTANYL (*FENTANYL*)

Morphinomimétique très puissant (environ 50 à 100 fois la « puissance » de la morphine), il provoque une analgésie chirurgicale. Après administration IV, son délai d'action est de 2 à 3 min et son effet persiste environ 30 min à une posologie de 1 à 2 µg/kg.

Une surveillance postopératoire est obligatoire, avec présence du matériel nécessaire à une éventuelle assistance respiratoire; l'utilisation de doses élevées s'accompagnera d'un contrôle postopératoire minutieux de la ventilation pendant plusieurs heures. Les antimorphiniques sont, en cas de nécessité, des antagonistes fiables de la dépression respiratoire.

La bradycardie peut être prévenue ou supprimée par l'atropine.

Une rigidité musculaire (accessible au curare) peut survenir (lors de l'induction ou après administration trop rapide), d'où l'emploi très prudent en cas de difficulté d'intubation.

### PÉTHIDINE (*DOLOSAL*)

Analgésique de type morphinique (60 à 80 mg = 10 mg de morphine), doté d'une légère action atropinique, il s'utilise :

– par voie IM (malade couché) ; l'action s'établit en 10 à 15 min et dure environ 4 heures. Les posologies maximales chez l'adulte sont :
  – pour une dose : 100 mg (une ampoule),
  – pour 24 heures : 600 mg (6 ampoules).
– par voie IV : injection lente et sous forme d'une solution diluée, disposer d'un antagoniste.

### CHLORYDRATE DE TRAMADOL (*TOPALGIC*)

La voie intraveineuse lente, réservée à l'usage hospitalier peut être utile dans les douleurs post-opératoires.

### DEXTROMORAMIDE (*PALFIUM*)

Il n'est plus disponible en France. Il est aujourd'hui retiré en raison de son fort potentiel toxicomanogène.

## *Agonistes partiels : la buprénorphine*

La buprénorphine (*Temgésic*) (0,3 mg/mL ; solution injectable) peut être administrée en IM, IV ou en sous-cutané (une ampoule, soit 0,3 mg toutes les 6 à 8 heures pour un adulte de 70 kg). Chez les malades âgés ou fragiles, il est préférable d'en rester à une posologie d'une ampoule toutes les 8 heures. Dans les douleurs chroniques, la posologie peut être d'une ampoule toutes les 12 heures. Le délai d'action est rapide, de l'ordre de 10 à 15 min avec des courbes de concentrations sériques similaires après administration IM ou IV.

La buprénorphine peut être utilisée également par les voies médullaire, épidurale et sous-arachnoïdienne dans des conditions particulières (spécialistes). Le produit est réservé à l'usage hospitalier et particulièrement utile comme traitement des douleurs postopératoires.

Malgré une marge de sécurité importante, un surdosage peut intervenir avec de fortes posologies : mal antagonisé par la naloxone, le traitement nécessite une réanimation médicale et un traitement par la naloxone (*Narcan*) associée au doxapram (*Dopram*) au cas, exceptionnel, où se produirait une dépression respiratoire profonde.

## *Agonistes-antagonistes*

### NALBUPHINE (*NUBAIN*)

Elle s'administre par voie IV (délai d'action de 2 à 3 min), IM ou SC (délai d'action inférieur à 15 min) (ampoules à 20 mg/2 mL). Sa durée d'action est de l'ordre de 3 heures et la posologie habituelle chez l'adulte est de 10 à 20 mg (IM, IV ou S/C) avec renouvellement possible toutes les 3 à 6 h selon les besoins sans dépasser 160 mg/j.

*La naloxone* (antidote spécifique) sera utilisée en cas de surdosage, associée selon les cas à la réanimation (faible effet dépresseur respiratoire).

PENTAZOCINE (*FORTAL*)

Elle possède un délai d'action d'un quart d'heure à une demi-heure et une durée d'action de 3 heures (ampoules à 30 mg); 30 mg IM ont un effet antalgique comparable à 10 mg de morphine S/C.

Sa posologie habituelle est de 3 à 4 ampoules (90 à 120 mg) réparties régulièrement sur 24 h; elle peut être augmentée à 6 ampoules (180 mg) en cas de besoin. Le *Fortal* s'administre par voie IM. La voie IV peut être utilisée, mais exclusivement en anesthésiologie et en réanimation cardiocirculatoire.

# Annexe 2. Formes galéniques particulières

par P. Queneau, M.-L. Navez

## I. QUELQUES EXEMPLES

Certaines formes galéniques ont permis d'améliorer l'efficacité, la tolérance et/ou la maniabilité des antalgiques :

**Antalgiques dits « périphériques »** (niveau I) et **opioïdes faibles** (niveau II de l'OMS) :

- *formes effervescentes* :
  - AAS : *Aspirine 500 mg vitamine C Oberlin, Aspirine UPSA vitaminée C...*,
  - carbasalate calcique (précurseur de l'aspirine) : *Solupsan 500, 1000, nourrissons-enfants*,
  - paracétamol : *Efferalgan 500 mg, Doliprane 500 mg*,
  - paracétamol + codéine : *Efferalgan Codéine...* ;
- *formes solubles* (*Aspégic*) ;
- *formes entérales* (*Aspirine pH8, Rhonal...*).

**Opioïdes forts** (niveau III de l'OMS) :

- *formes à libération prolongée* (*Moscontin, Skenan LP, Kapanol LP*) (cf. § II) ;
- *formes sublinguales* (buprénorphine [*Temgésic*]) (cf. annexe 7) ;
- *patchs* de fentanyl (*Durogésic*) (cf. § III).

## II. MORPHINE À LIBÉRATION PROLONGÉE

Longtemps la morphine n'a été utilisable par voie orale que sous forme aqueuse, ce qui obligeait à des prises fréquentes (toutes les 4 à 6 heures, les malades étant fréquemment réveillés la nuit par leurs douleurs). La prescription se faisait généralement sous forme de préparations magistrales simples (potions sucrées ou solutions prescrites « à la carte », en fonction des doses utiles et de façon à ce que le volume des prises soit acceptable, en général 10 mL pour l'adulte) ou en solution aqueuse buvable (plusieurs présentations).

Depuis peu (1999, en France), existe un sulfate de morphine à libération « normale » (ou « immédiate »), commercialisé sous la forme de comprimés de Sevredol (à 10 et 20 mg). De plus, des gélules d'*Actiskenan* doivent devenir disponibles sous peu (en 2000).

Heureusement, depuis 1988, les médecins disposent, en outre, pour traiter les douleurs chroniques intenses, de morphine sous forme de comprimés (*Moscontin*) ou de microgranules en gélules (*Skenan LP*) à libération prolongée (LP). Plus récemment, de microgranules en gélules à libération très prolongée ont été mises sur le marché français (*Kapanol LP*, une prise quotidienne).

**Intérêt de la forme LP**

Administrée ainsi, la morphine procure, à posologie équivalente, la même analgésie que sous forme aqueuse, mais sans les fluctuations de cette dernière par rapport au seuil d'analgésie, garantissant ainsi au patient une analgésie constante et un meilleur confort. Si, en dépit d'une moindre biodisponibilité, une ou deux prises quotidiennes d'une morphine LP assurent une efficacité analgésique supérieure à six prises de morphine aqueuse, cela semble tenir à une libération plus active de dérivés 6-glucuronoconjugués (liés au métabolisme hépatique), dotés d'un pouvoir analgésique puissant renforçant notablement l'action de la morphine elle-même.

**Qu'est-ce qu'une forme LP ?**

L'expression *libération prolongée* ou *forme retard* est souvent appliquée indifféremment aux diverses présentations galéniques permettant d'allonger la durée de l'effet thérapeutique. Or, ce phénomène est très différent suivant qu'il s'agit de libération retardée, répétée ou prolongée.

**L'intégration du principe actif à un support permet une libération progressive, donc un effet plus durable.**

Selon le procédé galénique employé, le support peut être :

- *un complexe* : résine échangeuse d'ions ou molécule chimique simple, à partir de laquelle le principe actif est libéré sous l'action des sucs digestifs;
- *une forme dialysante* : microgranulé ou minipompe osmotique, réalisant une membrane semi-perméable à travers laquelle le principe actif est libéré et dialysé du fait de la différence de pression osmotique entre les milieux interne et externe;
- *une matrice* : réseau de canalicules plus ou moins serrés, formés de divers excipients créant un support poreux dans lequel est inclus le principe actif.

**Instauration d'un traitement par le sulfate de morphine**

*Titration et schéma thérapeutique*

L'on commence souvent par une *titration* (cf. annexe 6), réalisée à l'aide d'une morphine à libération « normale » (ou « immédiate ») (*Sevredol*). Cette titration déterminera la dose de sulfate de morphine nécessaire, permettant de passer, dès les douleurs calmées, au *Moscontin* ou au *Skenan LP*, la dose titrée étant répartie en 2 prises, matin et soir. Si les douleurs réapparaissent (douleurs cancéreuses notamment), l'on augmentera les doses d'environ 50 % tous les 2 à 3 jours jusqu'aux posologies nécessaires à l'obtention de l'antalgie, sans limite supérieure de la posologie si le malade la tolère.

L'administration respecte en principe la règle des deux prises égales quotidiennes (à 8 h et à 20 h). Cependant, quelques malades nécessitent des prises toutes les 8 heures, quelle que soit la posologie; il en est de même pour les posologies élevées (≥ 240 mg/j); par contre, il est inutile de passer à 4 prises par jour.

Avec le *Kapanol LP*, la posologie quotidienne est administrée en une seule prise.

**Cas particuliers**

Chez les *personnes âgées* (cf. chapitre 27) et les insuffisants rénaux (cf. chapitre 28), il y a lieu de débuter les traitements à la morphine à des doses habituellement plus faibles (fréquemment 10 mg/j).

Le cas particulier des *enfants* est abordé au chapitre 22.

## III. FENTANYL PAR VOIE TRANSDERMIQUE (PATCH)

On dispose maintenant, avec l'arrivée du *Durogésic* (fentanyl) du premier morphinomimétique administrable par voie transdermique. Le fentanyl est un agoniste morphinique pur hautement sélectif du palier III de l'OMS (opioïdes forts). Son utilisation par voie transdermique présente plusieurs avantages. Elle permet une pénétration régulière du principe actif pendant trois jours et assure un contrôle continu de la douleur. On ne constate pas de pics toxiques ni de vallées de sous-dosages possibles avec la voie orale [1].

Sa simplicité d'emploi (application du patch sur peau saine non irradiée, toutes les 72 heures) fait que le produit est très bien accepté psychologiquement par les patients : moindre intervention du personnel médical, non-interruption des activités quotidiennes. Plusieurs dosages sont disponibles (25 µg/h, 50 µg/h, 75 µg/h, 100 µg/h), permettant au médecin de personnaliser la prescription soumise aux règles des stupéfiants.

L'indice de satisfaction du produit par les patients est très élevé, d'autant qu'avec le patch de fentanyl, la constipation, les nausées voire les effets neuropsychiques, communs à tous les opioïdes forts, paraissent diminués. Le patch est utile aussi en cas d'intolérance digestive. Enfin, en cas de douleurs paroxystiques, le patch de fentanyl (*Durogésic*) est compatible avec des traitements d'appoint d'action rapide [2].

Les malades doivent renvoyer les patchs usagés car ils contiennent encore du fentanyl, parfois même jusqu'à 70 % du produit d'origine.

## IV. ANTALGIQUES LOCAUX

Les anesthésiques locaux en topiques ont un rôle antalgique *in situ* dans d'assez nombreuses indications : mise en place d'une voie veineuse ou artérielle; ponction sous-cutanée, veineuse ou artérielle; ponction de chambre implantable; myélogramme; ponction lombaire; biopsie; infiltration; autres soins et gestes locaux… En crème (*Emla* 5 %) ou en patch (*EmlaPatch* 5 %), ils sont efficaces et utiles, chez l'adulte comme chez l'enfant.

D'autres formes d'antalgiques sont utilisées avec succès (lidocaïne visqueuse pour la muqueuse oro-pharyngée, gel de lidocaïne à usage uro-génital…).

Rappelons aussi l'utilité de la capsaïcine et d'autres antalgiques locaux (aspirine, AINS, *Synthol*…) comme traitements de nombreuses douleurs, notamment traumatologiques, mais également neurologiques.

### Bibliographie

[1] JEAL W., BENFIELD P. — Trandermal fentanyl. A review of its pharmacological properties and therapeutic efficacity in pain control. *Drugs*, 1997, *53*, 109-138

[2] PAYNE R., MATHIAS S.D., PASTA D.J., WANKE L.A., RHYS W., MAHMOUD R. — Quality of life and cancer pain : Satisfaction and side effects with transdermal fentanyl versus oral morphine. *J. Clin. Oncol.*, 1998, *16*, 1588-1593.

# *Annexe 3. Sept questions essentielles à se poser avant de conclure à l'échec d'un traitement antalgique*

1. Bonne indication d'un bon antalgique du bon niveau de l'OMS ?
2. Bonne posologie ?
3. Intervalles adéquats entre les prises ?
4. Bons traitements adjuvants médicamenteux (co-analgésiques) et autres (traitements physiques…), en cas de facteurs majorants ?
5. Traitement adéquat d'une douleur neurologique ou psychogène ?
6. Bonne observance des traitements ?
7. Bonne prise en charge relationnelle du patient ?

La pertinence de ces questions est accréditée par une enquête de l'OMS portant sur le traitement des douleurs des malades cancéreux (1982), qui individualisait 5 types d'erreurs fréquentes :

1. posologies insuffisantes ;
2. intervalles de prises inadaptés ;
3. réticence des médecins à prescrire des opiacés (voire des opioïdes « faibles ») ;
4. associations peu logiques d'antalgiques d'une même classe ;
5. non traitement de certains facteurs d'entretien et/ou de majoration de la douleur (désafférentation, anxiété, dépression, insomnies, inflammation, contracture musculaire…).

# *Annexe 4. Ordonnances sécurisées et prescription des antalgiques classés comme « stupéfiants »*

par J. Schmidt

Depuis le 1er juillet 1999 [1], mais en réalité depuis le 1er octobre 1999 surtout, les carnets à souches sont supprimés et les médicaments classés comme stupéfiants doivent être prescrits sur des «*ordonnances protégées*», encore appelées «*ordonnances sécurisées*». L'obligation d'utilisation de ces ordonnances sera étendue, à compter du 1er octobre 2000, aux médicaments classés sur les listes des substances vénéneuses (listes I et II, en plus de la liste des stupéfiants).

## I. OBLIGATIONS DU MÉDECIN

La nouvelle réglementation demande au médecin des renseignements complémentaires à l'identité du patient (nom, prénom, sexe, âge). Ainsi il devra aussi indiquer, si nécessaire, sa taille et son poids. La voie d'administration du médicament doit être clairement précisée et la prescription ne se fera plus en «quantité prescrite». Mais devront être mentionnés en toutes lettres, soit la durée du traitement, soit le nombre d'unités de conditionnement et, le cas échéant, le nombre de renouvellements de la prescription. La signature au bas de l'ordonnance devra être apposée immédiatement en dessous de la dernière ligne et l'espace résiduel devra être rendu inutilisable. La durée maximale de prescription des stupéfiants pourra être de 28 jours, en règle générale; cependant cette durée maximale pourra être réduite à 14 ou 7 jours par arrêté ministériel. Le décret prévoit également la possibilité d'un fractionnement de la dispensation pour certains médicaments, sauf si le prescripteur spécifie sur l'ordonnance «délivrance en une seule fois». En cas de perte ou de vol, une déclaration devra être faite sans délai aux autorités de police.



## II. OBLIGATIONS DU PHARMACIEN

Si l'ordonnance est présentée dans les 24 heures qui suivent la prescription de stupéfiants, le pharmacien sera tenu de dispenser les quantités totales prescrites (ou, le cas échéant, les fractions). Au-delà de ce délai, la dispensation des stupéfiants sera limitée aux quantités nécessaires à la durée du traitement restant à couvrir. Le pharmacien ne pourra délivrer deux ordonnances de stupéfiants qui se chevauchent, sauf mention expresse du prescripteur sur l'ordonnance établie en second. Le pharmacien est tenu de conserver une copie des ordonnances de stupéfiants pour une durée de

3 ans, en procédant à un archivage selon un classement par ordre alphabétique des prescripteurs, puis classement chronologique pour chaque prescripteur.

## III. OBLIGATIONS DES PATIENTS

L'original de la prescription de stupéfiants sera gardé par les patients, qui devront le ramener en cas de dispensation fractionnée. Le duplicata (non sécurisé) doit être envoyé aux caisses d'assurance maladie pour le remboursement.

## IV. CARACTÉRISTIQUES DES ORDONNANCES PROTÉGÉES

Les « ordonnances protégées » ou « ordonnances sécurisées » [2] sont en papier filigrané de couleur blanc naturel. Elles sont produites par des entreprises certifiées, dont la liste est disponible auprès de l'AFNOR (Association Française de Normalisation); elles sont à la charge des médecins prescripteurs.

Elles comportent :

- l'identification préimprimée du prescripteur,
- le numéro d'identification du lot d'ordonnances,
- un carré préimprimé (double carré constitué par des microlettres et non par des traits continus) où le prescripteur doit indiquer le nombre de médicaments prescrits.

Des ordonnances *bizones « protégées »*, pour les patients en affection longue durée, verront le jour au plus tard au 1er octobre 2000. Elles seront en principe fournies par les caisses d'assurance maladie. En attendant, le médecin doit porter sur l'ordonnance protégée la mention ALD.

### Bibliographie

[1] Décret n° 99-249 du 31 mars 1999 relatif aux substances vénéneuses et à l'organisation de l'évaluation de la pharmacodépendance, modifiant le code de la santé publique (deuxième partie : Décrets en Conseil d'État), *Journal Officiel* du 1er avril 1999 : 4847-4852.

[2] Arrêté du 31 mars 1999 fixant les spécifications techniques des ordonnances mentionnés à l'article R.5194 du code de la Santé Publique, *Journal Officiel* du 1er avril 1999 : 4856-4861.

# *Annexe 5. Quand passer des antalgiques du niveau I à ceux du niveau II de l'OMS ?*

**1. Lorsque la douleur le justifie par son intensité ou qu'elle résiste (chez l'adulte) à** :

- 3 à 4 g/j de paracétamol (*Doliprane, Efferalgan…*) (en l'absence de facteur connu d'induction enzymatique : alcoolisme chronique ou médicament inducteur) ;
- et/ou 2 à 3 g/j d'aspirine ou d'une posologie reconnue efficace de tout autre AINS.

**2. Et sous réserve d'un bon usage des médicaments.**

Ne pas considérer comme un échec des antalgiques de niveau I (cf. annexe 3) :

- une mauvaise observance du traitement ;
- un défaut de prescription des co-analgésiques ;
- la méconnaissance d'une douleur neurologique ou psychogène ;
- un défaut de prise en charge relationnelle du patient.

# *Annexe 6. Substitution des antalgiques des niveaux I et II de l'OMS par la morphine dans le traitement des douleurs chroniques cancéreuses*

par M.-L. Navez, P. Queneau

**1.** Dans cette indication, **la morphine est indiquée** lorsque les antalgiques des niveaux I et II de l'OMS (associés, le cas échéant, aux co-analgésiques et sous réserve qu'il ne s'agisse pas d'une douleur neurologique méconnue et/ou d'une mauvaise prise en charge) ne suffisent plus pour calmer efficacement la douleur.

**2. La substitution de la morphine orale** à un antalgique de niveau II se fait aisément en suivant la table de conversion équianalgésique (chapitre 9, tableau 3).

Exemple de substitution :

– 6 cp/j de *Dafalgan-codéine* (dose maximale par jour) contiennent 6 fois 30 mg, soit 180 mg de codéine;

– 180 mg de codéine x 0,15 (facteur de conversion) = 30 mg de morphine environ;

– ainsi, transposé en sulfate de morphine (*Moscontin, Skenan LP, Kapanol LP*), pour obtenir une antalgie légèrement supérieure, la posologie minimale efficace est de 40 mg à prescrire en deux prises quotidiennes, soit 20 mg matin et soir, ou en une prise par 24 heures.

**3. Titration :** la substitution de la morphine orale à un antalgique de niveau I et même de niveau II peut passer par une *titration*. Celle-ci est réalisée par l'administration de morphine *per os* à libération « normale » (ou « immédiate »). On utilise actuellement volontiers le sulfate de morphine en comprimés (*Sevredol*), plus rarement le chlorhydrate de morphine en solution buvable.

À titre d'exemple, on peut procéder ainsi : *Sevredol*, 1 cp à 10 mg toutes les 4 heures pendant 24 à 48 heures, puis à 1 cp à 20 mg toutes les 4 heures en cas de besoin (douleurs importantes) et en fonction des effets secondaires. Une fois la douleur calmée, la dose titrée est répartie en 2 prises journalières de *Moscontin* ou de *Skenan LP*, le *Sevredol* étant arrêté.

**4. Le passage d'un « agoniste-antagoniste »** (ou d'un « agoniste partiel ») à un agoniste pur (morphine et analogues) nécessite, au moins en théorie, un *wash-out* de quelques heures, pour ne pas antagoniser les effets antalgiques de la morphine.

En pratique, il n'existe pas de grand problème :

– soit que l'on s'aide, pendant ce laps de temps, d'antalgiques de niveau I;

– soit que l'on majore, à cet instant précis, la posologie de la morphine, dont l'action, dès lors, l'emporte sur celle de l'« agoniste-antagoniste » ou de l'« agoniste partiel » (cf. annexe 7).

**5. Rédiger l'ordonnance**

a) La morphine orale (*Moscontin, Skenan LP, Kapanol LP*) doit être prescrite selon les règles des médicaments appartenant à la liste des stupéfiants (cf. annexe 4) :

– si le médecin prescrit une association de différents dosages (par exemple 50 mg de *Moscontin*), il doit les détailler sur l'ordonnance (30 mg + 20 mg) et non se contenter d'indiquer la posologie globale.

b) Il est utile d'associer un traitement :

– préventif (ou curatif) de la constipation (ex. *Duphalac*), fréquente (dose-dépendante) ;

– antiémétisant (ex. *Primpéran, Vogalène*) ou tranquillisant (*Valium*)

c) Par contre, si l'écoute attentive du malade est toujours indispensable (vis-à-vis de la maladie comme du traitement), les risques de toxicomanie ont été surestimés par le passé : ils sont limités, voire exceptionnels, de même que la dépression respiratoire en l'absence d'insuffisance respiratoire ou d'asthme préalable.

**6. L'efficacité** d'un traitement par la morphine ne peut être appréciée, en règle générale, *qu'après 24 à 48 heures d'un traitement bien conduit* (posologie et rythme d'administration adéquats).

**La morphine doit être prescrite en fonction de *l'intensité de la douleur,* non par rapport à l'espérance de vie.**

# *Annexe 7. Quelle place pour la buprénorphine ?*

## I. QUAND ADMINISTRER LA BUPRÉNORPHINE (*TEMGÉSIC*)

**La prescription initiale (traitement « d'attaque »)** de buprénorphine concerne essentiellement 3 circonstances :

– *calmer ou prévenir les douleurs postopératoires* par la buprénorphine injectable :

– soit dès la fin de l'intervention (voire pendant ou même avant l'intervention pour certains auteurs), si l'anesthésie n'a pas comporté de morphinique,

– soit après l'intervention, lorsqu'apparaissent les premiers signes de démorphinisation (réveil plaintif, agitation, disparition du myosis...), quand l'anesthésie a comporté un morphinique.

Le relais sera assuré par la forme sublinguale ;

– *calmer les douleurs aiguës* (infarctus du myocarde, sciatique hyperalgique...), la première prescription est d'une demie à une ampoule de *Temgésic* en IM ou en IV lente (dans 20 mL de sérum glucosé) avec relais par la forme sublinguale ;

– *calmer les douleurs cancéreuses* : dans le cadre de l'escalade thérapeutique en fonction des 3 niveaux de l'OMS, la buprénorphine peut être prescrite dès que les opioïdes faibles s'avèrent inefficaces, permettant de retarder le recours à la morphine : on prescrit alors le *Temgésic* sous forme sublinguale, mieux adaptée au confort du patient.

Il est intéressant de remarquer que l'OMS (1996) classe la buprénorphine parmi les opioïdes faibles aux doses ≤ 0,6 mg/j et parmi les opioïdes forts aux fortes doses (jusqu'à 3 mg/j), tout en mentionnant qu'elle ne saurait atteindre le niveau d'efficacité antalgique de la morphine [2].

Le débat reste ouvert sur le fait de savoir s'il est ou non justifié de passer par la buprénorphine dans l'escalade des antalgiques, nombre de cliniciens préférant passer directement des opioïdes faibles à la morphine.

**Le maintien de l'analgésie par la buprénorphine** concerne :

– *les douleurs postopératoires et les douleurs aiguës* : en moyenne, 1 à 2 comprimés toutes les 8 heures, chez l'adulte (pour l'enfant et le sujet âgé : cf. § II) ;

– *les douleurs cancéreuses* : chez l'adulte, souvent commencer par un comprimé toutes les 12 heures (à laisser fondre sous la langue) :

– si la douleur est bien calmée : continuer,

– si la durée de l'analgésie est insuffisante : raccourcir l'intervalle entre 2 prises (1 comprimé toutes les 8 heures),

– si l'efficacité analgésique est insuffisante : augmenter d'un demi à un comprimé chaque prise.

*Ne pas dépasser 5 comprimés par prise (effet plafond).*

## II. À QUI ADMINISTRER LA BUPRÉNORPHINE ?

**Chez l'adulte** : son usage doit être réservé aux situations nécessitant la sédation rapide et prolongée de douleurs intenses, en particulier postopératoires et néoplasiques.

**Chez le sujet âgé** : débuter le traitement avec une posologie diminuée de moitié par rapport à celle préconisée chez l'adulte. L'adaptation se fera ensuite en fonction de l'évolution.

**Chez la femme enceinte ou allaitant** : l'innocuité vis-à-vis de l'embryon et du nouveau-né n'a pas été démontrée : en raison du passage transplacentaire et du passage dans le lait maternel, la buprénorphine ne devra être prescrite qu'après évaluation précise des risques.

**Chez l'enfant de 7 à 15 ans** : selon les termes de sa monographie, « en raison d'une expérience limitée, la buprénorphine ne doit être prescrite ici que de manière exceptionnelle », sous surveillance médicale attentive et exclusivement par voie sublinguale. La posologie est de 4 à 6 µg/kg par 24 heures. La forme sublinguale peut être prescrite à partir de l'âge de 7 ans. La buprénorphine est contre-indiquée chez l'enfant de moins de 7 ans.

## III. PASSER D'UN OPIOÏDE FAIBLE À LA BUPRÉNORPHINE

Du fait de la forte affinité du *Temgésic* pour ses récepteurs, la transition s'effectue sans aucun problème. Là encore, on tiendra compte de la dose d'équivalent-morphine reçue antérieurement (souvent commencer par 1 comprimé toutes les 12 heures).

## IV. PASSER DE LA BUPRÉNORPHINE À LA MORPHINE

Ce passage s'effectue lorsque l'efficacité analgésique de la buprénorphine est limitée par son effet plafond ou quand il est difficile de contrôler ses effets secondaires (vomissements, vertiges…).

La posologie quotidienne de la morphine s'obtient en multipliant celle de la buprénorphine par 50 à 75.

## V. BUPRÉNORPHINE ET TOXICOMANIE

Une dépendance psychique au cours de traitements prolongés est possible avec le *Temgésic* comme avec les autres opiacés. Le risque d'utilisation abusive existe également, quoique faible.

L'utilisation chez des sujets morphinodépendants, héroïnodépendants ou récemment traités par d'autres morphiniques doit être prudente en raison d'effets résultants imprévisibles (synergie ou antagonisme). Il en est de même lorsqu'un autre opiacé est utilisé au décours d'un traitement par la buprénorphine.

Enfin, le *Temgésic* ne doit pas être utilisé dans le sevrage des toxicomanes.

Une autre spécialité de buprénorphine (*Subutex*) est utilisée comme traitement substitutif des pharmacodépendances majeures aux opiacés dans le cadre d'une prise en charge globale médicale, sociale et psychologique.

## VI. RÉGLEMENTATION DE LA BUPRÉNORPHINE*

*Arrêté du 20 septembre 1999* relatif au fractionnement de la délivrance de certains médicaments à base de buprénorphine.

*Arrêté du 20 septembre 1999* relatif à l'application de la réglementation des stupéfiants à certains médicaments à base de buprénorphine.

| | | |
|---|---|---|
| *Temgésic** Comprimés sublinguaux 0,2 mg | Ordonnance sécurisée Pas de limitation de durée (Liste I : 30 jours) | Article R 5212 Article R 5214 |
| *Temgésic** Solution injectable 0,3 mg | Réservé à l'usage hospitalier | Arrêté du 31 mars 1999 (substances vénéneuses dans les établissements de santé) |
| *Subutex** Comprimés sublinguaux 0,4 mg, 2 mg, 8 mg | Ordonnance sécurisée 28 jours<br><br>Fractions de 7 jours | Article R 5212 Article R 5213 Article R 5214 |

La buprénorphine fait l'objet de deux réglementations séparées selon la dose prescrite. Pour les doses élevées, la réglementation en vigueur est celle des stupéfiants pour les articles R 5212, R 5213 et R 5214.

### Bibliographie


[1] Vallée J.-P. — La rédaction de l'ordonnance. Table ronde. *Press. Méd.*, 1999, *28*, 643-646.

[2] World Health Organization (WHO) — *Cancer pain relief. With a guide to opioïd availability.* 2nd ed. WHO Genève 1996.


* Présentation de M. Couturié à la XXIII^e réunion annuelle de la Société Française de la Douleur (Lille, 17-20 nov. 99).

# *Annexe 8. Quelle place pour les opioïdes forts dans les douleurs bénignes ?*

par P. Vergne, P. Bertin, R. Trèves, P. Queneau

La morphine est l'antalgique de référence dans le traitement des douleurs cancéreuses. Par contre, il n'existe pas encore de consensus quant à son utilisation dans les douleurs non cancéreuses, aiguës ou chroniques. Pourtant, un certain nombre de données expérimentales et cliniques plaident pour son utilisation dans un certain nombre de douleurs de causes bénignes, comme y incitent diverses recommandations, parmi lesquelles celles de Graziotti et Goucke, élaborées en 1997 sous l'égide de l'*Australian Pain Society* [5].

## I. DOULEURS AIGUËS NON CANCÉREUSES

Outre l'infarctus du myocarde avec douleur violente, indication classique et ancienne, la morphine est de plus en plus employée, en cures courtes, comme traitement de certaines douleurs aiguës en relation avec des *tassements vertébraux ostéoporotiques*, des *névralgies cervico-brachiales* ou des *lombo-radiculalgies* (*névralgie sciatique* ou *crurale*). Malgré l'absence d'étude clinique randomisée contrôlée, nombre d'observations cliniques laissent à penser que la morphine peut permettre alors une meilleure prise en charge immédiate de la douleur et une reprise plus rapide de la fonction.

Les opioïdes forts sont également fréquemment recommandés comme premier traitement de nombreuses *douleurs aiguës postopératoires*.

En outre, plusieurs études ont porté sur l'intérêt de la morphine intra-articulaire dans les douleurs aiguës et subaiguës après chirurgie du genou. Kalso *et al.*, dans leur méta-analyse, ont retenu 10 études depuis 1991 avec globalement une activité antalgique de la morphine variable ne durant pas plus de 24 heures après l'injection [9].

## II. DOULEURS CHRONIQUES NON CANCÉREUSES

### *Douleurs rhumatologiques*

Dans les modèles animaux de douleur articulaire, l'action antinociceptive de la morphine est plus importante chez les animaux souffrant d'une pathologie inflammatoire (polyarthrite à l'adjuvant de Freund, inflammation plantaire à la carragénine, etc.) que chez les animaux normaux [10]. Les 3 types de récepteurs $\mu$, $\delta$ et $\kappa$ ont été mis en évidence dans le tissu synovial chez l'animal, mais aussi chez l'homme [16]. L'injection intraplantaire de morphine diminue l'œdème de la cheville du rat observé après injection de carragénine soulignant l'action anti-inflammatoire de la morphine, passant probablement en partie par l'inhibition de l'inflammation neurogène et la modulation de l'action des cellules immunitaires [2].

Chez l'homme, Moulin *et al.* ont réalisé la première étude randomisée sur l'utilisation de la morphine versus un placebo actif (aux effets anticholinergiques) chez 46 patients souffrant de douleurs chroniques non cancéreuses (douleurs musculaires, ostéo-articulaires) ne répondant pas aux anti-inflammatoires, à la codéine et aux antidépresseurs. L'étude a duré 9 semaines avec une dose moyenne de morphine LP de 83,5 mg/j et a montré une action antalgique de la morphine sans amélioration de la qualité de vie et de la fonction [14]. Likar *et al.* ont étudié les effets de la morphine intra-articulaire dans la gonarthrose avec un effet supérieur au placebo sur une durée de plus de 7 jours et absence d'effet secondaire [12]. Cependant cette étude portait sur un petit nombre de patients (13 dans le groupe traité et 10 dans le groupe placebo). Au total, au vu de diverses études expérimentales et cliniques, il paraît concevable de discuter le recours à la morphine chez certains malades porteurs d'une *arthrose inopérable ou d'une polyarthrite rhumatoïde dont les douleurs sont rebelles* à l'ensemble des autres traitements antalgiques et/ou lorsque certains d'entre eux sont contre-indiqués.

### *Lombalgies*

Jamison *et al.* ont montré, dans une étude ouverte, les effets bénéfiques de la morphine sur la douleur et sur l'humeur chez 36 patients souffrant de lombalgies chroniques, sélectionnés de façon très stricte, notamment sur le plan psychologique, après avoir écarté les malades chez qui prédominent les facteurs psycho-socio-professionnels [8]. Avec toutes les précautions citées, la morphine pourrait être tentée, dans une petite proportion de cas, *en dernier recours dans les douleurs rebelles* à tout traitement, notamment en cas d'arthrose rachidienne ou de canal lombaire étroit, hyperalgiques et non opérables. Cependant, dans ces indications, des études contrôlées complémentaires sont nécessaires.

### *Douleurs neuropathiques*

L'efficacité des opioïdes dans les douleurs neuropathiques est classiquement considérée comme peu évidente, d'après diverses études cliniques [1, 11]. Cependant, les opioïdes peuvent être efficaces dans les douleurs postherpétiques [17] et des membres fantômes [18]. De même, des études expérimentales sur les modèles animaux de douleur neuropathique plaident pour l'efficacité des opioïdes : ainsi, la morphine IV ou intrathécale diminue la douleur avec réversibilité sous naloxone dans le modèle de douleur par lésion de la sciatique chez le rat [3]. En 1992, Jadad *et al.* [7] rapportaient que la morphine IV, sous forme d'analgésie contrôlée par le patient (PCA), diminuait l'intensité de la douleur chez 50 % des malades souffrant de douleurs neuropathiques, sans liaison avec une amélioration de la composante affective. D'autre part, Mc Quay *et al.* [13] ont montré que la morphine administrée par PCA améliorait certaines douleurs de type neuropathique (5/13) et n'avait aucun effet sur certaines douleurs de type nociceptif (5/14); cependant cette étude ne comportait pas de groupe placebo. Hassenbusch *et al.* [6] ont administré du sulfate de morphine ou du citrate de sufentanyl par pompe avec cathéter intrathécal chez 18 patients souffrant de douleurs neuropathiques rebelles à tous les autres traitements : après un suivi moyen de 2,4 ans, 11 patients (61 %) décrivaient une réduction de l'intensité des douleurs supérieure à 25 % (dont 6 supérieures à 50 %). Les scores moyens de la douleur avaient diminué de 39 % et l'activité des patients avait augmenté en moyenne de 76 %. En 1997, Dellemijn *et al.* [4] ont comparé l'effet antalgique du fentanyl IV au diazépam ou au sérum physiologique chez 50 patients souffrant de différents types de douleurs neuropathiques : à effets sédatifs comparables, le fentanyl IV améliorait significativement l'intensité et le caractère déplaisant de la douleur alors que diazépam et sérum physiologique étaient inefficaces. Les études cliniques les plus récentes semblent montrer une réelle efficacité des opioïdes dans les douleurs neuropathiques. Il faut cependant noter l'hétérogénéité des méthodologies employées. En effet, parfois aucune titration n'a été réalisée [1, 11]. Pour d'autres, la tolérance et les effets secondaires n'ont pas été évalués [1, 7, 11, 17], sachant que la dose efficace n'est souvent pas atteinte en raison des effets secondaires. Enfin, il n'y a parfois aucun groupe placebo [7, 13]. À la lumière de ces études, *les opioïdes pourraient s'inscrire dans la stratégie thérapeutique de certaines neuropathies*. Des études cliniques supplémentaires sont nécessaires, en double aveugle et randomisées, en séparant les différents types de douleurs neuropathiques.

Actuellement, rien n'est formellement démontré concernant l'utilisation des opioïdes dans les douleurs bénignes. Cependant, les opioïdes paraissent très utiles dans les douleurs aiguës et probablement à discuter dans les pathologies chroniques en retenant des indications précises et sous condition d'une surveillance rigoureuse. Des recommandations ont été publiées sous l'appellation « Les recommandations de Limoges » [15].

## Bibliographie


[1] Arner S., Meyerson B.A. — Lack of analgesic effect of opioids on neuropathic and idiopathic forms of pain. *Pain*, 1988, *33*, 11-23.

[2] Casey K.L., Dubner R. — Animal models of chronic pain, scientific and ethical issues. *Pain*, 1989, *38*, 249-252.

[3] Catheline G., Kayser V., Guilbaud G. — Further evidence for a peripheral component in the enhanced antinociceptive effect of systemic morphine in mononeuropathic rats : involvement of k-, but not d-opioid receptors. *Eur. J. Pharmacol.*, 1996, *315*, 135-143.

[4] Dellemijn P.L., Vanneste J.A. — Randomised double-blind active-placebo-controlled crossover trial of intravenous fentanyl in neuropathic pain. *Lancet*, 1997, *349*, 753-758.

[5] Graziotti P.J., Goucke C.R. — The use of oral opioids in patients with chronic non-cancer pain. Management strategies. *Med. J. Aust.*, 1997, *167*, 30-34.

[6] Hassenbusch S.J., Stanton-Hicks M., Covington E.C., Walsh J.G., Guthrey R.N. — Long-term intraspinal infusions of opioids in the treatment of neuropathic pain. *J. Pain Symptom. Manage.*, 1995, *10*, 527-543.

[7] Jadad A.R., Carroll D., Glynn C.J., Moore R.A., McQuay H.J. — Morphine responsiveness of chronic pain : double-blind randomised crossover study with patient-controlled analgesia. *Lancet*, 1992, *339*, 1367-1371.

[8] Jamison R.N., Raymond S.A., Slawsby E.A., Nedeljkovic S.S., Katz N.P. — Opioid therapy for chronic non-cancer back pain. *Spine*, 1998, *23*, 2591-2600.

[9] Kalso E., Tramer M.R., Carroll D., McQuay H.J., Moore R.A. — Pain relief from intra-articular morphine after knee surgery : a qualitative systematic review. *Pain*, 1997, *70*, 127-134.

[10] Kayser V., Guilbaud G. — Differential effects of various doses of morphine and naloxone on two nociceptive test thresholds in arthritic and normal rats. *Pain*, 1990, *41*, 353-363.

[11] KUPERS R.C., KONINGS H., ADRIAENSEN H., GYBELS J.M. — Morphine differentially affects the sensory and affective pain ratings in neurogenic and idiopathic forms of pain. *Pain*, 1991, *47*, 5-12.

[12] LIKAR R., SCHÄFER M., PAULAK F., SITTL R., PIPAM W., SCHALK H. — Intra-articular morphine analgesia in chronic pain patients with osteoarthritis. *Anesth. Analg.*, 1997, *84*, 1313-1317.

[13] MCQUAY H.J., JADAD A.R., CARROLL D., FAURA C., GLYNN C.J., MOORE R.A., LIU Y. — Opioid sensitivity of chronic pain : a patient-controlled analgesia method. *Anaesthesia, 1992, 47*, 757-767.

[14] MOULIN D.E., LEZZI A., AMIREH R., SHARPE W.K., BOYD D., MERSKEY H. — Randomised trial of oral morphine for non-cancer pain. *Lancet*, 1996, *347*, 143-147.

[15] PERROT S., BANNWARTH B., BERTIN P., JAVIER R.M., GLOWINSKI J., LEBARS M., TRÈVES R. — Utilisation de la morphine dans les douleurs rhumatologiques non cancéreuses. Les recommandations de Limoges. *Rev. Rhum.*, 1999, *11*, 651-658.

[16] PERROT S. — La morphine dans les douleurs articulaires non cancéreuses. Bases physiologiques, intérêts et limites. *Rev. Rhum.* (éd. fr.), 1999, *66* (5), 309-16. *Rev. Rhum.* (engl. ed.), 1999, *66* (5), 271-277.

[17] ROWBOTHAM M.C., REISNER-KELLER L.A., FIELDS H.L. — Both intravenous lidocaine and morphine reduce the pain of postherpetic neuralgia. *Neurology*, 1991, *41*, 1024-1028.

[18] URBAN B.J., FRANCE R.D., STEINBERGER E.K., SCOTT D.L., MALTBIE A.A. — Longterm use of narcotic/antidepressant medication in the management of phantom limb pain. *Pain*, 1986, *24*, 191-196.

# *Annexe 9. La caféine a-t-elle un pouvoir antalgique ?*

par J. Amar, N. Brion, P. Queneau

La caféine est un alcaloïde appartenant à la famille des xanthines. Le café contient environ 60 mg de caféine pour 100 mg de café (6-10 tasses). C'est un puissant stimulant du système nerveux central et surtout du cortex cérébral. Son activité pharmacologique est complexe. Elle agit sur les mouvements cellulaires calciques, inhibe la phosphodiesterase ; facilitant l'accumulation d'AMPc, elle bloque les récepteurs de l'adénosine, potentialise l'action des inhibiteurs de la synthèse des prostaglandines et diminue la libération d'histamine par les mastocytes [4]. Elle facilite l'absorption d'ergotamine par augmentation de sa solubilisation [6]. En outre, elle diminue la sensation de fatigue et accroît l'impression de bien-être. À l'inverse le sevrage chez les consommateurs habituels induit une somnolence et une lassitude [1, 3]. Ces différents mécanismes pourraient être impliqués dans l'action antalgique supposée de la caféine. L'administration intraveineuse de caféine s'est avérée efficace pour soulager les patients céphalalgiques après une anesthésie péridurale ou une ponction lombaire [8].

L'intérêt de la caféine à la dose de 60 mg/j en association à l'aspirine et/ou au paracétamol a été suggéré dans le traitement des douleurs d'origine néoplasique [9].

Une métanalyse [5] réunissant 27 études randomisées et impliquant 10 000 patients inclus pour céphalées, douleurs du post-partum, douleurs après extraction dentaire [2] a confirmé que la caféine renforçait les effets antalgiques du paracétamol et de l'aspirine par un *effet adjuvant*, à la condition d'employer des doses de caféine *au moins égales à 60 mg*. Il n'y a pas de différence statistiquement significative entre le paracétamol seul ou l'aspirine seule et l'association paracétamol ou aspirine et caféine si la dose de caféine est ≤ à 30 mg [7].

En pratique, pour les *céphalées et migraines,* on connaît :

- l'efficacité d'un café « serré » au tout début de la *crise de migraine*, dès l'aura de celle-ci, chez certains patients ;
- l'augmentation par la caféine de la biodisponibilité de l'ergot de seigle, ce qui peut expliquer l'efficacité d'associations médicamenteuses telles que le *Gynergène caféiné* ou le *Migwell* [6].

Dans les *céphalées non migraineuses*, l'effet antalgique propre de la caféine est apparu supérieur à celui du placebo mais équivalent à celui de l'aspirine et du paracétamol dans une étude double-aveugle, cross-over versus placebo [10].

Enfin, l'on connaît les *céphalées induites par le sevrage en café* chez les grands buveurs de café.

## Bibliographie


[1] BENOWITZ N.L. — Clinical pharmacology of caffeine. *Ann. Rev. Med.* 1990, *41*, 277-288

[2] FORBES J.A. — Evaluation of aspirin, caffeine and their combination in postoperative oral surgery pain. *Pharmacotherapy* 1990, *10*, 387-393

[3] GOLDSTEIN A., KAIZER S., WITHBY O. — Psychotropic effects of caffeine in man III. Quantitative et qualitative differences associated with habituation of coffee. *Clin. Pharmacol. Ther.*, 1969, *10*, 489-497.

[4] GOODMAN L.S., GILMAN A. — *The pharmacological basis of therapeutics.* 6th ed. 1980, p. 1751. McMillan Publishing Co Inc., New York.

[5] LASKA E.M., SUNSHINE A., MUELLER F., ELVERS W.B., SIEGEL C., RUBIN A. — Caffeine as an analgesic adjuvant. *JAMA*, 1984, *251*, 1711-1718.

[6] SALNIER J.L., TALBERT M. — Médicaments et aliments. *In* : Pharmacologie clinique. Bases de la thérapeutique, Giroud J.P., Mathé G., Meyniel G. eds. Expansion scientifique française 1988, 2e édition. p. 242.

[7] SCHACHTEL B.P. — Caffeine as an analgesic adjuvant. *Arch. Intern. Med.* 1991, *151*, 733-737.

[8] SECHZER P.H. — Post-spinal anesthesia headache treated with aspirin. II Intracranial vascular distension, a key factor. *Curr. Ther. Res.*, 1979, *26*, 440-448.

[9] WALLENSTEIN S.L. — Analgesic studies of aspirin in cancer patients. *In* : Dale TLC, *Proceedings of the Aspirin Symposium.* London, The Aspirin foundation. 1975, p. 5-10.

[10] WARD N. — The analgesic affects of caffeine in headheache. *Pain*, 44, 151-155.

# *Annexe 10. Perspectives dans le traitement de la douleur*

par N. Attal

La mise au point de nouvelles classes thérapeutiques est actuellement réalisée au mieux en se fondant sur les données fondamentales concernant les mécanismes périphériques et centraux sous-tendant les différents types de douleurs. À ce jour, environ 300 substances sont en cours de développement en tant qu'analgésiques, dont 20 % environ visent à agir sur de nouvelles cibles.

## I. ACTION PRÉDOMINANT SUR LES MÉCANISMES PÉRIPHÉRIQUES

L'application des techniques de neurobiologie moléculaire a permis des progrès significatifs dans notre compréhension des mécanismes d'activation des nocicepteurs périphériques dans les conditions normales et pathologiques (notamment au cours des processus inflammatoires). Ces nouvelles données permettent d'envisager la mise au point de molécules agissant plus spécifiquement sur les mécanismes périphériques générateurs de la douleur.

### *Analogues de la capsaïcine*

Il est actuellement établi que l'action de la capsaïcine est médiée par l'activation de récepteurs spécifiques (le récepteur VR1 cloné récemment), qui entraîne une excitation initiale suivie d'une désensibilisation des nocicepteurs. Cette découverte laisse entrevoir l'utilisation d'analogues de la capsaïcine, entraînant moins d'effets indésirables, dont plusieurs sont actuellement en cours de développement.

### *Bloqueurs des canaux ioniques*

On sait désormais que des modifications de la fonction et de l'expression des canaux sodiques jouent un rôle déterminant dans les phénomènes d'hyperexcitabilité neuronale périphérique, et pourrait être le substrat moléculaire des douleurs et paresthésies secondaires à des lésions nerveuses (douleurs neurologiques). Deux sous-types de canaux sodiques neuronaux ont été récemment individualisés : les canaux sodiques sensibles à la tétrodotoxine (TTX), dits *TTX sensibles*, et les canaux sodiques *TTX résistants* préferentiellement exprimés dans les nocicepteurs, dont un sous-type, le canal PN3, récemment cloné, constitue une cible pour le développement d'analgésiques.

Les nocicepteurs périphériques sont également la cible de protons dans des conditions d'acidose tissulaire. Récemment, plusieurs canaux activés directement par le proton (de type ASIc) ont été clonés, ce qui constitue une cible potentielle pour des analgésiques périphériques.

### *Antagonistes de la bradykinine*

La bradykinine, produite localement au cours des processus inflammatoires, est un des plus puissants agents algogènes connus. Elle active et sensibilise les nocicepteurs périphériques en se fixant sur des récepteurs spécifiques (les récepteurs B1 et B2). Plusieurs antagonistes des récepteurs B2 (sur lesquels agit préférentiellement la bradykinine) ont été synthétisés et ont démontré des propriétés analgésiques puissantes chez l'animal.

### *Cytokines et neurotrophines*

Les travaux sur les cytokines et les neurotrophines (notamment *nerve growth factor*), dont le rôle dans le déterminisme des douleurs inflammatoires et neuropathiques commence à être élucidé, pourraient également déboucher sur le développement de nouveaux agents pharmacologiques.

## II. ACTION PRÉDOMINANT SUR LES MÉCANISMES CENTRAUX

Les travaux nombreux effectués sur la neurotransmission médullaire ont conduit au développement de plusieurs groupes de molécules potentiellement analgésiques.

### *Antagonistes des récepteurs NMDA*

L'utilisation des antagonistes des récepteurs NMDA a été envisagée sur la base de théories récentes faisant jouer un rôle important à la stimulation de ces récepteurs dans les phénomènes de sensibilisation centrale, secondaires aux lésions périphériques inflammatoires ou neuropathiques. Les récepteurs NMDA seraient activés par la libération importante d'acides aminés excitateurs (glutamate, aspartate) par les afférences primaires, dans des conditions pathologiques. Les propriétés antinociceptives de plusieurs antagonistes de ces récepteurs, tels que la kétamine et le dextrométorphan, ont été démontrées. Les recherches actuelles s'orientent vers la synthèse d'antagonistes plus sélectifs, et *a priori* mieux tolérés, agissant notamment sur certains sites des récepteurs NMDA, tels que le site glycine.

### *Inhibiteurs de l'oxyde nitreux (NO) et des protéines kinases*

Des effets antinociceptifs chez l'animal ont été observés après administration d'antagonistes des protéines kinases C ou de la NO synthétase, activées par la stimulation des récepteurs NMDA. Ces composés constituent également des familles de molécules potentiellement intéressantes.

### *Antagonistes des récepteurs aux neuropeptides*

Plusieurs neuropeptides (substance P, CGRP, somatostatine…) sont localisés dans les fibres afférentes primaires de petit calibre (fibres C) qui véhiculent les messages nociceptifs, et sont libérés dans la moelle de façon concomitante aux acides aminés excitateurs (AAE), lors de stimulations nociceptives. De nombreux travaux sont consacrés aux tachykinines (substance P, neurokinine A et B) dont les récepteurs médullaires sont surexprimés au cours des états inflammatoires. Plusieurs antagonistes (peptidiques et non peptidiques) des récepteurs NK1 (sur lesquels se fixe la substance P) possèdent des propriétés analgésiques et anti-inflammatoires chez l'animal.

### *Antagonistes nicotiniques*

Depuis ces dernières années, on s'est intéressé aux mécanismes des effets analgésiques de la nicotine (connus depuis 1932). Divers composés synthétiques présentant des affinités sélectives pour certains sous-types de récepteurs ont été récemment mis au point, permettant de limiter les effets indésirables de la nicotine. Ainsi l'ABT-594 possède une activité analgésique à large spectre chez l'animal, médiée par des récepteurs nicotiniques à l'acétylcholine, et fait actuellement l'objet d'études cliniques.

### *Bloqueurs des canaux calciques*

Les ions calcium sont impliqués dans la réception des messages nociceptifs au niveau médullaire. Certains sous-types de canaux calciques, les canaux de type N, prédominent dans la couche superficielle de la corne dorsale, site de terminaison des afférences nociceptives primaires. Récemment, des effets analgésiques significatifs ont été obtenus avec un conopeptide-w, composant peptidique du venin de serpent, le SNX-111 (ziconotide), bloqueur sélectif des canaux de type N. Ce traitement, utilisable par voie intrathécale, fait actuellement l'objet d'études cliniques.

### *Autres voies de recherche*

Parmi les nombreuses autres molécules en cours de développement, on peut notamment citer : les antagonistes sélectifs, (dépourvus d'effet cardio-vasculaire) des récepteurs alpha 2 adrénergiques, les antagonistes de l'adénosine, les nouveaux antagonistes cannabinoïdes tels que le WIN-55212-2 (qui agissent par l'intermédiaire de récepteurs spécifiques CB-1), les nouveaux antagonistes des opiacés $\delta$ et $\kappa$, les antagonistes des récepteurs CCK.

## Bibliographie


[1] BANNON A.W., DECKER M.W., HOLLADAY M.W. *et al.* — Broad spectrum, non-opiod analgesic activity by selective modulation of neuronal nicotinic acetylcholine receptors. *Science*, 1998, *279*, 77-80.

[2] CATERINA M.J., SCHUMACHER M.A., TOMINAGA M., ROSEN T.A., LEVINE J.D., JULIUS D. — The capsain receptor : a heat-activated ion channel in the pain pathway. *Nature*, 1997, *389*, 816-824.

[3] DRAY A., PERKINS M.N. — Bradykinin and inflammatory pain. *Trends Neurosci.*, 1993, *19*, 99-104.

[5] WALDMANN R., CHAMPIGNY G., VOILLEY N., LAURITZEN I., LAZDUNSKI M. — A proton gated cation channel involved in acid sensing. *Nature*, 1997, *386*, 173-177.

[6] WILLIAM M., KOWALUK E.A., ARNERIC P. — Emerging molecular approaches to pain therapy. *J. Med. Chem.*, 1999, *42*, 1481-1500.

# 10. Antalgiques : définition de la posologie

par G. Bouvenot

Le choix d'une thérapeutique médicamenteuse ne se résume pas au seul choix du produit à employer. Encore faut-il prescrire à la posologie pertinente, car un traitement ne se prescrit pas dans l'absolu : ses modalités doivent résulter d'une adaptation permanente à la situation complexe et mouvante du patient, allant du choix de la posologie à celui des meilleurs moments pour les prises médicamenteuses. Dans la pratique, le choix de la meilleure posologie repose sur la connaissance de la dose optimale donnant l'effet recherché au moindre risque et sur la prise en compte des particularités du malade et de sa réponse au traitement.

## I. LA DOSE « OPTIMALE »

C'est le rôle des études de recherche de dose de trouver la dose la plus faible — *a priori* la mieux tolérée — susceptible de donner l'effet antalgique recherché. Elles doivent intervenir dès la phase II dans le développement des nouvelles molécules, afin de guider le choix des doses des essais d'efficacité et de tolérance de phase III, de concourir à leur pertinence et, finalement, d'éviter les « révisions de posologie » après commercialisation et l'inflation des doses dans l'exercice quotidien. De telles recherches de dose sont exigées par les Agences d'enregistrement dont certaines demandent, en outre, un effort de définition des doses efficaces dans les différentes catégories d'âge. Mais ces études, généralement imparfaites, représentent un point faible du développement des produits et leurs résultats constituent le plus souvent une approche très imprécise de la dose « optimale ». Difficiles à réaliser et à interpréter, elles impliquent que l'on s'adresse aux modèles pathologiques appropriés : douleurs post-opératoires et entorses (utilisation unique et brève), migraines et dysménorrhées (utilisation brève mais répétée), douleurs arthrosiques (utilisation prolongée en monothérapie), polyarthrite rhumatoïde et cancer (utilisation prolongée en polythérapie)... Il s'agit d'études en administration unique (évolution de l'effet dans le temps), en administrations réitérées sur plusieurs jours (évaluation à l'état d'équilibre) et en administrations réitérées au long cours. Dans tous les cas, la cinétique d'action (délai d'action, durée d'action, demande de 2e administration, ...), doit être précisée.

En pratique, il n'y a pas forcément parallélisme entre efficacité et survenue des effets indésirables, surtout si ces derniers ne sont pas directement dépendants de l'effet pharmacologique principal. D'autre part, la variabilité de la réponse des patients est grande en regard de l'ordre de grandeur de la différence d'effet attendue entre les doses et du caractère peu performant de nos méthodes de mesure. Une étude effet-dose d'un antalgique fait correspondre à des doses précises, les résultats d'une batterie de tests cliniques hétérogènes, peu précis et peu discriminants. Elle n'est qu'un outil imparfait dont les résultats ne traduisent pas « toute la vérité » ; elle est cependant un pré-requis nécessaire à une prescription raisonnable puisqu'elle participe à l'établissement de la dose unitaire et de la fourchette posologique ultérieurement recommandée au prescripteur. Elle doit conduire à conclure : dans l'état actuel des connaissances, il n'est pas attendu de gain d'efficacité avec une augmentation de la posologie au delà de X, alors que la fréquence des effets indésirables augmente avec la dose.

## II. LA « MEILLEURE POSOLOGIE »

Il appartient alors au praticien de personnaliser sa prescription, en intégrant toutes les connaissances et toute l'expérience accumulées sur le médicament considéré depuis sa commercialisation et en tenant compte du problème particulier posé par le malade dans une situation précise.

L'affinage de la « bonne posologie » d'un médicament résulte d'abord de la prise en compte — permanente — de toute nouvelle donnée théorique, expérimentale, clinique et éventuellement pharmaco-épidémiologique sur le produit. Sa commercialisation, sa large prescription, ont permis d'obtenir et d'engranger une masse d'informations sur son efficacité et sa sécurité d'emploi, dans des populations tout venant et souvent sur de longues durées d'exposition. C'est le rôle des essais de phase IV, mais aussi de la prescription quotidienne, d'identifier les pathologies les plus « sensibles » au produit, les groupes les plus à risque, les interactions médicamenteuses les plus fréquentes. La pharmacovigilance donne une idée de la fréquence des effets indésirables, de leur gravité et précise leurs conditions de survenue. Les données sur les effets indésirables dose-dépendants (incidents et accidents des surdosages involontaires et volontaires...) devront être méditées. De même, la connaissance du métabolisme du produit doit permettre, grâce à des réductions posologiques dont certaines sont codifiées (insuffisance rénale...), de faire bénéficier du produit, à moindre risque, le sujet âgé, l'insuffisant rénal et l'insuffisant hépatique.

Nous intégrons même les rythmes biologiques de la douleur inflammatoire dans nos schémas posologiques en privilégiant quantitativement la prise médicamenteuse du soir par rapport à celle du matin.

## III. DE LA VÉRITÉ MOYENNE À LA VÉRITÉ INDIVIDUELLE

La prise en considération des spécificités du patient et de sa chronesthésie n'est pas moins importante. L'applicabilité aux traitements individuels des résultats obtenus « en moyenne » sur des groupes de patients, est parfois décevante. D'autre part, maladies et symptômes varient dans le temps ; de même la réponse d'un même malade à une même dose d'un même produit. Enfin, être ou ne pas être répondeur ne correspond pas nécessairement à un phénomène quantitatif et il faut parfois savoir changer de produit plutôt que de réviser dangereusement la posologie à la hausse. Toutes les douleurs ne répondent pas de la même manière à un antalgique donné. C'est qu'elles n'ont pas les mêmes caractères ni le même contexte de survenue. La douleur dentaire, celle des rhumatismes inflammatoires chroniques, la douleur arthrosique, la douleur migraineuse et la douleur cancéreuse nécessitent chacune une prise en charge thérapeutique mais aussi une « prise en charge posologique » tenant compte de : intensité, topographie, durée, mode évolutif, gravité de la pathologie, vécu. Aucune incartade posologique n'est acceptable pour la première, bénigne et aiguë. Des accommodements sont légitimes pour la dernière. C'est ainsi qu'il est recommandé, lorsque la douleur est intense, chronique, de cause maligne et la préoccupation majeure du patient, d'anticiper sa demande et de privilégier les prises régulières, à intervalles définis par la connaissance de la cinétique d'action.

À partir d'un schéma posologique standard, « d'efficacité attendue », définie « en moyenne », la bonne posologie doit tenir le plus grand compte de la situation individuelle du malade dans son contexte, et résulter d'une adaptation permanente à « l'efficacité obtenue » et à la tolérance observée. Dans le « meilleur des mondes », la posologie idéale serait celle qui définirait le rapport risque/bénéfice le mieux adapté au malade X à l'instant T.

# 11. Effets indésirables des antalgiques non opiacés

par P. Queneau, B. Bannwarth, J. Schmidt, D. Mille, G. Bouvenot

Le traitement de la douleur devrait être *efficace et sûr* : sa prescription doit reposer sur de solides connaissances scientifiques et s'adapter le mieux possible à la situation individuelle de chaque patient.

La sécurité d'un traitement antalgique repose sur une connaissance approfondie de ses effets indésirables, sur leur reconnaissance précoce et sur le dépistage de ses contre-indications.

Nous envisagerons les effets indésirables des principaux antalgiques non opioïdes, classés en trois groupes :

1. les antalgiques dotés de propriétés antipyrétiques et anti-inflammatoires : aspirine et AINS employés comme antalgiques (« *AINS-antalgiques* »), à l'exclusion des autres AINS, traités par ailleurs (chapitre 14-7);
2. les antalgiques dotés de propriétés antipyrétiques : paracétamol et métamizole (ou noramidopyrine);
3. les antalgiques purs : floctafénine et néfopam.

Puis, nous étudierons les *autres effets indésirables* et les *interactions médicamenteuses* en pratique clinique.

## I. EFFETS INDÉSIRABLES DES « AINS-ANTALGIQUES »

Ils sont représentés par **les salicylés** (aspirine) et **les AINS employés comme antalgiques** : ibuprofène (*Advil 200 mg, Nureflex 200 mg, Nurofen 200 mg*...), fénoprofène (*Nalgésic*), kétoprofène (*Toprec*), acide méfénamique (*Ponstyl*), napoxène sodique 220 mg (*Aleve*).

### *Effets indésirables*

Certains effets indésirables sont bien connus.

**Les troubles gastro-intestinaux** sont essentiellement représentés par des manifestations fonctionnelles (dyspepsie, gastralgies, anorexie, nausées, voire vomissements), témoignant d'une *gastrite* ou plus rarement d'un *ulcère gastroduodénal.* Le danger provient du fait que l'ulcère est asymptomatique dans la moitié des cas environ. Il est essentiellement attribué à l'inhibition de la synthèse des prostaglandines locales, qui exercent un effet cytoprotecteur sur la muqueuse gastrique. Les lésions gastro-duodénales peuvent être la cause d'une *anémie de déperdition* ou d'une *hémorragie* (méléna et/ou hématémèse), et plus rarement d'une *perforation digestive.* L'incidence annuelle des complications digestives graves (hémorragie ou perforation) sous AINS est de l'ordre de 1 à 2 pour 1 000 chez le sujet jeune et 4 pour 1 000 chez les personnes âgées [2]. Outre l'âge du patient, les facteurs favorisant ces accidents sont des antécédents ulcéreux et l'association à un corticoïde ou un autre AINS (que facilite l'automédication). Le risque d'hémorragie ou de perforation est dose-dépendant.

D'autres complications digestives ont été rapportées : œsophagite, ulcérations du grêle, atteinte de la paroi colique [2].

*En pratique*, il faut retenir que :

- les AINS sont contre-indiqués en cas d'ulcère gastro-duodénal :
  - cette contre-indication est *formelle* en cas d'*ulcère évolutif,*
  - cette contre-indication est *relative* en cas d'*ulcère récent ayant fait la preuve endoscopique de sa cicatrisation,*
  - les AINS peuvent être *employés avec précaution et sous couvert d'un inhibiteur de la pompe à protons ou de misoprostol* en cas d'*ulcère ancien.* Les indications sont alors à peser avec soin en fonction de la maladie et surtout de l'âge;
- toute anémie inexpliquée découverte en cours de traitement impose une fibroscopie.

**Les troubles de l'hémostase** sont en rapport avec le pouvoir antiagrégant plaquettaire de l'acide acétylsalicylique (AAS). L'allongement du temps de saignement, apparaissant même avec une faible dose (< 100 mg/j chez l'adulte) persiste 4 à 8 jours après l'arrêt du traitement. Il peut provoquer une augmentation de l'abondance et de la durée des *règles*, ou encore — sur lésions préalables — des hémorragies diverses.

**Les troubles neurosensoriels** (bourdonnements d'oreilles, vertiges, sensations d'hypoacousie, céphalées) révèlent, en règle, un surdosage (surtout chez les enfants et les personnes âgées) par l'aspirine. Ils se rencontrent aussi avec d'autres AINS, même aux doses usuelles.

**Les manifestations d'hypersensibilité** ont une expression clinique variable : prurit, éruptions diverses, urticaire, rhinite, bronchospasme et plus exceptionnellement, œdème de Quincke ou choc anaphylactique. Elles sont liées soit à une réaction authentiquement immunoallergique, soit à un terrain particulier caractérisé par une perturbation du métabolisme de l'acide arachidonique (précurseur des prostaglandines) d'où l'existence de phénomènes croisés d'intolérance entre des AINS sans parenté chimique. La forme la plus typique est représentée par le syndrome de Widal (asthme, polypose naso-sinusienne, hypersensibilité à l'aspirine et aux autres AINS).

L'AAS peut enfin induire très rarement **des méthémoglobinémies** et **des hémolyses** (déficit en G6PD). D'une manière générale, l'AAS et les AINS commercialisés comme antalgiques/antipyrétiques partagent les effets indésirables de leur classe (voir chapitre 14-7).

**Le syndrome de Reye** est exceptionnel mais grave. Il se voit *surtout chez l'enfant de moins de 15 ans,* au cours de syndromes fébriles notamment d'origine virale (influenza type A ou B, varicelle...). Il réalise un tableau d'**insuffisance hépatocellulaire grave** avec des signes digestifs (nausées, vomissements), des signes neuropsychiques et une encéphalopathie aiguë d'évolution souvent mortelle.

C'est en 1963 que Reye en a décrit les premières observations. Depuis, plusieurs études américaines ont établi une relation formelle entre la prescription de salicylés et la survenue du syndrome de Reye. L'incidence annuelle aux États-Unis varie (suivant les États) entre 3,3 et 8,8 cas par million d'enfants de moins de 18 ans, et atteint près de 40 cas par million d'enfants en Irlande du Nord. La mortalité serait de l'ordre de 50 %.

En Europe continentale, l'imputabilité du syndrome de Reye à la prise d'AAS n'a pas été, à ce jour, formellement démontrée.

*En pratique,* il semble prudent, comme aux États-Unis (où la prise d'AAS est déconseillée jusqu'à l'âge de 18 ans) ou en Grande-Bretagne (où les présentations pédiatriques ont été retirées du marché), de préférer le paracétamol à l'AAS comme traitement symptomatique des états fébriles de l'enfant et de l'adolescent [19].

## II. EFFETS INDÉSIRABLES DES ANTALGIQUES DOTÉS DE PROPRIÉTÉS ANTIPYRÉTIQUES

### *Paracétamol*

Ses effets indésirables sont très rares aux doses thérapeutiques. Aussi, beaucoup préfèrent-ils aujourd'hui le paracétamol à l'AAS comme antalgique antipyrétique de première intention.

Les effets indésirables les moins rares du paracétamol sont **les manifestations cutanées** à type de *rashes* avec érythème, urticaire et/ou prurit, imposant de récuser formellement à l'avenir l'emploi de ce médicament en cas d'antécédent allergique même mineur.

En outre, **l'hépatotoxicité** du paracétamol doit être soulignée, même si elle n'intervient pas aux doses thérapeutiques chez l'adulte sain. Par contre, au cours des insuffisances hépatocellulaires (cirrhose...), chez les sujets dénutris ou recevant un traitement inducteur enzymatique, ou encore chez l'enfant et les personnes âgées, le paracétamol peut engendrer en 3 à 5 jours, une cytolyse hépatique de mécanisme toxique, même en cas de surdosage modéré.

L'alcoolisme potentialise l'hépatotoxicité par l'activation du cytochrome $P_{450}$ et la déplétion du glutathion intracellulaire [16, 20, 25, 28, 31].

Cette hépatotoxicité est redoutable *en cas d'intoxication massive* accidentelle ou de tentative d'autolyse. Elle est souvent sévère dès que la dose ingérée est supérieure à 10 g chez l'adulte ou à 150 mg/kg chez l'enfant. Elle nécessite une hospitalisation immédiate et un traitement d'urgence par la N-acétylcystéine (*Fluimucil, Mucomyst...*) qui, prescrite précocement (dans les 4 à 8 heures au mieux après l'ingestion du paracétamol) par voie orale (ou parentérale en cas de vomissement), permet de prévenir cette hépatite [3, 14, 15, 21].

*En pratique,* l'administration d'acétylcystéine doit être décidée quand la concentration plasmatique de paracétamol excède 200 mg/L (150 mg/L pour certains) à la quatrième heure de l'intoxication, ce seuil étant abaissé à 100 mg/L chez les sujets à risques [3, 28]. Administrée entre la 10ᵉ et la 24ᵉ heures de l'intoxication, l'acétylcystéine diminue la sévérité de l'hépatite et la fréquence des décès (< 5 %) [3, 28].

Signalons enfin une notion préventive liée à la *galénique* : les *formes effervescentes* de paracétamol (*Doliprane effervescent, Efferalgan effervescent, Efferalgan codéine*) sont dissuasives pour les tentatives d'autolyse, dans la mesure où elles imposent de faire fondre les comprimés dans des volumes liquidiens importants; de même, chez l'enfant, elles limitent le risque de prise accidentelle massive par leur caractère effervescent et aussi par le contact avec la langue (sensation sapide).

Les autres accidents, exceptionnels aux doses thérapeutiques, sont :

- **le bronchospasme**, avec possibilité de réaction croisée avec l'AAS (5 à 6 % de réactions croisées) [26];
- **les accidents hématologiques** : anémie hémolytique (parfois rattachée à un déficit en G6PD) [18], thrombopénie [10], agranulocytose (seulement en cas de posologie élevée et/ou prolongée [11, 12]);
- **la néphropathie des analgésiques** : longtemps attribuée à la seule consommation excessive de phénacétine au long cours, elle se traduit par une néphropathie tubulo-interstitielle caractérisée par une nécrose papillaire et évoluant lentement vers l'insuffisance rénale [5]. En fait, la prise prolongée de paracétamol seul a occasionnellement été retrouvée dans l'étiologie de cette affection.

**Interactions avec les examens paracliniques** : la prise de paracétamol peut fausser le dosage de *la glycémie* par la méthode à la glucose-oxydase-péroxydase.

*En pratique*, le paracétamol est un antalgique efficace et de maniement facile à condition de respecter :

- ses contre-indications :
  - *hypersensibilité* connue au paracétamol,
  - *insuffisance hépatocellulaire*,
- ses précautions d'emploi :
  - ne pas dépasser 3 à 4g/j chez l'adulte : dans de nombreux pays, dont maintenant la France, la posologie quotidienne autorisée est de 4 g/j,
  - respecter un intervalle de 4 heures entre les prises chez le sujet sain, et de 8 heures en cas d'insuffisance rénale évoluée (clairance < 10 mL/min),
  - ne pas dépasser 1 g par prise chez l'adulte.

## *Métamizole (ou noramidopyrine)*

### ACCIDENTS IMMUNOALLERGIQUES

Bien que très efficace, notamment en association à un antispasmodique *(Viscéralgine Forte, Avafortan...)* dans le traitement des douleurs viscérales aiguës à composante spasmodique (colique néphrétique ou hépatique...), la noramidopyrine (NA) expose au risque d'agranulocytose, ce qui impose aujourd'hui de la réserver à des situations exceptionnelles.

#### Agranulocytose

L'agranulocytose à la NA est en effet *mortelle* dans plus de 10 % des cas; en outre son mécanisme immunoallergique la rend *imprévisible*, donc *inaccessible à la prévention* ou à un diagnostic précoce. Elle n'est donc *pas dose-dépendante* et peut être même provoquée par une dose minime (un comprimé). Son incidence serait de l'ordre de 1 accident par million de patients traités pendant une semaine [1]. Ainsi, même chez un sujet sans antécédent allergique, la prescription de ce médicament doit être mûrement réfléchie. Rien ne permet, en effet actuellement de dépister les sujets sensibles; rien ne permet, sous traitement, de prévoir la survenue d'une agranulocytose; celle-ci peut apparaître après la première prise ou après plusieurs semaines de traitement, ou lors d'une réadministration.

*La surveillance systématique de la numération globulaire* reste une sécurité relative, voire illusoire. Aussi, tout patient prenant de la NA doit savoir que l'apparition d'une fièvre, d'une angine et/ou d'ulcérations buccales impose :

- l'arrêt immédiat du médicament,
- le contrôle d'urgence de l'hémogramme.

La poursuite de la prise de la NA majore les risques de mortalité. La constatation d'une agranulocytose nécessite le transfert d'urgence en milieu hospitalier.

### Choc anaphylactique

Il s'agit de réactions générales survenant après injection parentérale, essentiellement chez des sujets prédisposés. Il est nécessaire d'interroger le malade au sujet d'éventuels antécédents allergiques : devant un terrain allergique, éviter la NA et notamment toute forme injectable de cette substance.

Pour ces raisons, on peut très bien utiliser — après échec, ou contre-indication des antispasmodiques associés aux AINS injectables — les opiacés majeurs pour le traitement des formes hyperalgiques des coliques néphrétiques, hépatiques ou d'autres douleurs intenses à composante spasmodique.

**D'autres effets indésirables immunoallergiques**, à type d'anémie ou de thrombocytopénie ou de crise d'asthme, peuvent être observés occasionnellement.

## AUTRES EFFETS INDÉSIRABLES ET PRÉCAUTIONS

À signaler le risque exceptionnel de *néphropathie aux antalgiques*, d'*éruptions cutanées* et de *toxidermies* parfois sévères (syndrome de Lyell ou de Stevens-Johnson). Rappelons que la noramidopyrine peut colorer les urines en brun ou en rouge. Enfin, il est nécessaire de faire preuve de prudence avec les médicaments comportant un composant à effet atropinique (ex : le tiémonium de la *Viscéralgine Forte*) en cas :

- d'hypertrophie prostatique;
- d'insuffisance hépatique ou insuffisance rénale;
- d'insuffisance coronarienne, troubles du rythme, hyperthyroïdie;
- de bronchite chronique, en raison de l'accroissement de la viscosité des sécrétions bronchiques;
- d'iléus paralytique ou d'atonie intestinale chez les personnes âgées.

De même, compte tenu des propriétés du composant atropinique, on peut s'attendre chez des sujets prédisposés à la survenue de sécheresse de la bouche, troubles de l'accommodation, diminution de la sécrétion lacrymale, tachycardie, palpitations, constipation, rétention d'urine, épaississement des sécrétions bronchiques, excitabilité et confusion mentale chez les personnes âgées. Il est possible de prévenir ou de faire disparaître ces incidents par ajustement de la posologie.

Enfin, la NA doit être évitée au cours de la *grossesse*, ainsi que pendant *l'allaitement*, et ceci à la fois par rapport à la noramidopyrine elle-même, mais aussi du fait de l'association possible à un composant atropinique.

En pratique, la NA ne doit *jamais être prescrite en première intention* (y compris lors de douleurs à composante spasmodique, contrairement à une idée reçue) et doit être réservée à des *situations exceptionnelles* d'impasses thérapeutiques, exclusivement en cas d'échec ou de contre-indication de tous les autres antalgiques.

## III. EFFETS INDÉSIRABLES DES ANTALGIQUES PURS

### *Floctafénine*

La glafénine ayant été suspendue en 1992, puis retirée du marché en raison de ses complications immunoallergiques, la floctafénine (*Idarac*) reste la seule fénine encore disponible en France.

Les effets indésirables de la floctafénine sont dominés en gravité par les réactions d'hypersensibilité : urticaire, bronchospasme, œdème de Quincke et accidents anaphylactiques pouvant aller jusqu'au choc. Les exceptionnelles insuffisances rénales aiguës procéderaient du même mécanisme [1].

En pratique, une intolérance antérieure, même mineure (dysesthésies des extrémités, picotement laryngé, *flush*, malaise) contre-indique définitivement l'emploi de la floctafénine. De même, il est recommandé d'éviter les prises épisodiques itératives du médicament parce qu'elles sont susceptibles de favoriser une sensibilisation à la molécule. Ceci revient à condamner l'usage de la floctafénine dans les douleurs récurrentes. Le risque de choc justifie par ailleurs son interdiction chez les malades atteints d'une cardiopathie ischémique, d'une insuffisance cardiaque sévère, ou traités par des β–bloquants. Enfin, il est préférable d'éviter la floctafénine pendant la grossesse ou l'allaitement [1].

Somme toute, la floctafénine n'a plus qu'une place limitée dans notre arsenal thérapeutique. Mais comme elle n'est pas ulcérogène et n'interfère pas avec les anticoagulants, elle peut rendre service dans des situations particulières où d'autres antalgiques sont inefficaces, mal tolérés ou contre-indiqués.

### *Néfopam*

Le néfopam (*Acupan*) est un antalgique pur non opioïde à action centrale. Il est uniquement disponible sous forme injectable.

Ses effets indésirables sont fréquents, principalement liés à ses propriétés atropiniques : sécheresse buccale, palpitations, tachycardie, rétention d'urines, irritabilité, vertiges [1]. Ces effets, dose-dépendants, tendent à s'atténuer avec le temps alors qu'ils sont majorés par l'association à des médicaments ayant aussi des propriétés anticholinergiques (atropiniques, antidépresseurs imipraminiques, antihistaminiques H1, neuroleptiques phénothiaziniques...), voire à des sympathomimétiques. Le néfopam expose aussi à des nausées ou des vomissements, des sueurs, de la somnolence. Pour limiter ces incidents, il est conseillé de pratiquer l'injection intraveineuse très lentement (> 5 min) sur un patient en décubitus [1].

Ce profil pharmacologique vaut au néfopam d'être contre-indiqué en cas de comitialité, de dysurie urétro-prostatique, de risque de glaucome par fermeture de l'angle et d'insuffisance coronarienne. La prudence s'impose chez l'insuffisant rénal ou hépatique. Faute de données suffisantes, le néfopam ne doit pas être administré à l'enfant de moins de 15 ans, ni à la femme enceinte ou allaitant [1].

## IV. AUTRES EFFETS INDÉSIRABLES DES ANTALGIQUES NON OPIACÉS

### *Céphalées des antalgiques*

Ce sont des céphalées mixtes associant une céphalée chronique sur laquelle viennent se superposer des crises migraineuses souvent atypiques (uni ou bilatérales avec nausées, troubles du sommeil). Ces céphalées surviennent chez les migraineux dont la prise compulsive de médicaments antalgiques (aspirine, paracétamol, dérivés ergotés) souvent par anticipation, déclenche des *céphalées de rebond.*

Parmi les antalgiques les plus incriminés figurent l'ergotamine (> à 10 mg/semaine), la caféine (> à 50 mg/semaine), l'aspirine (> 1 g/jour) et le paracétamol (> 1 g/jour).

Le traitement consiste en un *sevrage* en ces médicaments, le plus souvent au cours d'une *hospitalisation* en raison de la réactivation de la symptomatologie migraineuse.

La physiopathologie est encore incertaine. L'abus d'antalgiques pourrait interférer avec l'inhibition des systèmes antinociceptifs (ergotamine avec sérotonine, caféine avec noradrénaline) ou par le biais de modifications micro-circulatoires (effet vasoconstricteur des anti-migraineux).

### *Autres effets indésirables*

Signalons également :

- *des anorectites*, parfois nécrosantes, induites par les *suppositoires*, surtout chez des patients porteurs d'hémorroïdes ; l'on peut prévenir ces anorectites en prenant le soin de conserver les suppositoires au froid (réfrigérateur) ;
- une tendance à *la somnolence* provoquée par la floctafénine et le paracétamol ;
- *une asthénie* (psychique, physique, sexuelle) ressentie par beaucoup de patients douloureux chroniques, mais dont il est difficile d'établir la responsabilité respective des antalgiques et de la douleur en elle-même.

## V. INTERACTIONS MÉDICAMENTEUSES

Les AINS employés comme antalgiques partagent les interactions de leurs classes pharmacologiques respectives (chapitre 14-7).

À cet égard, l'*aspirine* se distingue par des interactions plus marquées avec :

- les anticoagulants (interaction pharmacodynamique par son effet sur l'hémostase primaire et pharmacocinétique avec les antivitamines K dont elle augmente la fraction libre) ;
- les antidiabétiques : insuline et surtout sulfamides hypoglycémiants ;
- le méthotrexate, dont elle diminue l'excrétion rénale.

D'autres associations médicamenteuses sont susceptibles de potentialiser les effets indésirables des divers antalgiques (cf. supra).

L'association *aspirine-lithium* n'augmente pas la lithiémie, contrairement à ce que l'on observe avec la plupart des autres AINS.

## CONCLUSION

Aucun antalgique n'est anodin. Il faut penser à :

- **prévenir** les effets indésirables des antalgiques en respectant scrupuleusement leurs contre-indications, au bénéfice d'un choix avisé et d'un maniement pertinent ;

– **dépister** ces effets indésirables : cela suppose d'y penser systématiquement, car, à côté de la prescription du médecin traitant, peuvent intervenir d'autres prescriptions ainsi que des automédications (par antalgiques prélevés dans la pharmacie familiale avec possibilité d'usage de médicaments périmés), dont le malade pourra avoir omis de parler, notamment du fait de la « banalisation » des antalgiques dans son esprit, ce qui est, à l'évidence, un écueil important.

Pour preuve, le fait que, dans une étude de l'Association pédagogique nationale pour l'enseignement de la thérapeutique (APNET) portant sur 83 cas de iatrogénie médicamenteuse observée en milieu hospitalier [23] :

– 18 cas (21,6 %) (dont 7 automédications sur 8) étaient engendrés par les antalgiques ou les anti-inflammatoires ;

– l'autoprescription concernait les antalgiques 5 fois, dont 4 fois le seul AAS, le 5e cas étant le fait d'une élévation des transaminases imputée à la prise de paracétamol, à la dose de 4 g/j pendant seulement 2 jours et ce, en l'absence de cause d'induction enzymatique patente (pas d'éthylisme, pas d'interaction médicamenteuse apparente).

En définitive, *le paracétamol* apparaît comme l'antalgique le plus sûr aux doses thérapeutiques chez l'adulte et plus encore chez l'enfant.

## Bibliographie

[1] BANNWARTH B. — Analgésiques non morphiniques. Principes et règles d'utilisation. *Rev. Prat.* (Paris), 1996, *46*, 1025-1030.

[2] BANNWARTH B. — Anti-inflammatoires non stéroïdiens. Principes et règles d'utilisation. *Rev. Prat.* (Paris), 1998, *48*, 1011-1017.

[3] BRIDGER S., HENDERSON K., GLUCKSMAN E., JELLIS AJ., HENRY J.A., WILLIAMS R. — Deaths from low dose paracetamol poisoning. *Br. Med. J.*, 1998, *316*, 1724-1725.

[4] CHEYMOL G., BIOUR M., BRUNEEL M., ALBENGRES E., HAMEL J.D. — Bilan d'une enquête nationale prospective sur les effets indésirables de la glafénine, de l'antrafénine et de la floctafénine. *Thérapie*, 1985, *40*, 45.

[5] ELSEVIERS M.M., DE BROE M.E. — Analgesic nephropathie. Is it caused by multi-analgesic abuse or single substance rise ? *Drug saf.*, 1999, *20*, 15-24.

[6] ESCOUSSE A., STRAUSS J., TAVERNIER C., SGRO C. — Toxicité des anti-inflammatoires non-stéroïdiens utilisés comme antalgiques. *In* : Hérisson C., Avouac B., Simon L. (eds), *Acquisitions rhumatologiques. Les médicaments antalgiques*. Paris, Masson, 1992, 87-94.

[7] GAULTIER M., BISMUTH C., MOREL-MAROGER L., DAUCHY F. — Néphropathie tubulo-interstitielle aiguë au cours d'intoxication par la glafénine. À propos de 5 cas. *Thérapie*, 1974, *29*, 579.

[8] GANEVAL D., BOURNERIAS F., DANIEL F., ROZEN J., HOMBERG J.C., HABIBI B. — Hémolyse par anticorps antiglafénine avec insuffisance rénale aiguë. *Nouv. Presse Méd.*, 1978, *7*, 3254.

[9] GILLET P., TRECHOT Ph., KRAKOWSKI I., JOUZEAU J.Y., FELDMAN L, MOREAU P., NETTER P. — La noramidopyrine a-t-elle encore sa place comme antalgique en 1992 ? *In* : Hérisson C., AVOUAC B., SIMON L. (Eds), *Acquisitions rhumatologiques Les médicaments antalgiques*. Paris, Masson, 1992, 102-107.

[10] HEADING R.C. — Purpura and paracetamol. *Brit. Med. J.*, 1968, *3*, 743.

[11] HIRSH J.-F., PICHARD S., FLOTTES P., NEGELLEN J.L. — Agranulocytose et hyperbilirubinémie au décours d'un traitement prolongé par paracétamol. *Thérapie*, 1982, *37*, 593.

[12] JOUET J.P., HUART J.J., BAUTERS F., GOUDEMAND M. — Le paracétamol cause méconnue d'agranulocytose. *Nouv. Presse Méd.*, 1980, *9*, 1386.

[13] KESSLER M., MERTENS N., HURAULT DE LIGNY B., HURIET C. — Insuffisance rénale aiguë associée à la prise de glafénine et dérivés. À propos de 12 observations. *Thérapie*, 1982, *37*, 455.

[14] LARREY D., FRÉNEAUX E, PESSAYRE D. — Hépatites aiguës cytolytiques et mixtes, hépatites chroniques et cirrhoses induites par les médicaments. *Rev. Fr. Gastroentérol.*, 1988, *24*, 839-845.

[15] LARREY D. — Hépatite au paracétamol. *In :* Queneau P. (éds), *Stratégies thérapeutiques et arbres décisionnels.* Springer-Verlag, 1990, 109-112.

[16] LUQUEL L., AZZI R., DESAINT B., MASSART J.D., OFFENSTADT G. — Hépatonéphrite aiguë chez l'alcoolique après prise de paracétamol à dose thérapeutique. *Presse Méd.*, 1988, *17*, 1318.

[17] MANTZ J.-M., PAULI G., MEYER P., TEMPE J.-D., JAEGER A., KOPFERSCHMITT J., SAUDER Ph., MULLER J.J., FLESH F., BENMATTI A. — Le choc anaphylactique. Résultats d'une enquête nationale portant sur 1047 cas. *Rev. Méd. Int.*, 1982, *3*, 331.

[18] MARNOR E., MARMOR A., KAUFMAN S., LEIBA H. — Massive hemolysis caused by acetaminophen, positive determination by direct Coombs test. *JAMA*, 1976, *236*, 2777.

[19] MONTASTRUC P.J.L. — *Douleur actualités, n° 11*, mars 1991, 9-11.

[20] PEZZANO M., RICHARD Ch., LAMPL E., PELLETIER G., FABRE M., RIMAILHO A., AUZEPY Ch. — Toxicité hépatique et rénale du paracétamol chez l'alcoolique chronique. *Presse Méd.*, 1988, *17*, 21.

[21] PRESCOTT L.F. — Paracetamol overdosage. Pharmacological considerations and clinical management. *Drugs*, 1983, *25*, 290-314.

[22] QUENEAU P., PERPOINT B., AVOUAC B., LAURENT B. — Médicaments antalgiques. *In* : Queneau P. et Bouvenot G. (éds), *Manuel de thérapeutique médicale.* Masson, 1991, 269-280.

[23] QUENEAU P., CHABOT J.M., RAJAONA H., BOISSIER C., GRANDMOTTET P. — Iatrogénie observée en milieu hospitalier. À propos de 109 cas colligés à partir d'une enquête transversale de l'APNET. Analyse des causes et propositions pour de nouvelles mesures préventives. *Bull. Acad. Nat. Méd.*, 1992, *176*, n° 4, 511-529 et 1992, *176*, n° 5, 651-667.

[24] ROZEN J., HOMBERG J.C., OFFENSTADT G., HERICORD P., DAMECOURT C., DURON F. — Insuffisance rénale aiguë à la glafénine. Mise en évidence d'anticorps par test de Coombs en présence du médicament. *Nouv. Presse Méd.*, 1978, *7*, 3255.

[25] SEEF L.B., CUCCHERINI B.A., ZIMMERMAN J., ADLER E., BENJAMIN S.B. — Acetaminophen hepatotoxicity in alcoholics. A therapeutic misadventure. *Ann Int. Med.*, 1986, *104*, 399.

[26] SETTIPANE G. — Adverse reactions to aspirin and related drugs. *Arch. Int. Med.*, 1981, *141*, 328.

[27] SILLANPAA M., KASANEN A., ELONEN A. — Changes of panorama in renal disease mortality in Finland after pbenacetin restriction. *Acta Med. Scand.*, 1982, *212*, 313.

[28] VALE J.A., PROUDFOOT A.T. — Paracetamol (acekmiprophen) poisining. *Lancet*, 1995, *346*, 547-552.

[29] WATRIGANT Y., SALOMEZ-GRANIER F., FOURNIER P., PRIN M., LEFEBVRE J. — Purpura thrombopénique secondaire à la prise d'antrafénine. *Presse Méd.*, 1983, *12*, 363.

[30] YPMA R.T.J.M., FESTEN J.J.M., DEBRUIN C.D. — Hepatotoxicity of glafenine. *Lancet*, 1978, *2*, 480.

[31] ZIMMERMAN H.J. — Effects of aspirin and acetaminophen on the liver. *Arch. Int. Méd.*, 1981, *141*, 333.

# 12. Effets indésirables des opiacés

par P. Queneau, B. Bannwarth, J. Schmidt, B. Perpoint (†), G. Bouvenot, D. Mille

Les effets indésirables des opiacés méritent d'être mieux connus de tout praticien car ils conditionnent la prescription des opiacés, surtout dans le traitement des douleurs chroniques cancéreuses.

Nous insisterons en préambule sur les points suivants [1, 2, 6] :

– les effets indésirables des divers opioïdes sont *dose-dépendants* d'où la nécessité d'un ajustement strict de la posologie à l'intensité de la douleur;

– il existe une *grande variation de la susceptibilité individuelle aux opioïdes*, mais d'une manière générale, les personnes *âgées* sont plus sensibles à ces médicaments;

– constipation et myosis mis à part, les effets indésirables sont sujets à *l'accoutumance* : ils sont donc plus marqués en début de traitement ou après une augmentation de la posologie, mais s'estompent généralement dans les jours suivants;

– aux doses équianalgésiques, *les divers opiacés provoquent sensiblement les mêmes effets indésirables*, mais certains dérivés (péthidine, pentazocine, dextropropoxyphène) exposent à des complications particulières.

## I. MORPHINE ET AUTRES AGONISTES PURS

### *Morphine*

La morphine, agoniste pur, se fixe sur les récepteurs μ, mais aussi κ et δ.

*Son action inhibitrice* sur le système nerveux central est responsable de l'effet antalgique, mais aussi de la somnolence et de la dépression respiratoire.

*Son action excitatrice* centrale provoque des nausées, des vomissements, des convulsions et un myosis.

Elle augmente *la pression intracrânienne*, pouvant aggraver des troubles neurologiques existants.

*Son action périphérique* peut entraîner une bronchoconstriction, une constipation, une augmentation du tonus vésical, une hypersudation, un prurit ou une sensation de bouche sèche.

Une insuffisance hépatique, ou surtout rénale, favorise l'apparition d'accidents de surdosage par accumulation des métabolites.

#### EFFETS SUR L'APPAREIL RESPIRATOIRE

L'un des effets les plus redoutés est *la dépression respiratoire*, liée à une diminution de la sensibilité des récepteurs bulbaires à leurs stimuli et notamment au taux sanguin de dioxyde de carbone. Est aussi observée une bronchoconstriction, à l'origine de *crises d'asthme,* ainsi qu'une inhibition du centre de la toux (utilisation ancienne et toujours actuelle de la codéine et de la codéthylline comme antitussif).

La dépression respiratoire, variable d'un patient à l'autre, survient essentiellement après l'administration d'une posologie trop rapidement élevée. La douleur ayant un effet stimulant sur la respiration, il est exceptionnel d'observer de tels accidents lors d'une augmentation progressive des posologies (« titration »). Cependant, cette dépression respiratoire, dose-dépendante, est à craindre chez l'insuffisant respiratoire ou le malade prenant de façon concomitante d'autres substances sédatives (psychotropes, alcool). Elle peut être efficacement combattue par la naloxone (*Narcan*).

#### EFFETS SUR LES CENTRES DE VOMISSEMENT

Les opiacés stimulent la *chemoreceptor trigger zone* du plancher du 4$^{e}$ ventricule qui commande les centres du vomissement. Ils entraînent aussi une hypertonie du pylore.

Cette action émétisante est à l'origine de *nausées* et de *vomissements*, observés surtout en début de traitement (mais pouvant persister plusieurs semaines). Elle répond aux antiémétiques usuels (métoclopramide [*Primpéran*], métopimazine [*Vogalène*]...). En cas d'échec, on peut utiliser le dompéridone (*Motilium*), les antihistaminiques, voire d'autres neuroleptiques (phénothiazines : par exemple chlorpromazine [*Largactil*] ou butyrophénones : halopéridol [*Haldol*]).

#### EFFETS SUR LA MUSCULATURE LISSE

*Sur l'intestin* : la diminution des ondes péristaltiques, la contraction du sphincter anal, la dépression du centre de défécation, la diminution des sécrétions digestives entraînent une *constipation opiniâtre et durable* pouvant aller jusqu'à un *état pseudo-occlusif.* Cela justifie la prescription des règles hygiéno-diététiques habituellement préconisées dans la constipation : bonne hydratation, activité physique ou, au moins, mobilisation du patient. Le recours aux laxatifs est souvent nécessaire en utilisant de préférence des laxatifs non irritants comme les laxatifs à action osmotique (lactulose : *Duphalac*; lactitol : *Importal*; macrogol 3350 : *Forlax*, *Movicol*, *Transipeg*). Les laxatifs stimulants (docusate de sodium : *Jamylène*; séné : *Modane*...) sont efficaces, mais doivent être utilisées en cures courtes et sous surveillance du fait de leur effets secondaires liés à une utilisation prolongée : hypokaliémie et déshydratation notamment. Des lavements et des purges peuvent être nécessaires. Parfois même, le recours à une évacuation manuelle peut s'imposer (fécalome). La pyridostigmine (*Mestinon*) peut être également utilisée en phase d'atonie intestinale aiguë.

La morphine renforce les contractions gastriques avec spasme du pylore, d'où un retard à la vidange gastrique. Elle augmente le tonus des fibres circulaires des voies biliaires avec spasme du sphincter d'Oddi, à l'origine d'exceptionnelles crises de colique hépatique.

*Sur les voies urinaires* : la morphine augmente le tonus du muscle détrusor, du trigone et du sphincter vésical, parfois à l'origine de dysurie voire de rétention urinaire.

*Chez la femme enceinte,* les morphiniques augmentent la durée du travail par diminution de la fréquence et de la durée des contractions utérines. De plus, ils passent la barrière placentaire et peuvent ainsi créer une détresse respiratoire néonatale.

### EFFETS SUR LE SYSTÈME NERVEUX CENTRAL

La morphine a *une action psychodysleptique* qui s'exprime de façon variable dans son importance et ses modalités. Le plus souvent, elle se traduit par une indifférence aux sensations désagréables, un état de bien-être et d'euphorie, plutôt bénéfiques dans le contexte de la douleur chronique. Certains patients se plaignent d'une dysphorie : anxiété, frayeur, cauchemars (assez fréquents).

La morphine exerce *une activité sédative* avec somnolence et un ralentissement psychomoteur, et même des troubles cognitifs ou un état confusionnel. Ce risque doit surtout être pris en compte chez le sujet âgé. On avertira donc le malade du danger de la conduite automobile, du moins en début de traitement.

*La dépendance psychique* (ou *addiction*) se définit comme un trouble du comportement qui conduit à une recherche compulsive du produit [3]. Ce phénomène ne s'observe guère lors de l'utilisation de la morphine dans la douleur chronique cancéreuse. La demande d'une augmentation des doses ou d'un complément antalgique signe alors l'aggravation de la douleur plutôt qu'une tendance à son utilisation abusive, voire l'installation de phénomène de tolérance (ou accoutumance) à l'effet analgésique, en règle peu marqué.

La *dépendance physique* est en revanche un phénomène purement pharmacologique, lié à la stimulation chronique des récepteurs. Elle se traduit par la survenue d'un *syndrome de sevrage* à l'arrêt brutal des opiacés ou à l'administration d'un antagoniste spécifique. Le syndrome de sevrage associe dans un tableau clinique complexe : sueurs, bâillements, larmoiement, rhinorrhée, éternuements, crampes musculaires, céphalées, asthénie, sudation, anxiété, irritabilité, insomnie, agitation, anorexie, troubles digestifs (nausées, vomissements, diarrhée, douleurs abdominales), tachycardic, HTA, polypnée, hyperthermie, déshydratation, mydriase. Il survient quelques heures après l'arrêt brutal d'un traitement prolongé et atteint son maximum entre la 36ᵉ et 72ᵉ heure.

Le traitement du sevrage comporte des mesures symptomatiques, la réintroduction de petites doses d'opiacées et parfois le recours à la clonidine (*Catapressan*) associée aux neuroleptiques.

### AUTRES EFFETS

*Les effets cardio-vasculaires* sont peu marqués : l'action vagale se traduit par une hypotension, une bradycardie, une baisse des résistances périphériques et une réduction du travail cardiaque. En pratique, on peut utiliser la morphine dans l'œdème aigu du poumon et l'infarctus du myocarde à TA conservée. À la diminution de la consommation d'oxygène par le myocarde s'ajoute l'effet antalgique et apaisant.

Les morphiniques accroissent *le tonus des muscles striés.* L'hypertonie est surtout le fait de fortes doses ou de l'emploi d'analgésiques puissants (fentanyl).

Les opiacés provoquent *un myosis* d'origine centrale, excellent signe d'intoxication chronique.

À fortes doses, la morphine peut provoquer *une hyperthermie* par action sur les centres thermorégulateurs de l'hypothalamus.

À signaler aussi *des actions hormonales* :

- réduction de la diurèse par libération d'ADH;
- hyperglycémie par libération de catécholamines surrénaliennes;
- prurit par libération d'histamine.

Enfin, l'on peut quelquefois observer :

- des vertiges : rares (1 % des cas), ils nécessitent de réduire la dose de morphinique ou de changer de molécule;
- des sueurs, parfois profuses et nocturnes;
- une intolérance à la morphine, exceptionnelle, avec vomissements incoercibles, sédation profonde, psychose, prurit tenace. On peut alors remplacer le morphinique par un autre opiacé.

### *Autres agonistes purs*

Ils possèdent les mêmes effets indésirables que la morphine avec une importance variable suivant la molécule utilisée. Il y a lieu de rappeler l'action hypotensive et les effets excitateurs centraux de la péthidine (*Dolosal*), inducteurs possibles de myoclonies et de crises convulsives (cas exceptionnels). À l'inverse, les dispositifs transdermiques de fentanyl (*Durogésic*) ont leur place dans le traitement des douleurs chroniques cancéreuses rebelles, où ils représentent une alternative à la morphine, en raison des différences individuelles de sensibilité, mais aussi du fait que leurs effets digestifs et neuropsychiques paraissent moindres. Aux doses équianalgésiques, le fentanyl transdermique partage les effets indésirables de la morphine. Rappelons que les patchs doivent être appliqués sur peau saine et sèche, de préférence sur une zone plane et non pileuse.

**Les contre-indications** des agonistes purs découlent de leurs propriétés et de leurs effets secondaires : insuffisance respiratoire, hépatique ou rénale (voir plus loin), hypertension intracrânienne de toute étiologie, convulsions, douleurs abdominales d'étiologie inconnue (risque de gêner le diagnostic), intoxication éthylique aiguë et delirium tremens, grossesse et allaitement. Ces contre-indications sont à considérer en fonction du contexte en termes de bénéfices/risques.

**L'association** :

- *aux IMAO* est à proscrire car il a été noté des accidents sévères voire mortels avec la péthidine. Il faut attendre 15 jours après arrêt des IMAO avant de débuter un traitement aux morphiniques;
- *aux médicaments dépresseurs du système nerveux central et/ou aux antidépresseurs tricycliques,* peut être la cause de surdosages avec potentialisation.

**Des précautions sont à prendre en fonction du terrain**. La posologie doit être adaptée chez l'insuffisant rénal et/ou hépatique, ainsi que chez les personnes âgées et l'enfant. La morphine est « autorisée » à partir de l'âge de 6 mois, la dose de départ conseillée étant de 1 mg/kg par jour. En revanche, le patch fentanyl (*Durogésic*) est réservé à l'adulte.

## II. AGONISTES PARTIELS ET AGONISTES-ANTAGONISTES

Ils ont globalement des effets similaires, et exposent, les uns et les autres, à l'inconvénient de l'« effet plafond » (cf. chap. 9) : les effets antalgiques ne sont dose-dépendants que jusqu'à certaines posologies à partir desquelles ils « plafonnent » alors que les effets indésirables restent, eux, dose-dépendants.

*Les contre-indications* et *les précautions d'emploi* sont également les mêmes.

### *Agonistes partiels*

Principal « agoniste » partiel, **la buprénorphine** (*Temgésic*) est un opioïde semi-synthétique dont la liaison aux récepteurs μ est si stable (affinité 50 fois supérieure à celle de la morphine) que même de fortes doses de naloxone (*Narcan*) restent peu efficaces en cas de surdosage accidentel. Le doxapram (*Dopram*), stimulant de la commande ventilatoire, est alors recommandé comme traitement de la dépression respiratoire ; cette dernière est aussi fréquente que celle observée avec la morphine, à dose analgésique équivalente, alors que somnolence, nausées et vomissements sont plus fréquents (30 % des cas environ). Vertiges, lipothymies, sueurs, asthénie sont observés dans environ un quart des cas, au début du traitement (comme avec la morphine). Quelques cas d'hallucinations ont été constatés. Ces effets indésirables s'amendent avec le temps lors de l'administration prolongée.

*Les contre-indications* sont les mêmes que celles de la morphine, ainsi que les précautions d'emploi et interactions avec les IMAO.

### *Agonistes-antagonistes*

Les « agonistes-antagonistes » sont surtout représentés par la pentazocine (*Fortal*) et la nalbuphine (*Nubain*).

**La pentazocine**, à fortes doses, entraîne des effets psychomimétiques (troubles de la perception visuelle et auditive) et une défaillance circulatoire.

**La nalbuphine** induit des troubles psychiques et une dyspnée, plus fréquemment que la morphine.

La dépression respiratoire est habituellement mineure, quelle que soit la dose utilisée. L'hypersensibilité, de type anaphylactique, est possible et indépendante de la dose.

## III. OPIOÏDES FAIBLES

### *Codéine et dihydrocodéine*

Les effets indésirables de la codéine et de la dihydrocodéine sont ceux des opiacés avec une fréquence et une intensité moindres. Les plus fréquents sont les *nausées, les vomissements et la constipation* (en cas de traitement prolongé). Une somnolence, des sensations vertigineuses, un bronchospasme peuvent aussi s'observer. La codéine est contre-indiquée à fortes doses chez l'insuffisant respiratoire.

La codéine, comme les autres morphiniques, est métabolisée et éliminée par le foie. Elle s'accumule en cas d'insuffisance hépatocellulaire, pouvant provoquer une intoxication aiguë. Elle peut en outre provoquer une intoxication par accumulation en cas d'insuffisance rénale.

*L'intoxication aiguë* concerne en réalité presque toujours à la fois la codéine et le paracétamol, avec la conjonction de signes de surdosage :

– en codéine : détresse respiratoire aiguë associée à un *rash*, des vomissements, un prurit, une ataxie. L'assistance respiratoire en milieu hospitalier est de règle, ainsi que l'administration de naloxone;

– en paracétamol, dont le pronostic est surtout le fait de la cytolyse hépatique et nécessite l'administration urgente de N-acétylcystéine (cf. chapitres 9, 11 et 31).

En cas de traitement prolongé, le risque de dépendance est très faible.

### *Dextropropoxyphène*

Le dextropropoxyphène présente, à un degré moindre, *les mêmes effets secondaires* que les morphiniques. Cependant, certains effets lui sont propres : *la cardiotoxicité* en cas de surdosage et *les hypoglycémies* qui surviennent plus souvent chez le sujet âgé ou l'insuffisant rénal (d'où son usage prudent chez le diabétique traité par hypoglycémiants). Les hépatites cholestatiques ne sont pas rares quoique généralement asymptomatiques. On mentionnera encore les anorectites nécrosantes lors d'une administration prolongée sous forme de suppositoires (traitement limité à 10 jours avec cette forme).

*L'effet toxicomanogène*, faible, est comparable à celui de la codéine.

*Les contre-indications* sont l'insuffisance rénale sévère, la grossesse et l'allaitement. Il faut en outre être prudent lors d'une association à la carbamazépine dont le dextropropoxyphène inhibe le catabolisme hépatique, d'où le risque de surdosage.

*L'intoxication aiguë* est caractérisée par une incompétence myocardique pouvant entraîner le décès par arrêt cardiaque. Les manifestations classiques des autres opioïdes sont aussi rencontrées (détresse respiratoire, vomissements, convulsions, troubles de la conscience). Le traitement d'urgence associe assistance cardio-respiratoire, lavage gastrique, charbon actif *per os* et naloxone.

### *Tramadol*

Le tramadol, malgré un mécanisme d'action original, expose en fait aux *mêmes complications* que les autres opioïdes faibles. Aux doses usuelles, il s'agit surtout de nausées et de sensations vertigineuses, fréquentes en début de traitement, et, plus rarement, de vomissements, constipation, sueurs, sécheresse buccale, confusion, hypotension. On peut observer les autres complications des morphiniques surtout si l'on emploie des posologies élevées (dysphorie, dépression respiratoire, bronchospasme, modifications tensionnelles...).

## CONCLUSION

Il convient de rappeler combien il est nécessaire d'ajuster individuellement la posologie des opioïdes faibles en commençant par de faibles doses (60 à 90 mg de codéine, 50 à 100 mg de tramadol, par exemple) pour éprouver la susceptibilité du malade à la molécule prescrite. Il faut en effet craindre une diminution de la vigilance qui expliquerait une plus forte incidence des fractures du col fémoral chez les personnes âgées prenant des opioïdes faibles [4]. En toute hypothèse, il faut tenir compte des psychotropes (anxiolytiques, hypnotiques, myorelaxants, antidépresseurs...) et autres dépresseurs du système nerveux central (antihistaminiques H...) déjà utilisés par le malade lorsque l'on envisage de recourir aux opiacés.

## Bibliographie


[1] BANNWARTH B. — Analgésiques morphiniques. Principes et règles d'utilisation *Rev. Prat.* (Paris), 1996, *46*, 1393-1398.

[2] CHERNY N.I. — Opioid analgesics. Comparative features and prescribing guidelines. *Drugs*, 1996, *51*, 713-737.

[3] COLLETT B.J. — Opioïd tolerance : the clinical perspective. *Br. J. Anaesth.*, 1998, *81*, 58-68.

[4] CUMMING R.G. — Epidemiology of medication — related falls and fractures in the olderly. *Drugs Aging*, 1998, *12*, 43-53.

[5] GERSON M. — Paracétamol et codéine, une association intéressante mais à bien doser. *Rev. Prescrire*, 1989, *9*, 81, 22-4.

[6] MCQUAY H., MOORE H., JUSTINS D. — Treating acute pain in hospital. *Br. Med. J.*, 1997, *314*, 1531-1535.

[7] POULAIN Ph., PICHARD E. — Nouveaux opioïdes à action semi-lente dans le traitement de la douleur du patient cancéreux. *EMC* (Paris, France), *Cancérologie*, 50055 A80, 12-1988, 6 p.

[8] QUENEAU P., PERPOINT B., AVOUAC B., LAURENT B. — Médicaments antalgiques. *In* : Queneau P. et Bouvenot G., (éds), *Manuel de Thérapeutique Médicale*, Paris, MASSON, 1991, p. 269.

# 13. Chronobiologie et chronopharmacothérapeutique de la douleur

par P. Queneau, B. Perpoint (†), P. Mismetti, H. Rajaona, H. Décousus, A. Reinberg

La douleur est rarement un phénomène continu, stable et égal dans le temps. Elle s'exprime beaucoup plus souvent de manière rythmique, par intermittences ou par poussées [13].

Pour se limiter au domaine rhumatologique, outre la prédominance saisonnière de certains rhumatismes inflammatoires (polyarthrite rhumatoïde notamment), les cliniciens savent depuis longtemps distinguer les **douleurs inflammatoires** (permanentes avec recrudescence matinale de la douleur et, le cas échéant, de la raideur articulaire) évocatrices, pour l'essentiel, des rhumatismes inflammatoires ou métaboliques (goutte), des processus néoplasiques ou infectieux, et les **douleurs mécaniques** (maximales lors de l'activité, dans la journée et le soir) en relation plus volontiers avec un rhumatisme dégénératif ou une pathologie traumatique.

En outre, les cliniciens savent bien aujourd'hui que :

– les corticoïdes sont moins freinateurs de l'axe hypothalamo-hypophysaire lorsqu'ils sont administrés en totalité le matin (ou à défaut 3/4 de la dose le matin et le 1/4 restant vers 15 h);

– les anti-inflammatoires non stéroïdiens (AINS) sont mieux tolérés — sous l'angle digestif notamment — en cas d'administration en fin d'après-midi ou en début de soirée [37], ce qui a été formellement démontré pour l'indométacine [6, 19, 20, 32, 41] et pour le kétoprofène [2, 12, 34]. Concernant ce dernier, H. Décousus *et al.* ont montré que l'administration en perfusion veineuse continue entraînait un rythme circadien avec taux plasmatiques variables au cours du nycthémère, ce qui a été la toute *première preuve que l'administration d'un médicament en perfusion veineuse continue pouvait entraîner des taux plasmatiques variables d'un médicament* [11, 12].

Par contre, l'approche chronopharmacothérapeutique de la douleur en elle-même, dont les mécanismes sont aujourd'hui mieux connus, a été, dans l'ensemble, regrettablement négligée depuis une décennie, tout à la fois par les cliniciens et les chercheurs puisqu'elle n'a fait l'objet que de trois revues (B. Bruguerolle [7], C. Bourdalle-Badie [4] et A. Reinberg [37]).

Notre propos est donc de faire le point des données actuelles sur la chronobiologie et la chronopharmacothérapeutique de la douleur, en référence constante à A. Reinberg que nous remercions vivement de nous avoir autorisé à exploiter son excellente revue générale sur ce sujet [37].

Notre propos portera principalement sur la douleur provoquée et son traitement, avec un triple objectif (A. Reinberg) :

- identifier les variations dans le cas de la douleur provoquée;
- montrer que l'effet antalgique de certains médicaments varie en fonction de l'heure de leur administration;
- en conclusion, intégrer les données de la chronobiologie et de la chronopharmacothérapeutique dans le traitement de la douleur, notamment de certaines douleurs chroniques et rebelles.

## I. CHRONOBIOLOGIE DE LA DOULEUR

### *Rythmes biologiques et douleurs*

Les premières recherches sur la chronobiologie de la douleur ont eu pour objet les **douleurs provoquées**. Ainsi, L. Pöllmann [30], étudiant la douleur dentaire provoquée chez l'homme, a prouvé que le *seuil de sensibilité à une stimulation électrique est maximal vers 18 h* et minimal à 3 h. Il en est de même pour la douleur dentaire provoquée par le froid [32]. À l'inverse, P. Procacci *et al.* [33] ont montré (toujours chez l'homme) que le seuil de la douleur cutanée provoquée par la chaleur radiante est maximal à 6 h 30 et minimal 12 h plus tard. Une variation circadienne a également été observée dans l'analgésie produite par un **placebo** : sur le modèle de la douleur dentaire provoquée par le froid, L. Pöllmann [32] a démontré que l'analgésie produite par un placebo (qui peut atteindre jusqu'à 40 % de l'effet de la noramidopyrine) est maximale le matin.

La **réaction affective à un stimulus douloureux** étant une composante très importante de la douleur, l'acrophase du début de soirée pourrait être influencée par la fatigue — et aussi l'anxiété — de ce moment de la journée. Cependant, ce facteur n'est pas seul en cause : pour preuve la mise en évidence d'un rythme circadien de la douleur chez les rongeurs de laboratoire, la douleur induite par une plaque chauffante ou un stimulus électrique étant encore maximale vers la fin de la période d'activité des animaux [10 43].

Ainsi :

- la douleur provoquée par le froid ou la carie dentaire est *maximale en début de soirée, vers 19 h*;
- *le seuil de cette douleur varie très probablement suivant un rythme circadien* [16, 33].

Il est donc probable qu'une étude chronobiologique des facteurs endogènes liés à la douleur puisse expliquer les variations temporelles observées.

## *Variations temporelles dans la neurochimie de la douleur*

### VARIATIONS NYCTHÉMÉRALES

L'organisme des mammifères produit des peptides opioïdes endogènes dotés d'effets antalgiques (les enképhalines et les endorphines), dont les concentrations cérébrales varient suivant le nycthémère.

Chez des souris témoins ou ayant subi une ablation de la glande pituitaire, Wesche et Frederickson [43] ont montré que la concentration cérébrale de met-enképhaline est environ 2 fois plus élevée pendant la phase d'activité de l'animal que pendant la phase de repos (fig. 1 [37]).

Une variation circadienne de la sécrétion des peptides opioïdes dans le liquide céphalorachidien (LCR) du singe et de l'homme a été décrite [14 28]. Il existe d'importantes variations temporelles de la β-endorphine plasmatique tant chez les hommes adultes sains que chez les jeunes enfants [18, 40] (fig. 2 [37]). Enfin, Naber [29] a prouvé que la liaison de la naloxone aux récepteurs opiacés du cerveau antérieur du rat est significativement plus élevée pendant la période d'activité de l'animal (fig. 3 [37]).

Ainsi, il existe une bonne corrélation entre les variations circadiennes de la douleur provoquée et celles des systèmes neurochimiques endogènes liés à ce phénomène :

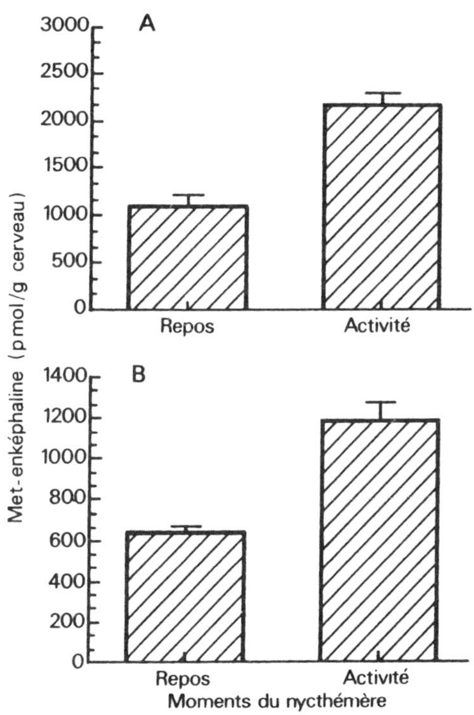


FIG. 1. — *Concentration de met-enképhaline dans le cerveau de souris à 2 phases du nycthémère*. Les souris témoins (A) ou sans hypophyse (B) ont été placées sur une plaque chauffante à 52 °C pendant 150 secondes avant d'être sacrifiées. ([37], reproduit après autorisation).

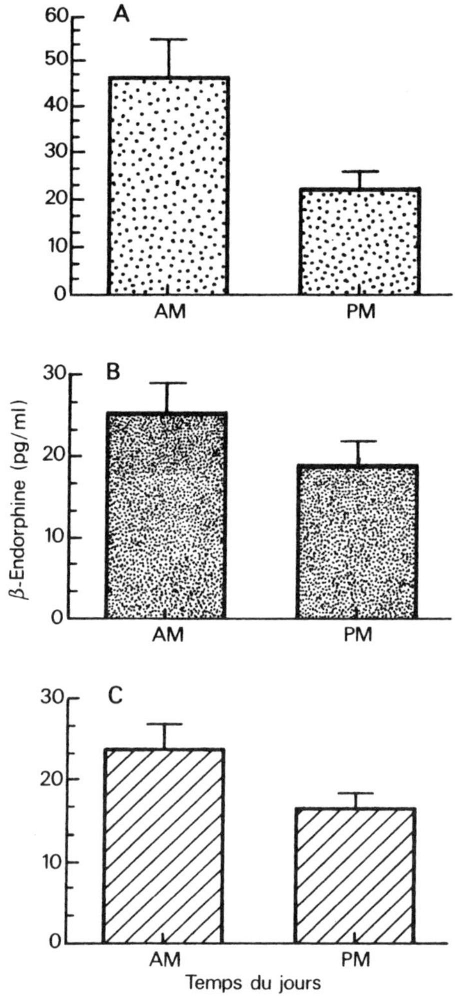


FIG. 2. — *Variations temporelles de la β-endorphine plasmatique chez l'enfant et l'adulte.* La β-endorphine plasmatique a été dosée à 9 h 30 (ante meridiem : AM) et 15 h 30 (post meridiem : PM) chez des enfants de 31 semaines (n = 10) (A) ou de 33,4 semaines (n = 10) (B) et chez 10 adultes (C). ([37], reproduit après autorisation.)

dans la plupart des travaux, **l'intensité de la douleur est maximale à la fin de la phase d'activité** de l'organisme au moment où les **concentrations cérébrales et plasmatiques des opioïdes endogènes sont minimales.**

## VARIATIONS CIRCANNUELLES

À souligner aussi que les concentrations d'endorphines dans le LCR sont les plus élevées en janvier et les plus basses entre juillet et octobre [42].

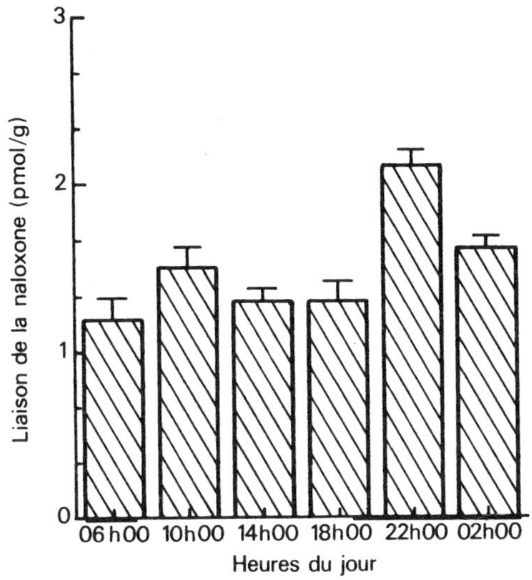


FIG. 3. — *Rythme circadien de la liaison de la naloxone aux récepteurs opiacés.* Ces données ont été obtenues chez un groupe de 6 rats à 6 moments différents de la journée. ([37], reproduit après autorisation).

## II. CHRONOPHARMACOTHÉRAPEUTIQUE DE LA DOULEUR

Elle repose sur des travaux concernant surtout les anesthésiques locaux et les opiacés.

### *Anesthésiques locaux*

Utilisant la technique du bouton dermique chez 6 adultes sains avec 5 points de mesure/24 h, M.A. Reinberg et A. Reinberg [35] ont observé que **la durée d'anesthésie cutanée de la lidocaïne (sans adrénaline) est doublée en milieu d'après-midi** (fig. 4 A [37]). Chez 35 patients traités pour caries d'incisives supérieures, ces auteurs ont également observé que la **durée de l'anesthésie induite par 2 ml de lidocaïne à 2 % est la plus longue lorsque l'injection a lieu à 15 h,** alors qu'elle est la plus courte lorsque l'injection a lieu à 7 h et à 19 h (fig. 4 B [37]); chez des patients souffrant de caries dentaires, c'est toujours en **milieu d'après-midi que la durée de l'anesthésie** produite par la bétoxycaïne [35], la mépivacaïne [31] ou la carticaïne avec adrénaline [23] **est maximale, la différence liée au temps pouvant varier de 1 à 5**.

Les mécanismes de telles variations circadiennes sont encore hypothétiques. M.A. Reinberg et A. Reinberg évoquent le rôle de la perméabilité membranaire [35], cependant que B. Bruguerolle [4, 8] insiste sur celui de la cinétique des médicaments puisque c'est l'après-midi que la surface sous la courbe de la lidocaïne et sa pénétration dans les érythrocytes sont les plus élevées.

En pratique, **la durée d'action des anesthésiques locaux varie suivant le nycthémère : elle est la plus longue à 15 heures et 1 à 5 fois plus brève au début et en fin de journée.**

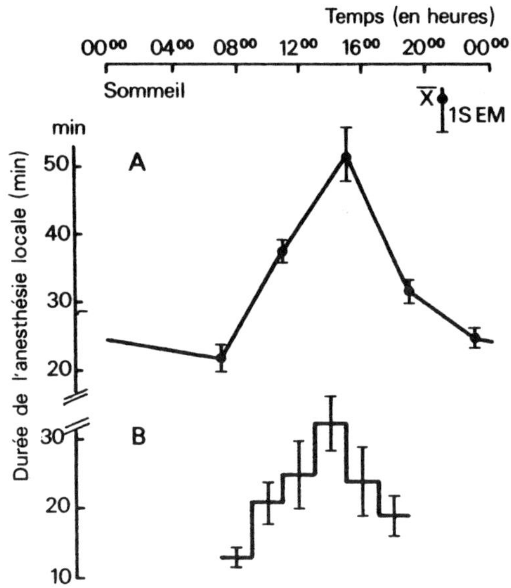


FIG. 4. — *A.La courbe de la durée de l'anesthésie dermique obtenue par l'injection intradermique de 2 mg/0,1 ml de lidocaïne est prise ici comme référence*. Étude longitudinale de 6 sujets. *B. On étudie la durée de l'anesthésie d'un groupe de 35 sujets.*Il s'agit de l'anesthésie para-apicale d'une dent monoradiculée en vue de soins dentaires pour une carie du second degré; donc d'une intervention sur dent vivante. L'anesthésie est obtenue par l'injection d'une ampoule de 2 ml de lidocaïne à 2 p. 100. L'heure de l'injection a été faite au hasard des heures « ouvrables » entre 7 h et 19 h. Le résultat (durée de l'anesthésie) est rapporté à une des six tranches de 2 h situées entre ces extrêmes. La durée de l'anesthésie, obtenue dans ces conditions est de l'ordre de 12 min entre 7 h et 9 h; de plus de 30 min au voisinage de 15 h; de l'ordre de 17 min entre 17 h et 19 h. Pour ces expériences, les différences entre les sommes et les creux des chronogrammes sont statistiquement significatives ([37], reproduit après autorisation).

## *Antalgiques administrés par voie générale*

Il n'existe hélas que très peu d'études récentes sur ce vaste domaine.

Concernant les **opiacés**, A. Reinberg reprend 3 études, soulignant que 2 d'entre elles concernant des malades cancéreux fournissent des résultats totalement différents de la 3$^{e}$ qui étudie des patients ayant subi une intervention chirurgicale abdominale ou thoracique. Ce qui suggère déjà que le pic de la douleur varie en fonction du type de douleur, ce dont les cliniciens ont depuis très longtemps l'expérience quotidienne.

Ainsi, étudiant chez des cancéreux l'analgésie induite par un opiacé auto-administré par le malade à l'aide d'une pompe en fonction de sa douleur (« Patient Controlled Analgesia » [PCA]), Graves *et al.* [17] ont montré que la demande en opiacé était maximale à 3 h du matin et minimale à 9 h du matin, avec un écart de 15 %.

De même, évaluant par la méthode du PCA les demandes en morphine et hydromorphine de 19 patients ayant subi l'ablation d'une tumeur gynécologique, Auvil-Novak *et al.* [1] ont remarqué que l'auto-administration des 2 opiacés était maximale à 6 h et minimale à 14 h avec un écart de 25 %.

*A contrario*, G. Labrecque *et al.* [22] devaient observer un *rythme circadien de la douleur avec acrophase entre 18 h 30 et 19 h 15* chez 55 patients ayant subi une intervention chirurgicale abdominale ou thoracique et traités — avec des effets comparables — soit par perfusion intraveineuse continue de morphine, soit par des injections sous-cutanées toutes les 4 h, la douleur étant mesurée au moyen d'une échelle visuelle analogique.

## III. ANTI-INFLAMMATOIRES NON STÉROÏDIENS (AINS)

### *Anti-inflammatoires non stéroïdiens dans l'arthrose*

Huskisson [19] fut le premier à considérer que les effets des AINS varient en fonction de l'heure de leur administration. Cependant, toutes les études chronothérapeutiques de l'arthrose ont été réalisées par des chercheurs français [3, 20, 24, 25, 26, 41].

L'étude chronothérapeutique la plus importante [24, 25, 26] a été réalisée chez 497 patients atteints de coxarthrose (233 patients), de gonarthrose (236 patients), ou d'autres localisations arthrosiques (28 patients). Cette étude était multicentrique; le protocole expérimental était soit ouvert et randomisé, soit en double aveugle et randomisé. Dans tous les cas, chaque patient a été son propre témoin, il a pris une gélule quotidienne contenant 75 mg d'indométacine à libération prolongée *(Indocid LP)*, le matin, le midi ou le soir, toujours au milieu du repas et il a éprouvé chacun des trois horaires durant une semaine. Les variables mesurées étaient l'intensité de la douleur à la marche, la raideur articulaire, la présence et l'intensité des effets indésirables du médicament. Chez 28 % des patients, l'analgésie maximale était obtenue après la prise du matin et du midi alors que celle du soir était préférée par 35 % des arthritiques. Cependant, la tolérance des patients à l'*Indocid LP* était 4 à 5 fois meilleure lorsque la dose quotidienne était administrée le soir.

Il existe des variations interindividuelles importantes de l'heure du pic de la douleur. Ce rythme peut être utilisé comme un marqueur pour optimiser et individualiser les effets de l'*Indocid LP.* Cette méthode permet de doubler l'intensité de l'effet analgésique du médicament et le moment optimal d'administration varie en fonction l'heure du pic de la douleur des patients. Dans le cas d'un patient souffrant de douleurs nocturnes ou tôt le matin, l'ingestion vespérale est suivie de la plus grande réduction de la douleur; inversement, lorsque la douleur est maximale l'après-midi ou le soir, la prise du médicament le matin ou à midi doit être privilégiée. Ces résultats montrent donc que l'administration de l'*Indocid LP* (et aussi celle du flurbiprofène) en fonction des rythmes des symptômes des maladies rhumatismales permet d'augmenter certains effets désirés.

**En pratique :**

– l'indométacine LP et les autres dérivés de l'Indol doivent être ingérés quelques heures (≈ 6 h ) avant les pointes de douleur si on a besoin d'augmenter son effet analgésique;

– la prise vespérale d'indométacine LP produit une importante diminution des effets secondaires intéressant les systèmes nerveux central et gastro-intestinal;
– en présence d'une diminution de l'effet principal ou encore d'une exacerbation des effets indésirables, il convient d'abord de modifier l'horaire d'administration de l'indométacine LP avant de changer d'AINS.

Une étude de chronothérapeutique du kétoprofène à libération prolongée (K LP) a été réalisée en double anonymat par H. Decousus *et al.* [12] chez 114 patients souffrant de coxarthrose ou de gonarthrose. Ils furent randomisés en 2 groupes parallèles de 57 sujets stratifiés suivant la moyenne circadienne de l'intensité autoestimée de la douleur. Le K LP fut donné (200 mg pendant 14 jours) à 8 h aux patients d'un des groupes et à 20 h à ceux d'un autre groupe. Un placebo fut pris le soir lorsque le K LP était ingéré le matin et réciproquement.

L'efficacité du traitement a été similaire : absence de différence statistiquement significative entre le groupe du soir et celui du matin. En revanche, la tolérance a été deux fois supérieure dans le groupe du soir par rapport à celui du matin. Ainsi, dans le groupe du soir, 19 % des patients ont eu un effet non désiré contre 40 % dans le groupe du matin. Globalement, 14 % des sujets traités le soir ont jugé leur tolérance mauvaise, contre 26 % dans le groupe du matin. Les différences étaient statistiquement significatives avec $P < 0{,}02$. Les résultats obtenus par l'indométacine LP et le K LP sont donc en bon accord.

### *Dérivés de l'oxicam dans la spondylarthrite ankylosante, la polyarthrite rhumatoïde et la coxarthrose*

Le travail de Reinberg *et al.* [39] visait à répondre à deux questions :
– existe-t-il des variations de l'efficacité en fonction de l'heure d'administration du piroxicam (20 mg/24 h) et du ténoxicam (même dose quotidienne)?
– si oui, peut-on préconiser une heure d'administration optimale, suivant l'affection rhumatismale traitée?

L'étude fut organisée en *cross-over* avec double insu et randomisation. La durée totale couvre 8 semaines pour chaque patient. 41 patients furent inclus dans l'étude. Seuls 26 d'entre eux ont pu fournir une série complète de données, ce qui est indispensable dans les études en *cross-over*.

#### SPONDYLARTHRITE ANKYLOSANTE

La douleur et la raideur varient en intensité au cours des 24 h avec un pic matinal pour le groupe (8 hommes, 3 femmes). Ce rythme circadien persiste sous traitement. L'administration de midi de ténoxicam est associée à la meilleure efficacité pour les deux symptômes. Ce temps d'administration (par rapport aux autres temps et au piroxicam à 8 h) correspond aux intensités les plus faibles. Autrement dit, le ténoxicam pris à midi est le plus efficace, pendant tout le nycthémère.

#### POLYARTHRITE RHUMATOÏDE

Le rythme circadien de la douleur et de la raideur se traduit par un pic matinal à 8 h chez les 8 malades (femmes) étudiés. Ce rythme persiste sous traitement (piroxicam et ténoxicam). Le maximum d'efficacité correspond à la prise du ténoxicam à 8 h ou à celle de 12 h. Ceci est particulièrement net pour la douleur. Ce processus s'observe pendant le nycthémère quelle que soit l'heure des tests d'autoévaluation.

#### COXARTHROSE

Chez 7 sujets, il fut observé une variation de la douleur en fonction des heures, quels que soient le traitement par les oxicams et son heure. Les maxima d'intensité se situaient le soir vers 20 h ou 00 h. Pour le contrôle de la douleur, le ténoxicam à 8 h ou à 12 h ainsi que le piroxicam à 8 h ont des efficacités égales entre elles dans la journée. Le ténoxicam à 8 et à 12 h est le plus efficace sur les douleurs nocturnes. La raideur est, elle aussi, mieux contrôlée pour ces heures d'administration. Il semble qu'aux heures optimales, le contrôle de la raideur par le ténoxicam est au moins égal et parfois supérieur à celui de la douleur.

#### TOLÉRANCE

La tolérance du ténoxicam et du piroxicam fut excellente aussi bien du point de vue des 41 malades que de celui des rhumatologues participant à l'étude.

Cependant les résultats de recherches gastro-entérologiques attirent aujourd'hui l'attention sur les effets secondaires à long terme des AINS administrés le matin. Il nous semble donc plus prudent de préconiser l'administration du ténoxicam à midi [36].

### *Conclusion*

Les résultats obtenus en chronothérapie antirhumatismale montrent qu'il importe de choisir l'heure d'administration de la dose unique par 24 heures d'un AINS en fonction du rythme des symptômes, de l'affection traitée et de l'agent considéré.

L'identification de rythmes marqueurs, dans la symptomatologie des maladies rhumatismales, peut contribuer à rendre plus efficace leur traitement par une chronothérapie des AINS ainsi que les études citées précédemment le démontrent.

Il convient de remarquer que les heures optimales d'administration pour l'efficacité peuvent différer entre l'indométacine LP et le ténoxicam, ce qui suggère que l'indométacine et les oxicams n'ont pas nécessairement la même chronoefficacité.

## CONCLUSION

Bien que peu nombreuses, les études récentes précitées conduisent à penser qu'il existe bien une chronopathologie et une chronopharmacothérapeutique de la douleur même si l'une et l'autre — la seconde notamment— doivent impérativement être développées au cours des prochaines années.

En effet, bien des questions restent en suspens avant de savoir **comment et pourquoi les phénomènes rythmiques varient suivant** :

- *les types de douleurs :* aiguës ou chroniques, bénignes ou malignes, « d'horaire » inflammatoire ou mécanique, etc.;
- *les familles d'antalgiques, voire les antalgiques d'une même famille*;
- enfin les *malades :* tout clinicien sait qu'il existe une *chronesthésie individuelle* (variable de surcroît suivant les circonstances : l'âge, la maladie...), capitale à évaluer et à respecter.

La recherche fondamentale et clinique devra s'efforcer de répondre à ces questions pour le mieux-être des malades dont la douleur doit être toujours mieux traitée, en termes d'efficacité mais aussi de tolérance.

Nul doute que, comme pour d'autres thérapeutiques médicamenteuses (la corticothérapie, les AINS, la théophylline, les antimitotiques, l'héparine...), une meilleure connaissance des caractères rythmiques de la douleur et des antalgiques permette à l'avenir d'optimiser les conduites pratiques des traitements de la douleur, symptôme dont le patient demande à être légitimement soulagé, tout au long de sa maladie.

## Bibliographie


[1] AUVIL-NOVAK S.E., NOVAK R.D., SMOLENSKY M.H. *et al.* — Twenty-four hour variation in self-administration of morphine sulfate and hydromorphone by post-surgical gynecologic cancer patient. *Ann. Rev. Chronopharmacol.,* 1988, *5*, 343-346.

[2] BOISSIER C., DÉCOUSUS H., PERPOINT B. *et al.* — Timing optimizes sustained-release ketoprofen treatment of osteoarthritis. *Ann. Rev. Chronopharmacol.*, 1990, *7*, 289-292.

[3] BOUCHANCOURT P., LE LOUARN C. — Étude chronothérapeutique de l'indométacine à effet prolongé dans l'arthrose des membres inférieurs. *Tribune médicale*, 1982, *suppl.*, 32-35.

[4] BOURDALLE-BADIE C., BRUGUEROLLE B., LABRECQUE G. *et al.* — Biological rhythms in pain and anaesthesia. *Ann. Rev. Chronopharmacol.*, 1990, *6*, 155-182.

[5] BRUGUEROLLE B., JADOT G. — Influence of the hour of administration of lidocaine on its intraerythrocytic passage. *Chronobiologia*, 1983, *10*, 295-297.

[6] BRUGUEROLLE B., DESNUELLE C., JADOT G. *et al.* — Chronopharmacocinétique de l'indométacine à effet prolongé en pathologie rhumatismale. *Rev. Intern. Rhum.*, 1983, *13*, 263-267.

[7] BRUGUEROLLE B. — Temps et douleur. Approche chronobiologique de la douleur et de son traitement. *Ouest Med.*, 1984, *37*, 889-893.

[8] BRUGUEROLLE B., ISNARDON R. — Daily variations in plasma levels of lidocaine during local anaesthesia in dental practice. *Ther. Drug Monit.,* 1985, *7*, 369-370.

[9] BRUGUEROLLE B.— Time dependence of general and local anaesthesic drugs. *In :* Lemmer B (eds), *Chronopharmacology : Cellular and biochemical aspects.* New York, Marcel Dekker Inc., 1989, p. 581-596.

[10] BUCKNETT W.R. — Circadian and seasonal rhythm in stimulation-produced analgesia. *Experimentia,* 1981, *37*, 878-879.

[11] DÉCOUSUS H., CROZE M., LEVI F., JAUBERT J., PERPOINT B., REINBERG A., QUENEAU P. — Variation nycthémérale de l'effet anticoagulant de l'héparine administrée à débit constant par voie intraveineuse. *C. R. Acad. Sc.,* Paris, t. *300*, Série III, n° 9, 1985, 385-388.

[12] DÉCOUSUS H., OLLAGNIER M., CHERRAH Y., PERPOINT B., HOCQUART J., QUENEAU P. — Chronokinetics of ketoprofen infused intravenously at a constant rate. *Ann. Rev. Chronopharmacol.,* 1986, *3*, 321-322.

[13] DELBARRE F. — Chronobiology in the service of public health. *In :* Reinberg A, Halberg F (eds), *Chronopharmacology.* Oxford, Pergamon Press, 1978, 19, p. 15-34.

[14] DENT R.R.M., GUILLEMINAULT C., ALBERT LH. *et al.* — Diurnal rhythm of plasma immunoreactive ß-endorphin and its relation to sleep stages and plasma rhythms of cortisol and prolactin. *J. Clin. Endocrinol. Metab.*, 1981, *52*, 942-947.

[15] Editorial. The other end of the knife. *Brit. Med. J.,* 1976, *1*, 1491-1492.

[16] FREDERICKSON R.C.A., BURGIS V., EDWARDS J.D. — Hyperanalgesia induced by naloxone follow diurnal rhythm in responsivity to painful stimuli. *Science*, 1977, *198*, 756-758.

[17] GRAVES D.A., BATENHORST R.L., BENNETT J.G. *et al.* — Morphine requirements using patient-controlled analgesia : influence of diurnal variation and morbid obesity. *Clin. Pharmacy,* 1983, *2,* 49-53.

[18] HINDMARSH K.W., TAN L., SANKARAN K. *et al.* — Diurnal rhythms of cortisol, ACTH and endorphin levels in neonates and adults. *West J. Med.*, 1989, *151*, 153-156.

[19] HUSKISSON E.C. — Chronopharmacology of anti-rheumatic drugs with special reference to indomethacin. *In :* Huskisson E.C., Velo G.P. (eds), *Inflammation arthropathies.* Amsterdam. Excerpta Medica, 1976, p. 99-105.

[20] JOB-DESLANDRE C., REINBERG A., DELBARRE F. — Chronoeffectiveness of indomethacin in four patients suffering from an evolutive osteoarthritis of hip or knee. *Chronobiologia*, 1983, *10*, 245-254.

[21] KAVALIER M., HIRST M. — Daily rhythm of analgesia in mice : effects of age and photoperiod. *Brain Research*, 1983, *279*, 387-393.

[22] LABRECQUE G., LEPAGE-SAVARY D., POULIN E. — Time-dependent variations in morphine-induced analgesia. *Ann. Rev. Chronopharmacol.*, 1988, *5*, 135-138.

[23] LEMMER B., WEIMERS R. — Diurnal variations in the local anaesthetic effect of carticaine plus epinephrine (Ultracain D-S) in patients with caries - Studies with an electronic pulptester. *Ann. Rev. Chronopharmacol.*, 1988, *5*, 253-256.

[24] LEVI F., LE LOUARN C., PELTIER A. — Étude chronothérapeutique en double-aveugle de 75 mg d'indométacine à effet prolongé dans l'arthrose. *Tribune médicale*, 1982, *suppl.*, 48-53.

[25] LEVI F., LE LOUARN C., REINBERG A. — Chronotherapy of osteoarthritic patients : optimization of indomethacin sustained release (ISR). *Ann. Rev. Chronopharmacol.*, 1984, *1*, 345-348.

[26] LEVI F., LE LOUARN C., REINBERG A. — Timing optimized sustained indomethacin treatment of ostheoarthritis. *Clin. Pharmacol. Ther.*, 1985, *37*, 77-84.

[27] MARKS R.M., SACHAR E.J. — Undertreatment of medical in patients with narcotic analgesics. *Ann. Intern. Med.*, 1973, 173-181.

[28] NABER D., COHEN R.M., PICKAR D. *et al.* — Episodic secretion of opioid activity in human plasma and monkey CSF. *Life Sciences*, 1981, *28*, 931-935.

[29] NABER D., WIRZ-JUSTICE A., KAFKA M.S. — Circadian rhythm in rat brain opiate receptor. *Neuroscience Letters,* 1981, *21*, 45-50.

[30] PÖLLMANN L., HILDERBRAND G. — Uber tagesrhytmische Veränderungen der Plazebowirkung und die schmerzschwelle gesunder Zähne. Beitrag zu einer Physiologie der Plazeboeffeckte. *Klin. Wochenschr.*, 1979, *57*, 1323-1327.

[31] PÖLLMANN L. — Circadian changes in the duration of local anaesthesia. *J. Interdisc. Cycle Res.,* 1981, *12*, 187-191.

[32] PÖLLMANN L. — Chronobiological considerations of aspirin and indomethacin. *Ann. Rev. Chronopharmacol.,* 1984, *1,* 349-352.

[33] PROCACCI P., DELLA CORTE M., ZOPPI M. *et al.* — Rhythmic changes of the cutaneous pain threshold in man. A general review. *Chronobiologia*, 1974, *1,* 77-96.

[34] QUENEAU P., OLLAGNIER M., DÉCOUSUS H. *et al.* — Ketoprofen chronokinetics in human volunteers. *Ann. Rev. Chronopharmacol.*, 1984, *1*, 353-356.

[35] REINBERG M.A., REINBERG A. — Circadian changes in the duration of local anaesthetic agents. *Naunyn-Schmiedeberg's Arch. Pharmacol.,* 1977, *297*, 149-152.

[36] REINBERG A., LABRECQUE G., LEVI F. — Chronopharmacology of non-steroidal anti-inflammatory drugs with special reference to dosing time-related gastro-intestinal tolerance. *In* : Ivey K., Currey H. (eds), *Arthritis and the GI Tract : Therapeutic controversies.* Round table Series, 21. London, Royal Society of Medicine, 1990, p. 72-78.

[37] REINBERG A., LABRECQUE G., SMOLENSKY M. — *Chronobiologie et chronothérapeutique. Heure optimale d'administration des médicaments.* Médecine-Sciences Flammarion, juin 1991.

[38] REINBERG A., LABRECQUE G., LEVI F. *et al.* — Clinical chronopharmacology and chronotherapeutics of non steroidal antiinflammatory drugs (NSAIDs). *In :* Farmacy J.P., Paulus H. (eds), *Non Steroidal antiinflammatory drugs.* New York, Marcel Dekker, 1991.

[39] REINBERG A., MANFREDI R., KAHN M.F., CHAOUAT D. *et al.* — Chronothérapie du ténoxicam. *Thérapie*, 1991, *46*, 101-108.

[40] SANKARAN K., HINDMARSH K.W., TAN L. — Diurnal rhythm of ß-endorphin in neonates. *Dev. Pharmacol. Ther.,* 1989, *12*, 1-69.

[41] SIMON L., HERISSON P., LE LOUARN C. *et al.* — Étude hospitalière de chronothérapeutique avec 75 mg d'indométacine à effet prolongé en pathologie rhumatismale dégénérative. *Tribune Médicale* (suppl), 1982, 43-47.

[42] VON KNORRING L., ALMAY B.G.L., JOHANSSON F. *et al.* — Circannual variation in concentrations of endorphins in cerebrospinal fluid. *Pain*, 1982, *12*, 265-272.

[43] WESCHE D.L., FREDERICKSON R.C.A. — The role of the pituitary in the diurnal variation in tolerance to painful stimuli and brain enkephalin levels. *Life Sciences*, 1981, *29*, 2199-2205.

# 14. Co-analgésiques

À côté des autres moyens thérapeutiques, le praticien doit savoir faire bénéficier son patient du renfort appréciable que peuvent apporter parfois les « co-analgésiques », ainsi dénommés, à juste titre, parce qu'ils ne sont pas « essentiellement » des antalgiques, tout en possédant cette propriété à titre complémentaire et dans certaines indications précises.

Nous avons regroupé l'ensemble de ces médicaments, assez hétérogènes, au sein de ce chapitre, qui comporte les huit rubriques suivantes :

14.1. Effet antalgique des antidépresseurs
14.2. Place des psychotropes (neuroleptiques, antiépileptiques, tranquillisants, hypnotiques, bêta-bloquants, antiparkinsoniens, lithium) dans le traitement de certaines douleurs
14.3. Place des myorelaxants dans le traitement des douleurs d'origine neuromusculaire
14.4. Calcitonine et douleur
14.5. Bisphosphonates et douleur
14.6. Alpha 2 agonistes et douleur
14.7. Anti-inflammatoires non stéroïdiens et douleur
14.8. Corticothérapie et douleur

# 14.1. Effet antalgique des antidépresseurs

par A. Eschalier, B. Laurent, G. Ostermann, P. Queneau

L'imipramine, premier antidépresseur commercialisé, a été proposé dans le traitement de syndromes douloureux, seulement deux années après la mise en évidence de son intérêt dans le traitement des syndromes dépressifs. Depuis, ce produit et d'autres antidépresseurs (essentiellement tricycliques) ont été utilisés par de nombreux praticiens pour traiter des patients présentant des syndromes douloureux chroniques d'origine bénigne ou maligne. Les nombreuses revues parues ces dernières années attestent de l'intérêt de ces psychotropes dans le traitement des douleurs chroniques (voir références dans [1]).

Deux méta-analyses récentes [2, 3] ont étudié les travaux cliniques réalisés avec les antidépresseurs dans les syndromes douloureux chroniques non cancéreux. Elles ont respectivement porté sur 1 740 et 886 patients et aboutissent aux mêmes conclusions :

- les antidépresseurs sont efficaces dans le traitement des douleurs chroniques bénignes, mais cet effet reste partiel ;
- les douleurs neuropathiques représentent le contexte pathologique le plus sensible à leurs effets ;
- les effets analgésiques sont observés indépendamment de l'effet thymoanaleptique ;
- les antidépresseurs tricycliques (TCs) sont plus efficaces que les inhibiteurs spécifiques de la recapture de sérotonine.

## I. NATURE DE L'EFFET ANTALGIQUE

Il est habituel de discuter plusieurs mécanismes possibles à l'origine de cet effet.

### *Place de l'effet thymoanaleptique*

Cette hypothèse fait référence à deux notions logiquement avancées : celle de la douleur chronique, partie intégrante d'un syndrome dépressif, et celle de la douleur chronique, manifestation symptomatique d'une dépression masquée.

Les tenants de la première thèse se fondent sur la relative analogie des deux syndromes, voire leur coexistence fréquente. Il n'est pas facile de séparer dépression et douleur chronique, tant ces deux syndromes peuvent être intriqués. Les auteurs qui ont étudié la nature et la fréquence de tels liens se sont heurtés au fait que les termes de « dépression » et de « douleur chronique » recouvrent des acceptions variées, pas toujours conformes aux définitions standardisées internationales. Dans une revue de la littérature, Pilowski [4] rapporte que dans les douleurs rebelles :

- 26 % des patients présentent un trouble dépressif majeur;
- 6,8 % des patients présentent une dépression endogène;
- 21,6 % des patients présentent une dépression non endogène.

D'après l'expérience des Unités de traitement de la douleur, 40 à 60 % des patients présenteraient un syndrome dépressif. En revanche, 30 à 100 % des patients déprimés se plaindraient de douleurs (selon Turner [5]). Selon cette thèse, l'effet antalgique observé avec les antidépresseurs serait donc une conséquence de l'amélioration de l'humeur qui conduirait à une meilleure tolérance de la douleur.

La deuxième thèse, faisant de la douleur chronique l'expression d'une dépression sous-jacente, a également ses avocats. Ainsi, dans la dépression masquée, les douleurs (rachialgies, polyalgies...) peuvent apparaître au premier plan aux dépens des éléments psychologiques dépressifs. L'expression d'une douleur (« j'ai mal ») vient à signifier une souffrance profonde (« je suis mal »). Le clinicien doit savoir décoder le message douloureux, « libérer le symptôme douleur de ses adhérences somatiques » [6] et ne pas retarder le traitement adapté du syndrome dépressif par une méconnaissance du véritable niveau de la plainte. Une prescription d'antidépresseurs peut avoir toute sa justification par son seul effet thymoanaleptique et diminuerait la douleur en améliorant les symptômes dépressifs sous-jacents, non exprimés.

Ces deux thèses, suggérant un mécanisme thymoanaleptique à l'origine de l'effet bénéfique des antidépresseurs sur les douleurs chroniques, se heurtent aux résultats issus de l'analyse des études contrôlées. L'intensité de l'effet antalgique n'est, en effet, pas significativement différente :

- pour les douleurs organiques et les douleurs psychogènes;
- chez les patients déprimés ou non;
- en présence ou en absence d'effet thymoanaleptique manifeste;
- que les doses efficaces utilisées soient inférieures ou égales aux doses thymoanaleptiques.

Ces différentes observations conduisent donc à considérer l'effet antalgique des antidépresseurs comme distinct de leur action thymoanaleptique. Mais il n'en demeure pas moins que l'amélioration de l'humeur de patients douloureux chroniques et déprimés ne peut qu'avoir un effet bénéfique.

### *Place d'une action sédative*

Les tenants de cette hypothèse pensent que l'amélioration de la douleur est un épiphénomène d'un effet sédatif plus général. Ils suggèrent que les antidépresseurs avec composante sédative affirmée, pourraient être plus efficaces que les dérivés non sédatifs; que les doses élevées (lorsqu'elles conduisent à une plus grande sédation) seraient plus efficaces que les doses faibles. De plus, il existe une corrélation entre l'affinité pour les récepteurs histaminergiques H1 et l'importance de l'effet antalgique. Or une action antagoniste H1 centrale participe, avec d'autres mécanismes, à l'effet sédatif. Ces prévisions ne sont cependant pas confirmées par la méta-analyse d'Onghena et Van Houdenhove [2] : les antidépresseurs non sédatifs et les faibles doses sont, respectivement, aussi efficaces que les antidépresseurs sédatifs et que les doses élevées.

### *Place et nature d'un effet antalgique spécifique*

Quel que soit le produit, la démonstration d'un effet antinociceptif chez l'animal constitue la preuve expérimentale d'un effet antalgique spécifique. Seulement 56 % des 176 études réalisées avec les antidépresseurs démontrent une telle activité mais l'inhomogénéité méthodologique explique l'essentiel des divergences observées [7]. Le recours à une méthodologie proche de celle utilisée chez l'homme (administration chronique, modèle de douleur chronique) permet d'obtenir un effet antinociceptif très marqué [7].

Donc arguments cliniques et expérimentaux démontrent l'existence d'un effet antalgique propre des antidépresseurs.

Les mécanismes par lesquels les antidépresseurs sont susceptibles de modifier le message douloureux ne sont pas encore élucidés. Deux interrogations se posent : à quel niveau les antidépresseurs interfèrent-ils avec le message douloureux? Quels sont les mécanismes pharmacologiques impliqués? Rares sont les études qui permettent de répondre à la première question. Néanmoins, les antidépresseurs semblent dénués d'effet périphérique; leur effet central pourrait être spinal (les résultats des différentes études sont hélas divergents) et/ou supraspinal impliquant les voies bulbospinales inhibitrices (des arguments clairs commencent à exister) et des centres plus haut situés (thalamus, cortex...) [7].

Les études consacrées aux mécanismes pharmacologiques, plus nombreuses, sont essentiellement orientées vers les hypothèses monoaminergiques (sérotonine et noradrénaline) et opiacées. Les hypothèses sérotoninergiques et noradrénergiques seront discutées ultérieurement. L'hypothèse opiacée repose sur des résultats cliniques et expérimentaux convaincants qui peuvent, dans l'état actuel, être résumés ainsi :

- influence des antidépresseurs sur les taux d'endorphine ou d'enképhaline;
- déplacement, avec une faible affinité, des ligands opioïdes de leurs sites;
- modification de la densité des récepteurs opioïdes après administration répétée;
- inhibition de l'effet antinociceptif des antidépresseurs par la naloxone;
- potentialisation ou inhibition de l'effet analgésique de la morphine.

Une interaction bénéfique semble exister, en clinique, entre antidépresseurs et morphine, dans les douleurs chroniques des patients cancéreux.

D'autres hypothèses de mécanisme d'action sont avancées dans la littérature, dont les plus pertinentes sont : inhibition des canaux sodiques, antagonismes des récepteurs NMDA.

## II. QUEL ANTIDÉPRESSEUR CHOISIR?

### *Choix orienté par la structure des antidépresseurs*

Ce sont les antidépresseurs tricycliques (imipramine, désipramine, clomipramine, amitriptyline, doxépine, dothiépine, dibenzépine) et particulièrement l'amitriptyline, la clomipramine, l'imipramine et la doxépine qui font référence, aussi bien dans la pratique quotidienne que dans les études contrôlées. Les méta-analyses citées plus haut [2, 3] montrent clairement qu'en termes d'efficacité les tricycliques sont supérieurs aux produits hétérocycliques ou autres. Ces constats ne devraient cependant pas exclure d'autres produits, susceptibles d'être actifs, et ce pour deux raisons :

– les tricycliques, amines tertiaires, présentent des effets indésirables gênants (effets anticholinergiques, cardiotoxicité);

– les tricycliques, produits les plus anciens, ont été les plus étudiés (34 études sur 46 regroupés dans la méta-analyse utilisent des tricycliques), ce qui constitue un biais. Des études complémentaires sont donc nécessaires mais, en l'état, le recours aux tricycliques constitue la meilleure assurance d'efficacité.

## *Choix orienté par le profil biochimique*

Il était traditionnel de privilégier les antidépresseurs dits sérotoninergiques, c'est-à-dire inhibant le recaptage de la sérotonine, dont on sait qu'elle intervient dans le contrôle de la douleur. Cette priorité mérite en fait d'être discutée. Dans ce but, nous envisageons trois analyses successives : la place des antidépresseurs sérotoninergiques, noradrénergiques et mixtes.

### ANTIDÉPRESSEURS INHIBITEURS SPÉCIFIQUES DE RECAPTURE DE LA SÉROTONINE (ISRS)

Compte tenu du rôle de la sérotonine dans la physiologie de la nociception, il est *a priori* logique de penser que les ISRS (citalopram, fluoxétine, fluvoxamine, paroxétine, trazodone) puissent constituer une voie thérapeutique prometteuse, hélas déjà grevée de complications graves qui ont imposé le retrait de la zimélidine en 1983 (risque de syndrome de Guillain-Barré) et de l'indalpine en 1986 (risque d'hépatite et surtout d'agranulocytose).

Parmi les antidépresseurs tricycliques classiques, certains ont une activité sur la recapture de la sérotonine (clomipramine, amitriptyline), mais leur affinité pour d'autres sites de recapture, en particulier ceux de la noradrénaline, les exclut de ces propos.

#### Données expérimentales chez l'animal

La revue de 38 études utilisant un ISRS montre que seulement 37 % des expérimentations concluent à un effet antinociceptif significatif [7]. Par ailleurs, Ardid *et al.* [8] ont montré que lorsqu'il existait un effet antinociceptif de ces produits, il n'était pas corrélé à leur puissance d'inhibition du recaptage de la sérotonine et n'était pas globalement supérieur à celui d'autres antidépresseurs. Il convient néanmoins de souligner que l'essentiel de ces travaux a été réalisé après administration unique.

#### Données cliniques

L'indalpine, la fluoxétine, la fluvoxamine et la trazodone se sont vues attribuer des propriétés analgésiques, mais lors d'études souvent ouvertes. Les études contrôlées aboutissent à des conclusions plus nuancées : sur 6 études recensées, 2 seulement concluent à un effet supérieur à celui du placebo ! L'une d'elles, réalisée avec la paroxétine (inhibiteur très spécifique de la recapture de la sérotonine), conclut à un effet supérieur à celui du placebo, mais inférieur à celui de l'imipramine. La fluvoxamine n'a pas, contrairement à la désipramine, modifié le seuil nociceptif objectif (réflexe musculaire secondaire à une stimulation nociceptive) chez le volontaire sain soumis à une douleur expérimentale [9].

L'efficacité de la **trazodone (*Pragmarel*)** sur les douleurs chroniques n'est pas du tout évidente, les études contrôlées recensées sont négatives. Des études non contrôlées suggèrent cependant une efficacité et ce produit est parmi les antidépresseurs les plus utilisés dans certains centres anticancéreux italiens (Magni) [10]. Les effets secondaires (observés chez 1 621 malades de psychiatrie traités à des posologies comprises entre 75 et 500 mg/j) sont les suivants : somnolence (5,6 %), fatigue (3,1 %), troubles gastro-intestinaux (3 %), vertiges (2,6 %), bouche sèche (2,6 %), insomnie (1,6 %), céphalées (1,6 %) et hypotension, agitation ou tachycardie dans 1 % des cas [11].

**La fluvoxamine (*Floxyfral*)** paraît bénéfique pour traiter différents types de douleurs chroniques bénignes (zonas, arachnoïdites chroniques, polyneuropathies, douleurs cordonales des scléroses en plaques, douleurs thalamiques...) à des doses de 3 à 6 cp/j dans notre expérience [12]. Il n'existe cependant pas d'études contrôlées confirmant son intérêt. Elle a présenté une efficacité chez l'animal [8]. Chez 634 patients psychiatriques de la littérature, les signes d'intolérance concernent surtout la sphère digestive au début du traitement (20 %) : nausées, vomissements, gastralgies et plus rarement somnolence, tremblements, agitation, asthénie ou anorexie. Les effets anticholinergiques (sécheresse de bouche) sont minimes par rapport aux tricycliques. La tolérance cardio-vasculaire et biologique sur des prises de 6 à 12 mois (138 cas) est bonne et les effets ont tendance à s'atténuer, y compris chez les sujets âgés. Les tentatives de suicide avec prise massive de fluvoxamine ont guéri sans séquelles.

Sur **la fluoxétine (*Prozac*),** une seule étude contrôlée a été publiée à notre connaissance [13]; elle conclut à une absence d'effet antalgique par rapport au placebo chez les patients non déprimés alors que l'antidépresseur réduit la douleur et améliore l'humeur chez des patients déprimés. Chez l'animal, seulement 3 des 8 études recensées concluent à un effet antinociceptif. La fluoxétine est utilisée comme antidépresseur à la posologie de 60 à 80 mg/j avec les effets secondaires habituels des ISRS : nausées, vomissements ou irritabilité (20 % des cas) conduisant à l'arrêt dans 3 % des cas; les céphalées, tremblements, anxiété ou perte de poids sont plus rares. Nous l'utilisons à une dose de 20 à 40 mg/j dans les douleurs neurologiques, le plus souvent en association avec les antiépileptiques (*Clonazépam*).

**Le citalopram** a été étudié par Andersen *et al.* [14] en double aveugle contre placebo chez 26 malades souffrant de douleurs chroniques bénignes; le citalopram était associé au flupenthixol, neuroleptique puissant et ne donnait aucun effet significatif. Des études animales [8] concluent à un effet présent uniquement à doses élevées.

**En conclusion, il reste aux ISRS à démontrer un effet antalgique spécifique.** Les résultats modestes des études contrôlées conduisent plusieurs auteurs à penser que **la sérotonine n'a qu'une place réduite dans le mécanisme d'action antalgique des antidépresseurs.** Elle ne serait, par exemple, que **faiblement impliquée dans l'effet antalgique de l'amitriptyline.** Si la tolérance des ISRS est meilleure que celle des imipraminiques, il faut tout de même intégrer aujourd'hui la notion de syndrome sérotoninergique qu'ils peuvent engendrer, le plus souvent lors d'associations, par exemple avec des imipraminiques.

### ANTIDÉPRESSEURS NORADRÉNERGIQUES

Bien que moins souvent évoquée que la sérotonine, la noradrénaline intervient dans la régulation de la nociception. Les données en faveur de l'existence de voies de contrôle noradrénergiques sont nombreuses. Des études pharmacologiques démontrent par exemple l'effet antinociceptif spinal de la noradrénaline ou l'effet antalgique d'agonistes alpha 2. Les antidépresseurs inhibiteurs préférentiels du recaptage de la noradrénaline pourraient donc légitimement présenter des propriétés analgésiques, tout comme les produits qui augmentent, par d'autres mécanismes, l'activité noradrénergique (miansérine).

**Données expérimentales chez l'animal**

La revue précédemment citée [7] montre quc, sur les 45 études utilisant ces produits (désipramine, nortriptyline, protriptyline, maprotiline, miansérine), 64 % concluent à un effet antinociceptif significatif. Ardid et al. [8] démontrent que cet effet, susceptible de varier en fonction du test utilisé, est au moins égal à celui des ISRS.

**Données cliniques**

Des études ouvertes ont suggéré l'efficacité de la désipramine, de la miansérine et de la maprotiline dans les syndromes douloureux chroniques, résultats confirmés par des études contrôlées. La désipramine a, par exemple, été retrouvée dans deux études comparatives aussi efficace que l'amitriptyline chez des patients douloureux chroniques, déprimés ou non.

**La désipramine (*Pertofran*)** est le produit le plus étudié dans les études contrôlées. Son efficacité est reconnue chez les patients douloureux et confirmée dans la douleur expérimentale chez l'homme (augmentation du seuil nociceptif objectif) [9] et chez l'animal à doses légèrement supérieures à celles de l'amitriptyline par exemple [15]. Les effets anticholinergiques et sédatifs semblent moins marqués qu'avec l'amitriptyline.

**La maprotiline (*Ludiomil*)** semble avoir une action analgésique, attestée par une seule étude contrôlée dans la fibromyalgie où s'associent des manifestations algiques et des troubles du sommeil : des troubles du sommeil lent profond interviendraient dans la genèse de certaines douleurs musculo-articulaires et la miansérine, en restaurant le sommeil lent profond, aurait une action antalgique [16] confirmée par des études animales [8]. Une action antalgique a été retrouvée lors d'études ouvertes dans les affections cancéreuses, les lombosciatiques, les névralgies post-zostériennes [17, 18, 19]. Elle semble bénéficier d'une meilleure tolérance, bien que dotée d'un effet sédatif important.

**La miansérine (*Athymil*),** alpha 2 bloquant (présynaptique), qui augmente la libération de noradrénaline, a fait l'objet d'une étude contrôlée positive dans des douleurs sans susbtratum organique [20]. D'autres études semblent prouver l'effet antalgique de la miansérine dans le traitement des céphalées [21], voire d'algies rhumatismales [22].

**La viloxazine (*Vivalan*)**, inhibiteur de recapture et agoniste bêta, a été utilisée comme antalgique dans un centre anticancéreux italien [10].

**L'augmentation de la transmission noradrénergique paraît donc susceptible de participer à l'effet antalgique de certains antidépresseurs.** Si l'on ne peut pour autant limiter à ce mécanisme l'action antalgique des antidépresseurs, les données expérimentales et cliniques conduisent à reconnaître cette hypothèse avec au moins autant d'intérêt que celle, peu validée, d'un mécanisme sérotoninergique.

**Les antidépresseurs noradrénergiques constituent donc un recours thérapeutique à ne pas négliger.** Leur avantage est qu'ils sont globalement bien tolérés. La miansérine, en particulier, est dénuée d'effet anticholinergique, de retentissement cardio-vasculaire [23] et possède un moindre potentiel épileptogène.

**La place des antidépresseurs noradrénergiques dans le traitement des douleurs chroniques mérite néanmoins d'être précisée par d'autres essais cliniques contrôlés.**

ANTIDÉPRESSEURS MIXTES (SÉROTONINERGIQUES ET NORADRÉNERGIQUES)

Il s'agit essentiellement des composés tricycliques classiques, imipraminiques (imipramine, amitriptyline, clomipramine, doxépine, dothiépine). Ils inhibent à la fois le recaptage des deux monoamines avec quelques différences illustrées par l'échelle suivante (fig.1) :

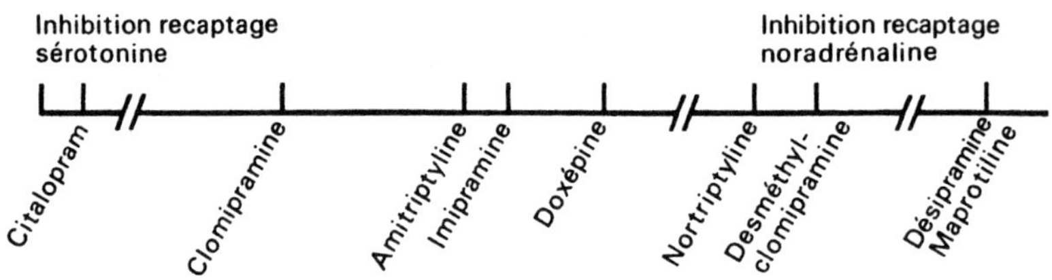


FIG. 1. — *Échelle illustrant l'influence de divers antidépresseurs sur le recaptage de la sérotonine et de la noradrénaline.*

Le produit le plus parfaitement mixte est l'amitriptyline (avec un ratio NA/5HT = 2,8). Mais, administrés *in vivo*, ces produits donnent surtout des métabolites déméthylés (désipramine, nortriptyline, desméthylclomipramine), inhibiteurs beaucoup plus spécifiques du recaptage de la noradrénaline. L'importance des métabolites à spectre monoaminergique différent de celui des produits-mères est beaucoup plus marquée que pour les inhibiteurs spécifiques du recaptage de la sérotonine ou de la noradrénaline; leurs métabolites actifs conservent le plus souvent le même spectre que les produits-mères. Sont apparus récemment sur le marché français des antidépresseurs non imipraminiques (venlafaxine, *Effexor LP*; milnacipran, *Ixel*) à action mixte, sérotoninergique et noradrénergique. Leurs effet sur la douleur n'ont pas encore été étudiés.

### Données expérimentales chez l'animal

Sur les 58 études recensées, 41 (soit 77 %) concluent à un effet antinociceptif significatif [7]. Les différents produits étudiés sont efficaces, avec quelques variantes, quel que soit le stimulus utilisé (thermique, chimique, électrique ou mécanique). L'amitriptyline s'est révélée, dans certaines études, plus systématiquement active que d'autres dérivés. [8].

### Données cliniques

Les résultats de la méta-analyse [2] sont clairs : **les antidépresseurs mixtes** assurent une amélioration des scores douloureux significativement supérieure à celle due aux produits sérotoninergiques et noradrénergiques, qui ne peuvent d'ailleurs pas être différenciés par leur efficacité. Bien que cette supériorité soit, comme cela a été précisé plus haut, amplifiée par le nombre plus élevé d'études réalisées avec les antidépresseurs mixtes, elle n'en est pas moins réelle. Elle conduit ces auteurs à conseiller le recours d'emblée à ce type de produit, ce que fait également Magni dans une revue récente [24]. Il s'appuie, en particulier, sur les études comparatives entre produits mixtes et sérotoninergiques, toujours favorables aux premiers.

**L'amitriptyline (*Laroxyl*)** est le produit de loin le plus étudié. Il a les faveurs des auteurs puisque, dans toutes les études contrôlées (n = 18) sauf une, il est supérieur au placebo. Il est donc, pour beaucoup, le traitement de choix lorsque les effets indésirables (sédatifs, anticholinergiques en particulier) sont acceptables pour le patient.

**L'imipramine (*Tofranil*)** est, après l'amitriptyline, le produit le plus étudié (n = 9) mais sans doute pas le plus utilisé. La très grande majorité des études contrôlées conclut à son efficacité. Les problèmes posés sont identiques.

**La clomipramine (*Anafranil*)**, très utilisée en particulier en France, est le plus sérotoninergique des imipraminiques avec cependant un métabolite noradrénergique. Les résultats des études contrôlées (n = 6) sont globalement positifs.

**La doxépine (*Sinéquan*, *Quitaxon*)** bénéficie de six études contrôlées dont cinq concluent à un effet analgésique supérieur à celui du placebo.

**La dothiépine (*Prothiaden*)** a été étudiée deux fois, avec des résultats positifs.

**Les antidépresseurs inhibiteurs mixtes du recaptage de la sérotonine et de la noradrénaline ont donc fait la preuve de leur efficacité et restent les produits de référence.** Pour certains, leur effet bénéfique relèverait pour l'essentiel de leur action noradrénergique, l'activité sérotoninergique ne participant que pour une faible part à l'effet thérapeutique. Pour d'autres, la diversité des effets pharmacologiques (*durty drug*) (par exemple : antagoniste H1 ou alpha 1) pourrait expliquer la meilleure efficacité.

**Leurs effets indésirables** (sécheresse de la bouche, constipation, tremblements des extrémités, asthénie, hypotension orthostatique, rétention d'urines et troubles de l'accommodation) **sont un inconvénient,** même si certains peuvent diminuer avec l'ancienneté du traitement. Chez le **sujet âgé**, du fait du risque de **confusion**, la prudence incite à réduire la posologie classique et à augmenter très progressivement les doses avec arrêt impératif au moindre signe de confusion. Cette mauvaise tolérance des imipraminiques justifie l'étude de l'efficacité antalgique potentielle des nouveaux antidépresseurs inhibiteurs mixtes du recaptage de la sérotonine et de la noradrénaline (venlafaxine, minalcipran). Ces produits ne présentent ni propriété anticholinergique, alpha 1 H1 antagoniste, ni risque cardiotoxique.

**Les antidépresseurs IMAO**, qu'ils soient sélectifs de la MAOA ou pas, peuvent être classés dans cette famille des antidépresseurs mixtes puisqu'ils augmentent les taux synaptiques de sérotonine et de noradrénaline.

Depuis les travaux de Crane en 1957 [25], constatant que l'iproniazide (*Marsilid*) réduisait les états douloureux, les données de la littérature concernant les anciens inhibiteurs de la monoamine-oxydase sont assez éparses [26]. Une étude contrôlée montre que la phénelzine agirait à la fois sur l'état dépressif et la douleur faciale, améliorée dans 75 % des cas [27]. La tranylcypromine a été utilisée par Raskin [28]; l'effet antalgique a été démontré dans le cas exemplaire d'un patient traité jusqu'ici sans succès par plusieurs antidépresseurs noradrénergiques et sérotoninergiques.

Étudié sur la douleur expérimentale chez l'homme, le moclobémide (IMAOA) modifie de façon transitoire le seuil nociceptif objectif et augmente, comme la fluvoxamine, le seuil subjectif apprécié par le patient [9].

Des études complémentaires sont donc nécessaires pour apprécier l'intérêt réel des IMAO sélectifs et réversibles.

## III. INDICATIONS ET MANIEMENT DES ANTIDÉPRESSEURS DANS LE TRAITEMENT DES DOULEURS CHRONIQUES

Leur prescription peut tout à fait être proposée d'emblée dans des indications justifiées; elle ne doit pas être limitée à la deuxième intention après échec d'autres thérapeutiques.

### *Indications*

#### DOULEURS NEUROLOGIQUES

**Les douleurs neurologiques**, en particulier les douleurs des neuropathies périphériques, sont les indications les plus habituelles des antidépresseurs. Il s'agit de *douleurs de désafférentation* d'origine traumatique, métabolique, infectieuse, toxique ou invasive : neuropathie douloureuse des diabétiques, neuropathie post-zostérienne, douleurs des membres fantômes par exemple. D'après les études contrôlées, réalisées dans ce contexte, 75 % des sujets sont améliorés par les antidépresseurs (l'effet est alors supérieur à celui du placebo).

Les antidépresseurs peuvent également être prescrits avec un certain succès dans les *céphalées* (migraines, céphalées de tension et céphalées psychogènes), les *algies faciales* et les *douleurs d'origine centrale.* Les antidépresseurs exerceraient une action prophylactique en réduisant la fréquence, l'intensité et la durée des crises migraineuses, bien que certains sujets (20 %) restent résistants à cette thérapeutique. Des travaux récents suggèrent une efficacité des antidépresseurs dans les douleurs centrales : une étude démontre en particulier l'efficacité de l'amitriptyline dans la douleur rebelle secondaire à l'infarctus cérébral.

#### DOULEURS RHUMATOLOGIQUES

**Les douleurs rhumatologiques** peuvent, selon les études contrôlées, également bénéficier d'un traitement par antidépresseurs. Trois situations pathologiques sont concernées :

– les *douleurs articulaires* (rhumatismes inflammatoires, voire dégénératifs). À deux exceptions près (dont une où l'antidépresseur est utilisé à faible dose), les sept études effectuées chez des patients présentant des douleurs articulaires démontrent une efficacité des antidépresseurs supérieure à celle du placebo. Même si l'amélioration n'est pas absolue, elle concerne non seulement la douleur mais également la raideur matinale et la force de préhension. Mais il est difficile de différencier l'effet propre des antidépresseurs d'une action synergique vis-à-vis de traitements analgésiques ou anti-inflammatoires déjà instaurés;

– les antidépresseurs sont également efficaces dans la *fibromyalgie*, dans laquelle ils diminuent les scores de douleur, le nombre de points douloureux, les difficultés du sommeil;

– enfin, les *rachialgies chroniques* peuvent bénéficier d'un traitement par antidépresseurs, mais leur efficacité, moins marquée, requiert des doses plus importantes.

DOULEURS D'ORIGINE NÉOPLASIQUE

Les antidépresseurs sont également utiles dans les **douleurs d'origine néoplasique**. Un effet positif est attesté par plusieurs études ouvertes, mais les études contrôlées sont quasi inexistantes. On reconnaît généralement cinq intérêts à la (co-) prescription d'antidépresseurs dans ce contexte pathologique :

- un bénéfice chez les patients insensibles aux antalgiques habituels;
- une augmentation de l'efficacité des autres antalgiques prescrits;
- une diminution de leur posologie;
- une utilisation différée des opiacés;
- une amélioration de l'état psychique.

Des études rigoureuses sont cependant nécessaires pour confirmer ces données, en sachant que les effets indésirables des antidépresseurs tricycliques les plus souvent utilisés peuvent être, ici, plus gênants.

DOULEUR DES ULCÈRES GASTRODUODÉNAUX

Plusieurs travaux montrent une efficacité des antidépresseurs dans l**a douleur des ulcères gastroduodénaux** : cinq études contrôlées concluent à une efficacité de 85 % avec la trimipramine ou la doxépine, qui accélèrent également la cicatrisation.

## *Protocole thérapeutique*

Nous ne reviendrons pas sur le choix de l'antidépresseur largement discuté plus haut.

*La posologie* habituelle pour les tricycliques classiques (*Tofranil*, *Anafranil*, *Laroxyl*, *Sinéquan*, *Quitaxon*, *Prothiaden*) est la suivante : 10 à 25 mg/j au départ puis croissance progressive (25 mg/j ou tous les 2 ou 3 jours) jusqu'aux posologies de 75 à 150 mg/j. Les études contrôlées ont cependant démontré qu'à partir de 75 mg/j, l'efficacité n'augmentait pas (dans la migraine par exemple). Les voies orale et parentérale peuvent être utilisées.

*La durée du traitement* est avant tout liée au délai d'action, qui peut aller de quelques jours à trois semaines selon les études. Un traitement ne peut être interrompu pour inefficacité qu'après ce délai qu'il convient de mieux définir, compte tenu des divergences observées. La durée optimale du traitement n'a été que peu étudiée, il est néanmoins évident qu'il s'agit d'un traitement de plusieurs mois qui ne peut être interrompu que de façon progressive.

*La surveillance* du traitement est particulièrement justifiée pour les antidépresseurs tricycliques dont les effets indésirables peuvent conduire le patient à interrompre le traitement. Devant l'apparition d'effets indésirables importants chez des sujets fragilisés (personnes âgées, insuffisance rénale, hépatique...) le recours aux dosages plasmatiques de l'antidépresseur peut être intéressant, même si la corrélation effet-taux n'est pas clairement démontrée.

# CONCLUSION

Les données actuelles sur les antidépresseurs envisagés comme traitement des syndromes douloureux chroniques, montrent qu'il s'agit de produits doués d'un effet antalgique propre, indépendant de leur action thymoanaleptique. Ils constituent une aide efficace dans des contextes pathologiques complexes, résistants aux thérapeutiques analgésiques habituelles.

Leur intérêt ne se limite pas aux douleurs neurologiques, indication la plus traditionnelle. Les produits de référence restent les tricycliques, inhibiteurs mixtes du recaptage de la sérotonine et de la noradrénaline. La priorité souvent faite à un mécanisme exclusivement sérotoninergique, conduisant à privilégier les inhibiteurs spécifiques du recaptage de cette amine, ne paraît pas justifiée. Des travaux complémentaires, tant cliniques qu'expérimentaux, sont encore nécessaires pour mieux définir les produits actifs (en particulier non tricycliques), leurs indications précises, leurs modalités thérapeutiques et le mécanisme de leur action. L'avènement d'inhibiteurs mixtes non tricycliques, et mieux tolérés, doit être pris en compte et justifie des études contrôlées.

## Bibliographie

[1] ESCHALIER A., FIALIP J., MARTY H. — Utilisation des antidépresseurs dans les syndromes douloureux. *Doul. et Analg.*, 1988, *1*, 111-120.

[2] ONGHENA P., VAN HOUDENHOVE B. — Antidepressant-induced analgesia in chronic non-malignant pain : a meta-analysis of 39 placebo controlled studies. *Pain*, 1992, *49* (2), 203-220.

[3] MCQUAY H.J., TRAMER M., NYE B.A., CARROLL D., WIFFEN P.J., MOORE R.A. — A systematic review of antidepressants in neuropathic pain. *Pain*, 1996, *68*, 217-227.

[4] PILOWSKY J. — *In* : Dubner R., Gebhart G.F., Bond M. (eds), Proceedings of the Vth World Congress on Pain. *Adv. Pain Res. Ther.*, 1984, *7*, 263-273.

[5] TURNER J.A., ROMANO J.M. — *Adv. Pain Res. Ther.*, 1984, *7*, 123-130.

[6] QUENEAU P., LADEVEZE A.M., JANIN C. — De la douleur à la souffrance, ou la libération du symptôme douleur de ses « adhérences somatiques » (à propos de l'approche psychosomatique des malades porteurs de rachialgies rebelles). *Psychologie Médicale*, 1975, *7*, 501-510.

[7] ARDID D. — *Effet antinociceptif des antidépresseurs : détermination du site d'action et des mécanismes neurobiochimiques impliqués*. Thèse Doctorat, 1991.

[8] ARDID D., MARTY H., FIALIP J., PRIVAT A.M., ESCHALIER A., LAVARENNE J. — Comparative effects of different inhibitor antidepressants in two pain tests in mice. *Fundam. Clin. Pharmacol.*, 1992, *6*, 75-82.

[9] COQUOZ D., PORCHET D., DAYER P. — Effet analgésique central d'antidépresseurs à mode d'action distinct : désipramine, fluvoxamine et moclobémide. *Schweiz. med. Wscher.*, 1991, *121*, 1843-1845.

[10] MAGNI G., ARSIE D., DE LEO D. — Antidepressants in the treatment of cancer pain. A survey in Italy. *Pain*, 1987, *29*, 3, 347-353.

[11] RAWLS N.W. — *Clinical Pharmacy*, 1982, *169*, (13).

[12] LAURENT B., RICHARD A. *In* : Mumenthaler P.A., Van Zwieten P.A. and Farcot (eds), « Treatment of chronic Pain, possibilities, limitations and long-term follow up », Harwood Academic Publishers, 1990, p. 94-100.

[13] MAX M.B., LYNCH S.A., MUIR J., SHOAF S.E., SMOLLER B., DUBNER R. — Effects of desipramine, amitriptyline and fluoxetine on pain in diabetic neuropathy. *New Engl. J. Med.*, 1992, *326*, 1250-1256.

[14] ANDERSEN S., JOHANSEN S., OSLOW A., WORM-PETERSON J., LANG JENSEN L. — Postherpetic neuralgia treated with flupenthixol and citalopram. *Pain*, 1984, suppl. 2, S253.

[15] ARDID D., GUILBAUD G. — Antinociceptive effects of acute and « chronic » injections of tricyclic antidepressant drugs in a new model of mononeuropathy in rats. *Pain*, 1992, *49*, 279-287.

[16] BIBOLOTTI E., BORGHI C., PASCULI E., REGOLI F., TAVONI A., BARONI L., CASTRO GIOVANNI P., PASERO G. — The management of fibrositis : a double blind comparison of maprotiline (Ludiomil R), chlorimipramine and placebo. *Clinical Trials Journal*, 1986, *23*, 269-280.

[17] KLOKE M., HOEFFKEN K., OLBRICH H., SCHMIDT C.G. — Antidepressants anticonvulsants for the treatment of neuropathie pain syndromes in cancer patients. *Onkologie* (CH), 1991, *14*, 1, 40-43.

[18] STORCH H., STECK P. — Begleitende thymoleptische therapie im Rahmen einer kontoolierten studie mit maprotilin (Ludiomil) bei der behandlung von kreuzchmarsen. *Nervenarzt*, 1982, *53*, 8, 445-450.

[19] WATSON C.P.N., CHIPMAN M., REED K., EVANS R.Y., BIRKOTT N. — Amitriptyline versus maprotiline in post-herpetic nevralgia : a randomized double-blind, cross over trial. *Pain*, NW, 1992, *48*, 1, 29-36.

[20] MARTUCCI N., AGNOLI A., MANNA V., BOCOLA V. — Headache and Noradrenergic involvement : Study with alpha-2 stimulants and blockers. *Clin. Neuropharmacol.,* 1984, *7*, 654-655.

[21] TOUCHON J., BESSET A., SIMON L., HERISSON C., CADILHAC J. — *In* : Koella W.P. (eds), *Sleep*, 86. Gustav Fischer Verlag, Stuttgart, New-York, 1988, 297-298.

[22] WHEATLEY D. — Antidepressants in elderly arthritics. *The Practitioner*, 1986, *230*, 477-481.

[23] PINDER R. — Miansérine : Pharmacological and clinical correlates. *Nord Psykiatr. Tidsskr*, 1991, *45*, suppl. 24, 13-26, Oslo.

[24] MAGNI G. — The use of antidepressants in the treatment of chronic pain : a review of the current evidence. *Drugs*, 1991, *42*, 730-748.

[25] CRANE G.E. — Iproniazid (Marsilid) phosphate. A therapeutic agent for mental disorders and debilitating deseases. *Psych. Res. rep. Amer. Psych. Assoc.*, 1957, *8*, 142-152.

[26] GERBEAUX A., LENEGRE J. — L'utilisation des inhibiteurs de la monoamine-oxydase en thérapeutique cardio-vasculaire. *Rev. Prat.*, 1982, *12*, 31, 107-111.

[27] LASSELLE R.G. — Atypical facial pain and depression. *Brit. J. Psychiat.,* 1966, *112*, 651-659.

[28] RASKIN D.E. MAO — Inhibitors in chronic pain and depression. *J. Clinic Psychiat.*, 1982, *43*, 3, 122.

# 14.2. Place des psychotropes *(neuroleptiques, antiépileptiques, tranquillisants, hypnotiques, bêta-bloquants, antiparkinsoniens, lithium)* dans le traitement de certaines douleurs

par J. Touchon, F. Portet, J.-M. Blard

L'utilisation des psychotropes comme antalgiques ne se limite pas à la prescription d'antidépresseurs. D'autres familles thérapeutiques peuvent être utilisées : neuroleptiques, anxiolytiques, antiépileptiques... Leur action antalgique a été beaucoup moins étudiée que celle des tricycliques (en particulier les études contrôlées sont rares); par contre leur prescription en pratique médicale est fréquente.

## I. NEUROLEPTIQUES

Les neuroleptiques se définissent par leurs effets antipsychotiques et extrapyramidaux. D'autres effets sont possibles, fonction de la structure de la molécule : les **phénothiazines** par exemple sont en règle sédatives, anxiolytiques et hypnogènes : certaines augmentent le sommeil lent profond. Ces effets « collatéraux » justifient l'utilisation des phénothiazines dans le traitement de la douleur. Les neuroleptiques les plus utilisés dans cette indication sont essentiellement la permetazine (*Leptryl*), la thioridazine (*Melleril*), la chlorpromazine (*Largactil*) et surtout la **lévomépromazine** (*Nozinan*). Cette molécule aurait le pouvoir antalgique le plus précis. En fait, l'existence d'un effet antalgique direct est contestée et n'a d'ailleurs pas fait l'objet d'études contrôlées convaincantes.

Toutefois, en dehors des syndromes douloureux des hypochondries psychotiques où l'action « antalgique » est la conséquence de la suspension de l'activité délirante, les neuroleptiques phénothiaziniques, essentiellement la lévomépromazine (*Nozinan*), peuvent être utilisés dans le **traitement des douleurs chroniques**. L'association de phénothiaziniques et de morphiniques est particulièrement indiquée dans les douleurs cancéreuses [6]. La prescription conjointe de phénothiazine d'antidépresseurs tricycliques, d'antiépileptiques et de L-DOPA a été proposée dans les douleurs intenses du syndrome thalamique [13]. Il apparaît clairement que l'importance des effets indésirables limite l'utilisation des neuroleptiques, du moins à doses importantes, aux syndromes douloureux chroniques résistant aux autres thérapeutiques.

## II. ANTIÉPILEPTIQUES

La **composante fulgurante** de certains syndromes douloureux s'apparente à l'embrasement épileptiforme des neurones nociceptifs enregistré chez l'animal. Cette similitude fournit une ébauche d'explication à l'efficacité indéniable des antiépileptiques et en particulier de la carbamazépine (*Tégrétol*) dans les **syndromes douloureux aigus** de type névralgique. D'autres mécanismes sont possibles et, récemment, une action bloquante sur les canaux sodiques a été évoquée pour rendre compte de l'action antalgique sur les neuropathies douloureuses de molécules aussi différentes que la lidocaïne, la mexilétine et la carbamazépine [21].

D'une façon générale, en dehors des douleurs névralgiques, l'efficacité des antiépileptiques a été reconnue dans des **douleurs de désafférentation diverses** [19, 20], douleurs post-zostériennes, neuropathies douloureuses [17], séquelles douloureuses des lésions médullaires (sclérose en plaques, angiome, myélopathie radique...), membre fantôme douloureux...

La carbamazépine (*Tégrétol*) est l'antiépileptique le plus efficace [19, 20]; il est assez bien toléré si l'on sait user d'une progression posologique lente. Le valproate de sodium (*Dépakine*) est parfois actif sur les décharges douloureuses comme sur le fond douloureux continu. En cas d'échec, le clonazépam (*Rivotril*) ou la phénitoïne (*Di-Hydan*) peuvent être proposés tout en ayant conscience des risques de somnolence et de tolérance pour le clonazépam, les effets cérébello-vestibulaires et les troubles cognitifs pour la phénytoïne.

Plus récemment, le gabapentin (*Neurotin*) a lui aussi été proposé et peut même être utilisé en première intention. Les différents modèles, animaux ou *in vitro*, ont permis de mettre en évidence une action antiépileptique, antinociceptive, anxiolytique et neuroprotectrice [22]. Ainsi, le gabapentin est lui aussi efficace dans de nombreux types de syndromes douloureux comme ceux observés dans les neuropathies [10], notamment diabétiques [18], dans les névralgies post-zostériennes [11] ou triméningées de la sclérose en plaques [9], dans les traumatismes médullaires [15], et de manière assez globale dans les atteintes nerveuses périphériques ou d'origine centrale [1].

Certains auteurs ont proposé les antiépileptiques dans le traitement des douleurs cancéreuses [5, 6], ou dans le traitement de fond des céphalées vasculaires. La phénytoïne et la carbamazépine ont été utilisés avec des résultats inconstants; mais il n'existe pas de preuve formelle de leur efficacité. Le sodium valproate a été proposé dans les algies vasculaires de la face [7] et dans la migraine [8].

## III. TRANQUILLISANTS

Cette classe de médicaments est surtout représentée par les **benzodiazépines** : leur prescription (*per os*, IM ou même par voie intrathécale) dans les douleurs aiguës comme chroniques se justifie souvent du fait de leurs propriétés anxiolytiques, hypnosédatives et myorelaxantes. Leurs propriétés antiépileptiques rendent peut-être compte de leur action sur les douleurs fulgurantes [19, 20]. Le nombre de benzodiazépines disponible est important; certaines particulièrement myorelaxantes (ex. diazépam [*Valium*]), sont souvent prescrites. Les benzodiazépines ne sont pas des médicaments anodins; le risque de **dépendance** est indéniable; l'induction de troubles mnésiques n'est pas rare, l'altération du sommeil lent profond est constante. Cette altération du sommeil lent profond pourrait jouer un rôle d'auto-entretien des phénomènes douloureux [12] d'où l'intérêt d'utiliser des psychotropes respectant les phases 3-4 du sommeil lent.

Il semble donc préférable parfois de prescrire des **anxiolytiques non benzodiazépiniques** : la buspirone (*Buspar*) dont l'action sérotoninergique est intéressante et l'hydroxyzine (*Atarax*) dont l'effet restaurateur sur le sommeil lent profond est important, peuvent être proposées, intégrées à une polythérapie antalgique. En particulier l'hydroxyzine a été proposée en association avec la morphine [2] dans les douleurs chroniques et avec la mépéridine dans les céphalées de l'enfant [16].

## IV. PSYCHOTROPES DIVERS UTILISABLES DANS LE TRAITEMENT DE CERTAINS SYNDROMES DOULOUREUX

**Les hypnotiques** peuvent être indiqués lorsque l'on sait les relations réciproques d'auto-entretien entre douleurs et troubles du sommeil. Seuls les hypnotiques récents respectant le sommeil lent profond semblent justifiés (zopiclone [*Imovane*] et zolpidem [*Stilnox*]).

**Les bêta-bloquants non cardiosélectifs** dont le propranolol (*Avlocardyl*) est le chef de file, ont une action anti-stress indiscutable, utile dans certains symptômes douloureux où le stress joue un rôle important (migraine, algodystrophie, fibromyalgie…). L'efficacité souvent remarquable des bêta-bloquants comme traitement de fond de la maladie migraineuse est reconnue depuis plus de 20 ans [23].

**Les antiparkinsoniens**, la L-DOPA (*Modopar*, *Sinemet*) et l'amantadine (*Mantadix*) ont montré une certaine efficacité dans la prévention des douleurs postzostériennes [24].

L'efficacité de la L-DOPA en prise vespérale a été récemment soulignée dans un syndrome algique particulier essentiellement nocturne : **le « syndrome de jambe sans repos »** [14]. La mise sur le marché de formes à libération prolongée a permis d'éviter l'inconvénient de la reprise de la symptomatologie douloureuse au milieu de la nuit.

**Les sels de lithium** (*Neurolithium*, *Téralithe*) ont montré leur efficacité dans certains syndromes douloureux tels que les **algies vasculaires de la face** (l'aspect cyclique de cette pathologie ayant été à l'origine de l'utilisation du lithium en référence à son action dans la psychose maniaco-dépressive) [3, 4].

## CONCLUSION

Outre les antidépresseurs, d'autres psychotropes peuvent avoir une action antalgique et la plupart d'entre eux sont d'intéressants médicaments d'appoint dans le traitement de certaines douleurs rebelles.

## Bibliographie


[1] ATTAL N., BRASSEUR L., PARKER F. *et al.* — Effects of gabapentin on the different components of peripheral and central neuropathic pain syndromes : a pilot study. *Eur. Neurol.*, 1998, *40*, 191-200.

[2] BEAVER W. — Comparison of analgesic effects of morphine sulfate, hydroxyzine and their combination in patient with chronic pain. *In* : Bonica J., Ventafridda V. (eds), *Advances in Pain Research and Therapy*. New York, Raven Press, 1976, p. 324-329.

[3] BUSSONE G., LEONE M., PECCARISI C. — Double blind comparison of lithium and verapamil in cluster headache prophylaxis. *Headache*, 1990, *30*, 411-417.

[4] EKBOM K. — Lithium for cluster headache : review of the literature and preliminary results of long term treatment. *Headache*, 1981, *21*, 132-139.

[5] FOLEY K.M. — The treatment of cancer pain. *N. England J. of Med.*, 1985, *313*, 84-85.

[6] FOLEY K., INTURRISIC C. — Analgesic drug therapy in cancer pain : principles and practice. *In* : Foley K.M., Payne R. (eds), *The medical clinics of North America*, W.B. Saunders C.O., March 1987, 262-274.

[7] HERING G., KURITZKY A. — Sodium valproate in the treatment of cluster headache : an open trial. *Cephalalgia*, 1985, *9*, 145-148.

[8] HERING. G., KURITZKY A. — Sodium valproate in the prophylactic treatment of migraine : a double blind study versus placebo. *Cephalalgia*, 1992, *12 (2)*, 81-84

[9] KHAN O.A. — Gabapentin relieves trigeminal nevralgia in multiple sclerosis patients. *Neurology*, 1998, *51*, 611-614.

[10] LOW P.A., DOTSON R.M. — Symptomatic treatment of painful neuropathy. *JAMA*, 1998, *280*, 1863-1864.

[11] MENKE J.J., HEINS J.R. — Treatment of post-herpetic neuralgia. *J. Am. Pharm. Assoc.*, 1999, *39*, 217-221.

[12] MOLDOVSKY H., SCARISBRICK P. — Induction of neurastenic musculoskeletal pain syndrome by selective sleep stage deprivation. *Psychosom. Maid*, 1976, *38*, 35-44.

[13] MONKS R.C., MERSKEY H. — Psychotropic drugs. *In* : Wall P.D., Melzack (eds), *Textbook of pain*. Edinburgh, Churchill Livingstone, 1984, 526-537.

[14] MONPLAISIR J., GOBBOUT R., POIRIER C. *et. al.* — Restless legs syndrome and periodic mouvements in sleep : physiopathology and treatment with L-DOPA. *Clinical Neuropharmacology*, 1986, *9*, 456-463.

[15] NESS T.J., SAN PEDRO E.C., RICHARDS J.S. *et al.* — A case of spinal cord injury-related with baseline rCBF brain SPECT imaging and beneficial response of Gabapentin. *Pain*, 1998, *78*, 139-143.

[16] PRENSKY L. — Communication à l'American Academy of Neurology. San Diego, mai 1992.

[17] RULL T., QUIBRERA R., GONZALEZ-MILLAN H., CASTANEDA O. — Symptomatic treatment of peripheral diabetic neuropathy with carbamazepine : double blind cross overtrial. *Diabetologica*, 1969, *5*, 215.

[18] SEIDL J.J., SLAWSON J.G. — Gabapentin for painful diabetic neuropathy. *J. Fam. Pract.*, 1999, *48*, 173-174.

[19] SWERDLOW M. — Anticonvulsivant drugs in the treatment of lancinating pain, a comparison. *Anesthesia*, 1981, *36*, 1129-1134.

[20] SWERDLOW M. — Anticonvulsant drugs and chronic pain. *Clin. Neuropharmacol.*, 1984, *7*, 51-82.

[21] TANELIAN D.L., BROSE W.G. — Neuropathic pain can be relieved by drugs that are use-dependant sodium channel-blockers : lidocaïne, carbamazepine and mexiletine. *Anesthesiology*, 1991, *74*, 949-951.

[22] TAYLOR C.P., GEE N.S., SU T.Z. *et al.* — A summary of mechanistic hypothesis of gabapentin pharmacology. *Epilepsy Res.*, 1998, *29*, 233-249.

[23] WEBER R., REINMATH O. — The treatment of migraine with propanolol. *Neurology* (New York), 1972, *22*, 366-365.

[24] WATSON P.N., EVANS R.J. — Post herpetic nevralgia. *Arch. Neurol.*, 1986, *43*, 836-840.

# 14.3. Place des myorelaxants dans le traitement des douleurs d'origine neuromusculaire

par O. Blin, J. Pouget

Les myorelaxants et décontracturants musculaires sont largement prescrits pour des affections dans lesquelles la douleur peut être au premier plan et le sens clinique leur attribue des propriétés antalgiques. Il est cependant nécessaire de distinguer deux types principaux d'effet thérapeutique sur la douleur : l'effet antalgique propre et la suppression de la composante « périphérique » de la douleur qui peut être induite par une contraction musculaire réflexe.

La contracture musculaire est un réflexe à point de départ nociceptif à l'échelon segmentaire spinal. Les fibres afférentes véhiculent l'information nociceptive vers la corne postérieure de la moelle épinière où s'organise une activité réflexe. Par l'intervention de neurones intermédiaires (transmission polysynaptique), l'information est transmise aux motoneurones de la corne antérieure de la moelle. Ceci entraîne une contraction, essentiellement des muscles fléchisseurs. Les interneurones sont soumis à un contrôle supraspinal activateur ou inhibiteur. L'information nociceptive est également transmise vers l'encéphale. De nombreux peptides, substance P, cholecystokinine, somatostatine, CGRP interviennent dans cette circulation de l'information, de même que les acides aminés excitateurs (glutamate, aspartate).

## I. EFFETS ANTALGIQUES DES MYORELAXANTS

Chez l'animal, on étudie principalement l'effet antalgique propre des myorelaxants en mesurant la réponse induite par une agression physique (chaleur), chimique (injection d'irritants). Chez l'homme, cet effet antalgique propre est évalué par la réponse musculaire lors de la stimulation électrique du nerf sural (réflexe nociceptif).

L'effet sur la composante périphérique de la douleur est beaucoup plus difficile à quantifier. Pour évaluer l'importance d'une contracture, on doit encore aujourd'hui se contenter de mesures indirectes (retentissement articulaire de la contracture, modification de la statique rachidienne). Les méthodes directes (palpation) sont subjectives. Aucune exploration paraclinique ne fait l'unanimité. La plupart des auteurs restent fidèles aux moyens traditionnels : évaluation de la douleur globale ressentie, évaluation clinique de la mobilité rachidienne, palpation musculaire.

## II. MOLÉCULES DISPONIBLES

### *Site d'action central*

MÉCANISMES D'ACTION MIXTES

#### Chlormézanone

La chlormézanone (*Trancopal*) entraîne une diminution du réflexe myotatique et déprime les réflexes médullaires polysynaptiques. Si elle n'entraîne pas d'effet analgésique propre, elle diminue chez l'homme la douleur liée aux contractures musculaires. Elle est utilisée à la posologie de 200 à 1 200 mg/j et existe sous forme de comprimés ou suppositoires tous deux dosés à 200 mg.

#### Thiocolchicoside

Le thiocolchicoside (*Coltramyl*) favorise l'inhibition de la transmission médullaire. Il est également dépresseur du système nerveux central. Il possède une activité faible sur le système inhibiteur GABA, un effet anti-inflammatoire et antalgique. Il diminue la réponse au test de la plaque chauffante ou à l'injection intrapéritonéale de phénylquinone chez la souris. Il est utilisé à la posologie quotidienne de 8 mg par voie intramusculaire ou 16 mg *per os*.

#### Méphénésine

La méphénésine (*Décontractyl*) est le myorelaxant le plus ancien. Elle agit sur les interneurones et diminue les réflexes polysynaptiques. Elle a une faible action anesthésique locale. Elle est utilisée à la posologie de 1,5 à 3 g/j en comprimés dosés à 0,150 g. Elle existe également sous forme de baume.

#### Idrocilamide

L'idrocilamide (*Brolitène*) inhibe les réflexes médullaires polysynaptiques. Elle agit en déprimant l'activité des interneurones ou en interférant avec la libération de neurotransmetteurs (la glycine entre autres). Le rôle respectif de ses autres propriétés pharmacologiques (antiréserpine, anti-inflammatoire) reste imprécis. L'idrocilamide peut entraîner une excitation psychomotrice et des gastralgies. Elle est à éviter chez les patients ayant un ulcère gastro-duodénal. Elle est utilisée *per os* à la posologie quotidienne de 3 comprimés à 0,2 g ou par voie intramusculaire (2 à 4 ampoules dosées à 0,03 g par jour).

#### Carisoprodol

Le carisoprodol (*Flexartral*) est un dérivé du méprobamate. Son mécanisme d'action est voisin de celui de la méphénésine. En comparaison du placebo, il diminue la douleur chez des patients souffrant de lombalgies aiguës. Il est utilisé à la posologie de 2 à 4 comprimés dosés à 350 mg par jour.

## SYSTÈME GABAERGIQUE : BACLOFÈNE ($GABA_B$), BENZODIAZÉPINES ($GABA_A$)

### Baclofène

Le baclofène (*Liorésal*) est actuellement l'antispastique de référence, probablement le plus utilisé. Il inhibe les réflexes médullaires mono et polysynaptiques. Il se fixe sur une sous-classe des récepteurs GABA, les récepteurs $GABA_B$. Le baclofène a un effet antinociceptif chez l'animal. Il diminue la réponse aux stimuli nociceptifs que ce soit par injection dans le liquide céphalo-rachidien ou micro-injections dans le tronc cérébral. Son site d'action est probablement double, spinal et supraspinal. Cet effet n'est lié ni à une action sur les récepteurs opiacés ni à un effet sur les récepteurs $GABA_A$. Dans la moelle, le baclofène diminue la réponse des neurones de la corne postérieure aux stimuli nociceptifs. Le mécanisme impliqué n'est pas déterminé avec certitude. Il pourrait porter soit sur la substance P, soit sur les récepteurs $GABA_B$ situés sur les fibres afférentes nociceptives.

Chez l'homme, le baclofène (*Liorésal*) diminue la douleur chez les patients spastiques. La posologie doit être progressive de 5 à 75 mg par jour en moyenne. L'augmentation posologique est limitée par l'apparition des effets secondaires, sédation en particulier. Les autres effets secondaires possibles sont des troubles digestifs, une fatigue générale ou une faiblesse musculaire prédominant souvent sur les muscles de la nuque.

### Benzodiazépines

Les benzodiazépines inhibent également les réflexes médullaires polysynaptiques. Elles agissent par l'intermédiaire d'un complexe macromoléculaire comprenant un site de fixation, un récepteur $GABA_A$ et un canal chlore. Le diazépam (*Valium*) est longtemps resté le myorelaxant de référence, et plusieurs études lui reconnaissent un effet antalgique chez les patients souffrant de contracture musculaire. Les effets secondaires sont malheureusement fréquents, dominés par la survenue d'une sédation, parfois favorisée par la coprescription avec d'autres médicaments dépresseurs du système nerveux central. La survenue d'une faiblesse musculaire, d'une ataxie peut également se voir. La prescription au long cours et à fortes doses expose à l'éventualité d'un syndrome de sevrage à l'arrêt du traitement. La posologie usuelle est de 2 à 60 mg de diazépam (*Valium*) *per os* ou par voie intramusculaire, ou de 50 à 300 mg de tétrazépam (*Myolastan*) par voie orale.

## SYSTÈME ADRÉNERGIQUE

### Tizanidine

La tizanidine possède une structure chimique proche de celle de la clonidine et agit elle aussi sur le système adrénergique. Elle inhibe les réflexes spinaux polysynaptiques. La tizanidine est active dans un modèle d'arthrite expérimentale. Elle possède donc des propriétés antalgiques non médiées par une action sur les systèmes opiacés. Les effets secondaires possibles de la tizanidine comportent sédation, fatigue, potentialisation d'une hypotension. La tizanidine n'est pas commercialisée en France mais elle l'est chez nos proches voisins, sous le nom de *Sirdalud.*

## SYSTÈMES AMINOACIDERGIQUES

### Mémantine

Du fait de l'intervention des acides aminés excitateurs (glutamate, aspartate) dans les circuits spinaux, on pourrait supposer que les antagonistes des récepteurs au glutamate aient une activité antalgique. Celle-ci n'est pas établie et les médicaments ne sont pas disponibles en pharmacie.

### *Site d'action périphérique*

#### DANTROLÈNE

Le dantrolène (*Dantrium*) possède un mécanisme d'action périphérique. Il inhibe la libération du calcium du réticulum sarcoplasmique du muscle squelettique, empêchant le couplage actine-myosine. Il diminue la force de contraction des fibres musculaires sans toutefois agir sur le myocarde ou les fibres musculaires lisses.

Le dantrolène est efficace sur l'hypertonie, les spasmes douloureux et le clonus à des doses allant de 25 à 300 mg par jour. Son utilisation est limitée par la survenue possible d'une somnolence, de vomissements, de céphalées, de vertiges et surtout d'une hépatotoxicité. Cette hépatotoxicité idiosyncrasique sévère survient préférentiellement chez la femme de plus de 35 ans, lors de la prise concomitante d'œstrogène et pour des doses supérieures à 400 mg par jour. Elle serait favorisée par la prescription de cures répétées.

#### TOXINE BOTULINIQUE

La toxine botulinique (*Botox*) est en cours d'évaluation. Les injections de toxine botulinique dans les muscles contractés lors des torticolis spasmodiques diminuent la survenue des douleurs. Cette pratique est encore réservée aux centres spécialisés.

## III. UTILISATION CLINIQUE DES MYORELAXANTS COMME ANTALGIQUES

Il n'existe que peu d'études bien conduites comparant les vertus antalgiques des différents myorelaxants et même démontrant formellement les propriétés antalgiques de certains d'entre eux. Dans cette indication, la prescription est habituellement de courte durée, et doit se faire à doses progressives si on veut limiter la sédation fréquente avec ces médicaments. Un anti-inflammatoire est le plus souvent associé, rendant difficile l'évaluation des effets respectifs de chaque médicament. De plus, la contracture et la douleur sont souvent spontanément résolutives. Avec ces produits souvent anciens, peu étudiés, il est difficile de proposer des critères objectifs de choix lorsque arrive le moment de rédiger l'ordonnance. Le patient a souvent ses habitudes, ses propres critères. Peut-être valent-ils les nôtres aujourd'hui ?

## Bibliographie

[1] BESSON J.M., BOUREAU F., CHAOUCH A., ESCHALIER A., AUMAITRE O., DORDAIN G., DEHEN H. — Les antalgiques. *In* : Dordain G., Dehen H. (éds). Paris, Doin, 1988, p. 69-130.

[2] BLIN O., GUIEU R., DESNUELLE C., SERRATRICE G. — Méthodologie des études cliniques des myorelaxants. *Thérapie*, 1990, *45*, 267-271.

[3] BLIN O., POUGET J. — Effet antalgique des myorelaxants. *In* : Hérisson Ch., Avouac B., Simon L. (éds), *Les médicaments antalgiques*. Paris, Masson, 1992, p. 41-45.

[4] DAVIDOFF R.A. — Antispasticity drugs : mechanisms of action. *Ann. Neurol.*, 1985, *17*, 107-116.

[5] DELWAIDE P.J., OLIVIER E., FORNARELLI M. — Les myorelaxants. *In* : Dehen H., Dordain G. (éds), Neuropharmacologie clinique. Paris, Doin, 1989, p. 405-418.

# 14.4. Calcitonine et douleur

par F. Caulin

La calcitonine est une hormone de 32 acides aminés sécrétée chez l'homme par les cellules C de la thyroïde et dont le rôle physiologique est de prévenir les « à-coups » d'hypercalcémie, (par exemple postprandiale) et de maintenir l'intégrité du squelette osseux dans des situations de stress (comme par exemple la grossesse).

La calcitonine a différents effecteurs dont le principal est l'os. Elle agit sur des récepteurs situés à la fois sur les ostéoclastes, sur les préostéoclastes et sur les ostéoblastes [4]. En traitement aigu elle diminue la résorption et augmente la formation osseuse; en traitement prolongé elle diminue le remodelage osseux.

Les calcitonines utilisées en thérapeutique humaine sont (tableau 1) :

- la calcitonine synthétisée à partir de la séquence de la calcitonine de saumon (SCT);
- la calcitonine synthétisée à partir de la séquence de la calcitonine humaine déterminée par l'analyse de la structure de l'hormone sécrétée par le cancer médullaire à stroma amyloïde (HCT);
- la calcitonine extraite de la thyroïde du porc (PCT).

Ces trois calcitonines ont une activité thérapeutique osseuse comparable mais leur activité spécifique est différente (du fait de leur différence de structure). Les posologies sont donc exprimées en unités internationales pour plus de cohésion :

- SCT : 5 000 UI/mg;
- HCT : 200 UI/mg;
- PCT : 200 UI/mg.

Les calcitonines ont d'abord été utilisées dans le traitement des maladies osseuses avec hyperostéolyse :

- Paget;
- hypercalcémie;
- ostéoporose;
- algodystrophie,

et dans ces indications, les études en double aveugle ont démontré leur efficacité. C'est dans l'analyse fine de ces études qu'un effet antalgique particulier a été soupçonné. En effet, le début de l'effet antalgique survenait plus précocement que ne le laissait prévoir la nécessaire latence de l'effet osseux [1, 7, 11].

*TABLEAU 1.* — SPÉCIALITÉS DE CALCITONINE EN FRANCE

| | *Présentation* |
|---|---|
| Calcitonine Séquence Saumon (SCT) | |
| *Calsyn* | 50 et 100 UI |
| *Miacalcic* | 50 et 80 UI |
| Calcitonine Séquence Humaine (HCT) | |
| *Cibacalcine* | 50 mg et 25 mg |
| Calcitonine Extractive Porc (PCT) | |
| *Calcitar* | 10 UI et 25 UI<br>50 UI et 160 UI |
| Toutes les calcitonines référées ci-dessus ont les mêmes indications (cf. Vidal). | |
| Staporos | 1 UI |
| Le *Staporos* a des indications différentes (cf.Vidal). | |

## I. CALCITONINE ET DOULEUR

Dans le traitement de la fracture vertébrale, chez le sujet ostéoporotique, la diminution de la douleur est significative par rapport au placebo dès le 7$^{e}$ jour. Elle est associée à une augmentation de la mobilité des patients [1]. Dans le traitement de l'algodystrophie, la diminution de la douleur est significative au 7$^{e}$ jour par rapport au placebo. Elle est associée à une diminution de l'œdème [3].

Les études furent alors entreprises dans des indications où l'effet osseux ne pouvait rendre compte de l'effet thérapeutique.

Dans le syndrome de Raynaud, une étude en double aveugle montre une diminution de la douleur et une diminution des crises significative par rapport au placebo.

Dans la migraine, dans les douleurs du post-partum et dans les douleurs de membres fantômes, cet effet est retrouvé. En revanche, dans les douleurs intenses liées aux métastases osseuses des cancers, l'effet antalgique n'a pas été clairement documenté.

## II. EN PRATIQUE

La calcitonine n'est pas utilisée en tant qu'antalgique pur, mais ses propriétés antalgiques majorent son effet osseux en limitant l'immobilisation délétère. Cet effet additif est utilisé principalement dans deux indications : le tassement vertébral et l'algodystrophie.

*Dans le tassement vertébral récent*, le traitement est prescrit le plus tôt possible après la fracture à la posologie de 50 à 100 UI SCT par jour et est maintenu pendant la durée de l'immobilisation, soit habituellement de 15 jours à 1 mois.

*Dans l'algodystrophie*, le traitement est prescrit dès le début des manifestations algodystrophiques avec une posologie forte : 100 UI SCT ou 160 UI PCT chaque jour pendant 15 jours puis 3 fois par semaine les 15 jours suivants.

Dans les autres indications, la calcitonine n'est habituellement pas prescrite pour laisser la place à des thérapeutiques plus spécifiques.

## III. DU RÔLE DU HASARD

L'étude du mécanisme d'action a fait l'objet de nombreuses recherches.

Chez l'animal, des propriétés analgésiques ont été retrouvées dans différents modèles [9]. Il semble que cet effet soit indépendant des récepteurs opiacés et puisse être médié par la voie sérotoninergique [2, 8].

Des récepteurs spécifiques à la SCT-like ont été retrouvés dans le système nerveux central des mammifères [5]. La concentration la plus importante des récepteurs se trouve au niveau de l'hypothalamus chez l'homme, et il existe une sécrétion de SCT-like dans le cerveau. Malgré ses 32 acides aminés, certains auteurs ont suggéré que la calcitonine pouvait passer la barrière hémoméningée et que l'effet central pouvait être le mécanisme d'action principal, le début et l'amplitude de l'action après administration périphérique et centrale (intracérébroventriculaire) étant voisins.

Quelques auteurs ont utilisé chez l'homme la voie directe intrathécale et confirmé l'efficacité chez des patients cancéreux présentant des douleurs résistantes [6]. Cependant, une possible toxicité ne permet pas en pratique d'utiliser cette voie d'abord [10].

Enfin, il reste à dire que, pour certains auteurs, c'est « par hasard » que la calcitonine de saumon est antalgique chez l'homme. Le cerveau humain sécréterait une neurohormone de structure voisine de celle de la calcitonine de saumon qui aurait un rôle neuromodulateur antalgique et des récepteurs sur différents points du système nerveux central. Mais rappelons que c'est aussi « par hasard » que la calcitonine de saumon est utilisée chez l'homme. Le découvreur de la calcitonine était un Canadien (Copp) qui travaillait sur le saumon…

### Bibliographie

[1] BORDIER PH., JULIEN D., CAULIN F. — Effet de la calcitonine sur la douleur osseuse et sur les paramètres de résorption secondaires à un tassement vertébral récent. Résultats d'une étude en double aveugle et d'une étude ouverte. *Rhumatologie*, 1986, n° 38.

[2] BRAGA P.C., FERRI S., SANTAGOSTINO A., OLGIATI V.R., PECILE A. — Lack of opiate receptor involvement in centrally induced calcitonin analgesia. *Life Sci.*, 1978, *22*, 971-978.

[3] DOURY P., CAULIN F. — Calcitonin in the treatment of algodystrophy, an update. *Cacif. tissue Int.*, 1986, *39* (suppl.), A162.

[4] FARLEY J.R., TARBAUX N.M., HALL S.L., LINKHART T.A., BAYLINK D.J. — The anti-bone resorptive agent calcitonin also acts in vitro to directly increase bone formation and bone proliferation. The Endocrinology Society, 1988, 123, n° 1.

[5] FISCHER J.A., SAGAR S.M., MARTIN J.B. — Characterisation and regional distribution of calcitonin binding sites in the rat brain. *Life Sci.*, 1981, *29*, 663-671.

[6] FRAIOLI F., FABBRI A., GNESSI L., MORETTI C., SANTORO C., FELICI M. — Subarachnoid injection of salmon calcitonin induces analgesia in man. *Eur. J. Pharmacol.*, 1982, *78*, 381-382.

[7] GENNARI C. — Calcitonin and bone metastases of cancer. *In* : Pecile A (ed.), *Calcitonin*, Excerpta Medica, 1980, p. 301-311.

[8] MARTIN FONTELLES M., COLADO MEGIA M., ALFARO RAMOS M. — Calcitonin increases the inhibitory effect of opioids in guinea-pig ileum. *Gen. Pharmac.*, 1991, *22* (1), 73-75.

[9] PECILE A., FERRI S., BRAGA P.C., OLGIATI V.R. — Effects of intracerebroventricular calcitonin in the conscious rabbit. *Experientia*, 1975, *31*, 332-333.

[10] SHAW H.L. — Subarachnoid administration of calcitonin : a warning. (Letter) *Lancet*, 1982, *2*, 390.

[11] ZIEGLER R. — Calcitonin : analgesic effect, recent results. *Cancer Res.*, 1984, *89*, 178-184.

# 14.5. Bisphosphonates et douleur

par Ph. Collet

Les bisphosphonates sont des analogues structuraux du pyrophosphate, inhibiteur physiologique de la formation du cristal osseux lors de la minéralisation et de sa dissolution lors de la phase de résorption.

Leur liaison aux surfaces osseuses préformées rend l'os moins accessible à la résorption ostéoclastique. Les mécanismes cellulaires d'action sont mal connus : action cytotoxique directe sur les ostéoclastes, diminution du recrutement et/ou inhibition de l'adhésion des précurseurs ostéoclastiques sur la matrice osseuse.

Cinq bisphosphonates sont disponibles en France : l'étidronate (*Didronel*), le clodronate (*Clastoban*), le pamidronate (*Arédia*), le tiludronate (*Skelid*), l'alendronate (*Fosamax*).

C'est dans le traitement de la maladie de Paget que l'administration des bisphosphonates est la plus répandue. Ils entraînent une diminution des douleurs et une baisse du remaniement osseux. Étidronate, pamidronate et tiludronate sont utilisés dans cette indication [4].

Les bisphosphonates (clodronate et pamidronate) sont également utilisés au cours d'autres affections lytiques osseuses, en particulier les métastases osseuses et le myélome. Dans ces cas, les bisphosphonates agissent sur les conséquences de l'infiltration maligne de l'os (douleurs, compressions nerveuses, fractures périphériques et tassements vertébraux, hypercalcémies). Ainsi, un effet antalgique notable et/ou un ralentissement de la progression de l'ostéolyse ont pu être notés chez des malades atteints de cancer du sein [1, 3] ou de myélome [2, 5].

L'effet antalgique des bisphosphonates passe par leur propriété d'inhibition de la résorption osseuse. Limitant, voire diminuant la taille des lacunes ou géodes, ils ont une action mécanique en réduisant la distorsion du périoste. Cependant les bisphosphonates sont sans effet direct sur la prolifération cellulaire néoplasique et ne constituent qu'un traitement complémentaire des traitements anticancéreux.

Étidronate et alendronate ont une AMM dans le traitement de l'ostéoporose post-ménopausique fracturaire. L'effet attendu est surtout la prévention de la récidive fracturaire et non un effet antalgique.

## Bibliographie

[1] FITTON A., MCTAVISH D. — Pamidronate : a review of its pharmacological properties and therapeutic efficacy in resorptive bone disease. *Drugs*, 1991, *41*, 289-318.

[2] BERENSON J.R., LICHTENSTEIN A., PORTER L., DIMOPOULOS M.A., BORDONI R., GEORGE S., LIPTON A., KELLER A., BALLESTER O., KOVACS M.J., BLACKLOCK H.A., BELL R., SIMEONE J., REITSMA D.J., HEFFERNAN M., SEAMAN J., KNIGHT R., for the myeloma AREDIA study group. — Efficacy of pamidronate in reducing skeletal events in patients with advanced multiple myeloma. *N. Engl. J. Med.*, 1996, *334*, 488-493.

[3] DIEL I.J., SOLOMAYER E.F., COSTA S.D., GOLLAN C., GOERNER R., WALLVIENER D., KAUFMANN M., BASTERT G. — Reduction in new metastases in breast cancer with adjuvant clodronate therapy. *N. Engl. J. Med.*, 1998, *339*, 357-363.

[4] SIRIS E.S. — Paget's disease of bone. *J. Bone Min. Res.*, 1998, *13*, 1061-1065.

[5] WERLINI G., PARRINELLO G., PICCINI L., CREMA F., FLORENTINI M.L., PAVESI F., NOVAZZI F., SILINGARDI V., ASCARI E. — Long-term effect of parenteral dichloromethylene bisphosphonate ($Cl_2$MDP) on bone disease of myeloma in patients treated with chemotherapy. *Hematol. Oncol.*, 1990, *8*, 23-30.

# 14.6. Alpha 2 agonistes et douleur

par R. Daghfous, M. Daghfous, S. Ben Khalifa et C. Belkahia

Ces médicaments sont essentiellement représentés par la clonidine et, plus récemment, le dexmédétomidine. Ils sont principalement utilisés dans le traitement de certaines douleurs aiguës, notamment postopératoires.

**La clonidine** (*Catapressan*), α 2 agoniste utilisé de longue date en clinique humaine comme antihypertenseur, est le produit de référence de cette classe [1]. Son efficacité dans le traitement de la douleur aiguë, notamment postopératoire est actuellement prouvée. Cet effet résulte de la stimulation des récepteurs α 2 de la corne postérieure de la moelle et en particulier les α 2a. Toutefois, cette utilisation est souvent limitée par les effets indésirables hémodynamiques de la clonidine, notamment la bradycardie et l'hypotension. Ces effets sont médiés par les récepteurs aux imidazolines I1 et les α 2b. Tout cela fait qu'on cherche actuellement à trouver des molécules spécifiques des α 2a pour traiter la douleur [4].

L'utilisation de la clonidine est possible par plusieurs voies. *La voie orale* est peu utilisée pour l'analgésie postopératoire. L'administration de la clonidine seule *par voie péridurale* permet de sédater la douleur postopératoire mais au prix d'effets indésirables (hypotension et bradycardie). Cela est dû aux doses élevées utilisées par cette voie allant jusqu'à 1,5 µg/kg/h). Son action analgésique est aussi limitée dans le temps imposant une perfusion continue, ce qui majore les effets indésirables. Dans le cadre de l'analgésie postopératoire par voie péridurale, la clonidine est actuellement utilisée comme adjuvant aux anesthésiques locaux à la dose de 0,5 µg/kg. Elle permet de prolonger le bloc sensitif et moteur induit par les anesthésiques locaux tout en limitant les frissons associés à l'installation de l'anesthésie épidurale notamment lors de l'analgésie au cours du travail obstétrical. L'hypotension est moins marquée à ces doses.

*Par voie intrathécale*, la clonidine à la dose de 0,5 à 2 µg/kg produit une analgésie postopératoire de 4 à 8 heures et de durée inférieure à celle de la morphine intrathécale. Par voie périphérique, l'administration de la clonidine à la dose de 0,5 à 1 µg/kg en adjuvant aux anesthésiques locaux est fortement recommandée dans les blocs périphériques. En effet, elle permet de diminuer le délai d'installation du bloc et de prolonger considérablement la durée de l'analgésie et de l'anesthésie. Les effets indésirables sont rares du fait des faibles doses administrées et d'une résorption systémique limitée. La clonidine peut être aussi utilisée *par voie intra-articulaire* où elle prolonge la durée de l'analgésie sans effet indésirable notable.

Il est recommandé d'éviter d'utiliser la clonidine chez les patients recevant un traitement pouvant majorer ses effets hémodynamiques, tels que les bêta-bloquants, la cordarone ou les inhibiteurs de l'enzyme de conversion.

En pédiatrie, la clonidine *par voie caudale* permet une analgésie postopératoire de bonne qualité associée à un effet sédatif modéré bénéfique dans ce contexte. Elle n'induit pas d'hypotension chez le jeune enfant.

L'utilisation dans le traitement des douleurs chroniques ne s'est pas fait attendre. Depuis 1997, une forme épidurale de la clonidine (*Duraclon*) a obtenu son AMM pour le traitement des douleurs cancéreuses en particulier les douleurs neuropathiques [2]. Des perfusions de 10 à 40 µg/h sont habituellement utilisées chez ces malades et permettent une action analgésique rapide. Cette forme n'est pas recommandée dans le traitement de la douleur en obstétrique, en post-partum et en peropératoire en raison de l'hypotension et de la bradycardie, mal acceptées par ces patients.

**La dexmédétomidine**, agoniste 7 fois plus spécifique pour les α 2 que la clonidine, est indiquée essentiellement dans le traitement de la douleur postopératoire, d'autant plus que son action sédative est souvent recherchée dans ce cas. Utilisée à la dose de 2,5 µg/kg par voie intramusculaire, elle permet de diminuer les besoins en morphine et de limiter ainsi ses effets indésirables. Son efficacité dans le traitement des douleurs ischémiques a été rapportée mais jamais confirmée [3]. Son utilisation en peropératoire est mieux supportée que la clonidine puisque ses effets hémodynamiques sont plus modérés. Cela est probablement en rapport avec l'absence d'effets sur les récepteurs aux imidazolines.

D'autres α 2 agonistes sont actuellement à l'étude : *la tizanidine*, myorelaxant connu, *la guanfacine*, de durée plus longue, *l'azépexole*, *l'UK-14304*, *le ST-91*, etc.

Enfin, l'absence, actuellement, de données cliniques n'autorise aucune conclusion quant à l'efficacité des α 2 agonistes dans le traitement des douleurs inflammatoires et viscérales. Le développement de produits similaires plus spécifiques pour les α 2a et/ou plus puissants apportera peut-être une réponse à nos espoirs thérapeutiques dans ce domaine.

## Bibliographie


[1] Eisenach J.C., De Koch M., Klimsha W. — Alpha 2 adrenergic agonists for regional anesthesia : a clinical review of clonidine (1984-1995). *Anesthesiology*, 1996, *85*, 655-674.

[2] Eisenach J.C., Du Pen S., Bonnet F. *et al.* — Epidural clonidine analgesia for intractable cancer pain. *Pain*, 1995, *61*, 391-399.

[3] Jaakola M.L., Salonen M., Lehinen R., Sceinin H. — The analgesic action of dexmedetomidine a novel alpha 2-adrenoreceptor agonist in healthy volunteers. *Pain*, 1991, *46*, 281-285.

[4] Millan J.M. — Alpha 2 adrenergic mechanisms of analgesia : strategies for improving their therapeutic window and identification of the novel potent alpha 2A adrenergic receptor agonist, S18616. *Adv. Pharmacol.*, 1998, *42*, 496-498.

# 14.7. Anti-inflammatoires non stéroïdiens et douleur

par J.-F. Bergmann, P. Vergne, P. Bertin, P. Queneau

Les anti-inflammatoires non stéroïdiens (AINS), traitements symptomatiques largement répandus, sont considérés en pratique comme étant des traitements de la douleur parfois plus puissants que certains analgésiques.

Les AINS permettent notamment de réduire ou d'abolir les manifestations cliniques douloureuses liées à l'inflammation (surtout aiguë).

C'est pourquoi certains de ces médicaments ont aujourd'hui l'autorisation de mise sur le marché (AMM) en tant qu'« antalgiques dérivés des AINS » (cf. chapitre 9).

## I. MÉCANISMES D'ACTION

Le principal mécanisme d'action des AINS passe par une diminution de la synthèse des prostaglandines en inhibant la cyclo-oxygénase (COX) enzyme clef de la biotransformation de l'acide arachidonique en prostaglandines. Il existe deux isoformes de cyclo-oxygénases nommées COX-1 et COX-2. La COX-1 est une enzyme exprimée de façon constitutive dans la plupart des tissus. Elle est responsable de la synthèse des prostaglandines nécessaires au maintien des fonctions physiologiques (notamment les prostaglandines intervenant dans la protection de la muqueuse gastrique et dans le maintien du débit de filtration glomérulaire). Par contre, la COX-2 est l'isoforme inductible. Elle est pratiquement indétectable dans de nombreux tissus dans les conditions basales. Elle est induite dans un certain nombre de cellules sous l'influence de différents stimuli comme les cytokines pro-inflammatoires (interleukine 1, *tumor necrosis factor-alpha*) et est fortement exprimée dans les tissus qui sont le siège d'une inflammation. Ainsi, l'action anti-inflammatoire des AINS pourrait être liée à l'inhibition de la COX-2. Les effets secondaires d'ordre gastro-intestinal, seraient par contre liés à une inhibition de la COX-1 constitutive [10]. Sur ces données, il est apparu intéressant de disposer d'AINS inhibant l'activité de la COX-2 pour être anti-inflammatoires et respectant celle de la COX-1 afin de préserver les fonctions physiologiques protectrices des prostaglandines. La tendance actuelle est de classer les AINS en fonction de leur activité respective sur COX-1 et COX-2, en calculant le rapport $CI_{50}$ COX-2/$CI_{50}$ COX-1 (concentration du produit nécessaire à une inhibition de 50 % de l'activité enzymatique de la COX-2 sur celle nécessaire à une inhibition de 50 % de l'activité enzymatique de la COX-1).

Sur le plan cellulaire, les AINS affectent les fonctions des polynucléaires neutrophiles tels que l'agrégation, la libération d'enzymes lysosomiales, la production d'anions superoxydes, le chimiotactisme.

En dehors de leurs actions anti-inflammatoire et antipyrétique, les AINS ont une réelle efficacité analgésique non narcotique. Le mécanisme d'action passe encore par l'inhibition de la synthèse des prostaglandines, puisqu'elles ont la propriété de sensibiliser les récepteurs nociceptifs périphériques à l'action des substances algogènes (bradykinine, histamine, sérotonine, susbstance P) et des autres stimuli (thermiques, mécaniques). Certains AINS, l'acide acétylsalicylique et les propioniques notamment, auraient une action antalgique centrale par inhibition de la synthèse des prostaglandines au niveau du cortex sensoriel et dans la corne dorsale de la moelle.

## II. CLASSIFICATION

Il n'est peut-être pas utile de chercher coûte que coûte à retenir parfaitement une classification uniquement fondée sur la composition chimique. Rappelons brièvement qu'il existe :

- les dérivés pyrazolés (*Butazolidine*);
- les dérivés indoliques (*Indocid, Arthrocine*);
- les dérivés arylpropioniques (*Apranax, Cébutid, Profénid...*);
- les dérivés arylcarboxyliques (*Voltarène*);
- les dérivés de l'oxicam (*Feldène, Mobic, Tilcotil*);
- les anthraniliques (*Nifluril*);
- les dérivés de l'acide pyrano-indole-acétique (*Lodine*).

Une classification qui se veut plus pratique permet de séparer les AINS en fonction de leur durée d'action, qui dicte leur rythme d'administration (tab. 1) :

- une demi-vie courte conditionne des prises quotidiennes nombreuses;
- une demi-vie longue favorise l'observance thérapeutique en raison d'une monoprise, mais pourrait peut-être exposer à plus d'intolérance digestive (d'après certaines études épidémiologiques).

Une troisième classification a été tentée afin de comparer les AINS selon leur rapport d'inhibition $CI_{50}$ COX-2/$CI_{50}$ COX-1. Cependant, les comparaisons sont difficiles car la sélectivité COX a été étudiée sur des modèles expérimentaux différents *in vitro* ou *ex vivo*. Le but était d'établir une corrélation sélectivité COX-2 et tolérance. Actuellement, un consensus se dégagerait pour privilégier un seul modèle expérimental (étude de l'activité COX-1 et COX-2 *ex vivo* sur sang total).

*TABLEAU 1.* — CLASSIFICATION DES PRINCIPAUX AINS DISPONIBLES EN FRANCE EN FONCTION DE LEUR DURÉE D'ACTION

| AINS à demi-vie courte (< 6 heures) | |
|---|---|
| Nom commercial | DCI |
| *Profénid* | Kétoprofène |
| *Brufen* | Ibuprofène |
| *Cébutid* | Furbiprofène |
| *Nalgésic* | Fénoprofène |
| *Nifluril* | Acide niflumique |
| *Surgam* | Acide tiaprofénique |
| *Minalfène* | Alminoprofène |
| *Voltarène* | Diclofénac |
| *Nexen* | Nimésulide |
| AINS à demi-vie intermédiaire | |
| *Arthrocine* | Sulindac |
| *Naprosyne* | Naproxène |
| *Apranax* | Naproxène sodique |
| *Lodine* | Etodolac |
| *Mobic* | Méloxicam |
| AINS à demi-vie longue (> 24 heures) | |
| *Butazolidine* | Phénylbutazone |
| *Feldène* | Pi roxicam |
| *Tilcotil* | Ténoxicam |
| *Cycladol, Brexin* | Piroxicam β cyclodextrine |
| AINS à libération prolongée (exemples) | |
| *Chrono-Indocid 75* | Indométacine |
| *Profénid LP* | Kétoprofène |
| *Voltarène LP* | Diclofénac |

## III. UTILISATION DANS LE TRAITEMENT DES DOULEURS

Pharmacologiquement, il est capital de souligner que ces produits ont tous une courbe dose-effet avec un plateau précoce. Cela signifie que l'effet antalgique pur (et non l'effet anti-inflammatoire) est obtenu dès l'utilisation de faibles doses et surtout qu'il n'y a pas toujours de gain en terme d'activité antalgique en augmentant les posologies. Le tableau 2 résume les principales molécules AINS ayant démontré par des essais cliniques, pour certains schémas posologiques bien précis, une réelle efficacité antalgique [7].

On voit donc que les posologies proposées à visée antalgique sont inférieures à celles utilisées pour rechercher un effet anti-inflammatoire prolongé.

L'évaluation de l'activité antalgique des AINS repose rarement sur les modèles expérimentaux de douleur provoquée peu sensible à ce type de molécule mais plutôt sur des études chez le patient. Les douleurs le plus souvent étudiées dans les essais thérapeutiques sont les douleurs postopératoires (extraction de la troisième molaire, orthopédie réglée...), les douleurs du post-partum (avec ou sans épisiotomie, césarienne...), les douleurs répétitives (migraine, névralgies...) et les douleurs cancéreuses. Il faut mettre à part les douleurs rhumatologiques (pathologies inflammatoires, microcristallines, dégénératives et abarticulaires) où l'activité des AINS passe à la fois par l'effet antalgique et l'effet anti-inflammatoire. Les propriétés analgésiques des AINS ont plutôt été mises en évidence dans les modèles cités précédemment montrant qu'ils pouvaient :

*TABLEAU 2.* — LISTE ALPHABÉTIQUE DES PRINCIPAUX AINS À EFFICACITÉ ANTALGIQUES DÉMONTRÉE PAR DES ESSAIS CLINIQUES (d'après Rosner [7])

| *Nom* | *Posologies usuelles antalgiques (mg/jour)* | *Nombre de prises/jour* | *Posologie maximale en qualité de traitement anti-inflammatoire (mg/jour)* |
|---|---|---|---|
| Aspirine | 500-1 000 | 6 | 4 000 |
| Diclofénac* | 25-75 | 3 | 150 |
| Diflunisal | 500 | 3 | 1 500 |
| Fénoprofène | 200-600 | 4 | 3 200 |
| Furbiprofène* | 50-100 | 3 | 300 |
| Ibuprofène | 200-800 | 4 | 3 200 |
| Indométacine* | 25-75 | 3 | 200 |
| Kétoprofène | 50-100 | 3 | 300 |
| Naproxène | 250-500 | 3 | 1 250 |
| Piroxicam* | 10-20 | 2 | 20 |
| Sulindac* | 150-200 | 2 | 400 |

* Ces molécules n'ont pas obtenu à ce jour l'AMM en France en qualité d'antalgique.

– diminuer l'intensité de la douleur;
– retarder le délai d'installation de la douleur;
– raccourcir la période douloureuse.

Dans tous les cas, l'évaluation de l'effet antalgique se fait en double aveugle versus placebo grâce à des échelles visuelles analogiques de 100 mm (échelle de Huskisson) remplies par le patient et plus sensibles que les échelles verbales semi-quantitatives [9].

On évalue aussi :

– des variables succès/échec;
– des temps et des quantités de recours à des traitements antalgiques de secours;
– des variations d'intensité de la douleur.

Grâce à cette méthodologie, les antalgiques dérivés des AINS qui ont actuellement (en 1999 en France) l'indication de traitement symptomatique des douleurs sont mentionnés au chapitre 9 (tableau 6, p. 108).

En dehors de leur activité anti-inflammatoire utilisée dans les douleurs rhumatologiques et de leur activité antipyrétique, les AINS dans leur ensemble ont démontré des propriétés antalgiques dans de nombreuses pathologies, dont certaines sont citées ici.

**Gynécologie** : les douleurs menstruelles sont sous la dépendance des prostaglandines E2 et F2 sécrétées par l'endomètre et pouvant agir sur le myomètre. L'efficacité des AINS passe probablement par leurs propriétés antiprostaglandines avec diminution de l'hyperactivité du myomètre [8] d'autant plus efficace que le traitement a été précoce.

**Obstétrique** : les AINS peuvent être actifs sur les douleurs pelviennes mais ne sont pas recommandés du fait du risque de fermeture prématurée du canal artériel [1].

**Traitement des céphalées, migraines et névralgies** : l'efficacité des AINS est indiscutable (surtout dans les céphalées) mais inconstante avec souvent une réponse « tout ou rien ». Ce traitement est efficace en aiguë dans les crises douloureuses (migraine, hémicranie paroxystique chronique) lorsqu'il est donné précocement [6]. Dans les céphalées certains AINS sont disponibles en automédication.

**Traitement des douleurs postopératoires** : les AINS sont efficaces dans les douleurs aiguës et surtout brèves. Leur efficacité a surtout été mise en évidence en chirurgie ambulatoire et en stomatologie [3] où l'ibuprofène semble plus efficace que l'aspirine ou le paracétamol.

**Traumatologie et pathologie rhumatismale dégénérative** : des traitements brefs par de petite dose d'AINS ont prouvé leur efficacité.

**Cancérologie** : plusieurs études ont confirmé l'efficacité des AINS dans les douleurs intenses des métastases osseuses et viscérales.

**Traitement des coliques hépatiques et néphrétiques** : l'efficacité antalgique des AINS est de plus en plus admise. L'effet antiprostaglandines des AINS induit possiblement un effet antiœdémateux au siège de l'obstacle, ce qui pourrait permettre une migration de la lithiase et une cessation des douleurs [4, 5].

**Autres douleurs aiguës** : il n'y a pas d'étude clinique mais l'activité antalgique des AINS n'est probablement en rien spécifique de certains types de douleurs aiguës.

### *AINS inhibiteurs sélectifs de COX-2*

Parmi tous les AINS actuellement commercialisés dans le monde, deux seulement sont considérés comme « COX-2 sélectifs » : le célécoxib (*Celebrex*) et le rofécoxib (*Vioxx*). Contrairement aux AINS classiques, ils :

- n'interfèrent pas avec les fonctions plaquettaires;
- n'ont pratiquement pas d'effet ulcérogène gastrique propre. Ils pourraient néanmoins retarder la cicatrisation d'un ulcère gastro-duodénal préalable.

Ces deux produits ont une activité symptomatique comparable aux AINS classiques dans l'arthrose. Les essais cliniques menés jusqu'ici ont en outre montré l'efficacité du rofécoxib dans la douleur aiguë (post-opératoire, dysménorrhée, etc.) et celle du célécoxib dans la polyarthrite rhumatoïde.

## IV. EFFETS INDÉSIRABLES

Les différences pharmacologiques entre les AINS ne doivent pas occulter la similitude des effets secondaires auxquels exposent ces médicaments. De même, si la mise prochaine sur le marché d'AINS inhibiteurs spécifiques de COX-2 laisse espérer une meilleure tolérance digestive et rénale, les autres effets indésirables, notamment immunoallergiques, seront identiques à ceux des AINS actuellement commercialisés [2].

### *Troubles digestifs*

**Manifestations cliniques mineures :** De fréquence variable (10 à plus de 50 %), elles sont souvent dose-dépendantes.

Les symptômes le plus souvent en cause sont les nausées, les vomissements, les gastralgies, les douleurs abdominales.

Dès l'apparition de ces symptômes, il est préférable de conseiller :

- d'interrompre l'AINS;

– de demander une fibroscopie si l'interruption de l'AINS ne fait pas disparaître les signes digestifs;

– de prescrire un antiacide ou un antisécrétoire.

En pratique, avant de prescrire un AINS, il faut s'enquérir des antécédents digestifs; en cas de tels antécédents :

– privilégier une corticothérapie brève;

– ou, en cas de contre-indication à une corticothérapie, et notamment si l'on s'oriente vers un traitement prolongé par AINS, discuter l'indication de l'oméprazole (*Mopral, Zoltum*) ou d'un dérivé des prostaglandines (*Cytotec*). *Seuls le misoprostol (Cytotec) et l'oméprazole ont été correctement évalués dans cette indication et ont officiellement l'indication en prévention.* Les mesures thérapeutiques ne sont à envisager que dans une population à haut risque : malade âgé polymédicamenté, antécédents digestifs.

**Accidents digestifs graves : ulcère, perforation digestive, hémorragie**

Ces accidents graves représentent 0,5 à 3 % des complications des AINS; ils sont le plus souvent précoces; un ulcère en évolution, voire des antécédents d'ulcère, représentent une contre-indication.

Une *anémie* au cours d'un traitement par AINS doit faire rechercher systématiquement un saignement d'origine digestive (en dosant la ferritine) avant de la rattacher au syndrome inflammatoire.

**Autres complications digestives**

*L'ulcère œsophagien* s'observe chez les malades qui ne respectent pas une règle fondamentale dans la prise des AINS : **jamais à jeun, toujours avec un verre d'eau et en position debout.**

*Aggravation d'une diverticulose*, compliquée de diverticulite (surtout chez les sujets âgés). Le risque majeur est ici la perforation digestive basse.

*Anorectites, brûlures anales* : c'est une des raisons pour lesquelles les suppositoires d'AINS sont moins utilisés que les formes orales, surtout en cas d'hémorroïdes. La tolérance des suppositoires est améliorée par leur conservation au réfrigérateur.

## *Effets secondaires rénaux*

Ils sont nombreux, souvent liés à l'inhibition de la synthèse des prostaglandines rénales mais aussi à des mécanismes toxiques et immunoallergiques. Il faut se méfier des sujets à risque d'*hypovolémie* (insuffisant cardiaque, sujet atteint de cirrhose décompensée, malade sous régime désodé ou traité par diurétique), ou atteints de néphropathies (diabète, lupus, insuffisance rénale même discrète).

Les principales complications rénales auxquelles exposent les AINS sont :

– une insuffisance rénale fonctionnelle, dépistée par une surveillance systématique de la créatinine chez les sujets à risques;

– une rétention hydrosodée, car les œdèmes peuvent se voir avec la plupart des AINS. Les pyrazolés ont été les premiers mis en cause;

– une hyperkaliémie;

– une néphropathie interstitielle avec ou sans syndrome néphrotique;

– une nécrose papillaire est exceptionnelle.

### *Effets cutanés et muqueux*

Ils sont fréquents (jusqu'à 30 % des malades sous AINS), non dose-dépendants; bénins ou sévères, ils paraissent liés à une exacerbation de la synthèse des leucotriènes.

*Les effets cutanés bénins* sont des éruptions polymorphes maculo-papuleuses ou purpuriques, plus ou moins prurigineuses.

*L'urticaire* est possible.

*Les accidents sévères* sont très rares : syndrome de Lyell, syndrome de Stevens-Johnson. Les risques de toxidermie seraient plus le fait des pyrazolés et des oxicams.

Les pyrazolés pourraient exacerber *un psoriasis.*

Les AINS percutanés sont parfois responsables de *réactions locales.*

### *Effets allergiques et respiratoires*

Les AINS, tout comme l'aspirine, peuvent provoquer, chez les allergiques notamment , une *rhinite*, une *conjonctivite*, un *œdème de Quincke* et une *crise d'asthme.*

Les *effets pulmonaires* (toux, fièvre, hyperéosinophilie avec infiltrat bilatéral) sont possibles là encore chez les allergiques. L'évolution est favorable à l'arrêt de l'AINS en cause.

### *Effets indésirables hématologiques*

*Une anémie* sous AINS révèle un saignement digestif et impose une fibroscopie digestive. La thrombopénie et l'anémie hémolytique sont rares.

*L'aplasie médullaire* est devenue exceptionnelle, surtout depuis la stricte limitation d'emploi des pyrazolés.

### *Effets indésirables hépatiques*

*Tous les AINS peuvent être hépatotoxiques.* L'hépatite est le plus souvent silencieuse, découverte par les contrôles biologiques. Le mécanisme est souvent mixte, toxique et immunoallergique.

### *Effets indésirables neurosensoriels et psychiques*

L'indométacine, AINS puissant, se complique dans 10 % des cas de céphalées, de vertiges et/ou d'étourdissements.

## V. PRINCIPALES INTERACTIONS MÉDICAMENTEUSES

### *AINS entre eux ou associés à l'aspirine*

*L'association est déconseillée* du fait de l'augmentation du risque ulcérigène et d'hémorragie digestive (synergie additive).

### *Anticoagulants (héparine et anti-vitamine K per os)*

*L'association est fortement déconseillée* du fait de la nette augmentation du risque hémorragique (déplacement des liaisons protéines avec les AVK et synergie de toxicité).

### *Ticlopidine (Ticlid)*

L'augmentation du risque hémorragique *fait déconseiller cette association.*

### *Diurétiques et inhibiteurs de l'enzyme de conversion de l'angiotensine (IECA)*

Par l'action d'inhibition de la synthèse des prostaglandines notamment au niveau rénal, les AINS peuvent entraîner, lorsqu'ils sont prescrits avec des diurétiques ou des IECA, surtout chez le sujet déshydraté, une insuffisance rénale par diminution de la filtration glomérulaire. L'association entre ces médicaments et les AINS impose donc une *surveillance clinique et biologique stricte.*

### *Lithium*

Il y a un risque d'augmentation de la lithémie.

### *Interféron alpha*

Il y a un risque de diminution de l'action de l'interféron.

### *Méthotrexate*

Utilisé à faible dose (< 15 mg par semaine), il peut être associé à un AINS. À forte dose, cette association est interdite du fait du risque de toxicité hématologique.

## CONCLUSION : RÈGLES D'UTILISATION PRATIQUE

1) Les AINS sont surtout efficaces dans les douleurs aiguës.

2) Les AINS ont surtout été étudiés en dose unique ou en traitement bref où ils semblent efficaces quelle que soit l'origine de la douleur. Leur activité antalgique pure n'étant pas bien évaluée dans des traitements prolongés, ils ne doivent donc pas être prescrits au long cours.

3) Chaque molécule a plutôt été étudiée dans certaines pathologies mais il n'est pas possible d'établir une hiérarchie des AINS entre eux en terme d'activité antalgique. En dehors d'une sensibilité individuelle, il est possible qu'ils aient tous une activité comparable.

4) Les posologies à but antalgique sont plus faibles que lorsque l'on recherche un effet anti-inflammatoire.

5) Les risques d'effets secondaires de type immunoallergique sont toujours présents quelle que soit la posologie utilisée.

6) En revanche, la toxicité digestive est moindre à faible qu'à forte dose (mais n'est pas nulle).

7) En postopératoire et en traumatologie, ils n'augmentent pas le risque d'hémorragie locale.

8) En l'absence de contre-indication (rénale, digestive...), il est légitime d'utiliser les AINS comme traitement bref des douleurs aiguës, quelle qu'en soit l'origine, à condition de respecter les règles de bon usage des antalgiques.

9) L'échec d'un AINS ne préjuge pas de l'efficacité d'un autre AINS.

10) La prescription des AINS est guidée par les recommandations médicales opposables (RMO) suivantes :

- il n'y a pas lieu de poursuivre un traitement par un AINS lors des rémissions complètes des rhumatismes inflammatoires chroniques et en dehors des périodes douloureuses dans les rhumatismes dégénératifs ;
- il n'y a pas lieu de poursuivre un traitement par un AINS au-delà d'une période d'une à deux semaines et sans une réévaluation clinique dans les lombalgies aiguës et/ou lombosciatiques aiguës et dans les rhumatismes abarticulaires en poussée ;
- il n'y a pas lieu d'associer un antiulcéreux (misoprostol ou oméprazole) au traitement par un AINS sauf chez les sujets à risque digestif pour lesquels cette association constitue l'une des précautions possibles ;
- il n'y a pas lieu, car dangereux, de prescrire un AINS à partir du 6e mois de la grossesse, sauf indications obstétricales précises ;
- il n'y a pas lieu de prescrire un AINS à des doses supérieures aux doses recommandées ;
- il n'y a pas lieu de prescrire un AINS par voie intramusculaire au-delà des tout premiers jours de traitement, la voie orale prenant le relais (la voie parentérale ne diminue pas le risque digestif, comporte des risques spécifiques et n'est pas plus efficace au-delà de ce délai) ;
- il n'y a pas lieu d'associer un AINS par voie générale à l'aspirine prise à doses supérieures à 500 mg/j ou de l'associer à un autre AINS, même à doses antalgiques ;
- il n'y a pas lieu, car généralement déconseillé en raison du risque hémorragique, de prescrire un AINS chez un patient sous anti-vitamine K, ou sous héparine ou ticlopidine ;
- il n'y a pas lieu, particulièrement chez le sujet âgé, en raison du risque d'insuffisance rénale aiguë, de prescrire un AINS chez un patient recevant un traitement conjoint IEC-diurétiques, sans prendre de précautions nécessaires ;
- il n'y a pas lieu d'associer un traitement d'AINS à la corticothérapie, sauf dans certaines maladies inflammatoires systémiques évolutives (cas résistants de polyarthrite rhumatoïde, lupus érythémateux disséminé, angéites nécrosantes).

## Bibliographie


[1] AUBARD Y., CHAMEAUD J., RENAUDIE P., BAUDET J.H. — Anti-inflammatoires non stéroïdiens et grossesse. *Gaz. Méd.,* 1985, *92*, 47-50.

[2] BERTIN P., VERGNE P. — *Prescription des anti-inflammatoires non stéroïdiens.* Maîtrise orthopédique, 1999, 12, *89*, 28.

[3] COOPER S.A. — Five studies on ibuprofen for post chirurgical dental pain. *Am. J. Med.*, 1984, *82*, 70-77.

[4] HETHERINGTON J.W., PHILIP N.H. — Diclofenac versus pethidine in acute renal colic. *Br. Med. J.*, 1986, *292*, 237-238.

[5] KANTOR T.G. — Use of diclofenac in analgesia. *Am. J. Med.*, 1986, *80* (suppl. 4 B), 64-69.

[6] PRADALIER A., DRY J. — Hémicranie paroxystique chronique. *Thérapie*, 1984, *39*, 185-188.

[7] ROSNER H.L. — *In* : *Conn's Current Therapy.* Philadelphia, Saunders, 1990, p. 1-7.

[8] SHAPIRO S.S. — Flurbiprofen for the treatment of primary dysmenorrhea. *Am. J. Med.*, 1986, *80* (suppl. 3 A), 71-75.

[9] TEULE M. — Les méthodes d'études cliniques des médicaments antalgiques. *In* : *Lettre du pharmacologue*, 1992, 6-22.

[10] VERGNE P., BERTIN P., BONNET C., RIGAUD M., TREVES R. — Anti-inflammatoires non stéroïdiens et cyclo-oxygénases. *Thérapie*, 1995, *51*, 639-646.

# 14.8. Corticothérapie et douleur

par G. Llorca

Les médecins, notamment les rhumatologues, utilisent les médicaments anti-inflammatoires pour atténuer les douleurs d'origine inflammatoire. Deux tendances se précisent actuellement :

– chercher à dissocier l'action antalgique de l'action anti-inflammatoire en proposant d'utiliser certains anti-inflammatoires non stéroïdiens (AINS) comme antalgiques, selon des modalités posologiques particulières [1];

– prendre conscience de la puissance analgésique de la corticothérapie et de sa place réelle dans ce domaine, quelque peu réhabilitée par une meilleure connaissance de ses effets néfastes et de leur prévention, démarche aboutissant à optimiser son rapport bénéfice/risque au point de la voir à nouveau rivaliser avec les thérapeutiques antalgiques traditionnelles dans le domaine de l'inflammation [5].

Il n'en demeure pas moins que cette **action est indirecte, médiée par l'importance de son pouvoir anti-inflammatoire.**

## I. ACTION ANTALGIQUE DES CORTICOÏDES

Si l'on excepte la possibilité d'une action directe éventuelle du tétracosactide (*Synacthène*) dont l'essentiel de l'action demeure lié à l'induction d'une sécrétion de glucocorticoïdes hormonaux, les corticoïdes (tab. 1 et 2), dérivés anti-inflammatoires de l'hormone, ne semblent pas posséder d'action antalgique directe. En effet, chez l'homme comme chez l'animal, ces substances ne démontrent pas d'effet antalgique propre sur des modèles de douleurs aiguës, sans composante inflammatoire manifeste. En pathologie humaine, leur effet antalgique paraît corrélé à leur action anti-inflammatoire, quant à sa rapidité de survenue, à sa durée d'action et à son intensité.

*TABLEAU 1.* — PRINCIPAUX CORTICOÏDES *PER OS*

| *DCI spécialités* | *Présentation et dosage* | *Équivalence en mg* | *Effet minéralo-corticoïde* | *Action anti-inflammatoire* | *Freination hypophyse* |
|---|---|---|---|---|---|
| Cortisone<br>Cortisone<br>*Hydrocortisone* | Comprimés 5 mg ; 25 mg<br>Comprimés 10 mg | 25<br>20 | 1<br>1 | 0,8<br>1 | Courte |
| Prednisone<br>*Cortancyl* | Comprimés 1 mg ; 5 mg ; 20 mg | 5 | 0,8 | 4 | Courte |
| Prednisolone<br>*Hydrocortancyl*<br>*Solupred* | Comprimés 5 mg<br>Comprimés 5 mg ; 20 mg<br>Gouttes 20 gt = 1 mg | 5 | 0,8 | 4 | Courte |
| Méthylprednisolone<br>*Médrol* | Comprimés 4 mg ; 16 mg | 4 | 0,5 | 5 | Courte |
| Bétaméthasone<br>*Betnésol*<br>*Célestène* | Comprimés 0,5 mg<br>Comprimés 0,5 mg,<br>Comprimés LP 1 mg<br>Gouttes 40 gt = 0,5 mg | 0,75 | 0,1 | 25 | Longue |
| Dexaméthasone<br>*Décadron*<br>*Dectancyl* | Comprimés 0,5 mg<br>Comprimés 0,5 mg | 0,75 | 0,1 | 30 | Longue |

*TABLEAU 2.* — PRINCIPAUX CORTICOÏDES INJECTABLES PAR VOIE GÉNÉRALE

| *DCI spécialités* | *Présentation et dosage* | *Équivalence en mg* | *Effet minéralo-corticoïde* | *Action anti-inflammatoire* | *Freination hypophyse* |
|---|---|---|---|---|---|
| Hydrocortisone<br>*Hydrocortisone* | Ampoules 100; 500 mg<br>1 g (IM ou IV) | 25 | 1 | 0,8 | Courte |
| Méthylprednisolone<br>*Solu-Médrol*<br>*Solprédone* | Ampoules 20; 40; 120 500 mg<br>(IM ou IV) | 4 | 0,5 | 5 | Courte |
| Triamcinolone<br>*Kénacort-Retard* | Ampoules 40 mg;<br>80 mg (IM) | 4 | 0,5 | 5 | Courte |
| Paraméthasone<br>*Dilar* | Ampoules 40 mg (IM) | 2 | 0,1 | 10 | Moyenne |
| Dexaméthasone<br>*Soludécadron* | Ampoules 4 mg; 20 mg<br>(IM ou IV) | 0,75 | 0,1 | 30 | Longue |
| Bétaméthasone<br>*Betnésol*<br>*Célestène* | Ampoules 4 mg (IM ou IV)<br>Ampoules 4 mg; 8 mg<br>20 mg (IM ou IV) | 0,75 | 0,1 | 25 | Longue |

Les progrès récents de la biologie moléculaire permettent de mieux appréhender le mécanisme intime de cette action, à travers la compréhension du récepteur cytosolique spécifique intracellulaire et de son action nucléaire.

L'action anti-inflammatoire semble faire intervenir de nombreux points d'impact immunologiques, intimement liés aux pouvoirs immunodépresseur et anti-allergique [13].

## II. EFFETS NÉFASTES DES CORTICOÏDES

En dehors de l'effet minéralocorticoïde (atténué avec certains composés : tab. 1 et 2), ces effets sont inhérents à l'action hormonale durable et dose-dépendants (sauf peut-être certaines ostéonécroses aseptiques), survenant surtout pour les fortes posologies et les traitements prolongés [3, 6] (tab. 3).

Certaines mesures préventives (régime hyposodé, limitation des sucres d'absorption rapide, apport calorique, compensation potassique, apport vitamino-calcique, protection gastrique…) et la prise en compte du terrain (âge, diabète, HTA, ulcère gastro-duodénal, tuberculose, anguillulose, sida…) ont été proposées [14].

En réalité, **le respect du rythme circadien et du taux de sécrétion journalier** représente la **prévention** la plus efficace, plus que la dose totale cumulée [4], qui ne tient pas compte du mode d'administration. Ainsi :

- les corticothérapies de brève durée (< 15 jours), non répétées, exposent à peu d'effets néfastes (sauf chez les sujets fragilisés);
- les corticothérapies de longue durée (> 15 jours) exposent davantage aux effets néfastes, qui peuvent être atténués, voire évités avec :
  - un produit d'action courte (prednisone, prednisolone, méthylprednisolone),
  - une administration matinale,
  - une posologie faible, inférieure si possible à l'équivalent du taux de sécrétion hormonale (< 0, 1 mg/kg et par 24 h).

En revanche, les schémas thérapeutiques dits « à jours alternés » qui diminueraient les effets néfastes ne paraissent pas suffisamment efficaces au plan antalgique.

Ainsi optimisé, le rapport bénéfice/risque de la corticothérapie place cette thérapeutique remarquable à un niveau comparable, voire supérieur à bien des traitements AINS (souvent à tort banalisés).

## III. UTILISATION THÉRAPEUTIQUE

### *Corticothérapies de courte durée*

#### CORTICOTHÉRAPIE LOCALE

Diminuant considérablement la diffusion du produit, cette utilisation locale peut être percutanée (*Percutalgine*), transdermique en infiltration, voire en mésothérapie. Elle doit respecter les contre-indications, (infections locales, dermatoses actives, décoagulation pour les infiltrations et la mésothérapie) et ne pas être répétée abusivement (risque d'effets néfastes locaux et généraux). Une prudence extrême doit être observée chez les sujets fragilisés (immunodéprimés, diabétiques : risques infectieux).

*TABLEAU 3.* — PRINCIPAUX EFFETS SECONDAIRES DES CORTICOÏDES

| PRINCIPAUX EFFETS SECONDAIRES<br>(Apparaissant surtout pour des doses > 8 mg/j d'équivalent prednisone, en traitement prolongé) |
|---|
| *EFFETS MÉTABOLIQUES*<br><br>— Catabolisme protidique - Fonte musculaire<br>— Hyperglycémie<br>— Hypokalémie<br>— Distribution facio-tronculaire des graisses<br>— Rétention hydrosodée (œdèmes avec HTA)<br>— Diminution de l'absorption calcique<br><br>*EFFETS OSSEUX*<br><br>— Risque d'ostéoporose avec tassements vertébraux<br>— Ostéonécrose aseptique<br>— Ralentissement de la croissance<br><br>*SENSIBILISATION AUX INFECTIONS ET RÉACTIVATIONS D'INFECTIONS (PRINCIPALEMENT VIRALES ET TUBERCULEUSES)*<br><br>*EFFETS OCULAIRES*<br><br>— Cataracte postérieure<br>— Glaucome<br><br>*EFFETS CUTANÉS*<br><br>— Acné - Hypertrichose<br>— Atrophie cutanée - Retard de cicatrisation<br><br>*EFFETS PSYCHIQUES*<br><br>— Euphorie - Confusion mentale<br><br>*EFFETS DIGESTIFS*<br><br>— Risque discuté<br><br>*EFFETS ENDOCRINIENS*<br><br>— Syndrome cushingoïde<br>— Freination de l'axe hypothalamo-hypophyso-surrénalien avec risque d'insuffisance surrénale aiguë en cas d'arrêt brutal |

## CORTICOTHÉRAPIES GÉNÉRALES DE COURTE DURÉE

### Corticothérapie intraveineuse d'assaut (CIVA ou *bolus* ou *pulse*) [7, 12]

C'est l'administration de fortes doses, dites « pharmacodynamiques », par voie veineuse, en perfusion de courte durée, en une fois.

Dans ces conditions de biodisponibilité maximale, les sites de transport du corticoïde sont saturés et la distribution dans l'organisme de la forme libre peut être assimilée à un modèle monocompartimental. Le produit généralement utilisé est la méthylprednisolone (*Solumedrol*) qui dans ces conditions possède une demi-vie plasmatique courte (2 à 4 heures), une concentration sanguine maximale (12 à 13 mg/mL) atteinte en 25 à 30 min et un volume de distribution apparent de 50 L. Il existe un cycle entéro-hépatique responsable d'un pic de concentration tardif en cas de repas pris conjointement et l'élimination paraît semblable à celle de toute corticothérapie habituelle.

Son action anti-inflammatoire diffère peu de celle d'une corticothérapie habituelle [10, 11, 13].

Les protocoles utilisés sont variables (perfusion de 150 mg à 1 g chaque jour pendant 1 à 5 jours), selon les indications et les auteurs. Dans ces conditions, les effets néfastes sont rares (< 15 %) et non significativement différents des groupes placebo lors d'essais contrôlés, à l'exclusion de 10 cas de morts subites (surtout dans le traitement de rejets aigus de greffe rénale, chez des patients au métabolisme hydro-électrolytique perturbé et à l'occasion de perfusions très rapides).

Il est donc recommandé de pratiquer cette technique à jeun, en perfusion d'au moins 30 min, sous surveillance électrocardioscopique et après avoir vérifié la normalité de l'équilibre hydroélectrolytique (particulièrement $Na^+$ et $K^+$). Le plus délicat est de fixer l'intervalle des assauts qui semblent pouvoir agir valablement entre 1 à 3 mois sur la douleur et l'inflammation chronique. En effet, leur répétition trop rapprochée mènerait à une corticothérapie anarchique grevée de toutes ses complications.

Corticothérapie en cures courtes

De telles corticothérapies n'excèdent pas 8 à 15 jours et leurs risques dose-dépendants et terrain-dépendants (ostéo-nécrose aseptique, décompensation diabétique…), sont faibles si l'on utilise des posologies rapidement dégressives, évitant de surcroît les phénomènes de rebond. L'on utilise la voie orale, en préférant les produits d'action courte. La synacthène-thérapie peut trouver sa place ici pour son action antalgique propre éventuelle mais en se souvenant qu'elle expose davantage au risque de rétention hydrosodée.

## *Corticothérapie de longue durée*

Elle peut être bénéfique, au même titre que les AINS, si certaines précautions d'utilisation sont respectées : produit d'action courte (prednisone, prednisolone, méthylprednisolone), en administration quotidienne la plus faible possible, n'excédant pas l'équivalent du taux de sécrétion (généralement 1 à 6 mg/j), en une prise matinale. Ainsi, l'effet antalgique paraît substantiel avec un rapport bénéfice/risque de bonne qualité (supérieur à celui des AINS).

La rançon est représentée par une durée d'action journalière insuffisante, qui peut obliger à utiliser en fin de journée et la nuit un complément apporté par les antalgiques ou les AINS.

Certains points restent discutés :

- l'administration matinale, moins agressive pour l'axe hypothalamo-hypophysaire, voit ses effets s'épuiser dans la journée. L'administration vespérale de petites doses de corticoïdes est discutée en matière d'effet antalgique mais on connaît mal son retentissement endocrinien;
- l'équivalence (efficacité et tolérance) entre les trois produits d'action courte (prednisone, prednisolone et méthylprednisolone) n'est pas établie à faible posologie;
- la comparaison des rapports bénéfice/risque n'est pas encore clairement établie entre corticoïdes et AINS.

## IV. INDICATIONS

Elles concernent principalement la rhumatologie et la cancérologie.

### *Indications rhumatologiques*

#### ARTHROSE, AFFECTIONS DÉGÉNÉRATIVES ET TRAUMATIQUES

Il s'agit d'un des domaines privilégiés de la corticothérapie locale (percutanée ou infiltration péri- ou intra-articulaire).

**Au niveau articulaire**, les poussées douloureuses aiguës de la gonarthrose sont les plus accessibles en pratique (l'infiltration du genou est aisée). L'infiltration des autres articulations en poussée douloureuse d'arthrose est réalisable, mais souvent plus délicate, imposant d'éviter tout risque septique, particulièrement lorsqu'une chirurgie prothétique est envisagée.

**Au niveau abarticulaire**, l'utilisation de pommades et surtout d'infiltrations est plus aisée : *les tendinites, bursites et tendino-bursites aiguës* et, avant tout, la périarthrite scapulo-humérale et l'épicondylite bénéficient d'infiltrations bien effectuées, entraînant le plus souvent une sédation de la douleur (relais par le traitement médical classique). Pour les entorses, il paraît préférable d'éviter les infiltrations et de se contenter de l'action percutanée.

**Les syndromes canalaires,** et avant tout celui du canal carpien, occupent une place de choix : bien souvent, une infiltration du canal carpien fait céder la douleur et les dysesthésies.

**Les névralgies rachidiennes** peuvent aussi bénéficier de la corticothérapie à visée antalgique. Si les actions locales percutanées sont possibles, elles sont généralement peu spectaculaires dans le cadre des névralgies sciatiques, crurales, cervicobrachiales... Par contre les *épidurales* effectuées au niveau du *premier trou sacré* (respectant les techniques connues et bien codifiées) peuvent apporter un soulagement substantiel lors de névralgies sciatiques voire même crurales, par diffusion locale du corticoïde. Ce n'est que devant des formes hyperalgiques de névralgies que l'on peut envisager une corticothérapie générale en cure courte.

#### RHUMATISMES INFLAMMATOIRES

**Dans le cadre des rhumatismes inflammatoires aigus,** c'est *le rhumatisme articulaire aigu* qui représente la meilleure indication, bien codifiée, de corticothérapie au long cours. Cette thérapeutique très active fait céder rapidement les douleurs et évite l'évolution vers les complications viscérales. Au contraire, dans *les arthrites réactionnelles d'autre nature* (à yersinia, à chlamydia, virales...) les corticoïdes, peu efficaces, ne sont pas (ou peu) employés.

**Parmi les rhumatismes des arthropathies métaboliques**, *la goutte* n'est pas du ressort des corticoïdes du fait du risque de corticodépendance, alors qu'un traitement bien codifié, à visée étiologique, a habituellement raison des douleurs qu'elle occasionne. *La chondrocalcinose articulaire, le rhumatisme à hydroxyapatite et l'ochronose* sont habituellement du ressort des antalgiques simples et des AINS. Parfois, à l'occasion de poussées hyperalgiques, une corticothérapie locale peut être envisagée, mais en prévenant le patient du danger de la répétition des actes locaux.

**Parmi les affections inflammatoires chroniques,** *la pseudo-polyarthrite rhizomélique*, qu'elle soit associée ou non à une artérite de Horton, représente une indication de choix de corticothérapie au long cours. L'action des corticoïdes est ici à ce point spectaculaire qu'elle peut représenter, non pas un test, mais un élément important au diagnostic. Traditionnellement, cette corticothérapie doit être poursuivie plus de 16 mois, à la dose la plus faible possible, atteinte dès le retour à la normale des perturbations biologiques (et non pas des douleurs qui cèdent en quelques jours).

C'est avec **la polyarthrite rhumatoïde** que la corticothérapie a été utilisée pour la première fois chez l'homme. Après une période d'euphorie, une méfiance bien légitime s'est installée du fait de ses effets secondaires. Actuellement elle retrouve, ici, de nombreuses indications. *Les voies locales* sont souvent utilisées en phase douloureuse aiguë ou pour atténuer le caractère douloureux des synoviorthèses. *La CIVA* est devenue une arme efficace et codifiée [9] pour attendre l'action d'un traitement de fond dans des formes diffuses et hyperalgiques et pour passer le cap de poussées de vascularites dans certaines formes sévères [2]. Si la corticothérapie de courte durée n'a que peu d'intérêt ici, *la corticothérapie au long cours*, à doses filées matinales, peut représenter une alternative valable aux traitements antalgiques et AINS, s'ils sont mal tolérés, et dans les formes frappant les sujets âgés. Chez l'enfant, elle doit être toujours utilisée avec prudence du fait de la croissance, bien que, même à fortes doses, il ne semble pas exister d'irréversibilité de ses effets chez l'animal [6].

**Les autres rhumatismes inflammatoires chroniques** sont moins concernés : les spondylarthropathies semblent peu sensibles aux corticoïdes, le rhumatisme psoriasique soulève le danger de la corticodépendance; ils peuvent cependant bénéficier d'infiltrations prudentes.

**Parmi les manifestations articulaires des collagénoses,** *la maladie lupique* est l'indication de choix, aussi bien par voie locale qu'au long cours et particulièrement en bolus [8]. Les douleurs *des dermato-polymyosites* répondent généralement, au moins un temps, aux corticoïdes, avec le risque de corticodépendance. La corticothérapie est peu opérante, voire dangereuse en cas de *sclérodermie* et de *périartérite noueuse*.

Enfin, il est nécessaire de rappeler que la corticothérapie à visée antalgique n'est pas indiquée en cas d'arthrites septiques.

### *Indications en cancérologie*

La corticothérapie à visée antalgique est utile en cancérologie (surtout métastatique) en cas d'inflammation péritumorale responsable de phénomènes douloureux compressifs. Son utilisation locale n'a, ici, que peu d'intérêt alors que le recours aux cures courtes ou aux corticoïdes au long cours, voire aux bolus, peut s'avérer opérant et permettre souvent de repousser l'heure des opiacés.

## CONCLUSION

Ainsi, bien comprise et bien maniée, la corticothérapie trouve naturellement sa place dans l'arsenal antalgique. Puissante, elle doit être minutieusement discutée mais, en cas d'indication bien pesée, elle peut souvent permettre de passer un cap ou d'agir sur un processus inflammatoire et les douleurs qui en résultent avec un rapport bénéfice/risque au moins égal si ce n'est meilleur que celui de nombreux antalgiques anti-inflammatoires non stéroïdiens.

## Bibliographie

[1] BANNWARTH B., CHASLERIE A., SCHAEVERBEKE T., BEGAUD B., DEHAIS J. — Considérations sur les anti-inflammatoires non stéroïdiens proposés comme antalgiques. *In* : *Les médicaments antalgiques*, Acquisitions Rhumatologiques, Masson Ed., 1992, 20-23.

[2] LARBRE J.P., COLLET Ph., FOURNIER S., PERRET P., LLORCA G. — Adult Still's disease : effect of corticosteroid pulse therapy and cyclophosphamide. 4th Interscience world conference on Inflammation, Genève, avril 1991.

[3] LLORCA G. — La corticothérapie. *In* : *Pédiatrie*, SIMEP Ed., 1985, *6*, 19, 1243-1250.

[4] LLORCA G. — Effets secondaires osseux des glucocorticostéroïdes. *Sem. Hôp. Paris*, 1988, *64*, 526-530.

[5] LLORCA G. — L'action antalgique des corticoïdes. Communication, Journées de Montpellier, mars 1992. *In* : *Les médicaments antalgiques*, Acquisitions Rhumatologiques, Masson Ed., 1992, 28-36.

[6] LLORCA G., GARREL D. — Effets des corticoïdes sur la croissance osseuse de la souris. *Sem. Hôp. Paris*, 1988, *64*, 513-525.

[7] LOOTENS S. — La corticothérapie intraveineuse d'assaut. *Thèse médecine*, Lyon 1990, n° 17, 135 p., 171 ref.

[8] MACKWORTH Y., QUN G.C.G., DAVID J., MORGAN S.H., HUGUES G.R. — A double blind, placebo, controlled trial of intravenous methylprednisolone in systemic lupuc erythematosus. *Ann. Rheum. Dis*, 1988, *47*, 496-502.

[9] MENKES C.J., BRANDELY M., CARTER H., JOB-DESLANDRE Ch. — Polyarthrite rhumatoïde — Traitement des poussées par assaut cortisonique. *La Presse Médicale*, 1983, *35*, 2186.

[10] MEULEMAN J., KATZ P. — The immunologic effects, kinetics and use of glucocorticoids. *Med. Clin. North Am.*, 1985, *69*, 805-816.

[11] PEKKAKURK I. — The effects of « Pulse » corticosteroid Therapy on the immune system. *Scand. J. Rheumatology*, 1984, Suppl. *54*, 13-15.

[12] PERRET P., LARBRE J.P., FOURNIER S., LLORCA G. — Apport des assauts cortisoniques en Rhumatologie. XXXVIIIe semaine d'Aix-les-Bains, avril 1992.

[13] TOURAINE J.L., GARNIER J.L. — Corticoïdes et transplantation. *Sem. Hôp. Paris*, 1988, *64*, 542-543.

[14] WECHSLER B., ETIENNE S., CHOSIDOW O., HERSON S. — Corticothérapie en cure prolongée : de la thérapie à la pratique. *Encycl. Méd. Chir.*, Ed. Techniques, Thérapeutique, 25 155 A 10, 1991, 14 p.

# 15. Pourquoi et comment recourir aux techniques anesthésiques de neurostimulation et neurochirurgicales dans le traitement des douleurs rebelles ?

par C. Nuti, M.-L. Navez, R. Peyron, A. Richard, J. Brunon

Les techniques anesthésiques et neurochirurgicales font partie intégrante du traitement de la douleur.

Elles ne doivent pas être considérées seulement comme des solutions de dernier recours mais peuvent être proposées assez précocement dans certaines indications bien particulières. Cependant, elles interviennent le plus souvent après l'échec d'un traitement médical bien conduit. Les techniques anesthésiques peuvent être utilisées dans un but diagnostique ou thérapeutique.

**Les blocs anesthésiques transitoires à visée diagnostique** ont pour but de bloquer l'influx douloureux à l'aide d'anesthésiques locaux injectés au niveau d'une structure nerveuse périphérique ou à son arrivée dans la moelle. Ils vont permettre :

– d'aider à déterminer le *mécanisme physiopathologique* responsable et de différencier les douleurs par excès de nociception de celles par désafférentation où ils seraient en principe inefficaces. L'expérience apprend que, dans beaucoup de douleurs neurogènes périphériques, le bloc diminue transitoirement les phénomènes douloureux ;

– de préciser le *mécanisme périphérique ou central* de certaines douleurs neurologiques, les secondes étant insensibles aux blocs périphériques ;

– d'observer les *réactions du patient après soulagement de sa douleur* ;

– de *diagnostiquer les syndromes d'« entrapment »* au niveau du passage des nerfs dans les défilés musculo-aponévrotiques ou ligamentaires (syndrome des scalènes, du canal carpien, méralgie paresthésique…).

**Les techniques anesthésiques et neurochirurgicales à but thérapeutique** seront différentes et l'on distinguera :

- les procédés chimiques ou chirurgicaux visant à *interrompre les voies de la douleur* (interruption qui devra être la plus sélective possible et ne concerner que les petites fibres nociceptives en respectant les grosses fibres de la sensibilité tactile sous peine de voir apparaître secondairement une douleur de désafférentation très invalidante et de traitement difficile);
- les procédés visant à *renforcer les contrôles chimiques inhibiteurs de la transmission du message douloureux* :
  - en saturant les récepteurs opioïdes de la corne dorsale de la moelle par l'administration de dérivés morphiniques par voie régionale, périmédullaire ou cérébro-ventriculaire,
  - en intervenant sur d'autres contrôles inhibiteurs par le biais de médicaments comme la clonidine, le baclofène agissant sur les systèmes catécholaminergiques et/ou GABAergiques;
- les procédés *stimulant les grosses fibres de la sensibilité tactile épicritique*, renforçant ainsi l'inhibition physiologique qu'elles exercent sur la transmission du message douloureux (renforcement du contrôle de la porte).

*Les douleurs par excès de nociception* seront accessibles aux procédés d'interruption des voies nociceptives et les *douleurs de désafférentation* aux techniques de stimulation.

En pratique clinique le *renforcement du contrôle opiacé* demeure le traitement de choix des douleurs rebelles par excès de nociception mais s'avère peu ou pas efficace sur les douleurs par désafférentation, où les remaniements neurochimiques de la corne postérieure de la moelle expliquent cette moindre efficacité.

## I. INTERRUPTION DES VOIES ASCENDANTES DE LA DOULEUR

### *Au niveau des voies sympathiques* (tableau 1)

Elle vise à inhiber le système sympathique intervenant dans la transmission de la douleur ou dans la pérennisation de certaines algies avec participation sympathique explosive (troubles vasomoteurs, œdème, sécrétion de substances algogènes...).

Le bloc du ganglion cœliaque et les blocs intraveineux périphériques sont les plus fréquemment employés.

### *Au niveau des voies sensitives périphériques*

Elle s'adresse à des douleurs localisées, liées à l'atteinte d'un nerf accessible par voie percutanée.

Elles sont réalisées :

- soit par *injection d'anesthésiques locaux ou de produits neurolytiques* (alcool, phénol);
- soit par *thermocoagulation percutanée* détruisant électivement les fibres nociceptives, celles-ci étant plus sensibles à la chaleur et détruites à 70 °C environ.

Le site thérapeutique peut être le nerf sensitif lui-même, le rameau radiculaire postérieur ou le nerf crânien sensitif (trijumeau ou glosso-pharyngien).

*TABLEAU 1.* — PRINCIPAUX BLOCS SYMPATHIQUES

| *Niveau du bloc* | *Produit utilisé* | *Indications* |
|---|---|---|
| Ganglion sphéno-palatin | Alcool. Cocaïne | Algies vasculaires de la face |
| Ganglion stellaire | Anesthésiques locaux | Algodystrophie du MS<br>Douleurs cervico-faciales |
| Ganglion cœliaque | Anesthésiques locaux<br>Alcool | Cancers abdominaux |
| Ganglion sympathique lombaire | Anesthésiques locaux<br>Phénol | Artériopathie des MI<br>Algodystrophie des MI<br>Amputation des MI |
| Bloc IV des récepteurs périphériques | Guanéthidine (*Isméline*)<br>Buflomédil (*Fonzylane*) | Algodystrophie des membres |

Les indications sont limitées :

– névralgie faciale après échec de la carbamazépine (*Tégrétol*) et/ou contre-indication au traitement étiologique (décompression vasculo-nerveuse au niveau de l'angle ponto-cérebelleux) ;

– névrome des nerfs intercostaux ou de la paroi abdominale ;

– syndrome des facettes par irritation des nerfs articulaires vertébraux postérieurs (rhizolyse) ;

– douleurs rebelles des cancers de la face, de la colonne ou de la plèvre envahissant les structures nerveuses.

## *Au niveau radiculaire*

*La DREZ-otomie* (ou radicellotomie postérieure sélective), décrite par Sindou en 1972, consiste en la coagulation bipolaire des fibres fines véhiculant les informations nociceptives après leur pénétration dans la moelle épinière, au niveau du sillon médullaire dorso-latéral.

Ces dernières se regroupent dans la partie ventro-latérale de la zone d'entrée de la racine dorsale (DREZ), au niveau du tractus de Lissauer, avant d'entrer dans la corne dorsale. Leur organisation anatomique permet de réaliser un geste chirurgical très sélectif à ce niveau, en respectant les autres catégories de fibres sensitives.

Les principales indications de ce traitement sont représentées par Sindou [11] :

– *les douleurs néoplasiques très localisées* (syndrome dc Pancoast-Tobias par exemple) ;

– *les douleurs neurogènes* : avulsions traumatiques du plexus brachial, lésions médullaires responsables de douleurs neurogènes segmentaires (distribution radiculo-métamérique : la meilleure illustration étant une atteinte du cône médullaire avec douleurs irradiant dans les membres inférieurs), lésions de la queue de cheval, lésions de nerfs périphériques (en particulier s'il existe une composante paroxystique des douleurs, de type allodynique) ;

– *les paraplégies spastiques,* ainsi que *le membre supérieur hémiplégique hyperstatique* (avec dans ce cas une efficacité surtout sur la musculature proximale). L'action thérapeutique antalgique se fait par l'intermédiaire de l'effet antispastique.

### *Au niveau médullaire*

Certaines techniques chirurgicales visent à interrompre au niveau médullaire (myélotomie commissurale, cordotomie antéro-latérale) ou mésencéphalique (tractomie pédonculaire stéréotaxique) les voies spino-thalamiques, qui véhiculent les informations nociceptives à l'étage central. Il s'agit cependant de techniques lourdes, dont l'efficacité tend à s'estomper au fil du temps. Leurs indications actuelles sont limitées aux *douleurs néoplasiques*, après échec de la morphinothérapie orale, parentérale ou intrathécale.

## II. MÉTHODES INTERVENANT SUR LES MÉCANISMES DE CONTRÔLE DE LA DOULEUR

### *Renforcement de l'inhibition des grosses fibres*

Cette méthode est basée sur le renforcement du *gate control*. La stimulation des fibres myélinisées (véhiculant la sensibilité tactile épicritique) inhibe la transmission nociceptive des petites fibres.

Cette neurostimulation peut être réalisée à plusieurs niveaux.

**La stimulation périphérique** est pratiquée à l'aide d'électrodes transcutanées placées sur le trajet du nerf lésé (neurostimulation transcutanée). Cette technique est toujours réalisée dans un premier temps, lorsqu'elle est envisageable (topographie douloureuse accessible). Les troubles sensitifs doivent être limités de façon à pouvoir percevoir des paresthésies dans la zone douloureuse. Des appareils miniatures délivrant un courant de basse fréquence (70 à 100 Hz) déclenchent des phénomènes de fourmillements activant le contrôle segmentaire, des courants de plus basse fréquence (2 à 4 Hz) déclenchant des sensations de battements activant les systèmes de contrôle descendant et opioïdes et auraient une action sur les douleurs de nociception. Ces deux types de stimulation sont le plus souvent associés. Les séances de 1 heure environ sont répétées 3 à 4 fois par jour. L'effet antalgique est efficace dans 60 % des cas mais s'épuise souvent avec le temps (6 mois à 1 an).

**La stimulation médullaire** a pour principales indications les douleurs secondaires aux amputations, les lésions des nerfs périphériques, les atteintes médullaires partielles, les fibroses arachno-épidurales spinales, les syndromes de *low back pain* ou de *failed back surgery*. Les principales complications de cette technique sont infectieuses.

Pour **la stimulation thalamique** des microélectrodes sont placées dans le noyau ventro-postéro-latéral du thalamus. Ses indications actuelles sont rares, en particulier depuis l'avènement de la stimulation du cortex moteur, technique moins invasive mais qui reste encore en élévation.

**La stimulation antalgique du cortex moteur** (SCM), de découverte récente et empirique [12], s'est avérée efficace dans certaines *douleurs neurogènes secondaires à une atteinte du système nerveux central.*

Elle consiste en la mise en place d'une ou deux électrodes de stimulation en regard du cortex moteur et au niveau de la représentation somatotopique du territoire douloureux controlatéral. Les électrodes sont ensuite reliées à un boîtier sous-cutané implanté dans la région sous-claviculaire. Les paramètres de la stimulation électrique sont ensuite adaptables en permanence par un système de programmation externe ou entièrement internalisé : durée de l'impulsion électrique, intensité, fréquence, polarité des plots et caractère continu ou cyclique de la stimulation.

Dans notre expérience, les principales indications sont :

- essentiellement les *douleurs neurogènes centrales post-accident vasculaire cérébral* (syndromes thalamiques et pseudo-thalamiques);
- certaines *avulsions traumatiques du plexus brachial;*
- certaines *atteintes traumatiques* du système nerveux central.

Ce traitement chirurgical s'adresse en priorité à des douleurs unilatérales ou fortement latéralisées. Son efficacité serait meilleure en cas de déficit moteur associé limité.

Les résultats obtenus sont globalement encourageants en particulier dans les douleurs d'origine centrale : 60 à 70 % de bons résultats à court terme dans les principales séries.

Les mécanismes qui sous-tendent l'effet antalgique de la SCM ne sont pas clairs. Il existe deux hypothèses principales : la SCM pourrait inhiber des neurones nociceptifs à l'étage cortical [12] ou agir au niveau thalamique [10].

## *Renforcement du contrôle opioïde*

Les opiacés doivent toujours être proposés d'emblée par *voie orale*, et la *forme retard* a considérablement amélioré l'efficacité thérapeutique et le confort des patients.

*Les autres voies d'administration* ne seront indiquées que secondairement devant :

- des douleurs rebelles échappant au traitement par la morphine orale;
- des effets secondaires trop importants induits par des posologies élevées de morphine orale.

Elles sont représentées par :

- *la voie parentérale ou sous-cutanée* (activité équianalgésique avec environ 50 % de la dose administrée *per os*);
- *la voie périmédullaire* :
  - cathéter placé dans l'espace péridural baignant les racines nerveuses et localisé en fonction des métamères à bloquer,
  - cathéter intrathécal dans l'espace sous-arachnoïdien baignant le LCR placé au niveau lombaire;
- plus rarement *la voie intra-cérébro-ventriculaire* : cathéter placé par voie neurochirurgicale au niveau des cornes frontales.

**L'administration** de morphine par voie périmédullaire ou intra-cérébro-ventriculaire se fait par l'intermédiaire :

- soit d'une chambre implantable de faible capacité (chambre unidose) où un bolus est déclenché par pression;
- soit de pompes implantables de plus grand volume et offrant une certaine autonomie; le rythme de la pompe est programmable : administration continue ou par bolus répétés toutes les 4 heures; les principaux inconvénients sont représentés par le risque infectieux (méningite) et le prix assez élevé de ces systèmes, d'où le choix en fonction de la survie prévisible du patient entre chambre unidose et pompe implantable.

*L'analgésie autocontrôlée par le patient* (PCA : *patient autocontrolled analgesia*) représente le mode d'administration actuellement le plus performant; elle peut se faire par voie IV, S/C ou péridurale. Un système pousse-seringue relié à un ordinateur permet au patient de s'administrer lui-même des bolus en fonction de sa douleur. Ces pompes autorisent l'injection de bolus de volumes variables à des intervalles de temps donné et accompagnés ou non d'un débit de base continu. Des systèmes de sécurité évitent les surdosages (posologie horaire limitée, période réfractaire) et une rétrospective des doses demandées et effectivement reçues est possible sur 12 heures. Tous les morphiniques peuvent être utilisés, la morphine restant le produit de référence. Enfin, il existe des pompes miniaturisées, adaptées au traitement ambulatoire.

Toutes les études ont démontré que l'analgésie autocontrôlée offrait un effet antalgique comparable aux autres techniques mais que la consommation de morphiniques et leurs effets secondaires étaient moindres : elle offrirait une *efficacité équivalente pour un moindre risque.*

### *Autres médicaments injectés par voie péridurale*

D'autres médicaments peuvent être injectés par voie péridurale de la même façon, en particulier :

- *les corticoïdes* dans les douleurs d'origine inflammatoire, les fibroses postchirurgicales, en les associant à des bolus de sérum physiologique par voie caudale ou péridurale;
- *la clonidine* (agoniste $\alpha$ 2) dans les douleurs de désafférentation;
- *le baclofène* (*Liorésal*) dans les douleurs des paralysies spastiques.

Comme la morphine, le baclofène (*Liorésal*) peut être administré par voie intrathécale au moyen de pompes programmables (pompe à *Liorésal*). Ces dernières ont un mécanisme de fonctionnement très perfectionné, ce qui explique leur coût élevé. Elles sont conçues afin de délivrer des doses de baclofène adaptées avec un débit contrôlé.

Les principaux risques sont les problèmes infectieux, mais aussi les éventuels risques de surdosage, nécessitant un suivi et une surveillance rigoureuse.

## CONCLUSION

Face aux douleurs rebelles :

- l'utilisation des techniques anesthésiques et neurochirurgicales est devenue moins fréquente en raison des progrès thérapeutiques (molécules récentes, nouvelles formes galéniques de morphine : morphine à libération prolongée);
- le recours à ces techniques ne doit pas être ajourné à l'excès : elles ne doivent pas être considérées comme des solutions de dernier recours, et permettent de réduire nettement les doses d'opiacés;
- le traitement des douleurs organiques rebelles (cancéreuses notamment) par excès de nociception comprend :
  - les antalgiques et notamment les opiacés,
  - la chirurgie d'interruption des voies ascendantes de la douleur;
- le traitement des douleurs organiques par désafférentation nerveuse s'avère plus difficile :
  - il est essentiellement représenté par les antidépresseurs tricycliques et les antiépileptiques, alors que les opiacés ne sont qu'inconstamment efficaces,
  - la chirurgie de section doit être évitée ou être réservée à des situations exceptionnelles alors que la stimulation représente une bonne méthode,
  - la prise en charge psychologique de ces patients est impérativement nécessaire;
- il reste quelques cas particuliers comme la névralgie faciale où le traitement devra être étiologique (décompression vasculo-nerveuse dans la fosse cérébrale postérieure) si l'âge du patient l'autorise et après échec de la prise en charge médicamenteuse.

## Bibliographie


[1] BRUXELLE J., MENKES C.J. — Traitement de l'algodystrophie par bloc régional intraveineux à la guanethidine. *Revue du Rhumatisme*, 1982, *49* (12), 867-869.

[2] COUSINS M. — Chronic pain and neurolytic neural blockade *In* : Cousins M., Bridenbaugh P. (ed), *Neural blockade*, Lippincott, 1988, p. 1053-1084.

[3] DEVOGHEL J.C. — L'anesthésiologiste face à l'abord diagnostique du patient douloureux chronique. *Douleur et analgésie*, 1990, *3*, 123-136.

[4] LAZORTHES Y. — Techniques chirurgicales du traitement de la douleur. *In* : Bourreau F. (ed) *Pratique du traitement de la douleur.* Paris, DOIN, 1988, p. 225-248.

[5] LUU M., BOURREAU F. — Stimulations périphériques analgésiques. *In* : Bourreau F. (ed), *Pratique du traitement de la douleur.* Paris, DOIN, 1988, p. 189-197.

[6] MERTENS P., SINDOU M. — Le traitement neurochirurgical des douleurs rebelles du membre supérieur. *Douleur et Analgésie*, 1990, *3*, 89-97.

[7] PEYRON R., GARCIA-LARREA L., DEIBER M.P., CINOTTI L., CONVERS P., SINDOU M., MAUGUIERE F., LAURENT B. — Electrical stimulation of precentral cortical area in the treatment of central pain : electrophysiological and PET study. *Pain*, 1995, *62*, 275-286.

[8] ROQUEFEUIL B. — Administration des morphiniques par voie régionale en algologie. *Douleur et Analgésie*, 1991, *4*, 39-42.

[9] SCHERPEREEL Ph. — Analgésie contrôlée par le patient (ACP). *Ann. Fr. Anesth. Réanim.*, 1991, *10*, 269-283.

[10] SINDOU M., MERTENS P., JEANMONOD O. — Drez operations for pain treatment : Results and side effects. *In* : Mumenthaler M., Van Zwieten P.A., Farlot J.M. (eds), *Treatment of chronic pain.* Chur Harwood academic publishers, 1990, p. 240-247.

[11] SINDOU M. — Microsurgical DREZotomy (MDT) for pain, spasticity, and hyperactive bladder : A 20-year experience. *Acta Neurochir.* (Wien), 1995, *137*, 1-5.

[12] TSUBOKAWA T., KATAYAMA Y., YAMAMOTO T., HIRAYAMA T., KOYAMA S. — Chronic motor cortex stimulation for the treatment of central pain. *Acta Neurochir.*, 1991, suppl. 52, 137-139.

# 16. Douleurs et techniques de kinésithérapie

par P. Calmels, M. le Marchand, M. Domenach, P. Minaire (†)

## I. DOULEUR ET RÉÉDUCATION FONCTIONNELLE

En rééducation fonctionnelle, on peut être confronté aux deux types de douleurs, aiguë d'origine le plus souvent mécanique ou inflammatoire (d'étiologie rhumatismale, post-traumatique ou post-chirurgicale), ou chronique (dans les lésions neurologiques ou rhumatologiques).

La kinésithérapie peut donc être prescrite pour deux raisons, simultanément ou alternativement : une action antalgique seule, une action mobilisatrice seule ou mobilisatrice sous antalgie.

### *Kinésithérapie antalgique*

Elle correspond spécifiquement à la recherche de l'antalgie par les moyens physiques divers [1, 3, 4, 5, 8, 9, 12, 14] : massages, physiothérapie, courant électrique galvanique, basse, moyenne ou haute fréquence, vibrations (ultrasons), infrarouges, balnéothérapie, thermothérapie.

Ces moyens sont largement utilisés face aux douleurs aiguës.

### *La douleur, obstacle à la kinésithérapie*

Dans de nombreux cas, la douleur est un obstacle à la kinésithérapie et en particulier à la mobilisation : verticalisation, mobilisation articulaire passive ou active, correction d'attitudes vicieuses, désenraidissement articulaire, reprise fonctionnelle de la déambulation ou de la préhension.

La rééducation fait appel aux moyens antalgiques nombreux, divers, d'intensité progressive, utilisés précocement pour éviter l'installation d'une raideur [5, 9, 10, 11].

## II. TECHNIQUES ANTALGIQUES

Ces techniques doivent en principe être envisagées avant les exercices de mobilisation et le kinésithérapeute dispose d'un grand nombre de moyens d'effets plus ou moins importants (tableau 1).

### *Massages*

Techniques anciennes et diverses (effleurages, pressions glissées profondes, pressions locales statiques, frictions, foulages, pétrissages, malaxages, vibrations...), les massages trouvent essentiellement leurs indications comme analgésiques [1].

Les *frictions* effectuées *loco dolenti* ont leur efficacité dans les douleurs péri-articulaires et les douleurs tendineuses. Les *pétrissages* sont indiqués en cas d'infiltrats sous-cutanés. Les *pétrissages profonds* et *longs* ainsi que les pressions locales permettent la relaxation des contractures musculaires mécaniques. Le *drainage lymphatique* constitue un moyen efficace de résorption de l'œdème post-traumatique, post-chirurgical ou post-phlébitique.

*TABLEAU 1.* — DOULEURS ET TECHNIQUES DE KINÉSITHÉRAPIE

| | *Kinésithérapie antalgique* | *Techniques d'aide à la mobilisation* |
|---|---|---|
| **KINÉSITHÉRAPEUTE** | **Massages**<br>**Physiothérapie**<br>Thermothérapie<br>Cryothérapie<br>Balnéothérapie<br>Parafangothérapie<br>Électrothérapie<br>Courant continu<br>Courant basse fréquence<br>Courant moyenne fréquence<br>Courant haute fréquence<br>Vibrothérapie<br>Ultra-sons<br>Vibrations mécaniques<br>Laser<br>Champs magnétiques<br>**Relaxation** | **Massages**<br>**Physiothérapie**<br>Thermothérapie<br>Cryothérapie<br>Balnéothérapie<br>Parafangothérapie<br>Électrothérapie<br>Courant continu<br>Courant basse fréquence<br>Courant moyenne fréquence<br>Courant haute fréquence<br>Vibrothérapie<br>Ultra-sons<br>Vibrations mécaniques<br>Laser<br>Champs magnétiques<br>**Relaxation** |
| **MÉDECIN** | | **Thérapeutiques Médicamenteuses**<br>**Infiltrations**<br>Articulaires<br>Péri-articulaires<br>**Anesthésies**<br>Loco-régionales<br>Médullaires<br>Générales |

Les massages sont cependant inefficaces en cas de contracture pyramidale ou extra-pyramidale; ils doivent être prudents en cas d'hématome modéré.

Ils sont contre-indiqués en cas de thrombose veineuse, d'affections rhumatismales inflammatoires en poussée, de maladies infectieuses, de troubles cutanés.

Ce sont des moyens simples, doux, qui doivent être utilisés en début de rééducation mais bien que d'une efficacité de courte durée, leur pratique parait indispensable lors d'une prise en charge de kinésithérapie pour une affection de l'appareil locomoteur et le praticien doit bien en préciser la demande.

## *Physiothérapie*

Les moyens physiothérapiques, très divers, peuvent constituer des techniques antalgiques permettant la mobilisation et la rééducation [12] :

*La thermothérapie :* l'effet de la chaleur est très bénéfique sur les contractures et les douleurs musculaires ainsi que sur les rétractions musculaires fibreuses et articulaires en particulier avant mobilisation [3, 10, 11]. On utilise des applications de poches chaudes pendant 20 à 30 minutes. Il existe sur le marché divers systèmes d'enveloppement chauds réutilisables qui peuvent être conseillés aux patients;

*La cryothérapie :* l'utilisation du froid comme technique d'analgésie, soit par action sur le « gate control », soit par libération d'endomorphines [12], est très efficace sur la douleur en cas de lésions traumatiques (fractures, lésions des parties molles), ainsi que pour diminuer la contracture musculaire même spastique [11]. Les applications se font localement ou en massages et sont rapidement efficaces [11].

L'action du froid sur la douleur est par contre très controversée sur les lésions articulaires inflammatoires chroniques : Bulstrode observe que le froid ne modifie pas l'état inflammatoire de l'articulation même s'il existe une diminution subjective de la douleur [3].

En pratique cependant, l'utilisation de vessie de glace ou de manière plus actuelle de bandes froides ou de sprays réfrigérants est utile en pratique médicale courante.

*La balnéothérapie :* l'hydrothérapie par les différents effets (pression hydrostatique, effet décontracturant et antalgique de l'eau chaude, pression hydrique, relaxation), constitue un moyen important d'aide à la mobilisation [7], d'effet décontracturant et antalgique, de décharge d'appui qui justifie souvent dans les phases précoces d'une rééducation la prescription d'une kinésithérapie dans l'eau. Cette indication doit être précisée sur l'ordonnance pour bénéficier d'une prise en charge;

*La paraffinothérapie et la parafangothérapie :* elles constituent un mode physique d'application thermique par conduction à une température d'environ 50 à 56°. Les applications locales apportent un effet antalgique et décontracturant important. Dans le cas d'atteintes périphériques (arthrites de la polyarthrite rhumatoïde...), le bain de la main ou du pied, avec recouvrement par un film de paraffine pendant 20 à 30 minutes, facilite la mobilisation active des extrémités [10, 11]. Cette technique, simple à réaliser, est cependant difficile à mettre en œuvre car rares sont les cabinets de kinésithérapie équipés, en dehors des Centres de rééducation ou de physiothérapie;

*L'électrothérapie :* L'utilisation des courants électriques comme action antalgique est ancienne et très développée en pratique courante en kinésithérapie. Les indications sont liées aux différents types d'utilisation du courant électrique, en particulier à leur fréquence [12].

Le plus maniable est le *courant galvanique (ou courant continu)*, isolé ou appliqué en ionisations, d'effet vaso-dilatateur et antalgique local, favorisant la pénétration d'ions spécifiques en profondeur dans les tissus; il est indiqué dans les affections douloureuses locales rhumatismales ou traumatiques. L'application est simple avec deux électrodes de part et d'autre de l'articulation et dure environ 20 minutes par série de 15 séances tous les jours ou tous les deux jours [4].

Le même mode d'application peut être retenu pour les *courants électriques de basse fréquence (< 1 000 Hz) modulables*. À une fréquence d'environ 100 Hz, ils procurent une analgésie transcutanée par stimulation des fibres de gros diamètre. L'application sur les points névralgiques (avec variation de fréquence et modulation des impulsions), procure une antalgie locale rapide.

L'utilisation spécifique sur les trajets nerveux (cubital, médian, sciatique) permet d'obtenir une analgésie du territoire d'innervation en cas de névralgie, de durée assez courte mais permettant de faciliter la mobilisation articulaire. L'utilisation de ce type de courant de basse fréquence s'est développée dans les douleurs chroniques par désafférentation, avec des durées plus longues de stimulation [8, 14].

Les courants de haute fréquence, de type radar ou ondes courtes, qui constituent des courants électro-magnétiques ont un effet antalgique musculaire et décontracturant par action thermique au niveau des différents tissus sous-jacents à la zone d'application de l'électrode. Leurs effets sont améliorés par des applications sous forme pulsée. Ils ont un effet antalgique sur les tissus péri-articulaires et sont particulièrement indiqués dans le cas de douleurs arthrosiques, de péri-arthrite, de contractures musculaires aiguës. L'application se fait à partir d'une électrode réglable située à distance de la surface cutanée et l'exposition s'effectue par série d'une quinzaine de séances, d'une durée de 10 à 15 minutes, tous les jours ou tous les deux jours.

L'application de ces courants électriques est usuelle et ancienne. Elle doit être répétée pour être durable; elle est contre indiquée en cas de lésions cutanées et sur le matériel d'ostéo-synthèse; elle peut être source de brûlures en cas d'application prolongée ou de mauvaise adaptation de l'intensité ou de l'électrode [8].

*La vibrothérapie* est essentiellement représentée par les ultrasons (à des fréquences comprises entre 0,8 et 1,5 MHz) qui provoquent, en fonction du coefficient d'absorption des tissus traversés, un effet calorique [11] par conversion d'énergie mais aussi des modifications de perméabilité cellulaire. Les ultrasons sont surtout reconnus pour leur effet trophique important, leur action fibrolytique spécifique. Ils sont efficaces comme traitement des tendinites et téno-synovites.

Ils ont des effets thérapeutiques importants aussi sur les tissus profonds (os, capsule, synoviale) : appliqués sur les contractures et douleurs musculaires, sur les raideurs articulaires (péri-arthrites de l'épaule…), ils favorisent la récupération des amplitudes articulaires [11]. Ils sont aussi indiqués en cas d'algo-neurodystrophie pour une stimulation du ganglion stellaire et dans les rétractions articulaires liées à des fibroses du tissu cutané ou sous-cutané (sclérodermie, Dupuytren…).

Ils sont appliqués à partir d'une électrode mobile, sur la zone à traiter, avec des mouvements de rotation et en interposant un milieu de contact (gel ou eau) pour éviter l'absorption des ultrasons dans l'air. Les séances durent 10 minutes environ, tous les jours ou tous les deux jours, en série de 10 à 12. Ils sont efficaces sur les douleurs au bout de 6 à 8 séances, avec effet durable dans le temps.

Des vibrations mécaniques appliquées au niveau des tendons musculaires sont susceptibles d'induire une restauration rapide de la mobilité articulaire après immobilisation en induisant une sensation illusoire de mouvement par stimulation d'afférences proprioceptives [13].

*Laser et champs magnétiques :* bien que très à la mode, très utilisées, ces techniques n'ont pas encore fait la preuve formelle de leur mode d'action ni de leur efficacité thérapeutique [6].

Toutes ces techniques de physiothérapie bénéficient d'une prise en charge par la Sécurité Sociale (après entente préalable), à condition d'être pratiquées par des kinésithérapeutes ou des médecins, sur prescription médicale exclusive.

C'est pourquoi tout médecin doit savoir prescrire correctement (donc avec précision) cette thérapeutique efficace qu'est la masso-kinésithérapie ; en particulier, il est nécessaire d'indiquer clairement sur la prescription le type de physiothérapie, son mode d'application, sa localisation, le nombre de séances ainsi que les précautions à prendre (pas de rééducation « intempestive » lorsqu'elle n'est pas justifiée).

### *Méthodes de relaxation*

De modalités diverses, elles visent à induire un relâchement musculaire, un ralentissement des rythmes cardiaques et respiratoires ainsi qu'une sensation de réchauffement de la température cutanée. Elles sont habituellement utilisées en fin de séance de rééducation, dans un but décontracturant mais on peut se demander si, pratiquées avant la séance, leur effet myorelaxant ne serait pas bénéfique pour la mobilisation.

Leur action sur l'anxiété, son retentissement sur la douleur, la prise de conscience corporelle qu'elles peuvent induire doivent conduire à mieux les considérer dans l'arsenal thérapeutique, mais elles exigent un thérapeute disponible et expérimenté [2].

## CONCLUSION

Pour lutter contre la douleur, le kinésithérapeute bénéficie de nombreuses techniques, anciennes et efficaces (massages, thermothérapie, électrothérapie, balnéothérapie, ultrasons…), le plus souvent dotées d'effets spécifiques dans des indications adéquates.

Pour lutter contre la douleur, qui limite la mobilisation articulaire qui est souvent un objectif de la rééducation, le kinésithérapeute bénéficie des mêmes moyens physiques, adaptés au type de douleur, à son intensité, à son évolutivité. L'utilisation de ces techniques doit être précisée par le prescripteur et intégrée dans le temps en rapport aux techniques classiques de mobilisation. Parfois, le kinésithérapeute doit faire appel à d'autres techniques d'antalgie, relaxation, antalgiques et anti-inflammatoires, infiltrations locales, blocs anesthésiques, réalisées par d'autres thérapeutes et coordonnées avec les exercices de kinésithérapie [5].

L'arsenal des moyens physiques de lutte contre la douleur est vaste ; leur choix doit donc être adapté en fonction de la spécificité des techniques. Leurs effets doivent être contrôlés car souvent retardés et l'utilisation de ces différents moyens doit être graduée en fonction de l'état clinique et de son évolution.

## Bibliographie

[1] AUGE R., CHEVARIN P., LEDUC A., MARGULIES D. — Le massage : technologie de base. Techniques particulières. *E. M. C. Kinésithérapie* (Paris France), *26110 A 10*, 4.11.04., 14 p.

[2] BRUXELLE J. — Multiplicité des composants de la douleur. Approche clinique du douloureux chronique. J.E.P.U. La Pitié-Salpétrière *In : La Douleur et son traitement*. Paris, Arnettte, 1988.

[3] BULSTRODE S., CLARKE A., HARRISON R. — A controlled trial to study the effects of ice therapy on joints inflammation in chronic arthritis. *Physiotherapy Practice,* 1986, *2*, 104-108.

[4] CALMELS P., MINAIRE P. — L'ionisation de substances anti-inflammatoires : les facteurs de pénétration tissulaire. *Ann. Réadapt. Méd. Phys.,* 1986, *28*, 425-433.

[5] CALMELS P. , BARET G., PARRATE B. — Rôle de la médecine physique et de réadaptation dans la prise en charge de la douleur chronique. *J. Réadapt. Méd.*, 1997, *17* (3), 99-105.

[6] CALMELS P., RICHARD A., BAYLOT D., LAURENT B., JACQUEMOND G., DOMENACH M., MINAIRE P. — Douleur et kinésithérapie : l'anesthésie loco-régionale comme aide à la mobilisation articulaire. *In :* Simon L., Pélissier J. et Hérisson Ch. (sous la direction de), *Actualités en Rééducation Fonctionnelle et Réadaptation*, Paris, Masson, 1990.

[7] CODINE P., BRUN V., PELISSIER J. — Raideur articulaire et hydrothérapie. *In :* Hérisson C. et Simon L. (sous la direction de), *Hydrothérapie et kinébalnéothérapie*, Paris, Masson 1987, p. 96-102

[8] DOMENACH M., CALMELS P., MINAIRE P. — Rééducation et douleur. Actes des Journées Rhone-Alpes des Médecins de Rééducation, *La Douleur*, Lyon, 25-26 Novembre 1988.

[9] HANNA M. — Management of chronic pain. *In :* Goodwill C.J. and Chamberlain M.A. (edited by), *Rehabilitation of the Physically Disabled Adult*, London, Croom Helm, 1988, p. 83-94.

[10] HAWKES J., CARE G., DIXON J.S., BIRD H.A., WRIGHT V.A. — Comparison of three different physiotherapy treatments for rheumatoid arthritis of the hands. *Physiotherapy Practice*, 1986, *2*, 155-160.

[11] LEHMANN J.F., DE LATEUR B.J. — Diathermy and superficial heat and cold therapy. *In : Krusen's handbook of physical medecine and rehabilitation*, 3e édition, W.B. Saunders, Company, 1982.

[12] PARRATE B., CALMELS P., BARET G., BONNIAUD-BERTHET V. — Aspects techniques de rééducation : les agents physiques dans le traitement de la douleur. *J. Réadapt. Méd.*, 1997, *17* (3), 106-111.

[12] ROLL J.P., GILHODES J.C. — Méthodes de rééducation motrice par assistance proprioceptive vibratoire. I-Données fondamentales concernant les effets perceptifs et moteurs des vibrations tendineuses chez l'homme. *Ann. Kinésithér.*, 1983, *10*, 1-10.

[13] STILLWELL G.K. — Electrotherapy. *In : Krusen's handbook of physical medecine and rehabilitation*, 3e édition, W.B. Saunders Company, 1982, p. 360-371.

Voir Annexe p. 399 : Douleurs ostéo-articulaires rebelles : une cure thermale peut-elle être utile? P. Queneau.

# *Annexe 1. Appareillage et douleur*

par P. Calmels, P. Queneau

L'appareillage, en particulier orthopédique, est une thérapeutique anciennement connue puisque l'on rapporte à Gallien, 200 ans avant Jésus-Christ, l'essai de contention externe de rachis utilisant des bandes autour du thorax pour corriger des scolioses. L'appareillage a ensuite été largement utilisé et c'est sous le terme « d'orthèses » ou de « prothèses » externes que différents appareils de correction, de soutien, de maintien, de contention, de suppléance, ont été développés au cours du siècle dernier et du début de ce siècle pour compenser les déficiences neurologiques, les amputations et corriger les déformations.

Reconnus essentiellement pour leur rôle d'immobilisation ou de suppléance, ils ont connu un certain déclin avec le développement des techniques chirurgicales. La contrainte physique liée aux matériaux (acier, cuir, etc.), leur aspect inesthétique et certains effets secondaires rapportés sur l'os (décalcification), sur le muscle (atrophie), sont à l'origine d'une certaine méfiance de la part des prescripteurs [16].

Par ailleurs, thérapeutique « individuelle », les orthèses ont bénéficié de peu d'études de validation clinique d'autant plus que l'application de l'orthèse sur mesure rend difficile l'application de certains critères d'étude (double aveugle, contrôle témoin ou placebo).

Plus récemment, le développement d'orthèses de série ou de pré-série, l'application de nouveaux matériaux (pour les orthèses de série ou sur mesure — alliages, fibres de carbone, thermoformables, silicones, etc.), ainsi que le développement de procédures de soins soucieuses d'une prise en charge dynamique afin de diminuer les effets de l'alitement, de l'immobilisation segmentaire et du déconditionnement physique sont à l'origine d'un regain d'intérêt pour les orthèses dans leur ensemble.

Il existe en effet en France, pour des raisons historiques, une distinction entre ce qui est intitulé « le grand appareillage » concernant les orthèses externes sur mesure (orthèses de correction des scolioses, de suppléance des affections neurologiques, etc.) et les prothèses d'amputation et d'autre part « le petit appareillage », orthèses externes de série ou sur mesure (corsets d'immobilisation vertébrale, ceintures médico-chirurgicales, contentions veineuses, genouillères, chevillères, semelles orthopédiques, etc.). Toutes ces orthèses ont bénéficié de modifications technologiques majeures et de matériaux nouveaux. De plus, les efforts développés par les fabriquants en matière de confort et d'esthétique ont permis d'augmenter considérablement l'observance. Surtout, les fabricants des orthèses du petit appareillage ont entrepris des études cliniques destinées à valider leurs appareillages. Ainsi, de l'orthèse la plus simple de série à l'orthèse sophistiquée sur mesure et en matériaux composites, le thérapeute trouve une gamme thérapeutique permettant de mieux répondre aux effets recherchés et de bénéficier d'un choix thérapeutique adapté à l'évolution clinique de l'affection (phase aiguë, phase de rééducation, reconditionnement professionnel ou sportif, prévention secondaire, etc.) [6].

## I. EFFETS DE L'APPAREILLAGE

### *Effet d'immobilisation*

#### IMMOBILISATION ABSOLUE

C'est l'immobilisation d'un ou plusieurs segments articulaires, obtenue par une orthèse externe rigide à partir de zones d'appui et de contre-appui. Contraignante, elle est indiquée pour des lésions traumatiques (fractures, luxations, entorses, etc.) ou médicales aiguës (ostéo-arthrite, métastase, radiculalgie, etc.). L'immobilisation stricte permet d'obtenir une stabilisation en même temps qu'un effet antalgique appréciable [3, 4, 15, 18, 20]. Les orthèses d'immobilisation (Lenox Hill) sur mesure ont beaucoup évolué : en adaptabilité, légèreté (matériaux composites) et rapidité de livraison. Elles offrent la plus totale sécurité.

#### IMMOBILISATION RELATIVE

On parle d'immobilisation relative lorsque l'immobilisation obtenue est inférieure à 90 % d'un secteur d'amplitude articulaire. C'est le cas de nombreuses orthèses, en particulier de série. L'immobilisation relative est plus ou moins importante selon que la limitation articulaire se situe entre 60 à 90 %, 30 à 60 % ou est inférieure à 30 %. Indiquée dans le cas de lésions traumatiques sans atteinte osseuse (entorse, luxation, etc.) ou en cas de lésions dégénératives articulaire ou péri-articulaire (tendinite, arthrose, contracture musculaire, etc.) elle évite les amplitudes extrêmes, limite les contraintes permettant une cicatrisation des structures lésées (ligamentaires, tendineuses, cartilagineuses, etc.). Lorsque la limitation articulaire est très faible (de l'ordre de 30 %), l'effet recherché se définit comme une limitation « fonctionnelle », en constituant « un rappel de posture » ou un effet proprioceptif permettant une correction posturale permanente [3, 6, 7, 10, 15, 17].

L'effet d'immobilisation est déterminé par la conception même de l'orthèse, le caractère et le nombre d'appuis, le matériau utilisé (souple élastique ou non élastique, rigide), et les structures associées (baleines rigides, souples, articulées, inserts silicone, etc.) [3, 15, 19]. La conception de l'orthèse permet aussi de déterminer l'axe articulaire limité (par exemple, les orthèses cervicales peuvent ne limiter que certains mouvements et même ne constituer qu'un effet de soutien et de rappel de posture selon leur conception) [15].

L'intérêt d'une immobilisation relative est de sélectionner son intensité, son axe de limitation et de favoriser la reprise d'activité physique, professionnelle ou sportive, et ainsi de mieux l'adapter à l'évolution de l'affection [1, 3]. De plus en plus, des orthèses d'immobilisation de série permettent une reprise progressive de la mobilité, au fur et à mesure de la consolidation. Elles couvrent ainsi les différentes périodes du traitement évolutif, jusqu'à guérison.

### *Effet de décharge*

Obtenu aisément par l'alitement, cet effet peut également l'être à l'aide d'orthèses. Cet effet, essentiellement recherché pour le membre inférieur, permet soit de diminuer des zones d'appui douloureuses (semelles pour polyarthrite rhumatoïde, épine calcanéenne, métatarsalgies; orthèses de maintien de la cheville, du genou, ...), soit de créer une décharge complète, évitant tout appui direct, par transfert des appuis au sol par un système d'étrier relié par deux mats latéraux permettant l'appui au niveau du genou (décharge de la jambe ou de la cheville), ou au niveau du bassin (décharge de la hanche). Cet effet de décharge vise à réduire les contraintes osseuses et articulaires et contribue ainsi à diminuer la douleur.

Il s'y ajoute un effet de protection contre les mouvements traumatiques par mise en œuvre de « garde-fous » proprioceptifs.

### *Effet de stabilisation*

Visant à maintenir une articulation lors d'un mouvement afin d'éviter certaines contraintes articulaires, ligamentaires ou tendineuses, cet effet répond à une prise en charge dynamique lors de la marche, de la course, de la reprise d'activités sportives ou professionnelles. Il est recherché, par exemple, en cas de laxités de genou, de cheville, de syndrome rotulien, afin de protéger les structures articulaires et de diminuer les douleurs lors des mouvements [1, 2, 5].

### *Effet antalgique*

À côté d'un effet antalgique rapporté à l'effet thermique des orthèses tissulaires [10], l'effet antalgique de la contention musculaire qui permet une meilleure mobilisation, ou du soutien abdominal est souvent précieux. S'y ajoute l'éventualité d'un contrôle des corrections posturales à caractère antalgiques elles aussi : par exemple certaines orthèses du pied par action posturale agissent sur des troubles statiques du pied et diminuent les douleurs; certaines orthèses du genou diminuent les contraintes articulaires ou péri-articulaires liées à certains morphotypes du genou [6]; certaines orthèses du rachis modifient l'activité musculaire du rachis dans la lombalgie [13] ou l'ostéoporose [19].

## II. INDICATIONS DES ORTHÈSES DANS LA PRISE EN CHARGE DE LA DOULEUR

Des études ont mis en évidence une effet antalgique des orthèses dans le traitement des lombalgies chroniques [7, 10, 14, 20], des cervicalgies [12], des fractures de côtes (bandes thoraciques) [3], des syndromes rotuliens (genouillères) [2, 5], etc. De nombreuses publications font également état du bénéfice des orthèses dans les affections rhumatologiques ou traumatologiques des membres [6].

Il est difficile de rapporter ici toutes ces indications de l'appareillage pour lesquelles l'action antalgique est importante. Nous proposons quelques exemples.

### *Rachialgies*

Ce sont les indications les plus fréquemment proposées en pathologie aiguë ou chronique. L'effet d'immobilisation segmentaire ou de limitation de l'amplitude du mouvement est reconnu comme antalgique dans les lombalgies chroniques d'étiologie diverses [14, 20]. Récemment, nous avons pu mettre en évidence, dans une étude sur la lombalgie aiguë, l'effet antalgique positif d'une orthèse souple du rachis [8].

### *Rhumatismes inflammatoires*

À la phase inflammatoire l'effet antalgique des orthèses dite « de repos » au niveau des mains est reconnue par de nombreux auteurs, ainsi que des orthèses de stabilisation lors de déformations douloureuse du poignet, orthèses plantaires dans les phases précoces des douleurs talonnières, des métatarsalgies et des arthrites tibio-tarsiennes, etc.

### *Pathologies traumatiques et sportives*

L'utilisation d'orthèses d'immobilisation (genou, cheville, coude, poignet, etc.) est largement recommandée aux phases aiguës post-traumatiques de fractures, de luxations mais surtout d'entorses durant toute la période algique et inflammatoire. L'utilisation d'orthèses dynamiques, avec renforts latéraux, avec stabilisation rotulienne ou tendineuse, avec contention et maintien par des éléments d'appui tendineux, est recommandée dans les affections traumatiques bénignes et la pathologie liée aux contraintes sportives, après la phase aiguë, pour permettre la rééducation, proposer la reprise de l'appui et de contraintes et permettre le reconditionnement physique. Enfin, différentes orthèses élastiques ou rigides sont proposées pour la reprise professionnelle ou l'activité sportive [1, 2, 5, 6].

### *Rhumatismes dégénératifs*

Les indications d'une immobilisation relative (le plus souvent) sont nombreuses (arthrose rachidienne, gonarthrose, etc.), justifiant fréquemment le recours à des appareillages sur mesure en raison d'applications souvent prolongées.

## III. EXISTE-T-IL DES CONTRE-INDICATIONS À L'APPAREILLAGE ?

Il peut en effet exister des effets nocifs compte tenu des contraintes osseuses ou cutanées, mais il n'y a pas de contre-indication formelle. Les habituelles réticences concernant la restriction respiratoire pour les orthèses du tronc, l'atrophie musculaire pour le tronc ou les membres, ne sont plus de mise. Au contraire, il est désormais prouvé que les orthèses lombo-abdominales, loin de créer une démusculation, la sollicitent au contraire et induisent une activité de micro-mouvement, sorte de microgymnastique de la sangle, permettant de l'entretenir en état de fonctionnement (ceci a été prouvé par enregistrement myographique de la sangle abdominale sous contention). Inversement, l'utilisation de l'orthèse doit être considérée, outre son effet antalgique, comme un facteur dynamique favorable car il permet la reprise d'une activité, évite l'alitement prolongé et permet le maintien d'une autonomie fonctionnelle diminuant les risques de phlébites, de déconditionnement cardiovasculaire, et même d'atrophie [3, 9, 11, 16].

Plus que des contre-indications, il est important de noter les mauvaises indications soit par mauvais choix du type d'appareil proposé, soit par l'utilisation d'un appareil ne correspondant pas à la phase évolutive de l'affection. C'est donc non seulement la connaissance des différentes orthèses qu'il faut développer mais également leur indication aux différentes phases évolutives d'une affection ou d'un traumatisme.

## CONCLUSION

L'indication des orthèses est largement reconnue dans la pratique médicale et les effets cliniques reconnus par de nombreux praticiens. De nombreuses interrogations restent cependant en suspens concernant à la fois les indications, dont la douleur, atténuées probablement par la diminution des sollicitations articulaires, ligamentaires, tendineuses, musculaires. Se pose aussi le besoin de mieux connaître les différents effets mécaniques ou neuro-musculaires que peuvent induire les orthèses, ainsi que les modalités de leur application aux différentes phases évolutives d'une affection touchant essentiellement l'appareil ostéo-articulaire.

Quelques études récentes viennent enrichir une connaissance plus spécifique de l'utilisation de ces différents appareils qui constituent des moyens complémentaires à une prise en charge médicamenteuse ou physique des douleurs nociceptives.

EXEMPLES DE PRESCRIPTION

| *Pathologies* | *Orthèses* | *Modalités de port* |
|---|---|---|
| Torticolis — Entorse cervicale bénigne | Orthèse cervicale souple (C1) | 24h/24 - 6 jours |
| Entorse cervicale de gravité moyenne | Orthèse cervicale rigide (C3) | 24h/24 - 15 jours |
| Lombalgie aiguë (sujet jeune) | Ceinture soutien lombaire (série) (CSL) | Pour reprise des activités, travail |
| Lombarthrose (sujet âgé) | Ceinture maintien lombaire (CMAL, ...) | Pour activités quotidiennes |
| Fracture de côtes | Bande ceinture thoracique | Permanente (durant douleur) |
| Entorse de genou (phase aiguë) | Attelle d'immobilisation (de série) | Permanente |
| Syndrome rotulien | Genouillère ouverture rotulienne | Pour activités et sport |
| Laxité modérée du genou | Genouillère ligamentaire | Pour rééducation, activités, sports. |
| Instabilité cheville | Chevillère ligamentaire | Pour rééducation, activités, sports |
| Polyarthrite rhumatoïde | Attelle mains | Repos nocturne |
| | Semelles orthopédiques préventives | Marche |
| Rhizarthrose | Attelle d'immobilisation pouce | Nocturne et activités |
| Épicondylite | Coudière avec insert/bracelet | Activités, sports |

## Bibliographie

[1] ABEILLON G., CALMELS P., DOMENACH M., MINAIRE P. — Les contentions souples et rigides de la cheville. *Kinésithérapie Scientifique*, 1989, *283*, 50-52.

[2] ABEILLON G., DUBOIS T., CALMELS P., DOMENACH M., MINAIRE P. — Le syndrome rotulien : intérêt et efficacité de l'intégration dans le programme thérapeutique d'une genouillère à fenêtre rotulienne. *J. Trauma. Sport*, 1991, *8*, 121-127.

[3] ABEILLON G., ODIN S., CALMELS P., DOMENACH M., MINAIRE P. — Analyse de l'efficacité d'une ceinture de contention élastique thoracique réglable dans le traitement des fractures de côtes non compliquées. *J. Réadapt. Med.*, 1993, *13*, 11-14.

[4] AXELSSON P., JOHNSON R., STROMQVIST B. — Effect of lumbar orthosis in intervertebral mobility. *Spine*, 1992; *17*, 678-681.

[5] BOCKRATH K., WOODEN C., WORRELL T., INGERSOLL C.D., FARR J. — Effects of patella taping on patella position and perceived pain. *Med. Sci. Sports Exerc.*, 1993, *25*, 989-992.

[6] CALMELS P., ABEILLON G. — Contentions et Aides techniques : Guide à la prescription du petit appareillage. — 2e édition, Arnette Edt., Paris, 1993, 219 pages.

[7] CALMELS P., FAYOLLE-MINON I. — Le point sur les orthèses du rachis lombaire. Revue de la littérature. *Rev. Rhum. (Edt. Fr.),* 1996, *63*, 314-321.

[8] CALMELS P., GALTIER B., CARZON J.G., POINSIGNON J.P., VAUTRAVERS P., DELARQUE A. — Étude de l'effet antalgique et fonctionnel du port d'une orthèse lombaire souple dans la lombalgie aiguë. *Ann. Réadapt. Med. Phys.*, 1999, *42*, 333-340.

[9] FAYOLLE-MINON I., CALMELS P. — Les effets des orthèses lombaires sur la musculature du tronc. *In :* Simon L., Pélissier J. et Hérisson Ch. Progrès en médecine physique et de réadaptation, Paris, Masson , 1998, 332-335.

[10] GREW N.D., DEAN G. — The physical effects of lumbar spinal supports. *Prosth. Orth. Int.*, 1982, *6*, 79-87.

[11] KAHN M.F. — Un lombostat : mieux vaut être debout avec un lombostat qu'alité sans. *Rev. Prat.*, 1988, *30*, 10-13.

[12] JOHNSON R.M., OWEN J.R., HART D.L., CALLAHAN R.A. — Cervical orthoses : a guide to their selection and use. *Clin. Orthop.*, 1981, *154*, 34-45.

[13] MEIER J.L., KERKOUR K. — Influence d'une ceinture de soutien lombaire sur la force des muscles fléchisseurs-extenseurs du tronc chez le patient lombalgique. *In* : Simon L., Pélissier J., Hérisson Ch. Actualités en Rééducation Fonctionnelle et Réadaptation, Paris : Masson, 1994, 158-163.

[14] MILLION R., NIHLSEN K.H., JAYSSON J.I., BAKER R.D. — Evaluation of low back pain and assessment of lumbar corsets with and without back supports. *Ann. Rheum. Dis.* 1981, *40*, 449-454.

[15] OLLIER J.l., ABEILLON G., CALMELS P., DOMENACH M., MINAIRE P. — Étude des mouvements cervicaux résiduels lors du port de trois orthèses cervicales chez le sujet normal. *Ann. Réadap. Méd. Phys.*, 1987, *30*, 43-53.

[16] PARRATTE B., ARNOLD C., CALMELS P. — Contraintes de l'appareillage. *Techni-Média*, 1991, *27*, 13-21.

[17] POIRAUDEAU S., REVEL M. — Les orthèses de soutien lombaire : limites du concept, modes d'action, principales variétés. In : Simon L., Pélissier J. et Hérisson Ch. Progrès en médecine physique et de réadaptation, Paris, Masson, 1998, 320-325.

[18] REVUELTA N., CARDON T., DURLENT V., KÉMOUN G., YATSIMIRSKY A., THÉVENON A. — Place de l'immobilisation dans les spondylodiscites infectieuses. *In* : Simon L., Pélissier J., Hérisson Ch. Actualités en Rééducation Fonctionnelle et Réadaptation, Paris, Masson, 1994, 198-204.

[19] SINAKI M. — A new back support in rehabilitation of osteoporosis program exercice. Posture training support. Osteoporosis, 1990, *3*, 1355-1357.

[20] WILLNER S.W. — Effect of a rigid brace on back pain. *Acta. Orthop. Scand.*, 1985, *56*, 40-42.

# *Annexe 2. Effet antalgique de l'immobilisation dans les entorses*

par F. Farizon

L'exemple classique et le plus fréquent d'entorse est celui de la cheville. Sans reprendre l'ancien débat de Leriche et Mondor sur la physiopathologie de l'entorse, il est important de tenir compte des lésions anatomiques dans son traitement. En effet, son premier but est de restaurer une fonction satisfaisante, ce qui dictera la conduite thérapeutique.

À l'occasion d'une **entorse grave**, avec rupture ligamentaire, une *cicatrisation* correcte des ligaments sera obtenue par une immobilisation stricte (plâtre ou résine) ou par une suture ligamentaire associée à une immobilisation par plâtre. L'immobilisation aura ici pour but premier d'obtenir la cicatrisation des lésions anatomiques mais elle participera aussi à la lutte contre les phénomènes douloureux.

Lors d'une **entorse bénigne**, l'immobilisation visera à *lutter contre la douleur*, qui n'est pas nécessairement proportionnelle à la gravité des lésions anatomiques, une entorse bénigne avec un simple étirement ligamentaire entraînant des douleurs souvent très importantes pendant les premiers jours. Il n'y a pas place ici pour une immobilisation stricte par plâtre : celle-ci risquerait pour effet d'enraidir l'articulation et de favoriser l'apparition d'une algodystrophie.

Cette sédation de la douleur peut être acquise en associant des *médicaments antalgiques et/ou anti-inflammatoires ainsi qu'une immobilisation relative par bande collante adhésive* (*strapping* ou *taping*). La contention joue un rôle antalgique prédominant. Mettant au repos les ligaments, elle limite la stimulation des récepteurs nociceptifs à leurs niveaux. Cette stabilisation doit être réalisée de façon très rigoureuse en protégeant les différents faisceaux ligamentaires mais le bandage élastique (*strapping*) doit être renouvelé fréquemment car sa distension est rapide. Il peut être avantageusement remplacé par une attelle gonflable. Ce traitement permet d'obtenir une fonction normalisée dans les 48 premières heures. Une rééducation précoce peut alors débuter.

Pour les **séquelles douloureuses chroniques d'entorse**, le rôle de l'immobilisation est moins évident sur la douleur. En effet, celle-ci est principalement liée à des lésions anatomiques comme les chondrites et les ostéochondrites. Il peut s'agir aussi de pathologie neurosensitive tel le syndrome du sinus du tarse. Ils nécessitent des traitements spécifiques. En revanche, l'immobilisation est encore utile dans un but préventif pour les instabilités chroniques ou les entorses à répétition. L'utilisation de *strapping* à l'occasion d'activité sportive ou de marche en terrain irrégulier est certainement efficace.

La *contention élastique* est le traitement de choix de l'entorse. En permettant un retour rapide à une fonction normale et indolore, elle prévient l'apparition d'algodystrophies et de contractures post-traumatiques.

# 17. Douleur et acupuncture

疼痛与針灸

par L. Qin[1], M.T. Roy[2], M. Hamman[3] et J.M. Mantz[4]

Née il y a quelque 3 000 ans dans la vallée fertile du fleuve jaune sur les côtes septentrionales de la mer de Chine, l'acupuncture est une méthode de traitement des maladies en général et de la douleur en particulier. Fondée sur une conception de la médecine très différente de la nôtre, et sur des textes anciens qui servent toujours de référence (Neijing du Ve siècle au IIIe siècle av. J.-C.), l'acupuncture est parvenue jusqu'à nous, transmise de générations en générations de médecins traditionalistes qui l'ont enrichie de leurs observations.

Les découvertes physiopathologiques récentes concernant la douleur suscitent en Occident, depuis quelques années, un regain d'intérêt pour cette méthode empirique, économique, controversée, fascinante [1, 2].

On ne saurait tenter de situer la place de l'acupuncture dans le traitement de la douleur sans rappeler quelques **grands principes de la médecine chinoise** dont l'acupuncture ne constitue qu'un des aspects thérapeutiques [3, 4, 5].

---

1 Shangai Second Medical University - Ren Ji Hospital, Shangai.
2 Centre de Traumatologie et d'Orthopédie - Strasbourg.
3 Hôpital civil - Saverne.
4 Service de Réanimation Médicale - Pavillon Pasteur - CHU Strasbourg.

Trois notions étroitement liées sont à la base de la pensée chinoise :

– **une conception cosmogonique de l'homme**, considéré comme un reflet de l'architecture du monde et du mouvement de l'Univers. À ce titre l'homme est soumis aux influences cosmiques et telluriques, influence de l'« environnement » dirions-nous en langage écologique moderne;

– **la notion d'harmonie générale de l'univers** à laquelle l'homme participe. Il est ainsi soumis à la grande loi binaire de l'alternance universelle et de la complémentarité, symbolisée dans le Tao par le concept Yin Yang qui exprime les activités opposées mais complémentaires et relatives de toute chose et de tout mouvement;

Le Yang est symbolisé par le feu qui s'élève et produit la chaleur, le jour, l'été, la lumière, le mouvement, le principe mâle...

Le Yin est symbolisé par l'eau qui s'écoule et génère le froid, la nuit, l'hiver, l'obscurité, l'immobilité, le principe femelle... ;

– **la notion d'Énergie, « matière » fondamentale constituant l'univers** dont les mouvements et les transformations sont à la base de toute chose dans le macrocosme et le microcosme [6].

Ainsi l'homme, microcosme, est soumis aux énergies externes, cosmiques, concordantes ou perverses.

L'Énergie interne, « Énergie vitale », irrigue tout l'organisme, base de toutes les activités physiologiques du corps humain et de tous les processus générateurs de la vie.

Dans le concept Yin Yang, le Yin qualifie l'aspect le plus manifesté de l'Énergie, c'est-à-dire la matière, exemple le sang; le Yang qualifiant l'Énergie qui ne s'exprime que par ses fonctions aspect « le moins manifesté » [7].

La notion de circulation de l'Énergie à l'intérieur du corps humain est fondamentalement liée à la théorie des méridiens. Selon la médecine traditionnelle chinoise, l'Énergie circule dans un réseau longitudinal complexe reliant les différentes parties du corps, l'extérieur avec l'intérieur, le haut avec le bas, les organes-entrailles entre eux et avec les tissus qui leur sont intimement associés. Ces méridiens (12 principaux et 8 extraordinaires) ont une fonction et un trajet bien définis le long duquel se situent les points d'acupuncture désignés par un nom chinois.

À l'état de santé, l'Énergie circule dans ce réseau à son rythme infradien, circadien ou circannuel et selon un équilibre défini par les qualités Yin et Yang.

Dans la maladie, le cours de l'Énergie est altéré en raison d'un déséquilibre en faveur de l'un ou l'autre terme. Le traitement acupunctural consiste à rétablir l'équilibre rompu en agissant sur la circulation de l'Énergie en différents points de ce réseau.

**La thérapeutique acupuncturale** comporte plusieurs démarches.

• Le *diagnostic dialectique* est essentiel [3, 8]. Il comprend l'examen clinique influencé par les concepts généraux de la médecine chinoise : interroger, écouter et sentir, inspecter, ausculter, palper. La langue et les pouls radiaux font l'objet d'un examen particulièrement détaillé. On décrit jusqu'à 28 formes de pouls (dont 12 sont importantes en clinique) et 56 caractères de la langue (dont 32 ont une importance pratique).

Dans le cas particulier de la douleur, la plus grande attention est accordée à l'analyse de ses caractères : topographie, intensité, qualité, horaire, facteurs aggravants. Certains d'entre eux l'apparentent au type Yang : douleur violente, aiguë, paroxystique, récente, pulsatile, superficielle, aggravée par le chaud, le mouvement, plus marquée le jour. Au contraire certains caractères sont de type Yin : douleur sourde, chronique, ancienne, continue, profonde, aggravée par le froid, atténuée par le mouvement, plus marquée la nuit.

Au terme de cet examen, les différents éléments recueillis sont classés selon les huit règles diagnostiques, dont la principale est l'appartenance au Yin ou au Yang. Elles permettent de porter un diagnostic dialectique exprimé en termes traditionnels et de proposer un plan de traitement personnalisé.

• Ces considérations guident **les modalités du traitement et le choix des points acupuncturaux :** les points localisés à l'aide de repères anatomiques très précis peuvent être choisis sur les méridiens ou hors méridiens. Ils agissent « loco dolenti », au voisinage, ou à distance. Le choix des aiguilles, la direction qu'on leur donne, la profondeur à laquelle on les enfonce, les mouvements de rotation ou d'enforcement et soulèvement qu'on leur imprime ont une grande importance. La qualité de la manipulation est d'autant plus pertinente que l'acupuncteur est plus chevronné. Il est recommandé d'exiger la perception par le malade d'une sensation particulière appelée le « De Qi » correspondant à « l'arrivée de l'Énergie ».

Huit règles thérapeutiques sont respectées dont les plus importantes sont la règle de tonification et celle de la dispersion dans le but de faire circuler l'Énergie dans le sens le plus favorable au malade.

Différentes méthodes annexes permettent de renforcer l'action obtenue par l'insertion des aiguilles [9] : la moxibustion consiste à brûler les « moxas », feuilles séchées, broyées d'Armoise (Artémisia vulgaris L.) roulées à la main sur le manche des aiguilles ou disposées en cône sur la peau lorsque les aiguilles ne sont pas utilisées. L'Armoise allumée se consume ainsi doucement en chauffant le point. La moxibustion a une action particulièrement favorable dans les douleurs causées par le froid.

D'autres techniques peuvent être utilisées en particulier l'électro-acupuncture, le massage chinois, utile chez les enfants pour éviter la pose d'aiguilles, ainsi que l'auriculothérapie.

**Quels sont les indications et les résultats**?

C'est dans le traitement de la douleur sous ses diverses formes, aiguës ou chroniques que *les indications* de l'acupuncture sont les plus nombreuses [3, 5] : *Douleurs « rhumatismales » et tendino-musculaires* causées par différents facteurs de l'environnement tels que le vent, le froid, l'humidité; l'Énergie selon la conception chinoise, reste bloquée dans les méridiens principaux ou secondaires provoquant ces différents types de douleurs.

*Douleurs névralgiques*, radiculaires, tronculaires ou plexuelles, de même que les céphalées, les migraines et le zona.

*Douleurs spasmodiques*, par exemple celles des affections digestives.

En gynéco-obstétrique, l'acupuncture peut être une aide très précieuse pour traiter *les dysménorrhées et les douleurs du travail de l'accouchement* [10].

*Douleurs opératoires.* L'acupuncture a récemment conquis un nouveau champ d'application : l'analgésie opératoire obtenue par stimulation à différents niveaux de systèmes inhibiteurs capables d'empêcher la diffusion des informations douloureuses de la périphérie vers le cerveau [1, 4, 5].

*Les résultats* du traitement de la douleur par l'acupuncture sont l'objet de controverses. La littérature médicale abonde en appréciations contradictoires, des plus enthousiastes aux plus critiques. Plusieurs raisons expliquent cette situation : tout d'abord il existe même en Chine différents types d'acupuncture, certaines écoles recommandent un choix de points différents et des techniques différentes de manipulation des aiguilles. En Europe, certains acupuncteurs se réfèrent non pas aux points classiques de l'acupuncture chinoise, mais à des « trigger points », des « motor points », des « aires tendineuses », des points « situés dans le dermatome de la douleur ». Ces techniques n'ont rien de commun avec l'acupuncture traditionnelle en dehors de l'utilisation d'aiguilles. D'autres suivent une démarche diagnostique occidentale classique tout en recourant à des « recettes acupuncturales » dérivées des idées traditionnelles chinoises sur les maladies. Il paraît bien difficile d'évaluer une méthode dont on récuse les bases.

Bien plus *l'évaluation* du traitement acupunctural traditionnel lui-même est difficile [1] :

- la multiplicité des éléments entrant dans le diagnostic dialectique et l'importance très variable de la composante psychologique dans la genèse de la douleur rendent problématique la constitution de groupes homogènes de patients. Les deux exemples donnés en encadré illustrent cette difficulté (tableaux 1 et 2) ;
- la méthode « en double aveugle » est difficilement réalisable en acupuncture ;
- le choix des groupes contrôles est particulièrement délicat. Il peut s'agir de sujets non traités, ou de patients dont les douleurs ont résisté à un traitement antalgique préalable, ou de sujets « placebo ». Ce dernier groupe lui-même peut répondre à des conditions différentes, insertion d'aiguilles à distance des points acupuncturaux, simple application des aiguilles au contact de la peau... ;
- enfin il faut tenir compte de la possibilité d'une amélioration spontanée comme pour tout autre traitement.

TABLEAU 1

**Zona frontal droit** correspondant au territoire de la branche supérieure du trijumeau chez un homme de 64 ans. Consulte au 5e jour de l'éruption.

*Examen :* la douleur est intense et irradie vers le vertex et l'occiput. Le malade présente une fébricule, de la soif, une constipation.

*Langue :* rouge avec enduit jaune et mince.

*Pouls :* tendu, glissant et rapide. Le « pouce » à droite dépasse le poignet. Il est tendu est superficiel*.

*Diagnostic dialectique :* « La toxine de chaleur » est dirigée vers le haut et envahit le front. Le territoire atteint correspond principalement à la zone parcourue par le méridien de l'estomac « Yangming du pied ». La douleur irradie vers le méridien de la vésicule biliaire : « Shaoyang du pied » et vers le méridien de la vessie : « Taiyang du pied ».

Le syndrome (plénitude, chaleur, extérieur) est rattaché au Yang.

*Traitement :*

– Principe : il faut disperser « l'Énergie perverse », principalement la chaleur.

– Choix des points :

| | |
|---|---|
| QUZE PC.3<br>WEIZHONG V.40<br>XUEHAI Rat.10 | Piqûre jusqu'au léger saignement qui peut chasser la chaleur, disperser « la toxine de chaleur » et rafraîchir le sang. |
| HEGU Gl.4<br>QUCHI Gl.11<br>ZUZANLI E.36<br>FENGLONG E.40 | 4 points attachés aux méridiens Yangming de la main et du pied utilisés pour expulser « la toxine de chaleur » du méridien et désobstruer l'Énergie et le sang. |

– Points barrières », aiguilles insérées tangentiellement autour de l'éruption et stimulées par électro-acupuncture.

– Technique : le syndrome de chaleur et de plénitude demande une stimulation en dispersion.

*Résultats :* nette amélioration de la douleur et de l'éruption en 3 séances à 2 jours d'intervalle. Guérison complète en 10 séances, le malade n'ayant pas eu d'autres traitements.

* Les pouls radiaux se prennent des deux côtés et à trois niveaux différents nommés par les Chinois « pouce-barrière-pied ».

TABLEAU 2

*Lombalgies* chez une femme de 55 ans. Le bilan complet en médecine occidentale a éliminé toute lésion organique. Les douleurs durent depuis un an et demi, augmentent à l'effort et lors des travaux ménagers. Elles s'atténuent lors du repos allongé.

*Examen :* les 4 membres sont toujours froids. Vertiges et bourdonnements d'oreille intermittents. Ménopause survenue à 50 ans. Pertes blanches abondantes mais peu épaisses.

*Langue :* rouge pâle avec empreintes dentaires sur les bords. Pas d'enduit.

*Pouls :* lent, fin et faible, surtout pour « le pouce » et « la barrière », fin, faible, profond, un peu tendu pour « le pied ».

*Diagnostic dialectique :*

Les caractères cliniques de la douleur, ceux du pouls, de la langue, des téguments des membres correspondent à un « vide des reins ». L'Énergie et le sang ne parviennent pas à nourrir la région lombaire De plus les pertes blanches peuvent entraîner la consommation de « l'essence des reins ». Cette douleur lombaire appartient au vide de Yang des reins.

*Traitement :*

Principe : il faut tonifier le Yang des reins.

Choix des points :

TAIXI R.3 leur tonification et leur calorification
GUANYUAN VC.4 tonifient le Yang des reins.
SHENSHU V.23 VC.4 : stimulé par Moxa direct, ce point permet de tonifier « l'essence des reins », de contrôler les pertes blanches, de calorifier le Yang général.
DAGHANGSHU V.25 utilisé comme point local (niv L4) : tonifie et chauffe pour calmer la douleur. On peut aussi associer le point FEIYANG V.58, point LUO du méridien de la vessie TAIYANG du pied avec TAIXI R.3 point YUAN du méridien du rein SHAOYIN du pied. Cette méthode « d'association » permet de renforcer la tonification des reins et de désobstruer l'Énergie et le sang de la région lombaire.

*Résultats :* disparition totale et définitive des douleurs lombaires après 6 semaines à raison d'une séance par semaine.

La littérature médicale n'offre que très peu d'exemples d'essais menés selon des critères scientifiques indiscutables. Aussi est-il difficile de dégager des conclusions générales concernant les indications de l'acupuncture.

Il ressort clairement cependant d'études contrôlées, que l'acupuncture est efficace à court terme dans la plupart des localisations douloureuses, la proportion des patients améliorés se situant couramment entre 50 et 80 % [11], aussi bien pour les douleurs aiguës que chroniques. Ceci est particulièrement vrai pour les céphalées non migraineuses, les douleurs ostéo-articulaires en particulier cervicales, scapulaires, lombaires, les gonalgies, les maux de gorge, les douleurs dentaires, les douleurs chroniques de la face, les douleurs zostériennes.

Les résultats à long terme sont plus difficiles à apprécier. Ils paraissent meilleurs lorsqu'une liberté totale est laissée à l'acupuncteur dans le choix des points et des méthodes que lorsque les uns et les autres sont prédéterminés et standardisés.

Quant au mécanisme d'action de l'acupuncture, diverses recherches récentes sur l'homme ou l'animal dans le domaine de l'électro-physiologie, de la neuro-endocrinologie, de la chronobiologie, de la cybernétique ouvrent d'intéressantes perspectives.

En conclusion, intégrée dans une conception de la santé et de la maladie différente de la conception occidentale mais cohérente, fondée sur un empirisme plurimillénaire, préparée par un examen clinique minutieux et orienté, guidée par un raisonnement dialectique personnalisé, réalisée selon des techniques rigoureuses, anodine pour peu que certaines précautions soient respectées, l'acupuncture peut, dans le traitement de divers syndromes douloureux aigus ou chroniques, se prévaloir de succès que n'explique pas le simple « effet placebo ».

Il est cependant nécessaire si l'on veut dépasser le stade subjectif de simples impressions favorables, de doter l'acupuncture d'une méthodologie objective qui permettra de situer cette méthode à sa juste place dans la gamme des moyens de lutte contre la douleur.

## Bibliographie


[1] BOSSY J. — *Bases neuro-biologiques des réflexothérapies*. Paris, Masson, 3e éd., 1983.

[2] RIBSTEIN L. — *Acupuncture et douleur*. Thèse Doct. Méd. Besançon, 1985.

[3] GUILLAUME M.J., DE TYMOWSKI J.C., FIEVET-IZARD M. — *L'acupuncture*. Paris, Que sais-je? PUF, 1985.

[4] MELZACK R. — Acupuncture and related forms of folk medicine. *In* : Textbook of Pain. P.D. Wall and R. Melzack. 1 vol., London, Churchill Livingstone, 1984.

[5] NIBOYET J. — Douleur et Acupuncture. Encycl. Méd. Nat. (Paris, France), *Acup. et Méd. Trad. chinoise.* 1B-2b; 12-1989, 6 p.

[6] AUTEROCHE B., NAVAILH P. — *Le diagnostic en Médecine Chinoise*. Maloine, 1983.

[7] FAUBERT A. — *Traité Didactique d'Acupuncture Traditionnelle*, Guy Trédaniel. Éditions de la Maisnie, 1977.

[8] BOSSY J., LAFONT J.L., MAUREL J.C. — *Séméiologie en Acupuncture*. Masson, 1980.

[9] *Précis d'acupuncture chinoise*. Pékin, Éditions en Langues étrangères. 1re éd., 1977.

[10] DELLENBACH E. — *Essai de traitement par Acupuncture en Gynéco-obstétrique : approche préliminaire*. Thèse de Doctorat en Méd. Strasbourg, 1991.

[11] RICHARDSON P.H. and VINCENT C.A. — Acupuncture for the Treatment of Pain : a Review of Evaluative Research. *Pain*, 1986, *24*, 15-40.

# 18. Douleurs ostéo-articulaires rebelles : une cure thermale peut-elle être utile ?

par P. Queneau, A. Françon

La cure thermale peut être un lieu privilégié de traitement des douleurs ostéo-articulaires rebelles, ainsi que de rééducation et réhabilitation du handicap. Ce point de vue n'est pas anachronique car il existe aujourd'hui des évaluations exigeantes en matière d'hydroclimatologie appliquée à la rhumatologie. En réalité, outre une tradition multimillénaire jointe à un engouement toujours très marqué des malades, il existe des arguments scientifiques et cliniques en faveur de l'intérêt du thermalisme comme traitement des douleurs ostéo-articulaires.

## I. FAITS ET PREUVES

À côté des études cliniques rétrospectives déjà anciennes et des travaux d'hydrologie expérimentale, prennent place depuis une dizaine d'années des études cliniques prospectives rigoureuses. Leurs résultats soulignent l'intérêt de la cure thermale, bien supportée et souvent efficace pendant plusieurs mois sur les douleurs rhumatologiques chroniques et rebelles ainsi que sur des critères objectifs (raideur articulaire, force de préhension, indices d'activité des articulations, évaluation globale par le malade de sa qualité de vie...).

La valeur scientifique de ces études cliniques prospectives est d'autant plus importante qu'elles comprennent :

– une comparaison avec un *groupe témoin* ;

– un tirage au sort ou *randomisation* qui permet la comparabilité initiale entre groupe traité et groupe témoin ;

– lorsque cela est possible, *un triple insu du malade, du thérapeute et de l'évaluateur* qui seul permet de maintenir la comparabilité entre les groupes ;

– une comparaison statistique de l'évolution intergroupe qui seule autorise à conclure à l'éventuelle supériorité du traitement évalué par rapport aux témoins [5, 6, 12].

En outre, un recul suffisamment important est nécessaire pour pouvoir mettre en évidence un effet rémanent persistant au moins plusieurs mois après la fin de la cure. L'indépendance des expérimentateurs à l'égard des stations thermales est, enfin, pour un grand nombre de ces études, un gage supplémentaire de leur valeur scientifique.

À ce jour, *une douzaine d'essais cliniques prospectifs randomisés ont été publiés* concernant l'utilité d'une cure thermale dans les indications rhumatologiques [1-4, 7-14]. Certains de ces essais ont comparé l'effet de l'eau thermale à celui de l'eau du robinet, en double insu (malade et l'évaluateur) [10, 13, 14]. Leurs résultats suggèrent un effet thérapeutique propre lié aux propriétés chimiques spécifiques de l'eau thermale. D'autres essais ont cherché à évaluer de façon plus pragmatique l'effet du traitement thermal (eau thermale et techniques thermales) [1, 2, 3, 7, 8, 11, 12] ou de la cure thermale prise dans son ensemble (traitement thermal et dépaysement) [9]. Les arthroses lombaire, de la hanche, du genou et des doigts apparaissent comme les indications évaluées les plus rigoureusement avec comparaison statistique de l'évolution intergroupe. À l'instar de l'étude effectuée par les universitaires de l'hôpital Cochin sur l'effet de la cure thermale de Vichy dans la lombarthrose, la coxarthrose et la gonarthrose [9], les résultats de tous les travaux montrent un effet bénéfique de la crénothérapie, avec rémanence d'au moins de 3 à 12 mois, sur la douleur, les capacités fonctionnelles, la consommation d'antalgiques et d'anti-inflammatoires et la qualité de vie.

## II. PRINCIPALES INDICATIONS

Les indications reposent de plus en plus sur les résultats des études cliniques randomisées. Essentiellement cinq types de pathologie ostéo-articulaire peuvent bénéficier de la crénothérapie :

– les rachialgies mécaniques, de cause discarthrosique ou par arthrose interapophysaire postérieure [2, 3, 7, 8, 9] ;

– les arthroses douloureuses des membres, notamment les coxarthroses et les gonarthroses non chirurgicales, l'arthrose digitale symptomatique [1, 9, 13, 14] ;

– les douleurs séquellaires post-traumatiques (entorses négligées ou mal traitées...) ou postopératoires ;

– les rhumatismes inflammatoires (polyarthrite rhumatoïde, spondylarthrite psoriasique, pseudo-polyarthrite rhizomélique...) y compris en poussée (contrairement à une notion ancienne remise en cause) [4, 10, 11, 12] ;

– certains rhumatismes abarticulaires douloureux rebelles (périarthrite scapulohumérale ou de hanche, épicondylite...) [6], les syndromes algoneurodystrophiques, la fibromyalgie...

Dans ces indications, les modes d'action de la crénothérapie sont multiples. Ils font intervenir :

– les eaux minérales (boues, vapeurs, piscines thermales...) c'est-à-dire le « médicament thermal » sous toutes ses formes ;

– les différentes techniques thermales de masso-kinébalnéothérapie en utilisant, entre autres, les qualités décontractantes et antalgiques des eaux hyperthermiques ;

– la prise en charge par des médecins doublement compétents en hydrologie et dans leur spécialité (rhumatologie, rééducation fonctionnelle et médecine physique), aidés d'équipes paramédicales expérimentées ;
– le contexte de la station thermale, elle-même spécialisée dans la prise en charge de ces douleurs : tel est le cas, entre autres, des stations suivantes : Ax-les-Thermes, Aix-les-Bains, Balaruc, Barbotan, Bourbon-Lancy, Bourbon-L'Archambault, Bourbonne, Dax, Gréoux-les-Bains, Luchon, Rennes-les-Bains, Rochefort-sur-Mer, Uriage...

Ainsi, un malade libre de son temps et psychologiquement disponible bénéficie, dans une même unité de temps et de lieu, d'actions multiples et convergentes incluant une éducation sanitaire (diététique pour perte de poids, exercice musculaire, école de dos, réhabilitation avec réapprentissage des gestes de la vie quotidienne, dynamique de groupes, lutte antitabac...).

Comme en témoignent d'une part les essais cliniques randomisés et d'autre part l'importante fréquentation des stations thermales par les malades de rhumatologie (près de 350 000 curistes annuels en France pour les indications rhumatologiques, dont près de la moitié pour les seules lombalgies), la cure thermale peut être bénéfique pour des malades souffrant de douleurs rhumatismales chroniques, l'effet antalgique facilitant la réhabilitation et l'allégement du traitement (ce qui est particulièrement utile lorsque les antalgiques et les anti-inflammatoires sont mal supportés).

Il est permis d'espérer que des études nouvelles permettront de souligner l'utilité médico-économique de la cure thermale dans le cas d'algies rebelles, le bénéfice en termes de qualité de vie pour le malade s'accompagnant d'un intérêt économique pour la société du fait de la diminution de la consommation de soins (consultations, médicaments, masso-kinésithérapie, arrêts de travail, voire hospitalisations) pendant les mois ou l'année suivant la cure. Une diminution significative et prolongée de la consommation d'antalgiques et d'anti-inflammatoires est d'ores et déjà observée dans les essais thermaux contrôlés. En outre, pour l'assurance maladie, le coût moyen d'une cure thermale est inférieur à celui d'une journée d'hospitalisation. Une étude a pu montrer que pour la prise en charge de la pathologie capsulo-ligamentaire chronique de l'épaule, la cure thermale avait des résultats thérapeutiques équivalents mais était moins coûteuse qu'une hospitalisation en service de rééducation fonctionnelle [6]. L'utilité économique du thermalisme peut par ailleurs être jugée à l'aune de critères macroéconomiques plus larges tels que l'induction d'emplois et de cotisations sociales : chaque franc dépensé par l'assurance maladie pour une cure thermale génère ainsi une activité économique de 5 F induisant 1,20 F de cotisations sociales [5].

## Bibliographie

[1] GRABER-DUVERNAY B., FORESTIER R., FRANÇON A. — Efficacité du Berthollet d'Aix-les-Bains sur les manifestations fonctionnelles de l'arthrose des mains. Essai thérapeutique contrôlé. *Rhumatologie*, 1997, *49* (4), 151-156.

[2] CONSTANT F., COLLIN J.F., GUILLEMIN J.F., BOULANGE M. — Effectiveness of spa therapy in chronic low back pain : a randomized clinical trial. *J. Rheum.*, 1995, *22*, 1315-1320.

[3] CONSTANT F., GUILLEMIN F., COLLIN J.F., BOULANGE M. — Spa therapy appears to improve the quality of life of sufferers from chronic low back pain. *Medical Care*, 1998, *36* (9), 1309-14.

[4] ELKAYAM O., WIGLER I., TISHLER M., ROSENBLUM I., CASPI D., SEGAL R., FISHEL B., YARON M. — Effect of spa therapy in Tiberias on patients with rheumatoid arthritis and osteoarthritis. *Clin. Rheum.*, 1991, *18* (12), 1799-1803.

[5] FABRY R., DUBOST J.J., SCHMIDT J., BODY J., SCHAFF G., BAGUET J.C. — Le traitement thermal des maladies artérielles : un placebo coûteux ou une thérapeutique à part entière? *Thérapie*, 1995, *50*, 113-122.

[6] GUILLAUMIN B., ENGEL M., A.M.P.T.A., MONTASTRUC P. — Pathologie capsulo-ligamentaire de l'épaule. Évaluation clinique de la crénothérapie à Amélie-les-Bains. *Press. Therm. et Clim.*, 1994, *4*, 209-214.

[7] GUILLEMIN F., CONSTANT F., COLLIN J.F., BOULANGE M. — Short and long-term effects of spa therapy in chronic low back pain. *Br. J. Rheum.*, 1994, *33*, 148-151.

[8] KONRAD K., TATRAI T., HUNKA A., VERECKEI E., KORONDI I. — Controlled trial of balneotherapy in treatment of low back pain. *Ann. Rheum. Dis.*, 1992, *51*, 820-822.

[9] N'GUYEN M., REVEL M., DOUGADOS M. — Prolonged effects of 3 weeks therapy in a spa resort on lumbar spine, knee and hip osteoarthritis : follow up after 6 months. A randomized controlled trial. *Br. J. Rheum.*, 1997, *36*, 77-81.

[10] SUKENIK S., BUSKILA D., NEUMANN L., KLEINER-BAUMGARTEN A. — Mud pack therapy in rheumatoid arthritis. *Clinical Rheumatol.*, 1992, *11* (2), 243-247.

[11] SUKENIK S., BUSKILA D., NEUMANN L., KLEINER-BAUMGARTEN A., ZIMLICHMAN S., HOROWIZ J. — Sulphur bath and mud pack treatment for rheumatoid arthritis at the Dead Sea area. *Ann. Rheum. Dis.*, 1990, *49*, 99-102.

[12] SUKENIK S., NEUMANN L., FLUSSER D., KLEINER-BAUMGARTEN A., BUSKILA D. — Balneotherapy for rheumatoid arthritis at the Dead Sea. *Isr. J. Med. Science*, 1995, *31*, 210-214.

[13] SZUCS L., RATKO I., LESKO T. — Double-blind trial on the effectiveness of the Puspokladany thermal water on arthrosis of the knee-joints. *J. Royal Soc. of Health*, 1989, *109*, 7-9.

[14] WIGLER I., ELKAYAM O., PARAN D., YARON M. — Spa therapy for gonarthrosis : a prospective study. *Rheumatol. Int.*, 1995, *15*, 65-68.

# 19. Modèle homéopathique et traitement de la douleur

par G. Ostermann

## I. MODÈLE HOMÉOPATHIQUE ET DOULEUR

*« Toute action médicale, qu'elle soit comprise au sens large qui est celui des médecins traditionnels ou au sens étroit de notre « Biomédecine » s'efforce toujours d'établir un lien entre un complexe pathologique (le malade ou l'organe malade) et un complexe thérapeutique (le traitement adéquat) qui doit être prescrit. »*
F. Laplantine*

Le modèle homéopathique tel qu'il a été découvert, expérimenté puis appliqué par Hahnemann vers 1800, repose sur un double principe :

– le *principe de similitude* qui consiste à administrer le remède capable d'induire chez l'homme en bonne santé des signes identiques à ceux observés chez le malade (traiter « le mal par le mal »),

– le *principe de dilution* (ou principe d'inversion d'action du remède selon les dilutions obtenues) qui vient « féconder » le précédent en montrant que c'est le même médicament (d'origine minérale, végétale ou animale) qui, à des doses infinitésimales, guérira le symptôme qu'il pourrait par ailleurs provoquer s'il était prescrit à fortes doses.

Ce modèle pourrait paraître « fonctionner » si l'on en juge par la montée de « l'effet homéopathique » (accroissement du nombre de prescripteurs qui s'en réclament et du nombre de patients qui en demandent).



---

* F. Laplantine — Anthropologie de la maladie, Paris, Payot, 1966.

Si l'efficacité est toujours respectable, la question est bien « qu'est-ce qui marche et pourquoi ça marche ? »

Au regard de la démarche scientifique, une molécule sémantophore, autrement dit chargée d'information, est d'autant plus signifiante qu'elle est compliquée, c'est-à-dire porteuse de nombreux sites actifs. Or, une molécule diluée, d'autant lorsque la dilution dépasse le seuil du nombre d'Avogadro, constitue un « édifice » à valeur sémantique quasiment nulle. À ce jour, ni le raisonnement analogique qui sous-tend la prescription, ni la biologie infinitésimale n'ont pu trouver aujourd'hui en *clinique humaine* le crédit scientifique qu'ils attendaient.L'homéopathie ne serait-elle alors qu'une placebothérapie hyper-suggestive ou une psychothérapie qui ne dit pas son nom ? Si, dans le camp des allopathes, la réponse est affirmative excluant toute action pharmacologique propre de l'homéopathie, il nous semble que l'insuffisance des essais thérapeutiques doit laisser une place au doute méthodique et devrait encore exciter la curiosité des chercheurs.

Il convient comme le suggère H. Atlan, de « garder à l'esprit l'humour sérieux de la multiplicité et relativité des jeux de connaissances, de raison, d'inconscient et de langage » et que ce serait faire montre de révisionnisme que d'exclure une possibilité thérapeutique si elle répond déjà au *primum non nocere*. Le praticien doit défendre la médecine qui privilégie la rigueur et le doute méthodique, qui ne se laisse arrêter par aucun dogme, fut-il universitaire ou alternatif.

*À chaque thérapeute ensuite le soin d'élaborer sa propre réflexion critique sur l'art qu'il pratique et dont il est responsable.*

*Note du Comité de Rédaction : à titre informatif, nous avons ouvert ce sujet très contesté à un médecin homéopathe, dans le cadre d'une « Tribune libre ».*

## II. POINT DE VUE D'UN HOMÉOPATHE : TROIS EXEMPLES DE TRAITEMENT DE LA DOULEUR

par G. Sanchis

Hahnemann, fondateur de l'homéopathie à la fin du XVIIIe siècle rapporte l'action pathogénétique complète de très nombreuses substances sur l'organisme. Les *cibles spécifiques capables de réagir* à une substance donnée projettent, selon cette théorie, leur action sur toute l'économie de l'organisme et rendent ainsi compte des *signes caractéristiques de cette substance*. Tous les organes sont concernés dans cette réaction, y compris le système nerveux central.

L'abord du traitement homéopathique de la douleur repose en premier lieu sur la *spécificité de la réaction* du patient face à cette plainte. Cette spécificité dépend de deux paramètres :

---

H. ATLAN — *À tort et à raison, Inter-critique de la science et du mythe.* Paris, Seuil, 1986.

1. le sujet doit être capable de *la typer :* sensation de brûlure, élancement ou broiement,
2. il doit aussi *la modéliser :* amélioration ou aggravation par le chaud, le froid, les mouvements ou au contraire l'immobilité.

L'ensemble de ces informations seront à intégrer dans le contexte de vie du patient, avec prise en compte des *événements de santé concomitants et des circonstances de survenue ou événements circonstanciels* qui sont à l'origine de la survenue de cette douleur : une maladie, un coup de froid, un épisode heureux ou malheureux. Ainsi, l'exacte prescription en thérapeutique homéopathique sera-t-elle spécifique de l'événement et de la réaction locale et/ou générale.

**Trois exemples** différents permettent de préciser au mieux ces notions.

Pour la douleur de **la névralgie faciale** *a frigore, l'événement circonstanciel* est représenté par le froid, et la douleur est décrite comme étant intolérable, déchirante accompagnée après la crise d'engourdissements sur la peau. Cette réaction *spécifique* correspond en tout point à *Aconitum napellus :* l'aconit, en effet, provoque par son action toxique congestive et violente un tableau identique. Dans les cas extrêmes de l'intoxication il existe « une agitation physique et mentale avec peur de la mort »; cette notion est peut-être superposable au trouble du comportement *concomitant* à l'événement douleur observé chez le malade et représente l'*image parfaite ou la spécificité parfaite somato-comportementale.* Concernant la posologie du médicament homéopathique, il faut savoir que plus l'image clinique se rapproche de l'action du médicament, plus la dilution sera élevée; on prescrira *Aconitum napellus* à la posologie de 15 CH.

**La douleur post-zostérienne** du thorax est un autre exemple qui illustre l'importance de la *spécificité de la réaction.* La seule prise en compte de l'élément symptomatique : la douleur, et de l'élément étiologique : le virus herpétique, ne permettent pas de traiter le malade par l'homéopathie. Par contre, la connaissance du type de la douleur (brûlante) et de la modélisation (amélioration par les enveloppements chauds et les douches chaudes) fait considérer cette réponse comme spécifique d'*Arsenicum album.* L'image parfaite d'*Arsenicum album* est représentée par la notion d'aggravation nocturne des douleurs avec une spécificité horaire, entre une et trois heures du matin, et l'existence d'une agitation anxieuse avec peur de la mort, sensation d'isolement, incurabilité et refus de prise médicamenteuse ». Ainsi la prescription d'*Arsenicum album* est-elle l'aboutissement d'étapes simultanées :

1. une douleur à type de brûlure,
2. une amélioration par le chaud,
3. une aggravation entre 1 et 3 heures du matin,
4. un changement de comportement concomitant.

**La névralgie dentaire chez une jeune femme enceinte** de huit mois est un autre exemple. La grossesse contre-indiquant un certain nombre d'antalgiques, un traitement homéopathique est instauré dans l'attente d'une décision stomatologique. Il s'agit de douleurs violentes au niveau du maxillaire supérieur droit dont les modalités locales d'amélioration sont représentées par les bains d'eau froide, la pression forte, la station debout et la marche; les modalités d'aggravation sont représentées par la position couchée, la chaleur du lit. Plusieurs médicaments homéopathiques possèdent certaines de ces spécificités réactionnelles, mais la notion d'un événement concomitant du type « troubles mictionnels » oriente vers *Clematis erecta.* Les troubles mictionnels sont fréquents au cours de la grossesse, mais ils ont des particularités dans le cas présent : importance des signes, mictions intermittentes avec un jet moins fort « comme si l'urètre était rétréci », dysurie avec urines stériles. La prescription de *Clematis erecta* 15 CH permet de soulager la malade pendant 2 à 3 heures, la prise peut être renouvelée.

Au total, l'abord homéopathique du traitement de la douleur tient avant tout compte de la *spécificité de réaction*. Plus cette spécificité reflète la *réaction globale* d'un individu face à un trouble externe ou interne, plus la prescription d'un « médicament miroir » est efficace; moins il y a spécificité réactionnelle en miroir, plus il est difficile d'avoir un effet thérapeutique homéopathique à moins d'avoir un effet uniquement placebo.

## Bibliographie

[1] CONAN-MERIADEC M. *L'homéopathie. Conceptions médicales à la dimension de l'homme*. Boiron, 1990.

[2] DEMARQUE D. — *Homéopathie, médecine de l'expérience*. Maisonneuve, 1982.

[3] DEMARQUE D. — *Techniques homéopathiques*. Boiron, 1989.

[4] DEMARQUE D., JOUANNY J., POITEVIN B., SAINT-JEAN Y. — *Homéopathie, connaître la matière médicale*. C.E.D.H., 1981 et 1990.

[5] HAHNEMANN S. — *L'art de guérir*. Boiron, 6e édition.

# 20. Placebo et effet placebo

par G. Bouvenot

Le placebo n'a pas bonne presse. Dans l'esprit du public, il évoque la tromperie et l'expérimentation humaine de jadis, celle qu'on n'osait pas avouer.

Pour nombre de médecins c'est un recours possible pour traiter l'hypocondrie. En réalité, le placebo garde deux emplois : celui d'outil d'évaluation scientifique et réglementaire de certains nouveaux médicaments et celui de « traitement » dont on a des raisons de douter de l'efficacité, mais qui est consacré par l'usage, et que l'on prescrit par facilité, pour donner l'impression au malade de « faire quelque chose », en étant à peu près certain de ne pas lui nuire.

## I. QU'EST-CE QU'UN PLACEBO?

De toutes les définitions proposées, celle du dictionnaire Robert est peut-être la meilleure parce qu'elle a le mérite de prendre en compte les deux usages du placebo : « substance neutre que l'on substitue à un médicament pour contrôler ou susciter les effets psychologiques accompagnant la médication ». Substance « inerte » (selon l'expression consacrée), le placebo est dépourvu d'activité pharmacologique spécifique. Il est généralement prescrit au patient dans le but de lui faire croire qu'il s'agit d'un médicament, c'est-à-dire dans le but de le satisfaire, de lui plaire (placebo : je plairai) mais aussi d'obtenir une amélioration de son état de santé. On définit d'autre part le **placebo pur** comme un vrai placebo, c'est-à-dire une substance inerte, tandis qu'on dénomme **placebo impur**, un médicament ancien d'efficacité non prouvée ou une substance active, mais prescrite à des doses si minimes ou dans des indications si éloignées de son champ d'application que l'on est à peu près sûr que ses effets éventuels seront sans rapport avec ceux attendus dans le domaine considéré.

Dans la pratique médicale de tous les jours, il est exceptionnel que l'emploi du placebo par le médecin soit délibéré. La plupart du temps c'est réellement et abusivement que le prescripteur croit à l'efficacité de certains produits qui n'ont, en fait jamais fait leur preuve dans l'indication thérapeutique revendiquée. Sa « bonne foi comme sa crédulité sont entières et l'on peut parler de double ignorance, celle du médecin qui est persuadé de donner un vrai médicament et celle du malade qui est persuadé qu'on lui donne toutes ses chances de guérir. Il est plus rare que le prescripteur souhaite, dans le cadre de certaines prises en charge et pour éviter tout abandon thérapeutique, ne donner au patient qu'un simulacre de médicament. C'est alors en toute connaissance de cause qu'il prescrit un placebo dont il n'attend aucun effet pharmacologique. Et la vraie nature du produit donné ne doit évidemment pas être connue de celui qui le reçoit.

Dans le domaine de l'évaluation des nouveaux médicaments, lors des essais cliniques, il en va différemment. L'éthique et la loi imposent que le recours au placebo dans le groupe témoin, quand il est légitime, soit *a priori* connu du médecin et du patient, qui donne son consentement. Tout patient inclus dans un essai clinique comportant un placebo sait donc qu'il est possible qu'il reçoive le placebo. En revanche, il ne sait pas concrètement si c'est le placebo ou le produit testé qu'il recevra, puisque le résultat du tirage au sort est imprévisible et que l'essai se déroule le plus souvent selon les procédures d'insu.

## II. QU'EST-CE QUE L'EFFET PLACEBO ?

L'effet placebo est l'effet produit par la prescription et la prise d'une substance inerte chez n'importe quel sujet.

L'activité pharmacologique des médicaments ne suffit pas, en effet, à rendre compte de la totalité de leur effet thérapeutique. On a pu dire que l'effet placebo était l'effet commun à tous les médicaments, indépendamment de leurs propriétés pharmacologiques spécifiques. **En fait, l'effet placebo serait présent dans tout acte médical. L'effet global d'un médicament résulte donc de deux composantes : un effet pharmacologique propre et un effet placebo**, considéré comme la différence entre les effets observés et ceux seulement imputables à son action pharmacodynamique. Et la définition même de l'efficacité d'un médicament, au regard des Agences d'enregistrement et des méthodologistes des essais cliniques, correspond à la démonstration de sa supériorité sur le placebo.

Curieusement, l'effet placebo ne parait pas présenter de caractéristiques propres le différenciant d'un effet pharmacologique vrai tant par sa cinétique d'action (délai, durée, rémanence…) que par l'existence d'une relation effet-dose ou même la dépendance qu'il peut induire. Il arrive même qu'il soit à l'origine d'effets indésirables (effet nocebo).

On a pu dire aussi que la différence essentielle entre l'effet placebo et l'effet du verum (produit à propriétés pharmacodynamiques démontrées) tenait plus à l'intensité de cet effet qu'à sa nature. L'effet placebo peut suffire à traiter certains patients et certaines pathologies.

## III. QUI EST PLACEBO-RÉPONDEUR ?

Tous les patients, tous les symptômes, toutes les maladie ne sont pas également sensibles au placebo. Il y a des sujets placebo-résistants et des sujets placebo-sensibles. Et un même sujet placebo-répondeur à un moment précis de sa vie, pour un symptôme donné, ne le sera pas nécessairement, à un autre moment, pour un autre symptôme, voire pour le même ! Cela tient à la maladie, au malade, au type de produit prescrit, et au comportement des soignants.

### *Maladie*

Certains symptômes, certaines maladies répondent mieux que d'autres au placebo. L'effet placebo est d'autant plus important que la maladie a une composante psychosomatique, qu'elle peut guérir spontanément et qu'elle est d'apparition récente. La douleur, les troubles de l'humeur, du sommeil, la fatigue, les troubles digestifs sont les plus sensibles.

### *Malade*

Aucun profil psychologique n'a pu être défini, qui permettrait de prédire la survenue de l'effet placebo, chez tel ou tel. Ni le sexe, ni l'âge, ni le niveau socioculturel ne semblent intervenir. En revanche, le caractère anxieux, impressionnable, de certains patients joue un rôle, de même que leur réceptivité, leur crédulité mais aussi leur désir de faire plaisir à leur médecin. En fait, « le patient projette sur le placebo ses désirs et ses aspirations ».

### *Médicament prescrit*

L'apparence du produit compte : couleur (le bleu est plutôt sédatif, le rouge est plutôt excitant...), présentation, voie d'introduction. Un placebo administré par voie injectable, à plus forte raison si l'injection est douloureuse, a souvent « plus d'effet » que par voie orale. C'est sans doute que la forme orale des médicaments est considérée par le public comme la plus banale et, à tort, comme la moins efficace.

### *Comportement du soignant*

C'est surtout l'attitude du médecin dans le cadre de la relation de confiance malade-médecin qui intervient le plus. On sait que certains médicaments prescrits par certains médecins, sont plus actifs et/ou mieux tolérés. Le degré d'enthousiasme du médecin, l'intérêt porté au malade, les explications qu'il lui fournit, son pouvoir de persuasion, la confiance qu'il accorde lui-même au produit, font qu'il induit en grande partie la réaction du malade par son attitude. On a pu dire qu'il « se prescrivait lui-même ». L'hétéro-suggestion du médecin (« en prenant ce médicament vous ne pourrez qu'aller mieux ») se conjugue alors à l'auto-suggestion du patient (« puisque je prends *ce* médicament, je vais forcément aller mieux »).

## IV. LE PLACEBO : OUTIL DE CONNAISSANCE

Dans un essai clinique, l'évaluation d'un nouveau produit, comparativement à son placebo, permet de tenir compte de la part ne dépendant pas de la pharmacodynamie dans l'évolution de la maladie traitée, de contrôler les effets de la suggestion et de démontrer, par définition, l'efficacité du nouveau produit dès lors qu'il se sera révélé supérieur; le placebo représentant le niveau « plancher » de l'efficacité. Le placebo (copie conforme ou sosie) doit être indiscernable du produit testé par son aspect et sa présentation, puisqu'il importe que ni le médecin ni le malade ne sachent lequel des deux produits comparés dans l'essai est réellement pris par le malade. Ceci est indispensable au respect des procédures aveugles.

Encore faut-il que la modicité de l'effet placebo ou les effets secondaires repérables du produit testé (bradycardie, sécheresse de la bouche, somnolence...) ne les démasquent pas trop facilement l'un ou l'autre. À l'inverse, un curieux phénomène, parfois observé, est celui de la survenue, sous placebo, des effets indésirables caractéristiques du verum. Comment expliquer, par exemple, qu'à l'occasion d'un essai ciclosporine versus placebo dans le diabète on ait pu noter un pourcentage non négligeable d'hypertrichose chez les patients du groupe placebo?...

**Les malades du groupe placebo des essais cliniques sont-ils pénalisés**? Dans les essais cliniques, l'emploi du placebo est subordonné à **l'avis favorable d'un Comité de Protection des Personnes.** Il est parfaitement justifié, du point de vue de l'éthique, lorsqu'il n'existe pas, pour la maladie que l'on se propose de traiter, de traitement déjà validé ou reconnu par l'usage. On admet par ailleurs que s'il est décidé de réaliser un essai clinique, c'est parce qu'on espère un progrès thérapeutique et que « le jeu en vaut la chandelle », aussi bien pour le patient que pour le chercheur, parce qu'on est en situation d'incertitude. Et l'emploi du placebo est encore admissible dans le cas d'affections peu graves, spontanément curables, d'évolution bénigne, psychosomatiques. Recevoir le placebo évite d'être exposé aux effets indésirables encore mal connus du nouveau produit. Recevoir le « nouveau produit » permet d'espérer bénéficier d'une efficacité supérieure. Ce n'est guère qu'*a posteriori* que l'on saura quels ont été les patients privilégiés. Le seul problème épineux auquel l'usage du placebo puisse exposer, c'est l'obligation de prévenir le patient, à qui on demande son accord de participation, que l'essai exige que l'un des deux traitements soit... un placebo! Que restera-t-il, dans ces conditions, de l'effet placebo?...

## Bibliographie


[1] BOUVENOT G. — Le placebo et l'essai thérapeutique contrôlé. *In :* Eschwège E., Bouvenot G., Doyon F., Lacroux A. (éds), *Essais Thérapeutiques : mode d'emploi.* Paris, INSERM Le Quotidien du Médecin, 1990, p. 41-45.

[2] DUCHENE-MARULLAZ P.— Le Placebo. *Thérapie* 1979, *34,* 411-421.

[3] IMBS J.L., DANION J.M. — Placebo et effet placebo. *In : Developpement et évaluation du médicament.* Vol 157, Paris, INSERM, 1987, p. 309-318.

[4] LACHAUX B., LEMOINE P. — *Placebo, un médicament qui cherche la vérité.* Paris, Medsi/Mc GRAW Hill, 1988.

[5] BOUVENOT G. — Le placebo des essais cliniques : mise en examen. *Rev. Rhum.*, 1996, *63* (9), 663-666.

[6] BOUVENOT G. — Le placebo. *In : Annual Axis*, Encyclopédie Hachette, Paris, 1998, p. 268-269.

# 21. Effet placebo et douleur

par F. Boureau, M. Luu, J.-F. Doubrère

Ce n'est que très progressivement que les thérapeutiques véritablement actives ont pu s'individualiser des placebos, procédés non-spécifiques, sans efficacité intrinsèque démontrable [15]. L'existence et la puissance de l'effet placebo imposent toujours aujourd'hui, lorsqu'on veut démontrer les propriétés que possède en propre une thérapeutique, le recours à une méthodologie contrôlée *versus* placebo ou molécule de référence. La douleur n'est pas le seul phénomène modifiable par un placebo, toutefois lorsqu'il s'agit d'évaluer l'efficacité d'une thérapeutique analgésique l'essai contrôlé devient un passage obligé. Cette épreuve, dans le même temps qu'elle met en évidence la relative puissance de l'effet placebo, peut témoigner des limites des thérapeutiques actives disponibles.

La douleur doit être distinguée de la nociception. La douleur est un phénomène perceptif, neuropsychologique, donc central. De la périphérie vers les centres, la transmission et l'intégration des messages nociceptifs ne s'opèrent pas de façon passive. Ils subissent de nombreuses régulations facilitatrices, ou inhibitrices. La découverte de systèmes analgésiques intrinsèques permet de concevoir l'effet placebo comme une analgésie d'origine psychologique.

## I. MISE EN ÉVIDENCE DE L'EFFET PLACEBO DANS LA DOULEUR

Beecher [1], sur les données de 15 études cliniques qui incluaient au total 1 082 patients ayant reçu un placebo dans diverses indications, avance l'existence d'un effet placebo chez 35 % des patients en moyenne, avec des extrêmes de 15 et 53 %. L'amélioration constatée peut en fait s'expliquer de plusieurs façons. À côté de l'effet placebo proprement dit — analgésie d'origine psychologique —, on doit évoquer une possible évolution spontanée (régression à la moyenne), des artefact liés à la mesure, ou encore des erreurs d'appréciation du médecin comme du patient.

Pour une pathologie donnée, dans des conditions d'étude relativement similaires, il semble que la fréquence d'apparition de l'effet placebo demeure relativement stable. Lorsque les conditions d'étude changent, des fluctuations importantes surviennent. Ainsi, dans un essai multicentrique en double insu, portant sur des douleurs métastatiques osseuses, Boureau *et al.* [2], ont pu observer après un délai de 15 jours, un effet placebo dont les caractéristiques qualitatives, quantitatives et temporelles ont dépassé les prédictions des investigateurs. Un effet analgésique placebo fut observé chez 50 % des sujets avec une amélioration moyenne, variable selon les critères choisis, de 30 à 40 %. Pour comprendre l'importance de l'effet placebo constaté dans cette étude, on peut émettre l'hypothèse que, chez ces patients à un stade avancé de leur maladie, un entretien quotidien d'environ 30 minutes pour remplir les différentes échelles d'évaluation de la douleur a servi de support relationnel permettant l'apparition de l'effet placebo.

## II. CARACTÉRISTIQUES DE L'EFFET PLACEBO DANS LA DOULEUR

Les essais thérapeutiques contrôlés ont permis de montrer que l'effet placebo ne possède pas de caractéristique propre, si ce n'est celle d'imiter les effets du support thérapeutique qui le véhicule. Il mime en effet les propriétés pharmacologiques de l'agent actif testé : nature des effets indésirables, mais aussi évolution temporelle des effets [5]. Les courbes dose-réponse ou effet-temps paraissent calquées sur celles de l'agent actif. On a souvent avancé que l'effet placebo a une efficacité toujours brève et non durable dans le temps. En fait, cette caractéristique reste relative et la littérature comporte de nombreux exemples d'effets placebo durables [14].

En ce qui concerne la puissance analgésique du placebo, Evans [4] constate, en reprenant une série d'essais cliniques en double insu sur la morphine et l'aspirine, qu'il existe un rapport constant effet placebo/effet verum égal à 50 %. En d'autres termes, la puissance du placebo est relative, et paraît directement proportionnelle à l'efficacité apparente de l'agent actif.

L'effet placebo interagit avec celui du verum. Ainsi, l'efficacité d'une administration de morphine s'observe dans 60 % des cas chez des sujets placebo-résistants, et dans 77 % des cas chez des sujets placebo-sensibles [12].

## III. DÉTERMINANTS PSYCHOLOGIQUES DE L'EFFET PLACEBO

Dans les premières hypothèses avancées sur les mécanismes de l'effet placebo, on a tenté d'identifier certains traits particuliers de personnalité. Il semble actuellement admis à la suite de nombreux travaux, qu'il n'existe pas de profil spécifique, identifiable.

Dans un travail classique, Lasagna [11] note que seulement 14 % des sujets sont des répondeurs constants; 31 % des sujets sont des non répondeurs constant et 55 % des répondeurs intermittents. La grande fréquence des sujets placebo-répondeurs intermittents indique que la réponse au placebo dépend plus de facteurs situationnels que d'une prédisposition individuelle. Tout sujet peut, un jour ou l'autre en fonction des circonstances, devenir placebo-répondeur.

Divers facteurs psychologiques paraissent ainsi favoriser l'apparition d'un effet placebo.

– La modalité thérapeutique peut créer des attentes d'efficacité différentes. Il est classique de hiérarchiser les voies d'administration et de considérer que les voies injectables (IM ou IV) sont plus efficaces que la voie orale. En ce qui concerne les techniques physiques et la chirurgie, on peut penser qu'il existe un effet placebo marqué. À côté de l'effet thérapeutique proprement dit, il faut tenir compte de l'influence de la commercialisation (dénomination du produit, marketing...). Par exemple, le nom de commercialisation peut rendre compte d'un quart à un tiers du soulagement global [4].

– Les croyances, les attentes d'efficacité, l'enthousiasme, et la façon dont cette confiance et cette conviction sont communiquées au patient grâce à une relation médecin-malade de qualité sont autant de variables psychologiques, habituellement retenues pour expliquer l'effet placebo. Gracely *et al.* [7] dans une expérimentation en double aveugle, ont mis en évidence le rôle des attentes du médecin dans l'effet placebo. Soixante patients ayant subi une extraction dentaire sous anesthésie locale ont été répartis dans deux groupes : dans le premier, les sujets recevaient une injection IV de naloxone ou de placebo; dans le second, était administrée une injection de naloxone, de placebo ou d'un opiacé. L'expérimentateur savait à quel groupe le sujet appartenait, sans connaître toutefois la drogue administrée. La différence entre les deux groupes placebo portait donc uniquement sur la connaissance qu'avait le clinicien des substances possibles. L'effet placebo se révéla nettement plus marqué dans le groupe susceptible de recevoir un opiacé. Malgré le double aveugle, les attentes d'efficacité ont ainsi pu être communiquées au patient.

## IV. MÉCANISMES NEUROBIOLOGIQUES DE L'EFFET PLACEBO

Le placebo agit-il *sine materia*? La mise en évidence dans le système nerveux central de systèmes exerçant une action analgésique puissante a conduit à des études tentant de relier l'effet placebo à une libération de substances morphinomimétiques [8, 13]. Malgré la popularité de cette hypothèse, des réserves semblent nécessaires [6, 10].

## V. L'EFFET PLACEBO EN PRATIQUE

L'existence de l'effet placebo a d'importantes conséquences, tant sur le plan de la réalisation des essais cliniques que sur celui de la pratique quotidienne. Curieusement, c'est en clinique que les conceptions sur le placebo se trouvent le plus souvent influencées par de nombreuses idées reçues.

### *Essais contrôlés*

Dans le cadre des essais thérapeutiques, nous ne reviendrons pas sur l'impérative nécessité d'une méthodologie contrôlée, avec double insu, contre placebo. Ces notions sont désormais classiques. Signalons seulement que l'absence d'effet dans le groupe placebo peut faire reconsidérer la validité d'un essai. Rappelons que des essais triangulaires permettent de montrer la sensibilité d'un essai (différence avec le placebo), et de tourner la difficulté de l'interprétation d'un résultat reposant sur une absence de différences significatives avec la substance de référence. Le double placebo permet la comparaison de deux modalités de présentation différentes, tout en garantissant le double insu.

La nouvelle réglementation sur la nécessité d'une information éclairée du patient sur l'éventualité d'un placebo devrait vraisemblablement modifier les attentes et de fait la fréquence de l'effet placebo.

## *Pratique quotidienne*

Pour la pratique médicale courante, l'effet placebo a d'importantes implications souvent mal comprises et deux questions se posent donc au moment de conclure.

### *Quelle est la valeur diagnostique de la réponse au placebo ?*

Une attitude largement répandue est d'utiliser le placebo comme traitement d'épreuve pour apprécier la part « fonctionnelle » d'une douleur. Il est clair que cette démarche crée une confusion en assimilant la cause de la douleur au phénomène douleur lui-même. Il a d'ailleurs été montré, dans les dysménorrhées, que la réponse favorable au placebo sur la douleur subjective ne s'accompagnait pas d'une évolution parallèle sur une variable objective comme la pression intra-utérine [18]. La réponse au placebo traduit une analgésie psychogène, et ce phénomène peut tout à fait concerner une douleur d'origine somatique authentique. Sur une réponse favorable au placebo, on ne peut donc en aucune façon conclure que la douleur est « imaginaire », « simulée », « psychogène », « hystérique »… Remarquons simplement les attitudes négatives, péjoratives qui sont rattachées à cet effet placebo et qui amorcent souvent le rejet du malade. La relation sera définitivement altérée si le malade apprend qu'il a été trompeusement traité par un placebo. Enfin un risque serait de relâcher la vigilance vis-à-vis d'une douleur sans étiquette, mais placebo-sensible, et ne pas poursuivre les investigations nécessaires.

### *Doit-on utiliser des placebos ?*

Le corps médical a, en règle, à l'égard du placebo, une grande réticence, qui pourtant contraste avec la fréquence de survenue de l'effet. Hofling [9] a montré que les médecins pensent avoir moins souvent recours au placebo que leurs confrères. Pour survenir, l'effet placebo a besoin d'un support sur lequel se greffer. Sa probabilité de survenue est d'autant plus grande que le médecin est convaincu de l'efficacité de la thérapeutique. On peut donc comprendre qu'un placebo pur, prescrit comme tel, a beaucoup moins de chances d'être efficace qu'un placebo impur ou masqué, de type « médecine alternative » par exemple.

Il peut être légitime de prescrire un placebo si aucun traitement reconnu actif n'est disponible. Cette attitude risque toutefois de renforcer chez le malade une confiance dans le recours obligatoire au médicament qui est utilisé là où une attitude psychothérapique serait mieux adaptée. L'obligation de prescrire vient également renforcer la conviction d'être réellement malade. Dans d'autres cas, le recours à un placebo peut permettre de réduire les doses d'un traitement efficace mais dont on cherche à éviter les effets indésirables.

L'effet placebo n'est pas l'apanage du placebo. On peut mettre à profit l'effet placebo sans obligatoirement recourir à des placebos. Tout praticien doit savoir potentialiser les facteurs spécifiques d'une thérapeutique par une relation médecin-malade de qualité, qui permettra d'induire des facteurs non spécifiques complémentaires. Se préoccuper des facteurs psychologiques, lors de tout acte thérapeutique, est la conséquence clinique logique de l'effet placebo. Mais le terme « placebo » est-il bien adapté lorsqu'il s'agit de l'utilisation intentionnelle d'une attitude psychothérapeutique ?

## Bibliographie


[1] BEECHER H.K. — The powerful placebo. *Jama*, 1955, *159*, 1602-1606.

[2] BOUREAU F., LEIZOROVICZ A., CAULIN F. — Effet placebo sur les douleurs métastatiques osseuses. *La Presse Médicale*, 1988, *17*, 1063-1066.

[3] BOUVENOT G., ESCHWEGE E. — Effet placebo. Définition, conditions d'observations. *Rev. Prat.* (Paris), 1991, *41*, 12, 1133-1135.

[4] BRANTHWAITE A., COOPER P. — Analgesic effects of branding in treatment of headaches. *B rit. Med. J.*, 1981, *282*, 1576-1578.

[5] EVANS F.J. — The placebo response in pain reduction. *In : Adv. Neurol.*, vol. 4, New York, Raven Press, 1974, p. 289-296.

[6] GRACELY R.H., DUBNER R., DEETER W.R., WOLSKEE P.J.— Placebo and naloxone can alter post-surgical pain by separate mechanisms. *Nature* (London), 1983, *306*, 264-265.

[7] GRACELY R.H., DUBNER R., WOLSKEE P.J. — Clinicians' expectations influence placebo analgesia. *The Lancet*, 1985, 43.

[8] GREVERT P., ALBERT L.H., GLODSTEIN A. — A partial antagonism of placebo analgesia by naloxone. *Pain*, 1983, *16*, 129-143.

[9] HOFLING C.K. — The place of placebos in medical practice. *Gen. Practice*, Kansas City, 1955, *11*, 103-107.

[10] KORCZYN A.D. — Mechanism of placebo analgesia. *The Lancet*, 1978, *11*, 1304-1305.

[11] LASAGNA L. — Analgesic methodology : a brief history and commentory. *J. Clin. Pharmacol.*, May-June 1980, 373-376.

[12] LASAGNA L., MOSTELLER F., VON FELSINGER J.M., BEECHER H.K. — A study of the placebo response. *Am. J. Med.*, 1954, *16*, 770-779.

[13] LEVINE J.D., GORDON N.C., FIELDS H.L. — The mechanisms of placebo analgesia. *The Lancet*, 1978, *ii*, 654-657.

[14] NATHAN P.W. — Success in surgery may not require cutting the tracts. *Pain*, 1985, *22*, 317-319.

[15] PICHOT P. — À propos de l'effet placebo. *Rev. Med. Psychosom.*, 1961, *3*, 37-40.

[16] SHAPIRO A.K. — The placebo effect in the history of medical treatment : implications for psychiatry. *Am. J. Psychiatry*, 1959, *116*, 298-304.

[17] SHAPIRO A.K. — Factors contributing to the placebo effect. *Am. J. Psychotherapy*, 1964, *18*, 73-88.

[18] SMITH R.P. — Objective changes in intrauterine pressure during placebo treatment of dysmenorrhea. *Pain*, 1987, *29*, 59-66.

# 22. Le médicament antalgique, opérateur et médiateur symbolique de la relation thérapeutique
## *De l'effet placebo au médicament relationnel dans le traitement de la douleur chronique*

par P. Queneau, G. Ostermann

> « *Entre Imaginaire et Réel, entre Art et Science, telle est la place du médecin : réalité de la prescription, mais aussi Imaginaire de ses représentations. Le thérapeute prescrit toujours le médicament au-delà de ce qu'il est.* »
>
> B. Lachaux et P. Lemoine [2]

Toute douleur, toute souffrance possèdent une dimension d'angoisse, une profondeur personnelle, qui font appel à toute l'histoire du malade (personnelle, familiale, sociale, culturelle, …) et entrent en résonance avec tout son être.

Il en sera de même de toute prescription, notamment d'un traitement antalgique, souvent ressentie comme touchant le Moi profond du sujet et mobilisant son imaginaire.

## I. LE MÉDECIN FACE À L'IMAGINAIRE DU MALADE

Une bonne relation thérapeutique implique la reconnaissance par le médecin de l'imaginaire du malade et de ses fantasmes en présence de sa douleur (sa cause, sa gravité...) ainsi que du traitement antalgique qu'il lui prescrit. Elle sera grandement influencée par la capacité du médecin à percevoir et «décoder» *ce que douleur et médicament représentent et symbolisent pour le malade dans son contexte existentiel, mais aussi ce qu'il imagine (lui, le malade) qu'ils représentent et symbolisent pour son médecin,* choisi comme homme de science, mais aussi comme humaniste, témoin et représentant d'une structure sociale donnée.

« Sorcier, magicien, prêtre, le médecin le reste dans l'imaginaire de tous les patients, même contemporains. Avant même de paraître et d'« officier », il est crédité d'un pouvoir dont les machines dont il s'entoure ne font qu'accroître le mystère. De la confiance naît la croyance et celle-ci est aussi nécessaire à la guérison que la juste prescription de médicaments ou d'actes chirurgicaux. Pour accepter sa souffrance et lui donner un sens, au moins provisoire, le malade a besoin de s'en remettre à une puissance tutélaire dont le savoir le rassure et l'éblouit. La description nuancée des douleurs qu'il éprouve, le message sur l'état de son corps qu'il envoie ne sont pas désintéressés. Il attend du médecin un effet de retour où s'inscrira sa guérison » (M. Laxenaire [3]).

**Cet imaginaire est au cœur de la personnalité propre du malade**, de sa capacité à fantasmer, à imaginer la gravité présente et à venir de sa maladie ainsi que les contraintes de son traitement; le malade pourra également redouter que les traitements qui lui sont **proposés** (antalgiques divers, myorelaxants, psychotropes, «chimiothérapies antimitotiques» [vécues comme autant de «poisons chimiques»] mais aussi thérapies corporelles...) *mobilisent dangereusement son Moi et son équilibre psychique, avec le risque d'une mauvaise observance.* Il en est de même lorsque le malade se croit autorisé à arrêter inopinément son médicament (dès la disparition de la douleur ou au contraire en cas d'inefficacité) et ce surtout si le médecin n'a pas précisé la durée du traitement. À l'inverse, le malade peut faire aveuglément confiance à son traitement, avec même ici le risque d'une «*hyperobservance*», potentiellement dangereuse en cas d'effet indésirable.

Chaque malade possède son imaginaire propre, plus ou moins exprimé dans le quotidien : la maladie peut contribuer à le révéler et à l'extérioriser en le colorant différemment, généralement d'inquiétudes et d'angoisses propres à chaque patient, mais aussi plus ou moins liées à la maladie dont il se sait (ou se croit) porteur. Les manières de traduire la douleur sont multiples : « un être simple ne se plaint pas comme un compliqué, un inhibé comme un prolixe, un sensible comme un réaliste et un poète comme un pragmatique. L'intellectuel affecte de douter de tout mais ses perceptions somatiques sont exacerbées. L'artiste « hystérise » ses sensations. Le romantique les transmue en thèmes littéraires. La douleur morale devient « spleen », « sehnsucht » ou nostalgie. Elle a eu, et a encore, ses thuriféraires » [3].

Quoi qu'il en soit, cet imaginaire est là, présent, vivant et évolutif, et ce serait une erreur que d'en vouloir ignorer ou minimiser l'existence, surtout chez le douloureux chronique : *cet imaginaire ne doit pas être perçu par le médecin comme un « rival» vis-à-vis des symptômes objectifs :* ces derniers sont apparus chez un être humain donné, entraînant d'emblée chez lui une résonance affective qui le mobilise entièrement et ceci d'autant plus que *cet être humain devenu malade* devra *dès lors se situer par rapport à ce nouvel état de malade souffrant et/ou handicapé :* sa capacité à se défendre contre sa maladie et sa douleur sera tributaire de sa capacité à vivre avec elles, sous l'angle d'un combat actif et non d'une résignation.

**Cet imaginaire sera vite et fortement influencé par les premiers avis médicaux** donnés au patient concernant sa maladie (sa gravité, ses conséquences sur son mode de vie) et son traitement (ses contraintes, ses dangers...) : le médecin doit «pénétrer» l'imaginaire du patient et l'infléchir habilement. *Prendre en compte la*

*« face immergée » du médicament dans le subconscient du malade, c'est se donner la chance d'un premier pas décisif pour établir une relation malade-médecin de qualité.*

D'où l'importance de l'**information** donnée au malade et à son entourage concernant sa maladie et son traitement, et l'**espoir** qu'il y a toujours lieu d'entretenir, ne serait-ce que pour *permettre au malade d'adhérer au traitement et de participer à la lutte* contre l'affection dont il est porteur. D'une façon générale, les *attitudes de réassurance* du médecin et des autres professionnels de santé sont essentielles, quelle que soit l'affection en cause : *donner au malade l'espoir qu'il soit (ou redevienne bientôt) un bien-portant qui s'ignore (message pourrait-on dire « anti-Knock » !).*

## II. LE PROGRÈS THÉRAPEUTIQUE PEUT-IL INFLUENCER FAVORABLEMENT LA RELATION MALADE-MÉDECIN ?

Une vision technocratique de la médecine imaginant le malade capable de résoudre par lui-même (à l'aide de l'informatique ou d'autres vecteurs : dictionnaires, livres médicaux…) son problème diagnostique et thérapeutique, comme une sorte de « jeu de mots croisés », est absurde. La démarche diagnostique et thérapeutique est autrement difficile et, en outre, l'état de malade persistera toujours avec son imaginaire, son inquiétude et son angoisse (face à la souffrance et à la mort).

Par contre, en permettant un diagnostic plus fiable, plus rapide et plus confortable (du fait d'investigations modernes plus indolores et moins dangereuses), le progrès médical devrait favoriser la qualité de la relation malade-médecin, en permettant à ce dernier, plus rapidement certain de son diagnostic et de son traitement, *d'être plus efficace, plus sécurisant, mais aussi plus disponible à son patient qui souscrira dès lors d'autant mieux au traitement proposé. A contrario*, Balint a bien souligné l'obscurcissement de la relation médecin-malade que risque d'entraîner l'atomisation des spécialités ainsi que « l'écran technique » : lorsque le résultat brut d'un examen se substitue à la prise en charge de la plainte du patient [1].

## III. L'INFORMATION DONNÉE PAR LE MÉDECIN AU MALADE CONCERNANT SA MALADIE ET SON TRAITEMENT

Une fois établie la confiance du malade à l'égard de son médecin, ce dernier doit informer le patient de l'affection dont il est porteur, de sa gravité actuelle et future ainsi que des traitements qu'il lui propose de mettre en œuvre, ceci dans un **langage compréhensible** par le malade et son entourage *(en « français » et non en « Diafoirus »)* en évitant les schématisations excessives, mais aussi les explications trop compliquées, sources de contresens et d'angoisses supplémentaires (P. Queneau [6, 7]) ; il est bon de *s'assurer que le malade ait bien compris l'explication fournie :* même après des explications supposées claires (pour le médecin), le patient et son entourage, non habitués à ce langage médical, compliqué et riche d'implications émotionnelles, peuvent en rester à de mauvaises interprétations.

Certaines confusions pourront d'ailleurs provenir de discours contradictoires de la part de plusieurs médecins, ou encore de messages peu « pédagogiques ».

Cette Mission délicate d'information concernant les effets indésirables des médicaments, impose d'**aller à l'essentiel**, sous peine de tomber dans un désastreux « effet catalogue », source d'inquiétudes, de non-observances, voire d'inductions d'effets néfastes. Par contre, le médecin doit expliquer au malade qu'aucun antalgique n'est anodin et que, pour chaque médicament, le malade doit observer des précautions (indiquées sur la notice), certains symptômes imposant l'arrêt du traitement, ainsi qu'une consultation rapide.

## IV. ANTALGIQUES ET CO-ANALGÉSIQUES

**Ainsi, antalgiques et co-analgésiques** peuvent se révéler moins efficaces et/ou moins bien tolérés que prévu pour des raisons pharmacologiques, mais aussi relationnelles, lorsque la prescription est ressentie par le malade comme un *« écran » à la relation, voire une « sanction » thérapeutique à sa douleur; si la conviction du prescripteur est un facteur d'efficacité, la promesse présomptueuse d'un effet brillant peut inciter plus ou moins consciemment le malade à s'opposer au résultat annoncé et à rivaliser avec le médecin,* surtout lorsque celui-ci n'a pas perçu la valeur symbolique du symptôme et l'imaginaire du patient face à sa maladie et à son traitement. Au contraire, annoncer l'effet attendu d'un traitement en termes de *probabilité et non de certitude* peut se révéler bénéfique, pour éviter les déceptions, sources d'inobservances et de recours abusifs à l'autoprescription.

Il est également souhaitable d'avertir le patient que tel médicament prescrit peut être employé au cours d'affections que le malade peut redouter, qu'il s'agisse de maladies graves ou à composante psychique (ce que le malade aura voulu précisément fuir en se « calant » dans la peau d'un « douloureux chronique somatique »). Quelle erreur si le malade venait à découvrir lui-même sur la notice de telles fâcheuses informations !

Enfin, parfois, le désir (ou le besoin) du patient peut être de *ne pas vouloir comprendre les explications du médecin, refuge pour n'assumer ni sa maladie, ni son traitement.*

## V. PRISE EN COMPTE DE L'EXPÉRIENCE DU MALADE LORS DU CHOIX THÉRAPEUTIQUE

Le malade « ressent » toujours mieux un médicament qui a eu par le passé sa faveur ou celle de son entourage, d'où l'utilité, psychologique autant que scientifique, de respecter sa préférence pour :

- *telle présentation galénique* (comprimé effervescent, forme soluble, suppositoire, traitement injectable...);
- *telle spécialité commerciale,* se référant à son *histoire personnelle* (le médicament *magique* que lui donnait sa mère pendant l'enfance) ou *familiale* (le médicament efficace chez un proche ou au contraire prescrit en phase terminale et qui conserve, depuis lors, une image négative et/ou anxiogène) : le médecin devra tenir compte de cet *« effet d'empreinte »* du médicament qui, s'il est positif, aidera le malade à adhérer à son traitement.

## VI. INCIDENCE DES EFFETS PSYCHOTROPES DES ANTALGIQUES SUR LE COMPORTEMENT DU PATIENT : PRISE EN COMPTE DE SA PERSONNALITÉ POUR LE CHOIX DU TRAITEMENT

Si l'antalgique prescrit possède simultanément un effet anxiolytique, il peut attaquer le Moi du sujet. Ainsi certains patients, tendus mais en réalité surtout dépressifs, soumis à des anxiolytiques (même pendant une durée brève), peuvent-ils se sentir affaiblis dans leurs possibilités de défense vis-à-vis de la maladie, de la douleur, voire dans leur sentiment d'identité (dépersonnalisation); de la même façon, d'autres patients, notamment ceux à personnalité hystérique, ne bénéficient généralement pas de la prescription d'anxiolytiques, qui les empêche de réagir selon leur tempérament.

À l'inverse, certains malades obsessionnels, usés par leur méticulosité, leur besoin d'ordre, bénéficient d'une détente pharmacologique qui libère leur Moi et leur identité.

Il est donc essentiel d'*apprécier la personnalité du malade pour guider la prescription,* qu'elle soit médicamenteuse et/ou à visée corporelle (rééducation, physiothérapie, relaxation, acupuncture...).

## VII. EXISTE-T-IL UN INCONVÉNIENT À « SUR-TRAITER » LA DOULEUR? QUAND RESPECTER LE « SYMPTÔME-DOULEUR »? BÉNÉFICES SECONDAIRES DE LA DOULEUR CHRONIQUE

Les effets pervers de « *l'antalgomanie* ». Il est essentiel de soulager la douleur, sans pour autant occulter la recherche de l'étiologie de l'affection, ni la valeur symbolique du symptôme : ainsi la suppression de la douleur pourra priver certains malades de ce qui était devenu un « *symptôme-langage* » leur permettant d'attirer l'attention du médecin comme de l'entourage sur leur souffrance existentielle mal exprimée jusqu'alors; aussi ne faut-il pas s'acharner exclusivement contre la douleur sans en rechercher la cause mais aussi la signification psychologique.

*La douleur chronique peut être une façon de neutraliser d'authentiques conflits :* il est difficile d'attaquer un malade qui souffre; la douleur appelle au contraire un surcroît d'affection de la part de l'entourage : le malade peut se réfugier (plus ou moins consciemment) dans sa douleur pour échapper à des tensions (familiales, sociales, professionnelles...) et, ainsi, trouver (au moins pour un temps) une amorce de solution à sa problématique.

## VIII. LE MÉDICAMENT, ENJEU RELATIONNEL

La prescription ne doit être perçue ni comme une « sanction », ni comme un « écran » à la relation thérapeutique. M. Balint [1] a insisté sur ces dangers que rappelle M. Sapir : « la prescription répétée n'est pas un traitement à proprement parler », mais un symptôme d'une relation malade-médecin mal établie [9].

La richesse de la pharmacopée actuelle peut inciter les médecins à trop prescrire. En réalité, ils *calment ainsi en eux-mêmes l'anxiété qu'ils croient percevoir chez le malade.* Mais parfois le remède est pire que le mal, en particulier chez des patients qui ne tolèrent pas la moindre baisse de leur vigilance et qui, à cause du sédatif, sont encore plus déprimés et doivent augmenter leur tension psychologique. Face à la douleur, surtout rebelle, le médicament ne devrait jamais résumer le traitement.

Le poids de la prescription médicamenteuse peut venir obturer toutes les portes de communication, et même condamner les issues de secours de ces labyrinthes que sont certaines douleurs chroniques, enfouies parce que mal dites et mal communiquées, et seulement accessibles au médecin qui aura su les « décrypter ».

Il est vrai que de tout temps a existé la *médication magique* qu'elle fût prescrite par un médecin, un guérisseur, un sorcier ou un gourou (véhiculant la tradition populaire).

« L'ère scientifique est vécue aussi comme une ère de miracles non sans danger. À l'ancien cataplasme qui pour faire du bien faisait du mal, se sont substitués des produits qui pour guérir peuvent tuer. La magie a été renforcée par la réalité… » [9]. Le risque est de dévier la relation médecin-malade, ne laissant plus de place à cette *transaction*, qui est à l'épicentre de cette relation duelle dont l'objectif essentiel reste *l'acceptation par le malade d'un programme thérapeutique auquel il décide lui-même d'adhérer.*

## CONCLUSION : LE THÉRAPEUTE, MÉDIATEUR SYMBOLIQUE, SORTE DE MÉDICAMENT AU-DELÀ DU MÉDICAMENT : LE « MÉDECIN ANTALGIQUE »

La prescription excessive, outre ses dangers propres, ne saurait remplacer dans bien des cas ce que M. Balint appelle très justement la « *drogue-médecin* » [1].

Le clinicien doit savoir parfois renoncer au rôle de « grand détective » poursuivant trop systématiquement son enquête diagnostique, sous peine de devenir insensible et aveugle au désir de communication du malade et, en ne sachant plus se mettre à son diapason, rater le bénéfice d'une réponse relationnelle riche par elle-même d'une dimension infiniment thérapeutique : toutefois, *la prescription du médecin peut y contribuer avec bonheur, comme opérante et simultanément vectrice de la relation :* **« drogue-médecin » et « drogue tout court », loin d'être antinomiques, servent dès lors « la même cause » : guérir et soulager.**

La vérité du quotidien nous fait sans cesse rencontrer le *mésusage du médicament* (défaut d'observance, automédication inappropriée, utilisation simultanée de plusieurs approches thérapeutiques empruntées à des doctrines antinomiques confinant parfois à une véritable « cafouillothérapie ») et nous renvoie, entre autres, à des messages qui n'ont pas été « décryptés » par la faute d'un *pseudo-dialogue :* quand l'un croit que l'autre entend ce qu'il dit, l'autre croit entendre ce qu'il attend, mais ni la demande de l'un ni la précision (technique) de l'autre ne permettent à la communication de franchir cette *barrière*. La confiance réciproque ne doit jamais obérer le nécessaire exercice du doute méthodique.

Si le médicament est bien l'opérateur technique aux qualités et défauts estampillés par une pharmacologie clinique rigoureuse, *le thérapeute doit avoir à l'esprit qu'il est aussi le médiateur symbolique, sorte de médicament au-delà du médicament :* **il agit parce qu'il est symbole et il est symbole parce qu'il agit.**

## Bibliographie


[1] BALINT M. — *Le médecin, son malade et la maladie*. Payot, 1966.

[2] LACHAUX B., LEMOINE P. — *Placebo. Un médicament qui cherche la vérité*. Medsi-Mc Graw-Hill, 19 .

[3] LAXENAIRE M. — *La rencontre psychologique du médecin*. Paris, ESF,1980.

[4] MAGNY G., MERSKEY H. — Facteurs psychologiques associés à la douleur chronique. *Press. Med.*, 1989, *18*, 770-775.

[5] MOREAU A. — *Formation psychologique en médecine et groupe Balint*. Paris, Frison-Roche, 1990.

[6] QUENEAU P., LADEVEZE A.M., JANIN C. — De la douleur à la souffrance ou la libération du symptôme-douleur de ses adhérences somatiques. *Psychologie médicale*, 1975, *7*, 501-510.

[7] QUENEAU P. — Troubles psychiques au cours des maladies ostéo-articulaires. *EMC* 37670 A30 10-1985 1-6.

[8] SAPIR M. — *La formation psychologique du médecin à partir de M. Balint*. Paris, Payot, 1972.

[9] SAPIR M. — *Soignant-soigné : le corps à corps*. Paris, Payot, 1981.

*QUATRIÈME PARTIE*

# TRAITEMENT DE LA DOULEUR EN FONCTION DU TERRAIN

# 23. L'enfant et sa douleur La reconnaître. La traiter

par E. Pichard-Léandri, A. Gauvain-Piquard

Pourquoi ce bébé, à peine né de quelques minutes ou de quelques heures, crie et gigote quand on lui aiguillonne le talon pour effectuer l'obligatoire test de Guthrie? Pour le plus naïf des spectateurs, c'est parce qu'il a mal. Et pourtant, pendant des décennies, il nous a été transmis et nous avons enseigné que le bébé, immature neurologiquement, ne pouvait être douloureux… Alors que, dès les premières semaines de sa vie intra-utérine, toutes les structures impliquées dans la transmission de la douleur sont en place et que, depuis longtemps, il était démontré que le tout petit était encore plus vulnérable que l'adulte [4].

L'enfant a ainsi été victime de sa petitesse, de son langage rudimentaire et de notre absence de sens critique.

Ouvrons nos yeux et nos oreilles, redonnons lui la parole, et essayons de lui proposer les thérapeutiques adaptées à sa douleur reconnue [21].

## I. DIAGNOSTIQUER ET ÉVALUER LA DOULEUR DE L'ENFANT [8, 10, 12, 20]

### *Après 6 ans*

La verbalisation est acquise et l'enfant est capable de répondre à la question « **As-tu mal** ? ». Malheureusement cette réponse n'est pas fiable, et ce toujours *par défaut*. L'enfant dénie par peur des piqûres, par sentiment de culpabilité, par désir de protéger ses parents.

Pour améliorer la fiabilité, on peut introduire des *échelles de mesure :* soit verbale simple, soit visuelle analogique : réglette munie d'un curseur que l'enfant positionne entre les deux extrémités symbolisant d'un côté l'absence de douleur (0) et de l'autre la douleur extrême (100) : elle s'exprime en millimètres et représente la mesure de référence pour évaluer l'efficacité du traitement (fig. 1).

La *localisation sur schéma corporel* est également très utile pour diagnostiquer et pour évaluer. Il est demandé à l'enfant de dessiner l'endroit de sa douleur en indiquant par des couleurs de son choix les différentes intensités de douleur pour la ou les régions désignées (fig. 2).

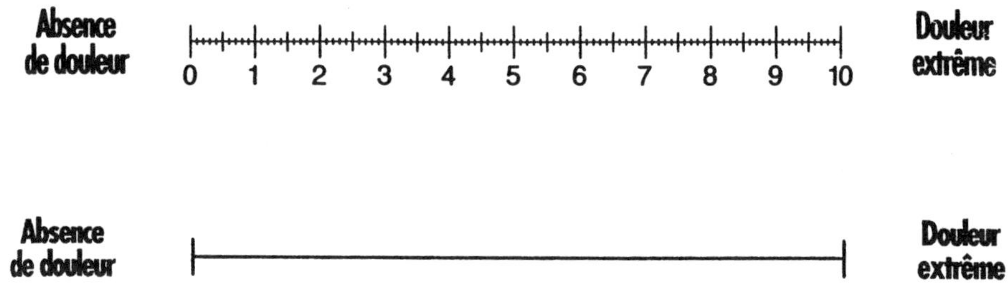


FIG. 1. — *Échelle visuelle analogique.* Réglette matérialisée. Cette réglette a deux faces. L'une est graduée de 0 à 100 mm et réservée à celui qui évalue. L'autre comporte une ligne de 10 cm encadrée à chaque extrémité par un commentaire : absence de douleur (0) d'un côté, douleur extrême ou insupportable (100) de l'autre. Munie d'un curseur, elle est généralement présentée verticalement à l'enfant. Il lui est demandé de positionner le curseur de façon à exprimer l'intensité de sa douleur. Cette échelle est utilisable dès l'âge de 5 ans.

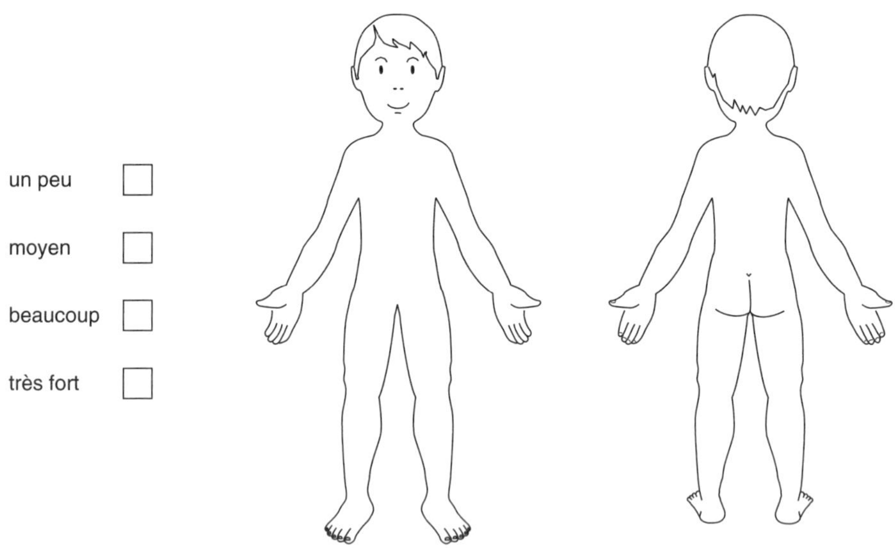


FIG. 2. — *Projection de la douleur sur le schéma corporel.* Il est demandé à l'enfant de choisir une couleur pour symboliser différentes intensités douloureuses : un peu, beaucoup, moyen, très fort puis de dessiner sur les deux schémas, face et dos, le ou les endroits douloureux en utilisant les couleurs exprimant les différentes intensités. Il lui est bien précisé qu'il peut n'y avoir qu'une seule intensité. Le test est utilisable dès l'âge de 6 à 7 ans.

**Vers 10 ans**, on peut lui proposer les *échelles de vocabulaire*. Elles comprennent des listes de mots regroupés en classes. À l'intérieur de chaque classe, chaque adjectif réalise une progression. Le questionnaire est donné à lire à l'enfant et il doit cocher les mots qui correspondent à son ressenti (Questionnaire QDSA[1] : cf. chapitre 6).

Au total, après 6 ans, l'enfant, à quelques réserves près, est comparable à l'adulte. Avant cet âge, là est la grande difficulté [11, 14].

### *Chez l'enfant de moins de 6 ans*

L'autoévaluation, à la limite de la fiabilité pour les plus de 6 ans, n'est *pratiquement* plus d'aucun secours chez le plus petit.

Il a été proposé une échelle de mimiques (fig. 3). Il s'agit d'une planche comportant une série de dessins représentant un visage à des degrés divers de mécontentement. Plusieurs versions ont été proposées, certaines comptant 5 à 6 visages dessinés, d'autres des visages photographiés.

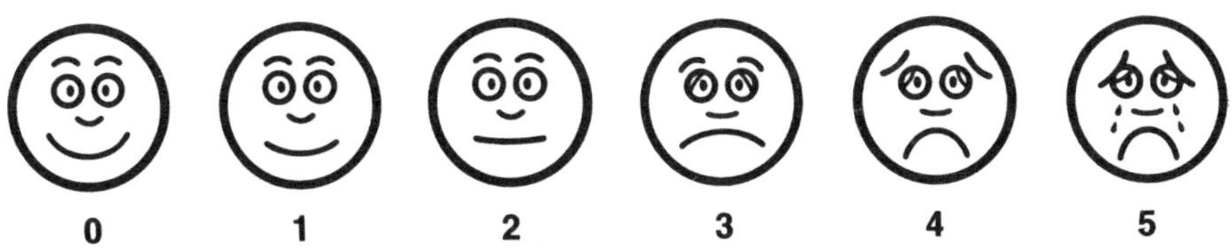


FIG. 3. — *Planche des visages douloureux.*Il est expliqué à l'enfant que le visage heureux exprime l'absence de douleur et le visage en pleurs une douleur très forte : ainsi le visage 0 est heureux parce qu'il n'a pas mal, le visage 1 a un petit peu mal, le visage 2 a davantage mal et ainsi de suite jusqu'à très très mal.Il est alors invité à choisir le visage qui correspond le mieux à son ressenti douloureux. Test à pratiquer en situation affective et émotionnelle stable. Il est utilisable dès l'âge de 3 ans.

La validité de cette méthode reste à discuter : il n'est pas reconnu d'expression faciale spécifique de la douleur, au même titre que la peur ou la joie. Cette méthode pourrait donc ne permettre que l'évaluation d'émotions possiblement connexes à la douleur.

D'autres évaluations sont en cours d'étude et de validation pour cet âge (méthode des cubes), mais globalement, il n'y a que ce que le tout petit nous donne à voir et à entendre : l'émotion et les conséquences physiques que la douleur inscrit dans le corps.

---

1 QDSA : questionnaire descriptif et évaluatif mis au point à l'Hôpital Saint-Antoine ; sa conception est identique au questionnaire de Mac Gill.

ÉTIQUETTE

## ÉCHELLE DOULEUR ENFANT GUSTAVE ROUSSY®

1989

Date : ........................................ Nom de l'examinateur : ............................................................

**ITEM 1 : POSITION ANTALGIQUE AU REPOS**
Spontanément, l'enfant évite une position ou bien s'installe dans une posture particulière, malgré une certaine gêne, pour soulager la tension d'une zone douloureuse. A évaluer lorsque l'enfant est SANS ACTIVITÉ PHYSIQUE, allongé ou assis. A NE PAS CONFONDRE avec l'attitude antalgique dans le mouvement.
**COTATION :**
0 : *Absence de position antalgique : l'enfant peut se mettre n'importe comment.*
1 : *L'enfant semble éviter certaines positions.*
2 : *L'enfant ÉVITE certaines positions mais n'en paraît pas gêné.*
3 : *L'enfant CHOISIT une position antalgique évidente, qui lui apporte un certain soulagement.*
4 : *L'enfant recherche sans succès une position antalgique et n'arrive pas à être bien installé.*

**ITEM 2 : MANQUE D'EXPRESSIVITÉ**
Concerne la capacité de l'enfant à ressentir et à exprimer sentiments et émotions, par son visage, son regard et les inflexions de sa voix. A étudier alors que l'enfant aurait des raisons de s'animer (jeux, repas, discussion).
**COTATION :**
0 : *L'enfant est vif, dynamique, avec un visage animé.*
1 : *L'enfant paraît un peu terne, éteint.*
2 : *Au moins un des signes suivants :*
*- traits du visage peu expressifs, regard morne, voix marmonnée et monotone, débit verbal lent.*
3 : *Plusieurs des signes ci-dessus sont nets.*
4 : *Visage figé, comme agrandi. Regard vide. Parle avec effort.*

**ITEM 3 : PROTECTION SPONTANÉE DES ZONES DOULOUREUSES**
En permanence l'enfant est attentif à éviter un contact sur la zone douloureuse.
**COTATION :**
0 : *L'enfant ne montre aucun souci de se protéger.*
1 : *L'enfant évite les heurts violents.*
2 : *L'enfant protège son corps, en évitant et en écartant ce qui pourrait le toucher.*
3 : *L'enfant se préoccupe visiblement de limiter tout attouchement d'une région de son corps.*
4 : *Toute l'attention de l'enfant est requise pour protéger la zone atteinte.*

**ITEM 4 : PLAINTES SOMATIQUES**
Cet item concerne la façon dont l'enfant a dit qu'il avait mal, spontanément ou à l'interrogatoire, pendant le temps d'observation.
**COTATION :**
0 : *Pas de plainte : l'enfant n'a pas dit qu'il a mal.*
1 : *Plaintes «neutres» :*
*. sans expression affective (dit en passant «j'ai mal...»),*
*. et sans effort pour le dire (ne se dérange pas exprès).*
2 : *Au moins un des signes suivants :*
*. a suscité la question «qu'est-ce que tu as, tu as mal ?».*
*. Voix geignarde pour dire qu'il a mal.*
*. Mimique expressive accompagnant la plainte.*
3 : *En plus de la COTATION 2, l'enfant :*
*. a attiré l'attention pour dire qu'il a mal,*
*. a demandé un médicament.*
4 : *C'est au milieu de gémissements, sanglots ou supplications que l'enfant dit qu'il a mal.*

**ITEM 5 : ATTITUDE ANTALGIQUE DANS LE MOUVEMENT**
Spontanément, l'enfant évite la mobilisation, ou l'utilisation d'une partie de son corps. A rechercher au cours d'ENCHAÎNEMENTS DE MOUVEMENTS (ex. : la marche) éventuellement sollicités. A NE PAS CONFONDRE avec la lenteur et rareté des mouvements.
**COTATION :**
0 : *L'enfant ne présente aucune gêne à bouger tout son corps. Ses mouvements sont souples et aisés.*
1 : *L'enfant montre une gêne, un manque de naturel dans certains de ses mouvements.*
2 : *L'enfant prend des précautions pour certains gestes.*
3 : *L'enfant évite nettement de faire certains gestes, il se mobilise avec prudence et attention.*
4 : *L'enfant doit être aidé, pour lui éviter des mouvements trop pénibles.*

**ITEM 6 : DÉSINTÉRÊT POUR LE MONDE EXTÉRIEUR**
Concerne l'énergie disponible pour entrer en relation avec le monde environnant.
**COTATION :**
0 : *L'enfant est plein d'énergie, s'intéresse à son environnement, peut fixer son attention et est capable de se distraire.*
1 : *L'enfant s'intéresse à son environnement, mais sans enthousiasme.*
2 : *L'enfant s'ennuie facilement, mais peut être stimulé.*
3 : *L'enfant se traîne, incapable de jouer, il regarde passivement.*
4 : *L'enfant est apathique et indifférent à tout.*

**ITEM 7 : CONTRÔLE EXERCÉ PAR L'ENFANT QUAND ON LE MOBILISE (mobilisation passive)**
L'enfant que l'on doit remuer pour une raison banale (bain, repas) surveille le geste, donne un conseil, arrête la main ou la tient.
**COTATION :**
0 : *L'enfant se laisse mobiliser sans y accorder d'attention particulière.*
1 : *L'enfant a un regard attentif quand on le mobilise.*
2 : *En plus de la COTATION 1, l'enfant montre qu'il faut faire attention en le remuant.*
3 : *En plus de la COTATION 2, l'enfant retient de la main ou guide les gestes du soignant.*
4 : *L'enfant s'oppose à toute initiative du soignant ou obtient qu'aucun geste ne soit fait sans son accord.*

**ITEM 8 : LOCALISATION DE ZONES DOULOUREUSES PAR L'ENFANT**
Spontanément ou à l'interrogatoire, l'enfant localise sa douleur.
**COTATION :**
0 : *Pas de localisation : à aucun moment, l'enfant ne désigne une partie de son corps comme gênante.*
1 : *L'enfant signale, UNIQUEMENT VERBALEMENT, une sensation pénible dans une région VAGUE sans autre précision.*
2 : *En plus de la COTATION 1, l'enfant montre avec un geste vague cette région.*
3 : *L'enfant désigne avec la main une région douloureuse précise.*
4 : *En plus de la COTATION 3, l'enfant décrit, d'une manière assurée et précise, le siège de sa douleur.*

**ITEM 9 : RÉACTIONS A L'EXAMEN DES ZONES DOULOUREUSES**
L'examen de la zone douloureuse déclenche chez l'enfant un mouvement de défense, ou de retrait, et des réactions émotionnelles. Ne noter que les réactions provoquées par l'examen, et NON CELLES PRÉ-EXISTANTES A L'EXAMEN.
**COTATION :**
0 : *Aucune réaction déclenchée par l'examen.*
1 : *L'enfant manifeste, juste au moment où on l'examine, une certaine réticence.*
2 : *Lors de l'examen, on note au moins un de ces signes : raideur de la zone examinée, crispation du visage, pleurs brusques, blocage respiratoire.*
3 : *En plus de la COTATION 2, l'enfant change de couleur, transpire, geint ou cherche à arrêter l'examen.*
4 : *L'examen de la région douloureuse est quasiment impossible, en raison des réactions de l'enfant.*

**ITEM 10 : LENTEUR ET RARETÉ DES MOUVEMENTS**
Les mouvements de l'enfant sont lents, peu amples et un peu rigides, même à distance de la zone douloureuse. Le tronc et les grosses articulations sont particulièrement immobiles. A comparer avec l'activité gestuelle habituelle d'un enfant de cet âge.
**COTATION :**
0 : *Les mouvements de l'enfant sont larges, vifs, rapides, variés, et lui apportent un certain plaisir.*
1 : *L'enfant est un peu lent, et bouge sans entrain.*
2 : *Un des signes suivants :*
*- latence du geste,*
*- mouvements restreints,*
*- gestes lents,*
*- initiatives motrices rares.*
3 : *Plusieurs des signes ci-dessus sont nets.*
4 : *L'enfant est comme figé, alors que rien ne l'empêche de bouger.*

**Signes Directs de Douleur** : *1 + 3 + 5 + 7 + 9 =* └─┴─┘
**Expression Volontaire de Douleur** : *4 + 8 =* └─┴─┘
**Atonie Psycho Motrice** : *2 + 6 + 10 =* └─┴─┘



FIG. 4. — Échelle de Douleur Enfant Gustave-Roussy.

## ÉCHELLE D.E.G.R.® Enfants de 2 à 6 ans

**Choisir pour CHAQUE ITEM, en la cerclant, la cotation correspondant au mieux à l'état de l'enfant durant les QUATRE DERNIÈRES HEURES, en ce qui concerne le signe recherché, selon le modèle général suivant :**

**0 : Absence du signe**
**1 : Doute sur la présence du signe observé**
**2 : Signe présent mais discret**
**3 : Signe évident**
**4 : Massif.**

**En cas de variation durant cette période, tenir compte de l'intensité maximale des signes.**

**Responsable :** A. GAUVAIN-PIQUARD
*Unité de Psychiatrie et d'Oncopsychologie*
*Institut Gustave-Roussy - Rue Camille Desmoulins - 94805 VILLEJUIF Cedex FRANCE*

**INTERPRÉTATION :**

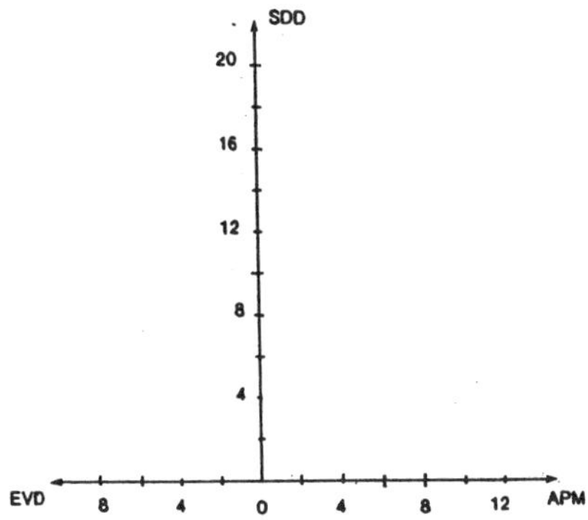


**DOULEUR AIGUË**

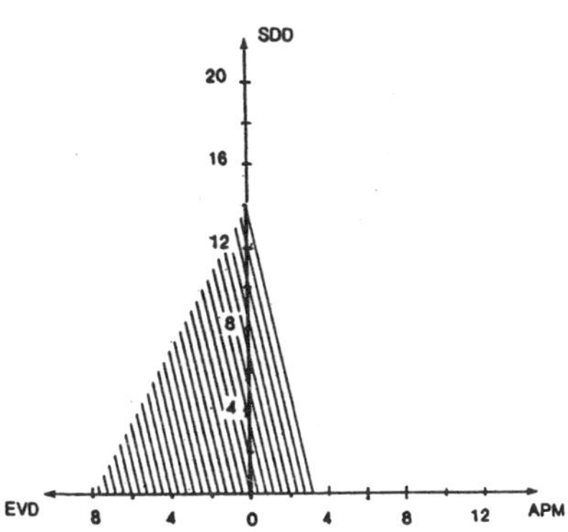


♀ 3 ans 5 mois
Douleurs paroxystiques au début d'une compression médullaire

**DOULEUR PERMANENTE**

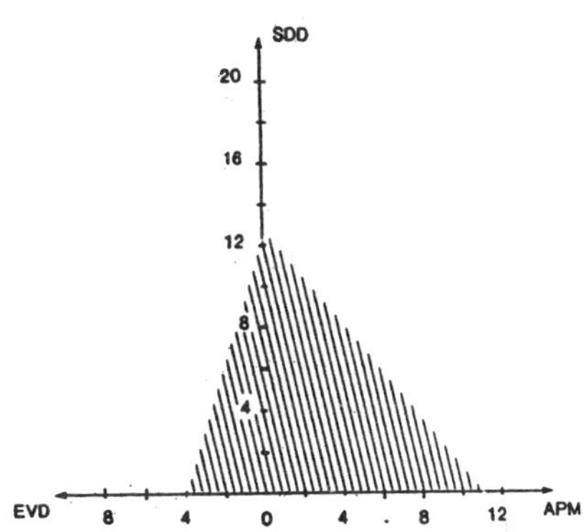


♂ 4 ans 9 mois
Tumeur osseuse d'un avant bras évoluant depuis 1 an.

FIG. 4. — Échelle de Douleur Enfant Gustave-Roussy (*suite*).

### L'ÉMOTION

Elle est directement exprimée par les pleurs, les cris, l'agitation, qui ne sont pas proportionnels à la douleur vécue. Ils surviennent en cas de douleur aiguë, mais aussi lors de la réactivation d'une douleur permanente. Ils caractérisent aussi l'anxiété d'anticipation. Ils ne peuvent donner lieu à aucune évaluation mais aident à reconnaître une situation algique.

### L'INSCRIPTION DE LA DOULEUR DANS LE CORPS

Une recherche menée pendant dix ans en cancérologie a permis d'élaborer une échelle descriptive et évaluative de la douleur chez l'enfant de moins de 6 ans : échelle DEGR[2] (fig. 4). Validée, elle propose des items très spécifiques qui regroupent les réponses défensives du corps et surtout l'atonie psychomotrice.

#### Réponses défensives du corps

À l'observation, elles se caractérisent par les positions antalgiques aussi bien au repos qu'au cours des mouvements et par la protection spontanée et à l'examen de la zone douloureuse. L'examen trouve une contracture et une entrave à la mobilisation passive. Ces signes, proportionnels à l'intensité de la douleur, disparaissent si les douleurs sont importantes ou durables, masqués par un autre type de signes : l'atonie psychomotrice.

#### Atonie psychomotrice

C'est le signe le plus important et le plus méconnu.

L'enfant **paraît triste, reste immobile au fond de son lit et donne l'impression de ne plus avoir envie de lutter.** À l'observation, on constate que la mobilité est réduite, principalement au niveau du tronc et des grosses articulations, tandis qu'une motricité fine des extrémités est conservée. L'ensemble des gestes est lent et les initiatives motrices sont rares et ce même en dehors de la zone de la douleur. Certains mouvements monotones et automatiques peuvent être observés. Il y a une disparition totale des mouvements d'affect. **Le plaisir de vivre et de se mouvoir n'existe plus et l'enfant douloureux ne montre plus d'intérêt ni pour les choses ni pour les personnes.** Dans les tentatives de contact apparaît une hostilité sourde. L'enfant détourne les yeux à l'approche, ne prend aucune initiative pour engager la relation et sa réponse est très pauvre en intensité et en durée. À la mobilisation, il ne montre aucune adaptation de posture.

Le risque de méconnaissance réside dans la prédominance des signes en négatif, en « passivité ». Ils sont d'autant plus importants que la douleur dure, qu'elle est intense. Ils masquent à leur limite extrême les signes actifs, dynamiques.

Cette atonie est le fait exclusif de la douleur : au cours de l'élaboration de l'échelle de douleur DEGR adaptée aux enfants cancéreux, il a été mis en évidence que les dix signes composant cette échelle n'étaient pas corrélés à d'autres symptômes mais strictement et spécifiquement à la douleur [6].

---

2 DEGR : Échelle de Douleur Enfant Gustave-Roussy.

## II. RECONNAÎTRE LA CAUSE DE LA DOULEUR [9]

Les douleurs dont souffre l'enfant sont les mêmes que celles de l'adulte, liées à un *excès de nociception*, à une *désafférentation* sensitive ou à des douleurs d'origine viscérale.

*La plus difficile à reconnaître est la douleur de désafférentation.* Son diagnostic repose essentiellement sur la spécificité et la richesse des signes descriptifs. Or c'est seulement après l'âge de 8 ans que les capacités abstractives sont acquises. Il ne reste que l'examen clinique comportant l'exploration de la sensibilité discriminative qui n'est, elle aussi, véritablement fiable qu'après 5 ou 6 ans. On peut cependant, avec patience et méthode, mettre en évidence une douleur vive à l'effleurement (allodynie) et obtenir une description analogique rudimentaire de la sensation dysesthésique. On peut également déclencher la douleur fulgurante du névrome.

Pour conduire un tel examen, mieux vaut être deux. L'un entre en contact, met en confiance le tout-petit grâce à une approche progressive qui s'obtient par le jeu. L'examen clinique est réalisé en présence de maman, sans hâte, en maintenant un contact affectueux et ludique détournant l'attention. Un petit jouet, une peluche ou le tissu fétiche est utilisé pour tester les anomalies de la sensibilité tactile. De même, le déshabillage ou l'habillage, le plus souvent réalisé par un parent, met en évidence des régions possiblement hyperesthésiques. Tout le corps est ainsi examiné puis les segments de membres, les masses musculaires, le rachis, l'abdomen, etc.

Il faut souvent près d'une heure pour acquérir la conviction que l'enfant souffre, pour en évaluer l'intensité et les causes. Il est capital en fin d'examen d'avoir déterminé le processus physiopathologique en cause, car il conditionne le choix du traitement médicamenteux.

Les douleurs nociceptives répondent, selon leur intensité, à l'escalade traditionnelle des antalgiques, alors que les douleurs de désafférentation justifient presque exclusivement le recours aux co-analgésiques (essentiellement des psychotropes).

## III. TRAITER L'ENFANT DOULOUREUX

### *Principes généraux*

Le traitement de la douleur de l'enfant repose sur les mêmes principes que ceux appliqués à l'adulte. Il est donc guidé par les recommandations de l'OMS, mais les 2 derniers paliers ne sont pas toujours utilisés ou utilisables.

Le palier II comporte la codéine et le dextropropoxyphène, qui est présenté sous forme d'association avec d'autres molécules. Depuis la fin 1998, un sirop de codéine est proposé à l'enfant et administrable dès l'âge d'un an.

Quelles que soient la ou les molécules choisies, les règles de prescription rigoureuses devront être respectées par tous.

Le traitement médicamenteux symptomatique est la première réponse à la douleur. Il comporte trois paliers conseillés et validés par l'OMS, associant des antalgiques de puissance progressive et des co-analgésiques (fig. 5).

Le passage d'un palier au palier supérieur est motivé par l'échec avéré des thérapeutiques du palier précédent correctement prescrites, administrées et métabolisées.

*Le traitement d'une douleur doit prévenir sa réapparition.* C'est la demi-vie du médicament qui détermine l'espacement régulier des prises.

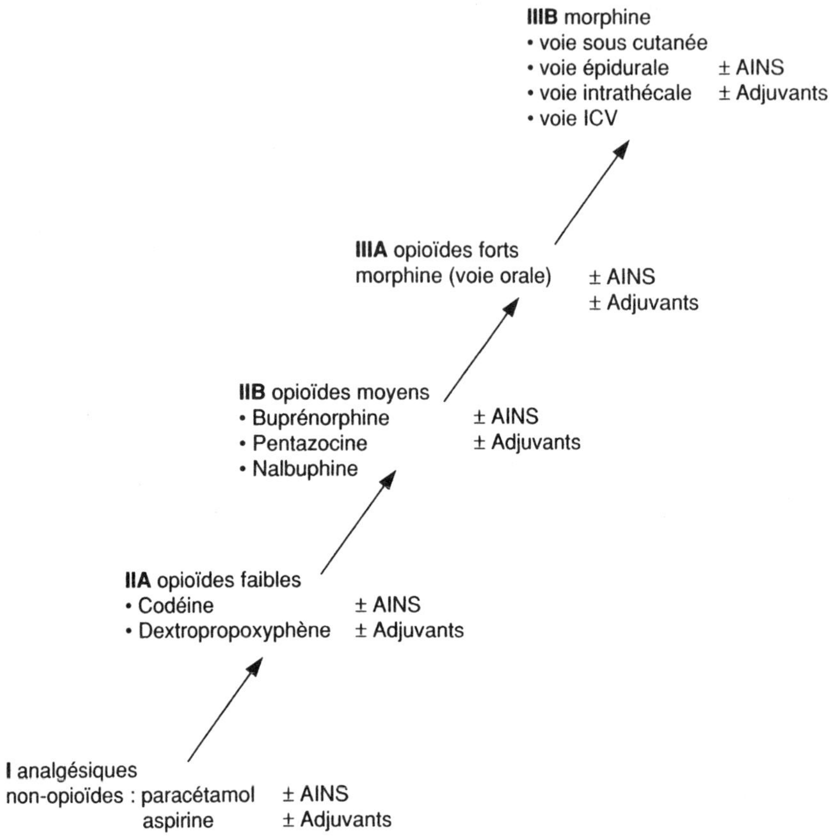


FIG. 5. — *Échelle thérapeutique médicamenteuse* (d'après Twycross Ventafridda, OMS, 1983) — Adaptation 1992 (Molécules et modalités d'administration.)

Une dose supplémentaire peut être nécessaire si l'on craint la survenue d'une douleur aiguë iatrogène : elle se programme en fonction de l'horaire de l'acte douloureux (radiographie, rééducation, ponctions diverses...).

Les doses efficaces sont déterminées individuellement grâce à une observation régulière du résultat escompté par tous les membres de l'équipe ou par le seul médecin ayant en charge l'enfant.

Tout médicament antalgique peut présenter des effets secondaires. Il faut donc les rechercher et les prévenir en s'aidant de prescriptions adjuvantes.

Le choix de la voie d'administration privilégie la simplicité : orale ou rectale en situation chronique, intraveineuse si l'enfant est perfusé par exemple en postopératoire ou si la voie digestive est inutilisable. Il faut éviter à tout prix les voies intramusculaire ou sous-cutanée itératives.

Au niveau III, la survenue d'effets secondaires disproportionnés au gain peut motiver un changement de molécule, de voie d'administration, de mode d'administration ou même de technique. Il existe donc un niveau IIIB, plus invasif faisant intervenir éventuellement des techniques de section (bloc sympathique pour les douleurs viscérales) ou des techniques de substitution (voie médullaire utilisant les morphiniques et/ou les anesthésiques locaux). Nous disposons donc de médicaments et de techniques efficaces.

## *Moyens thérapeutiques. Leur spécificité chez l'enfant*

### MÉDICAMENTS

### Antalgiques vrais

***Devant une douleur légère, ce sont les médicaments du niveau I qui sont le plus utile*** [3, 17].

**Le paracétamol,** à la dose de 30 à 50 mg/kg/jour, administré en 4 fois, par voie orale (*Doliprane*, *Efferalgan*...) ou rectale (*Doliprane*). Sa forme injectable, le **propacétamol** (*Pro-Dafalgan*), prodrogue, doit être administrée à une dose double (1 g injectable = 0,50 g entérale) en raison de la biotransformation du médicament.

**L'acide acétyl-salicylique,** à la dose de 25 à 75 mg/kg/jour en 5 à 6 fois, par voie orale, rectale ou parentérale. Il est souvent présenté en association, sauf pour la forme parentérale.

Le choix de la molécule de première intention dépend du type de douleur (inflammatoire ou non), des associations médicamenteuses, d'allergies, de contre-indications ou de controverses entre certaines données de la littérature [5]. En situation chronique, un dosage plasmatique peut être utile pour éviter les effets secondaires. Vertiges et acouphènes apparaissent pour des concentrations sériques voisines de 200 mg/L d'acide acétyl-salicylique[3].

***Devant une douleur modérée : les antalgiques du niveau II***

Ce sont la **codéine** et le **dextropropoxyphène** qui sont indiqués si les médicaments précédents sont insuffisamment efficaces.

La **codéine** est actuellement disponible sous forme de sirop (*Codenfan*, dosé à 1 mg/mL), qui contient encore une très faible dose d'alcool. Il est présenté avec une pipette facilitant son administration. La recommandation, en fonction des doses efficaces (conférence de consensus à partir des données de la littérature) est de 1 mL/kg, 3 à 4 fois par jour. Les doses antalgiques sont de 2 à 4 mg/kg/jour de codéine. Ces doses ne doivent jamais excéder 5 mg/kg/jour sous peine de toxicité. Il existe deux présentations associant paracétamol et codéine (*Cololiprane* et *Efferalgan codéine*), et utilisables pour l'une d'entre elles (*Efferalgan codéine*) à partir d'un poids de 15 kg (comprimés sécables). La constipation, presque aussi importante que celle induite par la morphine, doit être prévenue. Le *Dicodin* (codéine de longue durée : 12 h, comprimés dosés à 60 mg) est maintenant disponible pour l'enfant mais n'est pas remboursé par la Sécurité sociale. Le **dextropropoxyphène** se présente sous sa forme pure (*Antalvic*), associé au paracétamol (*Di-Antalvic*) et à un dérivé salicylé

3 Le syndrome de Reye, exceptionnellement observé en France, fait l'objet de craintes importantes aux USA et en Angleterre. Dans ces deux pays, l'aspirine est déconseillée, voire interdite avant 15 ans.

(*Propofan*). Les doses orales sont de 3 à 10 mg/kg/jour en 3 à 4 prises. Les effets secondaires (somnolence, nausées) sont liés à l'action centrale de la molécule. Son emploi chez le jeune enfant demeure délicat en l'absence d'études suffisantes. Parfois utilisés chez les enfants à partir de 7 ans, ces produits n'ont leur AMM que pour les plus de 15 ans. De plus, les gélules ne sont pas sécables.

Au niveau supérieur de ce palier, on distingue le **niveau IIB**[4] où se situent les *opiacés mixtes*, c'est-à-dire les *agonistes-antagonistes et les agonistes partiels*. Ils ont tous en communs deux particularités :

. un effet plafond qui peut les rendre rapidement « insuffisants » face à des douleurs importantes. L'augmentation de la dose n'augmente pas l'effet antalgique mais accumule les effets secondaires;

. des propriétés mixtes antagonistes-agonistes qui interdisent la prescription simultanée de ces molécules avec un agoniste, au risque de diminuer l'effet antalgique au lieu d'obtenir un effet synergique.

*Agonistes-antagonistes*

La **pentazocine** (*Fortal*) ne se présente plus que sous sa forme injectable. De brève durée d'action, elle n'a plus d'indications chez l'enfant.

La **nalbuphine** (*Nubain*) existe seulement sous forme injectable réservée à l'usage des collectivités. Elle est utilisée essentiellement pour les douleurs aiguës postopératoires ou les douleurs néoplasiques. On l'utilise chez l'enfant dès l'âge de 18 mois, à la dose de 0,2 mg/kg IV, IM ou SC, renouvelable toutes les 3 à 6 heures. En cas de surdosage, elle est neutralisable par la naloxone (*Narcan*). Elle est de peu d'intérêt dans les situations chroniques, sauf en perfusion continue (jusqu'à 3 mg/kg/jour). Les modalités d'utilisation optimales restent à définir mais sont très largement étudiées en particulier en néonatologie et pour d'autres voies d'administration.

*Le Nubain rectal :* une étude pédiatrique grenobloise [1] a démontré l'efficacité de la nalbuphine injectée par voie rectale et étudié la cinétique. La dose recommandée est de 0,3 mg/kg en situation aiguë soit postopératoire, soit dans les douleurs traumatiques.

*Agonistes partiels*

La **buprénorphine** (*Temgésic*) offre une autre alternative [18] pour les enfants de plus de 7 ans.

C'est un morphinique agoniste partiel, fortement lié aux récepteurs μ dont il est difficilement déplaçable par la naloxone.

Elle se présente sous deux formes :

– injectable (ampoule de 0,3 mg), forme hospitalière réservée plutôt aux douleurs postopératoires,

– sublinguale (glossette de 0,2 mg), diffusée hors de l'hôpital (liste I, non inscrite au tableau des stupéfiants).

Les doses sont de 12 à 15 γ/kg/jour pour la forme injectable et de 15 à 25 γ/kg/jour pour la forme sublinguale.

Peu d'études ont été réalisées chez les nourrissons et les petits enfants. Des effets secondaires sont connus. Il existe un risque de dépression respiratoire

4 Le schéma de l'OMS ne reconnaît que 3 niveaux différents sans distinction A et B. C'est l'expérience clinique qui autorise une distinction au niveau II (faible et moyen). Les médicaments du niveau IIB ne nous paraissent cependant pas devoir être classés au niveau III, mais ne constituent pas pour autant la progression thérapeutique obligatoire vers la morphine.

(très difficilement réversible par la naloxone) si la molécule est associée aux benzodiazépines ou à d'autres sédatifs.

***Devant une douleur sévère et/ou après échec des autres antalgiques : les opioïdes forts***

*Morphine*

La morphine, médicament de référence, est l'opioïde fort le plus utilisé sous toutes ses formes et par diverses voies [19].

• Morphine orale

La morphine s'utilise en début de traitement à la dose de 0,5 à 1 mg/kg/jour en **solution orale**. C'est une préparation magistrale, conservée au réfrigérateur. Les doses doivent être administrées toutes les 4 heures. La prise nocturne, utile au début du traitement, peut être progressivement évitée quand l'analgésie est stable [2].

La prescription doit comporter la dose de chlorhydrate de morphine nécessaire pour 14 jours et un diluant édulcoré en quantité suffisante pour assurer 84 prises pendant 2 semaines (6 prises par jour pendant 14 jours).

Chez l'adulte, le volume des prises est de 10 mL mais, chez l'enfant, ce volume est réduit à 5 mL, voire 2 mL pour les nourrissons. Le volume de dilution est alors de 420 ml (5 mL par prise) ou moins encore de 168 mL (2 mL par prise).

L'adaptation des doses efficaces doit être obtenue en 24 à 36 heures. Elle est réalisée par augmentation de 50 % de la dose précédente toutes les 2 demi-vies (8 heures) jusqu'à obtention d'une analgésie correcte. Pour des douleurs sévères, durables, les doses moyennes efficaces sont de 3 à 4 mg/kg/jour pouvant aller jusqu'à 10, voire 15 mg/kg/jour… La dose maximale n'est limitée que par l'apparition d'effets secondaires inacceptables (ex. : constipation confinant à l'occlusion).

Cette constipation impose d'abord un changement de voie. La voie parentérale et la voie médullaire induisent moins de constipation. Secondairement un changement de molécule peut être discuté.

Il existe des **formes retard** de morphine : le *sulfate de morphine*.

Le *Moscontin* est utilisable chez l'enfant pouvant correctement déglutir un comprimé. Le plus faible dosage est de 10 mg; la posologie minimale quotidienne est de 20 mg. Ce médicament s'adresse donc aux enfants de plus de 20 kg et en situation chronique en raison de la longue latence d'action de la molécule retard. *Il ne doit en aucun cas être coupé ou pilé, sous peine de libérer brutalement le principe actif et de provoquer une toxicité.*

Pour ceux qui ne peuvent déglutir du solide, il existe une autre présentation en gélules déconditionnables, utilisables dans les sondes de nutrition entérale (*Skenan LP*).

• Autres voies d'administration de la morphine

Si la voie orale n'est pas possible, on peut être amené à utiliser :

– la voie rectale avec des posologies identiques à celles de la voie orale,

– la voie sous-cutanée ou intraveineuse (forme injectable du chlorhydrate de morphine). Elle ne se conçoit qu'en continu grâce à des pousse-seringues ou des pompes miniaturisées et informatisées autorisant éventuellement l'**auto-administration (PCA)** [7, 13, 15, 16] (chapitre 9, annexe 1). Elle est utilisée s'il existe des effets secondaires sévères ou des posologies trop importantes à ingérer.

• Autres présentations

Il existe sur le marché d'autres spécialités moins connues, contenant de la morphine ou de l'opium base :

– la *Lamaline* (gélules et suppositoires : liste II) est une association d'extrait d'opium 15 mg (équivalent à 3 mg de morphine) et de paracétamol,

– le sirop de morpine du Codex est inscrit sur la liste II. Sa formule est la suivante : chlorhydrate de morphine 0,5 g, eau distillée 9,5 g, sirop sucré à froid 910 g. Il contient 0,5 mg de morphine par mL. Il est très sucré mais il peut rendre de grands services en début de traitement lorsque de faibles doses sont utilisées.

*Autres morphiniques*

Ils ont des indications réduites et spécifiques de certaines douleurs.

La **péthidine** (*Dolosal*) trouve son indication dans les douleurs viscérales car elle est moins constipante que la morphine. Sa durée d'action est brève. L'étude de sa pharmacocinétique a montré l'existence d'un métabolite de la 12e heure : la norpéthidine, peu antalgique, convulsivante s'accumule surtout en cas d'insuffisance rénale. La péthidine est administrée essentiellement par voie veineuse. Les doses sont de 5 à 10 mg/kg/jour IV en continu. Il n'existe pas de conditionnement oral et la voie sous-cutanée est mal tolérée car elle provoque des irritations locales. On peut avoir recours à la voie IM de façon transitoire pour les douleurs viscérales aiguës. La présence du métabolite de la douzième heure, oblige à prescrire en administration chronique, un anticonvulsivant : diazépam (*Valium*), clonazépam (*Rivotril*).

Opiacés et effets secondaires

Avec tous les opiacés, des effets secondaires sont à craindre, donc à prévenir :

– la *constipation* est constante et nécessite la prescription de péristaltiques (*Duphalac*, *Péristaltine*, *Jamylène*, sirop de pomme de reinette). Parfois le recours à la prostigmine (*Mestinon* 1 à 2 cp/jour) s'avère indispensable;

– les *nausées et vomissements,* parfois présents en début de traitement, s'amendent avec le temps. Ils peuvent être contrôlés par de faibles doses de neuroleptiques;

– la *dépression respiratoire* n'est jamais observée en situation chronique s'il n'y a pas eu d'erreur thérapeutique et si l'augmentation des doses est progressive, mais il faut se méfier des associations potentialisantes (benzodiazépines, neuroleptiques).

## Co-analgésiques

Ils sont choisis en fonction de l'étiologie de la douleur.

***AINS et corticoïdes***

L'acide niflumique (*Nifluril*) (40 mg/kg/jour) est adapté aux nourrissons dès l'âge de 6 mois (suppositoires sécables) ainsi que l'ibuprofène en sirop (*Advil*) (10 mg/kg et par prise, 3 fois). Le diclofénac (*Voltarène*) (2 à 3 mg/kg/jour) et l'acide tiaprofénique (*Surgam*) (10 mg/kg/jour) s'utilisent pour les enfants de poids supérieur à 15 kg. Le naproxène (*Apranax*) se prescrit à la dose de 10 mg/kg/j chez les enfants de plus de 5 ans et de plus de 25 kg (sachets dosés à 250 mg).

*Les corticoïdes* ont des indications très particulières. Ils sont traités ailleurs dans cet ouvrage.

***Antispasmodiques***

Ces médicaments ne sont pas des antalgiques vrais mais leur action spasmolytique agit sur la cause de la douleur viscérale : tels le tiémonium (*Viscéralgine simple :* 6 mg/kg/jour en sirop ou en ampoule injectable) et la bulthylhyocine (*Buscopan :* 1 mg/kg/jour en suppositoire ou comprimé).

La **noramidopyrine** est à proscrire en situation classique. Cependant, dans certains cas de douleurs viscérales importantes et durables, si les morphiniques sont contre-indiqués (occlusion inopérable, cancérologie…), son utilisation peut être discutée et sa prescription judicieusement pesée.

## Traitement des douleurs de désafférentation

Pour traiter ces douleurs de *désafférentation ou douleurs neuropathiques*, on doit se fixer trois buts :

- maîtriser les accès fulgurants,
- diminuer ou supprimer les sensations anormales (dysesthésies),
- prévenir l'envahissement par la douleur qui entraîne immobilisation et/ou attitude d'évitement générant un cercle vicieux de la douleur.

On propose donc un traitement mixte, médicamenteux et non médicamenteux (prise en charge psychologique, techniques corporelles…).

Les molécules les plus couramment utilisées sont les anticonvulsivants et les antidépresseurs, car les *opiacés, peu ou pas efficaces, sont classiquement à proscrire dans ces situations.*

***Anticonvulsivants***

Ils agissent sur la composante la plus mal tolérée : la *fulgurance.* Le clonazépam (*Rivotril*) et la carbamazépine (*Tégrétol*) sont les deux médicaments les plus utilisés.

Chez l'enfant, qui tolère très bien le clonazépam (*Rivotril*), la posologie thérapeutique classique est de 0,1 mg/kg/j. Facile à administrer sous forme de gouttes, le traitement est commencé par une dose deux à trois fois moindre, qui est augmentée progressivement. La somnolence éventuelle oblige à prescrire de plus faibles doses le matin et à préférer une dose de charge au coucher. Ces posologies peuvent être plus élevées pour certaines pathologies neurologiques. C'est l'anticonvulsivant de choix.

La carbamazépine (*Tégrétol*) est classiquement administrée à la posologie de 10 mg/kg/jour. La forme suspension buvable est recommandée chez le jeune enfant. Les posologies sont progressivement augmentées en fonction des résultats, en débutant par 3 mg/kg/jour. Il faut surveiller les effets secondaires indésirables : céphalées, vomissements, sensation ébrieuse, qui imposent un dosage sérique et un arrêt si ce taux est supérieur à 12 $\gamma$/mL.

***Antidépresseurs*** [21]

Deux molécules sont couramment utilisées en France : la **clomipramine** (*Anafranil*) et l'**amitriptyline** (*Laroxyl*). Dans les pays anglo-saxons, c'est l'**imipramine** (*Tofranil*) qui est le chef de file. Tous trois antidépresseurs tricycliques, ils agissent sur la composante dysesthésique souvent difficile à maîtriser. Les posologies efficaces sont de 1 mg/kg/jour pour l'*Anafranil* et le *Laroxyl*. Elles sont obtenues par augmentation progressive. Une dose unique vespérale est justifiée.

Les effets secondaires non négligeables doivent être prévenus ou corrigés (bouche sèche, somnolence, désorientation, rétention urinaire, constipation). Ils imposent la diminution temporaire des doses et la prise en compte des symptômes. Aux doses utilisées habituellement, nous n'avons pas observé de problème cardiaque.

Néanmoins, il faut rester prudent s'il existe des anomalies cardiaques connues ou s'il est administré des traitements potentiellement toxiques pour le cœur (radiothérapie ± chimiothérapie par adriamycine, par exemple).

### TECHNIQUES LOCO-RÉGIONALES

#### Pour les douleurs aiguës

Lors d'échec ou d'effets secondaires inacceptables des traitements chroniques par voie générale ou en postopératoire aigu, on peut proposer la mise en place d'une *péridurale* à la hauteur métamériquement désignée par la localisation douloureuse.

Les molécules utilisées sont, selon les cas, des *anesthésiques locaux* et/ou des morphiniques. Des doses de 4 à 6 mg/kg/jour de bupivacaïne (*Marcaïne*) à 0,25 % permettent d'obtenir une analgésie de qualité sans faire courir de risque de surdosages toxiques. La *morphine* est souvent préférée en longue durée : les posologies en situation aiguë sont de 50 à 100 γ/kg/jour; la morphine est diluée dans du sérum physiologique au 1/10 ou 1/20 (1 mL = 1 mg ou 1 mL = 0,5 mg).

#### En situations chroniques (douleurs cancéreuses terminales)

Les médicaments utilisés sont les mêmes mais peuvent être considérablement augmentés. Le mode de distribution est alors continu et assuré par des pompes programmables. On préfère alors les morphiniques et non les anesthésiques locaux, qui altèrent la motricité quand ils sont injectés par voie intrathécale.

## CONCLUSION

La douleur de l'enfant… une réalité qui ne bénéficie pas encore de l'étendue de la palette des moyens thérapeutiques proposés à l'adulte.

En attendant, sachons optimiser les médicaments et les techniques disponibles.

## Bibliographie


[1] ALIBEU J.P., BESSARD G., CARTAL M., NICOLLE E., GUIMIER C. — Pharmacologie de la nalbuphine administrée par voie rectale chez l'enfant. Congrès annuel de l'ADARPEF, Grenoble 22-23 mars 1996, p. 21.

[2] DAHLSTRÖM B., BOLME P. FEYCHTING H., NOAK G., PAAZLOW L. — Morphine kinetics in children. *Clin. Pharmacol. Ther.*, 1979, *26*, 354-365.

[3] ESCHALIER A., AUMAITRE O., DORDAIN G. — Les médicaments de la douleur. *Le Concours Médical*, 1987, *109*, 14, 1268-1272.

[4] FITZGERALD M. — The postnatal development of cutaneous afferent fibre input and receptor field organization in the rat dorsal horn. *J. Physiol.*, 1985, *361*, 1-18.

[5] FORSYTH B.W. *and al.* — New epidemiologic evidence confirming that bias does not explain the aspirine. Reye's syndrome association. *JAMA*, 1989, *261*, 17, 2517-2524.

[6] GAUVAIN-PIQUARD A., FRANÇOIS P. — *Ces enfants trop sages. Sémiologie de la douleur de l'enfant de moins de 6 ans.* Paris, Arnette, 1990, Vidéo 35 mn.

[7] HILL H.F., CHAPMAN C.R., KORNELL J.A., SULLIVAN K.M., SAEGER L.C., BENEDETTI COSTANTINO. — Self administration of morphine in bone marrow transplant reduces drug requirement. *Pain*, 1990, *40*, 121-129.

[8] LLOYD-THOMAS A.R. — Pain Management in paediatric patients. *British Journal of Anaesthesia*, 1990, *64*, 85-104.

[9] MACIEWICZ R., MARTIN J.B. — Douleur, physiopathologie et traitement. *In :* Harrison T.R., *Principes de Médecine Interne.* 4e édition française. Paris, Flammarion, Médecine Sciences, 1988, p. 13-17.

[10] MAC GRATH P. — *Pain in children, nature, assessment, treatment.* New York, The Guilford Press, 1990, p. 331-348.

[11] MAC GRATH P.J., UNRUH A.M. — *Pain in children and adolescents. Cancer pain.* Amsterdam, NY, Oxford, Elsevier, 1987, p. 235-250.

[12] MAUNUKSELA E.L. — Douleurs des enfants cancéreux. Expérience dans un service d'hématologie pédiatrique en Finlande. *In :* Pichard-Léandri E., Gauvain-Piquard A., *La douleur chez l'Enfant.* Paris : Arnette, 1989, p. 114-119.

[13] MISER A.W., MISER J.S., CLARK B.S. — Continuous intravenous infusion of morphine sulfate for control of severe pain in children with terminal malignancy. *J. Pediatr.*, 1980, *96*, 930-932.

[14] MISER A.W. — Evaluation and management of pain in children with cancer. *In* :Tyler D., Krane E., *Advances in Pain Research and Therapy, Pediatric Pain.* 15, New York, Raven Press, 1990, p. 345-364.

[15] NAHATA M.C., MISER A.W., MISER J.S., REUNING R.H. — Variation in morphine pharmacokinetics in children with cancer. *Dev. Pharmacol. Ther.*, 1985, *8*, 182-188.

[16] NAHATA M.C., MISER A.W., MISER J.S., REUNING R.H. — Analgesic plasma concentrations of morphine in children with terminal malignancy receiving a continuous subcutaneous infusion of morphine to control severe pain. *Pain*, 1984, *18*, 109-114.

[17] PONS G., BAVOUX F., OLIVE G. — Pharmacologie et utilisations des antalgiques non morphiniques. *In :* Pichard-Léandri E., Gauvain-Piquard A., *La douleur chez l'Enfant.* Paris : Arnette, 1989, p. 160-169.

[18] POULAIN Ph., PICHARD E. — Nouveaux opioïdes à action semi-lente dans le traitement de la douleur du patient cancéreux. Encycl. Med. Chir. (Paris, France). Cancérologie, 50055 A, 80,12-1988, 6 p.

[19] POULAIN P., PICHARD-LÉANDRI E. — Maniement pratique des antalgiques morphiniques chez l'enfant. *In : Journées Parisiennes de Pédiatrie.* Paris, Flammarion, Médecine Sciences, 1991, p. 107-116.

[20] ROSS D.M., ROSS S.A. — *Childhood pain, current issues, research and management.* Baltimore, Munich, Urban & Schwarzenberg, 1988, 384 p.

[21] SCHECHTER N.L., ALTMAN A.J., WEISMAN S.J. — Report of the consensus conference on the management of pain in childhood. Research priorities as defined by the subcommittee. *Pediatrics*, 1990, *86*, 5, 832.

[22] VENTAFRIDDA V., RIPAMONTI C., DE CONNO C., BIANCHI M., PAZZUCONI F., PANERAI A.E. — Antidepressants increase bioavailability of morphine in cancer patients. *Lancet*, 1987, *ii*; 1204.

# 24. Le praticien et les douleurs gynécologiques courantes

par J.-M. Mantz, P. Diemunsch, A. Treisser

Les douleurs pelviennes de la femme constituent, avec les métrorragies et les leucorrhées, un des signes les plus habituels de la pathologie gynécologique et l'un des motifs les plus courants de consultation. À vrai dire ce symptôme recouvre quasiment toute la pathologie gynécologique [16]. Aussi nous bornerons nous à présenter un panorama de ses principales causes et à détailler quelques-uns des syndromes les plus fréquemment rencontrés en consultation.

## I. SYNDROMES PRÉMENSTRUELS

Complexe et protéiforme, le syndrome prémenstruel comprend l'ensemble des signes physiques et psychologiques survenant électivement et régulièrement avant les règles et cédant avec celles-ci. La fréquence extrême de cette pathologie (25 à 75 % des femmes en période d'activité génitale seraient concernées) et la source d'inconfort qu'elle représente pour celles qui en sont atteintes justifient l'intérêt grandissant que lui porte la communauté médicale. En ce qui concerne la composante « douleur » de ce syndrome, il est intéressant de constater que parmi les 6 symptômes arrivant en tête dans toutes les enquêtes (mastodynie, prise de poids, douleurs abdominales, douleurs lombaires, douleurs articulaires, troubles cutanés), 4 ont une connotation algique. En plus de ces signes physiques, différentes modifications psychologiques (tristesse, asthénie, irritabilité, anxiété) engendrent une souffrance morale d'intensité variable, favorisant des troubles comportementaux parfois graves; différentes enquêtes ont établi la fréquence accrue d'épisodes psychiatriques aigus et de tentatives de suicide en période prémenstruelle.

La physiopathologie de ce syndrome est loin d'être univoque. Le rôle de facteurs psychosociaux, hormonaux, humoraux, allergiques, hydroélectrolytiques, vitaminiques,

*TABLEAU 1.* — PANORAMA DES PRINCIPALES DOULEURS PELVIENNES CHEZ LA FEMME (d'après Papiernick et coll.) [14]

| | | |
|---|---|---|
| – Douleurs pelviennes aiguës | | |
| * Complication de la grossesse : | avortement<br>grossesse ectopique<br>dégénérescence d'un fibrome | |
| * Pathologie des annexes : | salpingite<br>torsion d'une annexe<br>hémorragie folliculaire<br>syndrome d'hyperstimulation ovarienne | |
| * Pathologie extragénitale : | appendicite<br>colique néphrétique<br>hématome du grand droit<br>occlusion intestinale | |
| – Douleurs pelviennes chroniques | | |
| * Cycliques :<br>(sous influence hormonale) | syndrome prémenstruel<br>dysménorrhée<br>douleurs intermenstruelles<br>douleurs postmenstruelles | |
| * Provoquées par les rapports sexuels : | vaginisme<br>dyspareunie<br>syndrome de Masters et Allen | |
| * Non cycliques :<br>(expression d'une pathologie organique) | gynécologiques : | cervicite, salpingite, endométrite<br>tumeurs<br>anomalies de la statique utérine<br>dispositifs intra-utérins |
| | non gynécologiques : | cystite, constipation, discopathie vertébrale |

a été tour à tour invoqué, de sorte que les dosages hormonaux (œstradiol, progestérone, prolactine) ne constituent qu'un des aspects de l'exploration biologique de ces patientes. Les nombreuses formules thérapeutiques proposées (progestérone et progestatifs, contraceptifs oraux, bromocriptine, inhibiteurs des prostaglandines PGF2 et PGE2, précurseurs des prostaglandines E1, vitamine B6, diurétiques antialdostérone, voire psychotropes) illustrent les incertitudes de base et ne laissent pas toujours une impression de cohérence. Plutôt que de recommander l'une ou l'autre d'entre elles, on peut conclure en s'inspirant des recommandations d'une grande pertinence énoncées récemment par A. Tamborini [21] :

– réserver les traitements médicamenteux énergiques aux cas sévères ;

– privilégier la qualité de la relation médecin-patiente en donnant la priorité à l'écoute et à l'information de l'intéressée et de son conjoint dans un esprit de compréhension et de tolérance aussi éloigné du scientisme que des jugements de valeur ironiques ;

– prodiguer largement des conseils hygiéno-diététiques sans exclure le recours éventuel à certaines formes de médecine « parallèle » ;

– espérer que les nombreuses recherches actuellement en cours dans ce domaine permettront une meilleure maîtrise de ces étranges phénomènes tout en reconnaissant modestement que « la femme et son syndrome prémenstruel conserveront encore longtemps leur mystère ».

## II. DYSMÉNORRHÉE

### *Dysménorrhée primaire*

Les douleurs qui accompagnent les règles de la dysménorrhée primaire, très fréquentes chez la jeune fille, coïncident avec l'apparition des règles, souvent avec un retard de quelques cycles, et disparaissent en général après le 1er accouchement. Toutes les formes de douleurs peuvent se voir, des crampes légères aux douleurs invalidantes pelviennes avec irradiations variées. Les signes d'accompagnement sont fréquents : nausées, vomissements, céphalées, nervosité souvent identiques d'un cycle à l'autre. L'examen clinique est normal.

Des études manométriques ont montré qu'il existe toujours des anomalies de la contractilité utérine chez les dysménorrhéiques : tonus de base élevé, contractions internes intenses et anarchiques. Le profil psychologique de ces patientes n'a rien de spécifique et le rôle autrefois attribué aux facteurs psychosomatiques a beaucoup diminué. Des études récentes ont mis en évidence la participation primordiale des prostaglandines PGE2 et PGF2 alpha.

Ces considérations physio-pathogéniques ont des implications thérapeutiques : la jeune fille doit être rassurée sur la banalité et la bénignité de ces symptômes. Il faut savoir résister à une coelioscopie inutile. Les médicaments utiles appartiennent à plusieurs familles : antispasmodiques, progestatifs de synthèse et œstroprogestatifs, dérivés de l'ergot de seigle, AINS et antalgiques (en tenant compte des contre-indications et des effets indésirables), l'aspirine et le paracétamol restant les plus efficaces et les mieux tolérés.

### *Dysménorrhées secondaires*

Les dysménorrhées secondaires sont, elles, d'apparition plus tardive, parfois après un événement gynécologique (accouchement, avortement, opération) et sont le plus souvent d'origine organique : l'endométriose en est la cause la plus fréquente, parfois une infection aiguë, une sténose du col, une rétroversion fixée. Le traitement dépend alors de la cause.

## III. DOULEURS POSTMENSTRUELLES

La notion importante à retenir est que, lorsqu'une femme souffre immédiatement après ses règles, il s'agit presque toujours d'une endométriose. La douleur est alors souvent exacerbée par les rapports sexuels et le toucher vaginal.

## IV. DOULEURS INTERMENSTRUELLES OU D'OVULATION

Elles concernent 1 à 3 % des patientes consultant pour des raisons gynécologiques. La douleur est liée à la ponte ovulaire. Elle est perçue comme un élancement dans la partie basse de l'abdomen. Elle peut être uni- ou bilatérale et peut, en particulier, prédominer dans la fosse iliaque droite. Elle s'accompagne assez souvent d'une légère métrorragie, considérée comme consécutive à la chute brutale du taux des œstrogènes. Certaines formes, rares il est vrai, s'accompagnent d'une hémorragie intra-péritonéale notable avec météorisme abdominal et irradiation douloureuse dans l'épaule. L'ovaire correspondant et le cul-de-sac de Douglas sont douloureux au toucher. On conçoit que le diagnostic différentiel avec l'appendicite puisse être difficile, surtout lors de la première crise. Cependant il n'y a ni nausées ni vomissements ni fièvre ni contracture musculaire.

L'élément diagnostique le plus précieux est de nature chronologique : survenue (éventuellement récidivante) du syndrome au milieu de la période menstruelle.

La prescription d'analgésiques mineurs est généralement suffisante.

La persistance du syndrome et surtout sa répétition doivent faire rechercher une cause organique, en particulier une ovarite micropolykystique.

On peut en rapprocher le *syndrome d'hyperstimulation ovarienne* pouvant compliquer l'utilisation des inducteurs de l'ovulation (gonadotrophines diverses, bromocriptine). La douleur est liée à la présence d'un œdème des ovaires et d'un grand nombre de follicules. La symptomatologie comporte, dans les formes sévères, des douleurs abdominales avec troubles digestifs, épanchements multiples (ascite, épanchement pleural, péricardique) œdèmes diffus, hémoconcentration. Ce syndrome est moins fréquemment observé avec le citrate de clomifène et la bromocriptine qu'avec les gonadotrophines HMG (*human menopausal gonadotrophin*) et HCG (*human chorionic gonadotrophin*).

## Bibliographie

Elle est commune aux chapitres 24, 25 et 26 et figure à la fin du chapitre 26.

# 25. Douleur et accouchement

par J.-M. Mantz, P. Diemunsch, A. Treisser

## I. FAUT-IL RESPECTER LES DOULEURS DE L'ACCOUCHEMENT?

Certains aphorismes remontant à l'antiquité (*paries in dolore*), certaines affirmations gratuites alléguant les risques psychologiques que comporterait la suppression de la douleur de l'accouchement, certaines idées fausses affirmant que l'accouchement normal doit être douloureux, certaines expressions tendancieuses assimilant par exemple l'analgésie péridurale à une « anesthésie de confort » sont responsables d'une somme impressionnante de douleurs accumulées au cours des âges et jusqu'à une époque récente.

La douleur a fait récemment l'objet d'une évaluation rigoureuse [2].

Quels que soient les latitudes, les ethnies et le niveau culturel, à peine 15 % des accouchements sont pratiquement indolores alors que dans 35 % des cas les douleurs sont modérées, dans 30 % des cas, sévères et dans 20 % des cas, très sévères, ces dernières surclassent alors en intensité toutes les autres formes de douleur. Si l'on ajoute que la douleur de l'accouchement a de nombreux inconvénients physiopathologiques pour la mère comme pour l'enfant et que l'on dispose de remarquables moyens de la supprimer, il apparaît que, sauf volonté expresse de la parturiente, la douleur de l'accouchement n'a aucune justification.

## II. QUELS SONT LES MÉCANISMES DE LA DOULEUR AU COURS DU TRAVAIL?

Leur connaissance est importante pour le thérapeute. Au cours de la première période de la dilatation la douleur est liée à la dilatation du col et du segment inférieur de l'utérus ainsi qu'aux fortes contractions du corps utérin luttant contre un obstacle. Notion importante et de connaissance récente, les afférences sensitives innervant le col et le segment inférieur de l'utérus empruntent, comme pour le corps utérin lui-même, les voies sympathiques et gagnent, à travers les plexus hypogastriques et lombaires, les racines postérieures des 10e, 11e et 12e paires dorsales et de la 1re paire lombaire. Les fibres nociceptives provenant des structures périnéales empruntent, elles, le trajet des nerfs honteux puis des racines postérieures des nerfs sacrés.

Au cours de l'expulsion et de la délivrance, après dilatation complète du col, les douleurs relèvent des contractions du corps utérin, puis de la distension du segment inférieur et du périnée. Le déroulement topographique des douleurs au cours du travail et leur changement de caractères bien connus des obstétriciens sont conformes à ces notions anatomo-physiologiques récentes.

Différents facteurs influencent les douleurs de la parturition : facteurs physiques (les douleurs sont généralement plus fortes chez les primipares âgées), psychologiques et émotionnels (l'appréhension et l'anxiété majorent probablement la perception de la douleur). Quant aux facteurs culturels et ethniques souvent allégués, ils correspondent sans doute plus à des différences d'expression de la douleur que de son intensité.

## III. QUELLES SONT LES CONSÉQUENCES DES DOULEURS DE LA PARTURITION ?

La douleur somatique et viscérale du travail sensibilise les nocicepteurs périphériques et les structures centrales impliquées dans son intégration et sa modulation. Cette sensibilisation est responsable d'une hyperalgésie tant au niveau des structures directement en cause (utérus et filière génitale) que plus à distance (dorsalgies, douleurs de paroi abdominale). L'analgésie du travail prévient la consitution de ces cercles vicieux.

La longue liste des conséquences maternelles et fœtales de la douleur du travail devrait à elle seule convaincre les hésitants de la nécessité d'un traitement antalgique. Au cours de leur ascension vers le cerveau, les informations nociceptives provoquent, chemin faisant, toute une série de réflexes segmentaires et supra-segmentaires chez la parturiente : modifications respiratoires (hyperventilation), circulatoires (augmentation de la pression artérielle, du débit cardiaque, du travail ventriculaire gauche), métaboliques (augmentation de la consommation d'oxygène, acidose métabolique), endocriniennes (sécrétion de cortisol, d'ACTH, de catécholamines avec diminution consécutive du flux sanguin utérin). Le déroulement harmonieux du travail peut s'en trouver perturbé (la noradrénaline augmente l'activité utérine, l'adrénaline et le cortisol la diminuent), tandis que le fœtus risque à son tour de subir les effets délétères de ces différentes perturbations. De nombreuses études ont établi que la suppression de la douleur et de l'anxiété peut diminuer voire supprimer la plupart de ces effets défavorables.

## IV. COMMENT TRAITER LES DOULEURS DE L'ACCOUCHEMENT ?

Les procédés utilisables sont nombreux et d'inégale valeur, l'objectif étant de maîtriser le mieux possible la douleur sans faire courir de risques à la mère ni à l'enfant.

*L'anesthésie générale* fut largement utilisée pendant un siècle. Le chloroforme utilisé en 1853 pour le 8^e^ accouchement de la reine Victoria (anesthésie « à la reine ») fut supplanté par le thiopental, l'hydroxybutyrate de sodium, le protoxyde d'azote.

C'est à *l'anesthésie loco-régionale* que s'adressent la plupart des équipes; l'infiltration des nerfs honteux internes est aujourd'hui le plus souvent avantageusement remplacée par l'analgésie épidurale [4], méthode d'analgésie médicamenteuse exclusive dans beaucoup de maternités. Cette méthode offre le meilleur compromis entre efficacité et sécurité [6].

L'anesthésique local (la ropivacaïne, moins cardiotoxique tendant à supplanter la bupivacaïne) est administré dans l'espace péridural (abordé généralement entre L2 et L3 ou entre L3 et L4) après introduction d'un cathéter. Le cathéter permet des réinjections à la demande ou plus souvent l'injection continue d'une solution diluée d'anesthésique local durant tout le travail. On potentialise généralement l'anesthésique local par un morphinique (fentanyl, sufentanil).

Les médicaments peuvent être injectés directement dans le liquide céphalo-rachidien ce qui réalise une rachianesthésie ou anesthésie intrathécale. La rachianesthésie au sufentanil peut représenter la première étape d'une analgésie du travail, complétée dans un second temps par l'administration péridurale d'un anesthésique local. Réalisée dans un seul espace ou deux espaces adjacents, ce type de *rachianesthésie – péridurale combinée ou séquentielle* limite les effets secondaires de la péridurale; elle permet notamment de *déambulation* initiale, l'analgésie morphinique exclusive ne provoquant ni bloc sympathique ni bloc moteur. La réduction des doses d'anesthésique local tend au même résultat. De nombreux adjuvants sont proposés pour potentialiser encore les analgésies rachidiennes. Les plus étudiés sont la clonidine, la néostigmine et la kétamine.

L'analgésie obtenue est excellente, la conscience reste intacte et la coopération de la mère possible. Toutefois l'analgésie péridurale prolonge la dernière phase de l'accouchement au cours de laquelle s'effectuent la rotation et la descente de la présentation. Il s'en suit une nette augmentation du nombre d'extractions instrumentales. Le seul effet secondaire notable est une chute de la tension artérielle (une perfusion intraveineuse est mise en place systématiquement). La méthode nécessite toujours la présence d'un anesthésiste expérimenté. Elle doit être évitée chaque fois qu'il y a risque d'hypotension artérielle ou d'hypovolémie. Elle est contre-indiquée en cas de troubles de la coagulation sanguine et de syndrome septique.

*D'autres méthodes* peuvent, en pareil cas, apporter un bénéfice partiel, le plus souvent au prix de risques accrus pour la mère et pour l'enfant : c'est le cas des **thérapeutiques systémiques** utilisant soit des analgésiques comme la nalbuphine, soit des anesthésiques comme la kétamine, l'isoflurane, ou encore des tranquillisants (oxazépam, lorazépam).

La **stimulation électrique transcutanée** et le **bain de dilatation** représentent deux techniques non pharmacologiques de mise en œuvre du contrôle segmentaire médullaire du message nociceptif. Ces méthodes offrent l'avantage d'une totale innocuité; leur emploi se répand rapidement.

Quant aux **méthodes psycho-prophylactiques** réalisées selon diverses modalités (Dick Read, Lamaze, Leboyer), elles visent non seulement à maîtriser la douleur mais encore à prendre en compte les composantes émotionnelles, affectives et comportementales de la douleur du travail. La préparation à « l'accouchement sans douleur » demande en général six séances espacées d'une semaine. Elle est habituellement associée à une technique de relaxation du type training-autogène de Schultz.

Ces méthodes apparaissent de plus en plus comme complémentaires des techniques médicamenteuses avec prise en charge des problèmes de la mère et de l'enfant dans leur globalité. Mais elles ne s'improvisent pas et demandent à tous les membres de l'équipe hospitalière une formation personnelle et spécifique actuellement difficile à acquérir.

## Bibliographie

Elle est commune aux chapitres 24, 25 et 26 et figure à la fin du chapitre 26.

# 26. Médicaments antalgiques et grossesse

par J.-M. Mantz, P. Diemunsch, A. Treisser

Malgré le drame de la thalidomide, la consommation des médicaments pendant la grossesse est élevée. Elle concernerait 90 % des femmes enceintes [8]. Une étude française réalisée par l'INSERM en 1978 rapporte que 50 % des femmes prendraient au moins un médicament au cours du 1er trimestre de la gestation [7]. Une étude lyonnaise de 1980 [15] portant sur 1 000 accouchées conclut à la consommation moyenne de plus de 6 spécialités différentes par patiente. En dehors de quelques cas particuliers (thalidomide, diéthylstilbestrol, antimitotiques) les conséquences de la prise de médicaments pendant la grossesse sont mal connues en raison de la multiplicité des paramètres en cause (nature du médicament, dose, durée de la prise, associations), de l'absence fréquente de séries-témoins, de la nature même des anomalies possibles (morphologiques, fonctionnelles, comportementales), de leur révélation plus ou moins tardive, de la difficulté enfin d'interprétation et de transposition à l'homme des études expérimentales chez l'animal.

Certains faits cependant sont bien établis [7] : le placenta n'est pas une barrière; à l'exception des grosses molécules comme l'héparine et l'insuline, tous les médicaments peuvent le traverser, d'autant plus facilement que leur poids moléculaire est plus faible et qu'ils sont plus liposolubles. En raison de l'immaturité de nombreux systèmes enzymatiques, les capacités métaboliques et excrétrices du fœtus sont faibles. L'organogenèse se déroule selon un calendrier précis : c'est pendant la période embryonnaire proprement dite, qui va chez l'homme du 13e au 56e jour après la conception, que se différencient la plupart des organes, période vulnérable entre toutes.

Pour nous en tenir aux médicaments antalgiques, nous étudierons avec quelques détails ceux qui sont le plus souvent consommés pendant la grossesse (en particulier d'après l'étude de Petit et coll. [15]) en les classant en fonction des 5 catégories de risque, de gravité croissante (A, B, C, D, X) établies par la Food and Drug Administration américaine en 1980.

# I. ANTALGIQUES DITS « PÉRIPHÉRIQUES »

## *Salicylés*

Facteur de risque C (D au 3e trimestre). L'aspirine est un des médicaments le plus souvent consommé pendant la grossesse, à l'état isolé ou en association avec d'autres médicaments. D'après 8 études récentes [3] totalisant 54 000 patientes et une étude multicentrique américaine portant sur 50 282 couples mère-enfant [9], la consommation de l'aspirine pendant la grossesse concernait respectivement 33 000 (61 %) et 32 164 (64 %) femmes.

L'aspirine traverse aisément le placenta et, à proximité du terme, se concentre dans les tissus du nouveau-né. Sa demie-vie est de 3 à 9 heures. Les salicylés sont excrétés dans le lait maternel en faible quantité.

**Chez la mère**, de fortes doses d'aspirine utilisées près du terme ont pu entraîner des vertiges, une hyperventilation (effets dose-dépendants), des hémorragies ante et post-partum, une gestation prolongée, un travail prolongé (résultat d'une inhibition de la prostaglandine synthétase) avec augmentation du nombre de complications à l'accouchement (césarienne, forceps) [5].

Dans quelques cas, l'aspirine a été rendue responsable de l'échec de dispositifs intra-utérins à visée anticonceptionnelle.

**Chez le nouveau-né**, administrée dans la quinzaine qui précède l'accouchement, l'aspirine peut entraîner des troubles de la coagulation sanguine biologiques (diminution de l'agrégation plaquettaire, dépression de l'activité du facteur X) et cliniques (en particulier hémorragie intracrânienne chez le prématuré).

La relation entre prise d'aspirine et malformations congénitales est controversée [3]. Un travail de 1976 [9] conclut à un risque accru de détresse respiratoire par fermeture prématurée du canal artériel. Cependant dans l'étude multicentrique américaine déjà citée, sur 50 282 couples mère-enfant, 14 864 (soit 29 %) avaient pris de l'aspirine pendant le 1er trimestre, sans effet tératogène.

De faibles doses d'aspirine (80 mg par jour par exemple) semblent avoir des effets bénéfiques sur l'évolution de certaines grossesses à risque (au cours du lupus érythémateux disséminé ou de l'état pré-éclamptique), mais *d'une façon générale l'utilisation de l'aspirine pendant la grossesse, spécialement à hautes doses ou de façon chronique, doit être évitée.*

L'Académie américaine de pédiatrie recommande la prudence dans l'usage de l'aspirine chez la mère qui allaite.

## *Paracétamol*

Facteur de risque B. *Le paracétamol est souvent conseillé comme alternative à l'aspirine en cas de nécessité de traitement antalgique chez la femme enceinte.* Aussi est-il très utilisé à tous les stades de la grossesse, d'autant plus qu'il n'altère pas les fonctions plaquettaires ni la coagulation. Il traverse le placenta. Sa demie-vie est de l'ordre de 3 à 4 heures. Il est excrété dans le lait en faible quantité.

Plusieurs cas d'intoxication massive par le paracétamol à différents stades de la grossesse ont été rapportés sans malformation fœtale décelable. Une étude de Riggs [17] ne relève qu'un cas de malformation fœtale sur une série de 60 intoxications graves par paracétamol chez des femmes enceintes. Aselton [1] aboutit aux mêmes conclusions rassurantes tirées d'une étude portant sur 697 femmes ayant pris du paracétamol au cours du 1er trimestre de la grossesse. Il est vrai que dans toutes ces études toutes les patientes avaient bénéficié d'un traitement par N-acétylcystéine, antidote du paracétamol. Dans l'étude multicentrique américaine déjà citée portant sur 50 282 couples mère-enfant, Heinonen [9] relève 226 femmes ayant consommé du paracétamol au cours du 1er trimestre de la grossesse avec 3 cas de malformations de la hanche et 781 femmes exposées à une autre période de la grossesse avec 8 cas de malformations de la hanche et 6 cas de pied bot. Ainsi une relation de cause à effet ne peut être exclue.

Un cas de rash cutané récidivant a été signalé [11] chez un enfant nourri au sein dont la mère prenait du paracétamol mais l'académie américainc de Pédiatrie considère que la prise de paracétamol par la mère est compatible avec l'allaitement au sein.

## II. OPIACÉS ET ANTALGIQUES CENTRAUX NON OPIACÉS

La fréquence croissante de la toxicomanie aux opiacés justifie le rappel du risque de dépression respiratoire chez la mère et le fœtus lorsque ces drogues sont utilisées à proximité du terme [13].

### *Morphine*

Facteur de risque B (D en cas d'usage prolongé ou à haute dose).

Dans l'étude multicentrique américaine de Heinonen [9], 448 mères ont été exposées aux opiacés, 70 ont eu de la morphine au cours du 1er trimestre. Aucune modification fœtale n'a été constatée dans cette série. On relève cependant une fréquence élevée (10 cas) de hernie inguinale. Seules des traces de morphine passent dans le lait. L'allaitement n'est contre-indiqué qu'en cas de posologie élevée.

Les autres opioïdes font l'objet d'un facteur de risque B ou D : nalbuphine (*Nubain*) (B ou D), pentazocine (*Fortal*) (B), péthidine (*Dolosal*) (B ou D).

### *Codéine*

Facteur de risque C (D si le produit est administré à haute dose ou à terme).

Dans la même étude, la codéine avait été consommée au cours du 1er trimestre de la grossesse chez 563 femmes. Aucune malformation précise n'a pu lui être imputée. Pourtant, 4 autres études [3] portant sur de grandes séries concluent à un risque accru de malformations (cardiaques, palatines, osseuses) et mettent en garde contre l'utilisation de la codéine au cours du 1er trimestre de la grossesse.

### *Antalgiques centraux non opiacés : Néfopam (Acupan)*

En l'absence d'études chez l'animal et de données cliniques humaines, le risque de cet analgésique non morphinique n'est pas connu. Aussi, par mesure de prudence, est-il recommandé d'en éviter l'emploi pendant la grossesse et l'allaitement.

## III. PSYCHOTROPES

### *Benzodiazépines*

Facteur de risque D. Le diazépam et son métabolite (n-déméthyldiazépam) traversent librement le placenta et s'accumulent dans la circulation fœtale avec, chez le nouveau-né, des taux 1 à 3 fois supérieurs aux taux sériques maternels. La demie-vie plasmatique est chez le nouveau-né augmentée en raison de la diminution de la clairance du médicament.

Depuis le travail de Saxen en 1975, de nombreuses études [7, 18] indiquent que la prise de diazepam pendant la grossesse (1er et 2e trimestre) augmente le risque de survenue de fente labiale ou palatine chez le nouveau-né. D'autres malformations ont été décrites après exposition au cours du 1er trimestre (hernie inguinale, malformations cardiaques, sténose pylorique) ou du 2e trimestre (hémangiome, malformations cardio-circulatoires). Un travail de 1989 [10] rapporte des malformations graves (crânio-faciales, mammaires, rénales ou génitales) chez 8 enfants dont les mères avaient consommé 30 mg/jour ou plus de diazepam ou 75 mg/jour ou plus d'oxazepam durant la grossesse.

Enfin des complications néonatales sont possibles, neurologiques et comportementales en particulier lorsque les doses utilisées chez la mère en fin de grossesse dépassent 30 à 40 mg/j. [7].

Ainsi l'utilisation de benzodiazépines pendant la grossesse est-elle déconseillée. Les benzodiazépines passent dans le lait. Leur usage chez les femmes allaitantes n'est pas recommandé.

### *Carbamates*

Facteur de risque D. Il semble que l'utilisation du **méprobamate** au cours de la grossesse comporte un risque accru de malformations congénitales, cardiaques en particulier (8 cas sur une série de 395 patientes rapportée en 1974 [17]). Cependant l'étude multicentrique de Heinonen en 1977 [9] portant sur 356 femmes ayant consommé du méprobamate au cours du 1er trimestre n'a pas retrouvé les mêmes faits. De nouvelles études sont nécessaires. La prudence commande cependant de ne faire usage de ce médicament, en particulier au cours des 6 premières semaines, qu'avec la plus extrême prudence.

### *Antidépresseurs tricycliques*

Facteur de risque D (amitryptiline [*Laroxyl*], clomipramine [*Anafranil*], imipramine [*Tofranil*]). Ils ont été responsables de malformations congénitales. Des observations isolées de tachycardie, de détresse respiratoire et de rétention urinaire ont été décrites chez des nouveau-nés, nés de mères ayant reçu des tricycliques juste avant l'accouchement.

### *Barbituriques*

Une étude [9] portant sur 1 415 femmes traitées par phénobarbital durant le premier trimestre de la grossesse suggère une relation possible entre l'usage de ce médicament et l'augmentation du risque de malformations congénitales (malformations cardiaques, syndrome de Down).

### *Neuroleptiques*

La chlorpromazine (*Largactil*), facteur de risque C, et le métoclopramide (*Primpéran*), facteur de risque B, ne sont pas, à faibles doses, contre-indiqués pendant la grossesse.

### *Anti-épileptiques : Carbamazépine (Tégrétol)*

Facteur de risque C, la tératogénicité de la carbamazépine est l'objet de controverses. Des malformations congénitales ont été signalées (spina bifida, anomalies cranio-faciales, hypoplasie unguéale). La prudence s'impose dans ce domaine.

## IV. AUTRES ANTALGIQUES

### *Tiemonium (Viscéralgine)*

Les études réalisées chez l'animal n'ont pas mis en évidence d'effet tératogène. Jusqu'à présent aucun effet malformatif n'a été signalé dans l'espèce humaine.

La prise de ce médicament en cours d'allaitement est déconseillée en raison de son passage dans le lait.

### *Anti-inflammatoires non stéroïdiens*

Des cas de fermeture prématurée du canal artériel ont été rapportés chez le fœtus avec des anti-inflammatoires non stéroïdiens. C'est pourquoi le Dictionnaire Vidal recommande de ne pas administrer les AINS :

– pendant les 3 premiers mois de la grossesse, en raison d'un éventuel risque tératogène ;

– pendant les 3 derniers mois, en raison d'un éventuel retard à l'accouchement, de la possibilité d'une fermeture prématurée du canal artériel, d'éventuelles manifestations hémorragiques du nouveau-né ;

– ainsi qu'au cours de l'allaitement.

En ce qui concerne l'indométacine (*Indocid*), la contre-indication est absolue pendant toute la durée de la grossesse.

### *Dihydroergotamine*

Il existe, à forte dose, un risque théorique d'action contracturante sur l'utérus. Par mesure de prudence ce médicament doit être évité pendant la grossesse.

### *Vitamine B12*

La vitamine B12, utilisée à faible dose, ne paraît pas tératogène (facteur de risque C).

## CONCLUSION

Ces quelques documents devraient être utiles au praticien qui peut se trouver confronté à 3 types de problèmes :

– Quel est le risque de la prise de médicaments au cours de la grossesse, en particulier à son début ?

– Comment concilier la nécessité d'un traitement médicamenteux au long cours et un désir de grossesse ?

– Quelle peut être la responsabilité d'un médicament pris en cours de grossesse chez une femme ayant donné naissance à un enfant malformé ?

## Bibliographie


[1] Aselton P., Jick H., Milunusky A., Hunter J.R., Stergachis A. — First trimester drug use and congenital disorders. *Obstet. Gynecol.*, 1985, *65*, 451-455.

[2] Bonica J.J. and Chadwick H.S. — Labour pain. *In :* Wall P.D. and Melzack R.,*Textbook of Pain.* 1 Vol., Churchill, Livingstone. 2 nd Ed. 1989, p 482-499.

[3] Briggs G.G., Freeman R.K., Yaffe S.J. — *Drugs in pregnancy and lactation.* 1 vol. London, Williams and Wilkins, 1990.

[4] Bromage P.R. — *Epidural analgesia* 1 vol. Philadelphia, W. Saunders Company, 1978.

[5] Collins E. — Maternal and fetal effects of acetaminophen and salicylates in pregnancy. *Obstet. Gynecol.* 1981. *58* (suppl), 575-625.

[6] Diemunsch P., Gros H., Hauss B., Haberer J.P. — *Y a-t-il une alternative à la péridurale?* 5e rencontre internationale de recherches et de technologies médicales et pharmaceutiques. Montpellier, Euromédecine, 1989, p. 402-403.

[7] Elefant E., Bavoux F., Bodiou C., Boyer M., Sarrut B. — Médicaments et grossesse. *In :* Tournaire M., *Mises à jour en gynécologie-obstétrique.* 1 vol. Paris, Vigot, 1987.

[8] Ellenhorn M.J., Barceloux D.G. — *Médical Toxicology.* 1 vol. New York, Elsever, 1988.

[9] Heinonen O.P., Slone D., Schapiro S. — *Birth defects and Drugs in Pregnancy.* Littleton, Publishing Sciences Group, 1977, p. 336-337.

[10] Laegreid L., Olegard R., Walstrom J., Conradi N. — Teratogenic effects of benzodiazepine use during pregnancy. *J. Pediatr.* 1989, *114*, 126-131.

[11] Matheson I., Lunde P.K.M. Notarianni T. — Infant rash caused by paracetamol in breask milk? *Pediatrics,* 1985, *76,* 651-652.

[12] Mikovich L., Vandenberg B.J. — Effects of prenatal meprobamate and chlordiazepoxide hydrochloride of human embryonic and fetal development. *N. Engl. J. Med.* 1974, *291*, 1268-1271.

[13] Mc Mullin G.P., Mobarak A.N. — Congenital narcotic addiction. *Arch. Dis. Child.*, 1970, *45*, 140-141.

[14] Papiernick E., Rozenbaum H., Belaisch-Allart J. — *Gynécologie.* 1 vol. Paris, Flammarion, 1990.

[15] Petit G., Gobet J.C., Rotivel Y., Lery N. — Consommation médicamenteuse de la femme enceinte. *Lyon, Pharmaceutique*, 1980, *31*, 3, 155-161.

[16] Renaer M. — Gynaecological Pain. *In :* Wall P.D. and Melzack R. *Textbook of Pain.* 1 vol. London, Churchill Livingstone, 1985, p. 359-375.

[17] Riggs B.S., Bronstein A.C., Kulig K., Archer P.G., Rumack B.H. — Acute acetaminophen overdose during pregnancy. *Obstet. Gynecol.*, 1989, *74*, 247-253.

[18] Scanlon J W. — Effect of Benzodiazepines in neonates. *N. Engl. J. Med,.* 1975, *292*, 649.

[19] Shapiro S., Monson R.R., Kaufmann D.W., Sisking V., Heinonen O.P., Slone D. — Perinatal mortality and birth-weight in relation to aspirin taken during pregnancy. *Lancet*, 1976, *1* 1375-1376.

[20] Shnider J.M. — *Gershon Levinson. Anesthesia for obstetrics.* Baltimore, Williams and Wilkins, 1984.

[21] Tamborini A. — Syndromes prémenstruels. *In : Gynécologie*, Paris, Flammarion, 1990. p. 263-275.

# 27. Prévention et traitement des douleurs postopératoires

par C. Auboyer, M.-C. Bayon, M.-L. Navez

La nécessité d'assurer une analgésie postopératoire de qualité s'est imposée ces dernières années sous l'impulsion d'un certain nombre d'équipes relayées par les sociétés savantes, les pouvoirs publics et les médias. Elle est maintenant légitimement revendiquée par les patients qui souhaitent pouvoir subir une intervention chirurgicale dans des conditions optimales de confort. De nombreux progrès ont été appliqués, même s'il reste encore des zones d'ombre. Cet objectif doit être atteint en se préoccupant de maintenir un niveau de sécurité irréprochable.

## I. ÉPIDÉMIOLOGIE

Une étude datant déjà de 1983 [8] et portant sur 200 opérés, observe que chez 62 patients insuffisamment calmés, 41 sont néanmoins satisfaits; 75 % expriment cette opinion parce qu'ils s'attendaient à souffrir et 52 % parce qu'ils pensaient que la douleur serait plus intolérable. Une telle indulgence aurait-elle toujours cours actuellement?

Une enquête française plus récente [2] chez des médecins anesthésistes relève que seuls 62 % estiment indispensable l'analgésie postopératoire et 75 % la jugent assez satisfaisante. Les médecins pensent être mal placés pour évaluer l'intensité de la douleur postopératoire, laissant plus souvent cette fonction à l'infirmière. Ainsi 70 % contestent l'évaluation faite par le patient, ce qui semble assez paradoxal, la douleur correspondant avant tout à un vécu personnel. En 1996, un audit effectué à l'AP-HP révèle encore 46 % de douleurs postopératoires excessives [10]. Des progrès restent donc encore à faire, tant dans la mobilisation des équipes que dans les moyens à mettre en œuvre. Il est certain que le corps médical s'est jusqu'à maintenant plutôt attaché à la guérison du patient qu'à son confort. Le risque potentiel réel en l'absence de structures de surveillance efficaces d'une excellente analgésie peut amener une attitude timorée du praticien et de l'infirmière. Une conférence de consensus initiée par la Société française d'anesthésie et de réanimation (SFAR) a élaboré des recommandations en 1998 et témoigne de la prise de conscience du problème [11].

## II. DOULEUR POSTOPÉRATOIRE

C'est une douleur aiguë de nociception résultant de l'incision chirurgicale (section des fibres nerveuses), majorée ensuite par des phénomènes inflammatoires et une contracture musculaire réflexe [1, 7, 11].

Elle dure 2 à 3 jours et décroît progressivement. Son délai d'apparition est influencé par la technique anesthésique employée. Son intensité varie en fonction du geste chirurgical, du malade et de son environnement. Elle peut exprimer une complication chirurgicale.

Les interventions les plus douloureuses concernent le thorax, la région sus-mésocolique, la région rénale et l'orthopédie. La chirurgie de surface (hernie inguinale...) ainsi que la chirurgie cœlioscopique s'avèrent beaucoup moins douloureuses. Cinq à 20 % des opérés ne souffrent pas.

Les influx nociceptifs empruntent, selon la localisation opératoire, les voies somesthésiques et sympathiques qui joueront un rôle au niveau :

- viscéral : vasomotricité, inhibition du transit intestinal;
- neuroendocrinien : augmentation de la sécrétion de catécholamine, cortisone, glucagon, aldostérone, ACTH, ADH, qui accentueront le catabolisme et favoriseront la rétention hydrosodée. La part de responsabilité de la douleur dans la survenue des effets neuroendocriniens entourant l'acte opératoire est difficile à cerner.

L'analgésie par voie péridurale avec des anesthésiques locaux ne bloque significativement la réponse neuroendocrinienne que si le bloc remonte nettement au-delà du niveau nécessaire à l'analgésie.

La perception douloureuse corticale sera modulée par de multiples facteurs psychosociaux. Si la douleur est elle-même anxiogène, l'anxiété et l'émotivité majorent la perception douloureuse.

Une information bien faite, adaptée au patient, portant sur l'intervention, son déroulement, le type de douleur attendue, son traitement, a montré son efficacité alors que des renseignements évasifs peuvent au contraire aggraver la douleur postopératoire.

Les répercussions générales cardio-vasculaires ou respiratoires de la douleur sont difficiles à évaluer. Lors de la chirurgie abdominale, l'abaissement de la capacité vitale se prolonge au-delà de la disparition des sensations douloureuses. Une analgésie par voie péridurale ne s'accompagne que d'une amélioration incomplète de la fonction ventilatoire. Manifestement, la douleur gêne la réalisation d'une toux productive et d'une kinésithérapie efficace.

Les effets de la douleur sur le système cardio-vasculaire (poussées hypertensives) sont à intégrer dans l'ensemble des modifications neuroendocriniennes et anxieuses.

L'analgésie postopératoire semble avoir des effets favorables sur la durée de séjour, la morbidité générale en particulier cardio-vasculaire (poussées hypertensives, ischémie myocardique) et respiratoire (atélectasie).

## III. ÉVALUATION ET SURVEILLANCE

Une évaluation de la douleur postopératoire par des méthodes simples (échelle visuelle analogique, échelle verbale simple, échelle numérique) permet de mieux répondre aux besoins de chaque patient [9, 11]. Des méthodes adaptées à l'enfant peuvent être utilisées (échelle faciale, échelle comportementale). Sa pratique doit être systématique dès la salle de réveil et poursuivie pendant toute la phase postopératoire douloureuse. Elle est indispensable à une prise en charge correcte et permet de juger de l'adéquation de la thérapeutique analgésique choisie à l'intensité de la douleur du patient. L'emploi d'une échelle de sédation peut être utile pour éviter des surdosages.

La surveillance de certains paramètres vitaux (état de vigilance, fréquence respiratoire, tension artérielle) à la recherche de l'apparition d'effets secondaires indésirables est obligatoire pour assurer à la fois prise en charge optimale et sécurité lorsque l'on utilise des morphinomimétiques ou des techniques d'analgésie locorégionale.

## IV. PRÉVENTION ET TRAITEMENT

Le traitement de la douleur [11] doit être adapté à chaque patient. En effet, la prescription systématique d'analgésiques à intervalles réguliers, habituellement nécessaire, est souvent insuffisante pour trois raisons :

- délai de réapparition de la douleur très variable;
- grande variabilité interindividuelle des besoins;
- variation intra-individuelle s'expliquant par l'environnement (bruit, stimulation, déplacement, kinésithérapie, etc.) et par l'évolution de la douleur elle-même imposant une adaptation dans le temps.

### *Médicaments antalgiques*[1]

#### ANTALGIQUES NON OPIACÉS DITS PÉRIPHÉRIQUES ET AINS

Ils sont représentés essentiellement par le paracétamol, l'acide acétylsalicylique et les anti-inflammatoires non stéroïdiens (AINS) et le néfopam [6, 12]. La noramidopyrine n'est pratiquement plus utilisée à cause de son risque toxique.

Utilisables par voie injectable (IM ou IV), ils peuvent l'être par voie orale, intéressante en chirurgie ambulatoire ou lors d'une intervention chirurgicale peu douloureuse sans altération du transit intestinal. Leur association avec des morphiniques permet de diminuer la dose de ces derniers.

**Le paracétamol**, très utilisé, dépourvu d'action anti-inflammatoire significative est administrable *per os* (*Efferalgan*, *Doliprane*…) à la dose de 0,5 g à 1 g toutes les 6 heures, ou par voie IM, IV (chlorhydrate de proparacétamol : *Pro-Dafalgan*, 2 g 4 fois par jour). Sa toxicité hépatique peut être considérée comme négligeable en utilisation de courte durée. Il peut être associé *per os* à des opioïdes faibles, codéine

1 Voir chapitres 9, 11 et 12.

ou dextropropoxyphène, ce qui potentialise notablement son activité (*Codoliprane, Efferalgan-codéine, Lindilane, Di-Antalvic, Propofan*...).

**L'acide acétylsalicylique** (IM, IV, *per os*) à la dose de 1 g 3 à 4 fois par jour a un effet antalgique et anti-inflammatoire. Son action antiagrégante plaquettaire non réversible l'a fait passer au second plan dans la phase postopératoire.

**Certains AINS** (kétoprofène, ibuprofène, indométacine, acide niflumique...) ont une activité analgésique intéressante à la fois par leur action anti-inflammatoire et par une dépression de la transmission de l'influx nociceptif, au niveau médullaire et supraspinal. Ils trouvent leurs meilleures indications en orthopédie, chirurgie digestive et ORL. Leur toxicité gastrique chez certains malades sensibles ne doit pas être négligée et peut être atténuée par l'usage de misoprostol (*Cytotec*) ou d'inhibiteurs de la pompe à proton comme l'oméprazole (*Mopral*). La conservation d'une bonne volémie diminue les risques d'insuffisance rénale. Globalement le risque toxique peut être diminué par l'utilisation de faibles doses plus analgésiques qu'anti-inflammatoires.

Il faut également citer un antalgique qui reste dans cette catégorie mais qui se situe en termes d'action entre les précédents et les morphiniques : **le néfopam** (*Acupan*) de la classe des benzoxacines et pourvu d'une action centrale.

### OPIACÉS

Bien que très efficaces et souvent indispensables pour les chirurgies les plus douloureuses, de nombreuses réticences persistent quant à leur utilisation :

- information et formation insuffisante du personnel médical et paramédical;
- conditions de surveillance insuffisantes pour prévenir et traiter les épisodes de dépression respiratoire;
- variabilité d'action inter- et intra-individuelles s'opposant à une prescription efficace standardisée et générant des craintes chez le médecin;
- effets secondaires;
- craintes injustifiées d'un passage à une toxicomanie, lors d'une utilisation de courte durée.

Les principaux médicaments utilisés sont :

- un médicament à effet opioïde : le tramadol (*Topalgic*) dont l'effet est potentialisé par un effet monoaminergique. Il peut être administré *per os* ou par voie parentérale;
- les agonistes purs : morphine, péthidine (*Dolosal*), fentanyl, alfentanyl;
- les agonistes-antagonistes : nalbuphine (*Nubain*), qui ne doivent pas, au moins en théorie, être administrés après un agoniste pur;
- les agonistes partiels : buprénorphine (*Temgésic*) difficilement antagonisable par la naloxone.

Ces médicaments ont des durées d'action, un potentiel d'accumulation, largement dépendants de leur liposolubilité et présentent des risques de relargage secondaire différents.

Ils nécessitent une adaptation de la posologie à chaque patient afin de se situer dans une zone assez étroite entre inefficacité et toxicité. En effet, la concentration plasmatique efficace varie selon les patients de 1 à 5 et la dose nécessaire pour l'obtenir de 1 à 4. Au total, les besoins peuvent varier de 1 à 10.

Ils peuvent être administrés par voie buccale, SC, IM, IV, transcutanée et rachidienne (intrathécale ou péridurale).

Avec des nuances selon le mode d'administration, les effets secondaires sont représentés par :

- des nausées et vomissements ;
- un spasme intestinal et biliaire ;
- une rétention urinaire ;
- un prurit ;
- des épisodes dysphoriques,

et surtout la survenue, en cas de sédation excessive, d'une dépression respiratoirc avec hypercapnie et désaturation sanguine en oxygène. Sa fréquence est non négligeable. Ce risque peut être contrôlé par :

- une sélection des patients avec une prudence particulière pour les patients âgés, insuffisants respiratoires chroniques, traités par des benzodiazépines ;
- afin d'adapter la posologie, une « titration » des besoins du patient dès le passage en salle de réveil qu'il ne doit quitter qu'une fois la douleur contrôlée ;
- des conditions de surveillance satisfaisantes avec un personnel formé ;
- une surveillance de la vigilance (par un score de sédation) et du rythme respiratoire tout en sachant qu'une stimulation neurosensorielle temporaire (bruit, lumière, stimulation) peut faire sous-estimer son ralentissement. Le rythme de cette surveillance sera adapté à la voie d'administration et sera renforcé après changement de posologie ;
- un monitorage éventuel de la $SaO_2$ par oxymètre pulsé. Sous oxygénothérapie, elle peut être abaissée tardivement alors que la $PaCO_2$ est déjà élevée. Ce type de surveillance n'est pas jugé nécessaire par la conférence de consensus de la SFAR ;
- une surveillance plusieurs heures après l'arrêt du traitement (risque de relargage).

En cas de dépression respiratoire (fréquence respiratoire < 10, $SaO_2$ < 90 %) associée à un myosis, le personnel paramédical doit être à même d'injecter de la naloxone IV (0,4 mg) (*Narcan*), et de réaliser une oxygénothérapie en attendant l'arrivée d'un médecin qui doit être rapidement disponible.

### ANESTHÉSIQUES LOCAUX

Les anesthésiques locaux produisent un blocage de la transmission de l'influx nociceptif par action directe sur les racines nerveuses. Leur efficacité intrinsèque est absolue, capable d'assurer un blocage complet. Leur action clinique dépend de la capacité que l'on aura à atteindre l'ensemble des racines nerveuses concernées, sans qu'apparaissent les effets toxiques systémiques (neurologiques, cardiaques). Leur administration pourra se faire de multiples manières :

- blocs locorégionaux (intrathécal, péridural) ;
- blocs périphériques ;
- blocs paravertébraux, intercostaux ;
- injection intrapleurale.

Ils peuvent être utilisés primitivement pour réaliser l'intervention chirurgicale soit seuls, soit en association avec une anesthésie générale. La mise en place d'un cathéter (intrathécal, péridural, intercostal, pleural...) peut permettre la poursuite de l'analgésie postopératoire.

On choisira un anesthésique local ayant une longue durée d'action (4 à 6 h pour la bupivacaïne ou la ropivacaïne) et réalisant un bloc moteur faible. Il peut être administré par bolus ou par perfusion continue, préférée par beaucoup actuellement. L'administration continue permet d'éviter la réapparition de la douleur et diminue l'incidence des conséquences vasculaires (hypotension par sympatholyse). La cardiotoxicité de la bupivacaïne (troubles du rythme ventriculaire) doit être connue et se produit surtout en cas d'injection accidentelle intravasculaire. La rétention d'urine est habituelle lors de l'utilisation par voie rachidienne. Les anesthésiques locaux sont volontiers utilisés en association avec des morphiniques dont les doses peuvent alors être diminuées.

#### CLONIDINE (*CATAPRESSAN*)

Substance $\alpha$ 2 agoniste adrénergique très sélective, la clonidine (*Catapressan*) [1, 6] possède une action antinociceptive par stimulation des récepteurs intervenant sur les voies de transmission de la douleur. Une action vasomotrice sur les vaisseaux spinaux est discutée.

La clonidine potentialise les effets des anesthésiques locaux et des morphiniques, que ce soit par voie systémique ou par voie rachidienne (prolongation de la durée d'action, diminution des doses). Les effets secondaires sont représentés par une hypotension, une bradycardie et une somnolence.

### *Prévention*

La douleur postopératoire peut être diminuée dans une mesure plus ou moins grande de plusieurs manières :

- **en peropératoire** par la qualité de l'acte chirurgical. La cœlioscopie pour chirurgie biliaire apparaît moins douloureuse que la laparotomie traditionnelle. L'infiltration peropératoire des tissus lésés par des anesthésiques locaux n'a pas fait la preuve de son efficacité;
- **en postopératoire** en installant confortablement le patient, en étant attentif lors de la manipulation, des soins de nursing, de la réalisation des pansements, en diminuant le nombre de drainages, de sondages, de prélèvements sanguins au strict nécessaire.

### *Modalités d'administration*

Le choix des antalgiques et leurs modalités d'administration répondront à une logique faisant appel à :

- l'importance de la douleur, fonction du geste chirurgical;
- la charge de surveillance imposée par telle ou telle méthode en fonction de ses risques et la capacité de la structure à l'assumer;
- la connaissance par le médecin et le personnel paramédical de la procédure utilisée.

#### *PER OS*

Cette voie [4, 6, 9] est intéressante pour la chirurgie peu douloureuse, ne perturbant pas le transit intestinal, ou en chirurgie ambulatoire.

On dispose surtout d'antalgiques non opioïdes (paracétamol, paracétamol associé à la codéine ou au dextropropoxyphène, AINS, néfopam…), d'antalgiques opioïdes (tramadol, *Topalgic* 1 à 2 comprimés 4 fois par jour.) et de la buprénorphine qui peut être utilisée en sublingual (*Temgésic*, 1 à 2 comprimés à 0,2 mg 3 fois par jour), etc. Ils doivent être prescrits à un rythme adapté à leur durée d'action, la réadministration devant se faire idéalement avant que ne réapparaisse la douleur.

### VOIE INTRAMUSCULAIRE

La voie IM [4, 6, 12] trouve ses indications en l'absence d'abord veineux. Elle a plusieurs inconvénients :

– douloureuse en elle-même ;
– délai d'action retardé et variable ;
– taux sérique fluctuant alternant sur et sous-dosage.

De nombreux produits peuvent être utilisés par cette voie : antalgiques non morphiniques et morphiniques.

Trop souvent prescrits de manière inadaptée, l'administration de ces produits doit être :

– suffisamment rapprochée pour ne pas perdre le contrôle de l'analgésie ;
– adaptée à chaque produit et à chaque patient ;
– administrée dans les délais les plus courts possibles devant la réapparition des premiers signes douloureux ;
– régulée par le risque toxique propre à chaque drogue.

### VOIE INTRAVEINEUSE

De nombreuses drogues peuvent être prescrites par cette voie [5, 12] : analgésiques non morphiniques, AINS et morphiniques. Elle permet d'atteindre rapidement un taux sérique efficace qu'il faudra maintenir pour obtenir une action analgésique la plus constante possible.

La voie intraveineuse continue, régulière à l'aide d'un pousse-seringue électrique expose à des risques de sous ou surdosage. C'est pourquoi l'analgésie contrôlée par le patient (ACP) semble particulièrement intéressante. Elle est réalisée à l'aide de pousse-seringues micro-informatisés adaptés à ce mode de traitement, munis de sécurités verrouillables et permettant au patient de gérer lui-même, dans certaines limites, sa posologie.

Ils permettent, après une « titration » (dose de charge) individualisée pour chaque patient :

– la réalisation d'une perfusion continue de base (en fait peu utile et souvent dangereuse) ;
– la programmation d'une dose de bolus que le patient déclenchera en appuyant sur un bouton poussoir ;
– la définition d'une période réfractaire pendant laquelle aucune réinjection ne sera possible et correspondant au délai nécessaire à l'efficacité du bolus ;
– la détermination d'une dose maximale autorisée sur une période donnée ;
– la possibilité d'analyser rétrospectivement le nombre d'injections et la dose reçue afin de faire les corrections nécessaires.

Cette méthode, particulièrement bien adaptée à l'utilisation des morphiniques, permet de maintenir un taux sérique au niveau de la concentration minimum analgésique (CMA) tout en évitant des pics, responsables de dépressions respiratoires, et des périodes de sous-dosages.

Les résultats semblent très satisfaisants (70 à 90 % des patients satisfaits), avec pourtant une consommation moindre de morphiniques et se situent entre l'analgésie par voie IM et par voie péridurale. Cette méthode aurait en outre un effet bénéfique sur l'anxiété des patients qui savent qu'ils peuvent gérer eux-mêmes leur traitement antalgique.

Cette méthode peut être utilisée dans les unités de chirurgie à condition de remplir un certain nombre de conditions :

- une bonne information préalable du patient qui doit savoir ne pas rechercher une sédation mais seulement une analgésie ;
- une surveillance rigoureuse par une équipe formée.

### VOIE LOCALE

Il est possible de réaliser une analgésie postopératoire par différentes méthodes utilisant des anesthésiques locaux bloquant les racines nerveuses innervant le territoire concerné [1, 3, 4] :

- blocs paravertébraux ou intercostaux au cours de la chirurgie thoracique ;
- analgésie pleurale (thoracotomie, cholécystectomie) dont les effets sont controversés ;
- blocs périphériques (blocs axillaire, crural, pénien...) ;
- infiltration de l'incision opératoire.

Ces techniques peuvent parfois être utilisées pour la réalisation de l'acte chirurgical puis ensuite pour le traitement de la douleur postopératoire. On utilisera des anesthésiques locaux à longue durée d'action (bupivacaïne, ropivacaïne). Un cathéter peut être mis en place pour des injections ultérieures.

### VOIE LOCORÉGIONALE

Il s'agit essentiellement de la voie rachidienne intrathécale ou péridurale qui peuvent être utilisées pour la réalisation de l'acte opératoire dans sa totalité, ou associées à une anesthésie générale. Sont concernés des actes lourds de chirurgie thoracique, abdominale ou des membres inférieurs qui peuvent ainsi bénéficier d'une technique très efficace [1, 3, 4, 5].

Elle permet une analgésie régionale, sélective, métamérique. Par voie intrathécale l'analgésique est amené directement au contact des sites spinaux. Par voie péridurale, il doit diffuser à travers la dure-mère, alors que simultanément se produit une résorption vasculaire.

Un cathéter intrathécal (lombaire) ou péridural (lombaire, thoracique, cervical) est habituellement mis en place pour la poursuite de l'analgésie pendant environ 48 heures.

On utilisera des anesthésiques locaux à effet prolongé et à posologie réalisant un bloc moteur modeste.

Leur effet pourra être renforcé et prolongé considérablement par l'association de morphiniques ou de clonidine.

Il faut rappeler la cinétique des morphiniques dans le LCR. En effet, ils pourront migrer et se fixer sur des sites médullaires supraspinaux et provoquer une dépression respiratoire retardée (après la 6$^{e}$-8$^{e}$ heure). Ce phénomène, influencé par la liposolubilité des produits, est soumis à de grandes variations inter- et intra-individuelles. La morphine, moins liposoluble, présente un risque nettement plus important que le fentanyl, l'alfentanyl et la péthidine, et n'est plus utilisée par voie intrathécale.

L'administration peut se faire soit par bolus, soit par voie continue. La technique d'ACP peut également être utilisée.

Ces techniques nécessitent une surveillance rigoureuse, dans des unités de surveillance adaptées.

Le consensus n'est actuellement pas établi à propos de l'utilisation des anticoagulants à dose prophylactique de la thrombose veineuse postopératoire (risque d'hématome compressif).

Les complications sont essentiellement représentées par :

- une vasoplégie avec hypotension par action sympatholytique des anesthésiques locaux. La volémie doit être maintenue;
- une dépression respiratoire morphinique : surveillance du rythme respiratoire et éventuellement de la $SaO_2$. Elle sera traitée par de la naloxone;
- le risque très faible d'une perforation de la dure-mère par le cathéter péridural, avec injection de drogue à dose élevée directement dans le LCR;
- une rétention urinaire nécessitant un sondage vésical.

L'association d'anesthésiques locaux et de morphiniques permet de diminuer les doses de chacun et le risque toxique respectif.

## CONCLUSION

La recherche d'une analgésie postopératoire de qualité s'impose par un objectif essentiel qui est le confort du patient. Sa réalisation doit bien sûr ne pas être à l'origine d'une morbidité spécifique et nécessite des conditions de rigueur et de sécurité optimales. Les moyens dont on dispose doivent être adaptés au patient, à la chirurgie, aux conditions de surveillance possibles.

L'association de plusieurs méthodes permet souvent d'améliorer l'efficacité tout en diminuant le risque toxique.

La formation et la sensibilisation du personnel médical et paramédical sont de première importance pour aboutir aux résultats souhaités ainsi que la mise en place de structures de surveillance adaptées.

### Bibliographie

[1] BRASSEUR L. — Douleur aiguë. *In* : Samii K. Anesthésie *Réanimation Chirurgicale*. Flammarion, 1990, p. 668-686.

[2] BRASSEUR L., LARUE F., CHARPAK Y. — L'analgésie postopératoire en France. Étude sur l'attitude des médecins prescripteurs. *La Presse Médicale*, 1992, 21, *10*, 463-467.

[3] BRICARD H., GERARD J.L. — Les techniques d'anesthésie locorégionales pour le contrôle de la douleur postopératoire. In : Conseiller C., Bruxelle J., *Douleur et Analgésie postopératoires et obstétricales*. Paris, Masson, 1991.

[4] BRUXELLE J. — Principes généraux du traitement d'une douleur aiguë. *In* : Boureau F. *Pratiques du traitement de la douleur*. Paris, Doin, 1988.

[5] CHAUVIN M. — Pharmacologie des morphiniques et antimorphiniques utilisés en période postopératoire. *In* : Conseiller C., Bruxelle J. *Douleur et Analgésie postopératoires et obstétricales*. Paris, Masson, 1991.

[6] CONSEILLER C., LEONI J. — Analgésie médicamenteuse postopératoire chez l'adulte. *In* : *Conférences d'actualisation 1991 du 35e congrès national d'Anesthésie-Réanimation*. Paris, Masson, 1991, p. 237-264.

[7] CONSEILLER C., ORTEGA D. — La douleur postopératoire. *In* : Conseiller C., Bruxelle J. *Douleur et analgésie postopératoires et obstétricales*. Paris, Masson, 1991.

[8] DONOVAN B.D. — Patient attitudes to postoperative pain relief. *Anaesth. Intens. Care*, 1983, *11*, 125-129.

[9] DROLET P. — Prise en charge de l'analgésie postopératoire. *In* : *Conférences d'actualisation*; *40e congrès de la Société française d'anesthésie et de réanimation 1998*. 314-322.

[10] Poisson-Salomon A.S., Brasseur L., Lory C., Chauvin M., Durieux P. — Audit de la prise en charge de la douleur postopératoire. *Presse Med.*, 1996, *25*, 1013-1017.

[11] Prise en charge de la douleur postopératoire chez l'adulte et l'enfant. Conférence de consensus. *Ann. Fr. Anesth. Réanim.* 1998, *17*, 444-662.

[12] Scherpereel P., Dalmas S. — Pharmacologie et utilisation des anti-inflammatoires non stéroïdiens en période postopératoire. *In* : Conseiller C., Bruxelles J. *Douleur et Analgésie postopératoires et obstétricales.* Paris, Masson, 1991.

# 28. Prise en charge de la douleur chez la personne âgée

par J. Doucet, Y. Moynot, C. Capet, A. Jégo

Le contrôle de la douleur après 70 ans constitue un problème majeur en médecine quotidienne.

Sur le plan épidémiologique et clinique, la douleur est un symptôme fréquent mais sous-estimé car de diagnostic parfois difficile, dont le retentissement est important : en dehors de leurs causes elles-mêmes, les douleurs altèrent la qualité de vie et sont à l'origine de dépressions, troubles du sommeil, augmentation des soins médicaux avec polymédication, troubles de la motricité, retard de rééducation, dénutrition, isolement social, perte d'autonomie, voire grabatisation [6, 17, 18].

Sur le plan thérapeutique, la décision de traiter la douleur n'est pas discutable pour cette population chez qui la préservation de la qualité de vie est un objectif majeur. En revanche les modalités de prise en charge sont souvent peu validées. Pourtant les possibilités métaboliques sont diminuées : le vieillissement notamment s'accompagne d'une altération physiologique de l'élimination rénale (de près de 50 % à 80 ans) que l'on doit quantifier à l'aide d'abaques (formule de Cockroft) car la créatininémie ne reflète plus exactement la fonction rénale. Il en résulte une situation contradictoire dans la mesure où la consommation d'antalgiques et d'AINS est importante après 70 ans, alors que bon nombre de personnes âgées continuent de souffrir et/ou présentent des effets indésirables dont une grande partie serait évitable par une meilleure connaissance des médicaments utilisés.

## I. ÉPIDÉMIOLOGIE DE LA DOULEUR EN GÉRIATRIE

La prévalence de la douleur chez les personnes âgées est mal connue mais croît avec l'âge, notamment au cours de la dernière année de vie [16]. Selon certaines études, près de 40 % des personnes de plus de 80 ans présentent des douleurs fréquentes ou permanentes.

Les principales maladies à l'origine de douleurs sont les pathologies rhumatismales dégénératives ou post-traumatiques (ostéo-musculaires, rachidiennes...), le cancer, mais aussi le zona, l'artérite, les neuropathies, les crampes et la pseudo-polyarthrite rhyzomélique [6, 7, 15]. L'augmentation des cancers avec l'âge explique la fréquence élevée des douleurs dans le cadre des soins palliatifs du sujet âgé [5, 16].

En dehors de ces circonstances étiologiques classiques, certaines douleurs peuvent être provoquées par des interventions inadaptées (mise au fauteuil systématique, lutte contre les rétractions par des mobilisations mal supportées ou contentions excessives).

## II. EXPRESSION DE LA DOULEUR

Il est faux et dangereux de considérer que la personne âgée ressent moins les phénomènes douloureux. Plusieurs facteurs sont à l'origine de cette erreur d'appréciation.

La sensation, l'appréciation et l'expression de la douleur diminuent avec le vieillissement (infarctus myocardiques indolores, pathologies abdominales évoluant à bas bruit).

Certaines personnes âgées considèrent la douleur, au moins jusqu'à un certain niveau, comme faisant partie intégrante du vieillissement et ne s'en plaignent donc pas ou peu. Elles s'y résignent et n'espèrent plus que leurs douleurs seront calmées par un traitement approprié. Les personnes âgées ne rapportent ainsi qu'un tiers des symptômes douloureux.

L'absence de communication verbale (cas de la démence notamment) gêne l'appréciation du phénomène douloureux. La douleur peut revêtir une présentation atypique sous forme d'agitation, de confusion ou de « syndrome de glissement ». La méconnaissance de cette symptomatologie conduit à des traitements inappropriés majorant la polymédication et le risque d'accident iatrogène et/ou d'inefficacité thérapeutique. L'information venant de l'entourage (famille, soignants) revêt un caractère primordial.

L'automédication diminue vraisemblablement la fréquence de certaines plaintes auprès du médecin, tout en exposant, bien entendu, à la survenue d'effets indésirables.

## III. ÉVALUATION DE LA DOULEUR

Le diagnostic du phénomène douloureux est indispensable à un traitement adapté, même à un âge avancé. Bien entendu, l'examen clinique doit procéder des mêmes mesures que chez tout autre patient, en recherchant toutefois aussi des pathologies plus spécifiques (escarres, rétractions tendineuses, arthropathies dégénératives).

Chez le patient âgé lucide, cette évaluation n'est pas différente de celle de l'adulte et repose surtout sur l'interrogatoire et l'utilisation des échelles d'évaluation verbales et comportementales. Néanmoins, il faut tenir compte de difficultés (troubles de mémoire, troubles sensoriels, contexte dépressif ou crainte du diagnostic) qui exposent à une sous-estimation.

Cette évaluation est beaucoup plus difficile lorsque les sujets ne peuvent pas communiquer verbalement (aphasie, coma, démence, confusion). Il existe actuellement des échelles validées, élaborées sur le même modèle que celles du petit enfant (Doloplus-2, cf. annexe 1) ou en cours de validation. Certains paramètres physiologiques indirects peuvent être utiles (augmentation de la fréquence cardiaque et/ou respiratoire, hypersudation palmaire). L'évaluation nécessite une observation attentive du comportement du patient âgé par l'ensemble des soignants, en concertation avec la famille (expression du visage, du regard, cris lors de la mobilisation, posture, pleurs, immobilité, insomnie).

## IV. UTILISATION DES ANTALGIQUES : BASES ET MODALITÉS PRATIQUES

L'âge ne doit en rien limiter les indications thérapeutiques antalgiques, d'autant que le traitement des douleurs chroniques est aussi efficace que chez le sujet jeune à condition de l'entreprendre selon une approche multidisciplinaire incluant prise en charge médicamenteuse, psychologique et rééducation [7, 13, 16].

En ce qui concerne l'approche médicamenteuse, l'absence de corrélation entre la dose de médicament administrée et l'action antalgique impose plus qu'ailleurs d'adapter le traitement à chaque cas précis. La classification en 3 niveaux de l'OMS reste bien entendu valable chez le sujet âgé et le médecin dispose de nombreux médicaments actifs [3].

Bien que le vieillissement retentisse sur le métabolisme des médicaments, on dispose de peu d'études pharmacologiques ou d'essais thérapeutiques spécifiques concernant les antalgiques chez les personnes âgées : on extrapole donc les résultats d'études effectuées chez des sujets plus jeunes ou des cancéreux [6, 10].

Seules sont exposées ci-après les caractéristiques de l'utilisation des antalgiques chez le sujet âgé. Ne sont pas abordés les médicaments d'action antalgique indirecte (antispasmodiques), ni les thérapeutiques non médicamenteuses [6, 14, 19].

### *Paracétamol*

Certes la dénutrition et la cachexie d'une part, la prescription associée de médicaments inducteurs enzymatiques d'autre part, exposent à la survenue d'hépatites cytolytiques. Cependant les doses de 2 à 3 g/j sont généralement bien tolérées chez le sujet âgé et les effets indésirables du paracétamol sont rares. Il faut espacer les doses toutes les 8 à 12 heures en cas d'insuffisance rénale évoluée (clairance de la créatinine inférieure à 15 mL/min).

### *Aspirine et AINS*

Bien que les AINS améliorent la qualité de vie d'un certain nombre de personnes âgées, leur rapport bénéfice/risque diminue nettement chez ce type de patients. Les AINS font partie des principales classes médicamenteuses concernées par la iatrogénie gériatrique alors que le nombre de prescriptions d'AINS chez les sujets âgés de plus de 65 ans augmente constamment et dépasse de plus de trois fois le nombre de prescriptions chez les sujets plus jeunes dans les pays occidentaux [11, 15].

De nombreuses imprécisions persistent sur les caractéristiques pharmacologiques des AINS en gériatrie. Les études pharmacocinétiques ont des résultats parfois contradictoires [11, 15]. Bien qu'il s'agisse de produits très largement fixés à l'albumine, rares sont les études pharmacocinétiques considérant la fraction libre des AINS [15]. Il n'existe pas de parallélisme entre les résultats pharmacocinétiques et les conséquences cliniques : par exemple, du fait de l'augmentation de la masse grasse, les AINS lipophiles ont un allongement de leur demi-vie d'élimination, mais les conséquences cliniques ne sont pas corrélées [11]. Les études menées sur les équivalences de doses entre AINS ne concernent pas les malades âgés [2].

En revanche, les études *post-marketing* sont plus nombreuses et plusieurs effets secondaires des AINS sont plus fréquents et plus graves chez les sujets âgés [1, 5, 8, 10, 11, 15, 20].

Parmi les troubles digestifs, les ulcérations gastro-duodénales sont favorisées par l'altération générale, les associations médicamenteuses, l'augmentation de la fraction libre, la diminution de l'élimination et l'augmentation des infections à *Helicobacter pylori* : 2 à 5 % des malades âgés traités par AINS ont un accident digestif par an [1]. D'après la banque de données ARAMIS (*Arthritis Rheumatism and Aging Medical Information System*) les malades de plus de 60 ans qui prennent des AINS sont hospitalisés deux fois et demie plus souvent pour complication digestive [1]; 80 % des malades ayant une complication grave d'ulcération gastro-duodénale ont plus de 70 ans et prenaient un AINS [20]. Les personnes âgées (notamment de sexe féminin) prenant des AINS de demi-vie longue constituent un groupe à risque de colite sur côlon sain [9]. Le risque d'hépatotoxicité est accru [11].

Les atteintes rénales sont plus fréquentes et favorisées par la déshydratation ou la prescription associée de diurétiques ou d'inhibiteurs de l'enzyme de conversion [4, 20].

Les troubles neurologiques (vertiges, céphalées, confusion) sont plus fréquents [20].

Le risque de décompensation cardiaque est doublé chez l'insuffisant cardiaque traité par diurétiques.

Cette situation doit inciter à une prescription extrêmement prudente, tenant compte notamment de l'évaluation du terrain sous-jacent, du choix du produit, de sa posologie, de la durée de traitement, des médicaments associés (antithrombotiques, sulfamides hypoglycémiants...) et d'une éventuelle automédication préexistante [15]. La mise sur le marché (prochaine en France) d'AINS « Cox-2 sélectifs », moins gastro-toxiques, ne bénéficie pas d'évaluations suffisantes chez le sujet âgé, incitant à la même prudence.

Les AINS doivent être limités aux douleurs d'origine inflammatoire [16]. Ils sont contre-indiqués en cas d'insuffisance rénale (clairance de la créatinine inférieure à 30 mL/min) ou hépatique, et en cas d'hypovolémie (favorisée par les diurétiques), d'administration concomitante d'IEC ou d'anti-vitamine K. Il est conseillé de limiter les indications, de commencer le traitement par de faibles doses (deux tiers de la dose habituellement recommandée) et d'augmenter la posologie lentement, en limitant à quelques jours la durée du traitement [6]. Un traitement cytoprotecteur (misoprostol ou oméprazole) est nécessaire (référence médicale).

## *Antalgiques de niveau II*

### DEXTROPROPOXYPHÈNE

Il est souvent utilisé, seul ou en association avec le paracétamol. Certaines études évoquent une efficacité peu différente de celle du paracétamol ou de l'aspirine [6]. À dose équivalente, son pouvoir antalgique serait d'environ 30 % inférieur à celui de la codéine, avec une demi-vie d'élimination plus longue [2]. Il est contre-indiqué en cas d'insuffisance rénale sévère.

#### CODÉINE

Autre produit fréquemment utilisé, ses effets indésirables (nausées, vomissements, constipation, somnolence) sont peu importants, de fréquence variable et transitoire [3].

#### TRAMADOL

Médicament plus récent, utilisé notamment pour les douleurs aiguës postopératoires, ses effets indésirables (digestifs) sont transitoires. La posologie habituelle doit être diminuée de moitié avec administration toutes les 12 heures si la clairance de la créatinine est inférieure à 30 mL/min. Cependant il ne bénéficie pas d'évaluation à long terme chez les personnes âgées [7].

### *Antalgiques de niveau III*

#### MORPHINE

La plus grande sensibilité des personnes âgées à l'action de la morphine en cas d'administration aiguë est due aux modifications pharmacocinétiques (diminution de la clairance et allongement de la demi-vie d'élimination) et pharmacodynamiques (augmentation de la sensibilité des récepteurs) : à dose égale, la morphine est 3 à 4 fois plus puissante que chez le sujet jeune [6, 7, 12]. En revanche, cette particularité disparaît en cas de traitement prolongé [3]. Certaines précautions sont donc nécessaires : réduction des doses initiales habituelles de 30 à 50 % lorsque le malade n'avait pas d'antalgique de niveau II et augmentation progressive des doses en cas d'administration prolongée. Lorsque le malade était préalablement traité par dextropropoxyphène, codéine ou tramadol, le tableau d'équianalgésie reste valable.

Les principaux effets indésirables sont la dépression respiratoire, les nausées, la constipation, la rétention vésicale, les troubles de vigilance, la confusion et l'accoutumance. Leur survenue peut être plus rapide que l'analgésie [6, 7]. Les morphiniques prescrits à doses initiales faibles et progressives n'induisent pas de dépression respiratoire et la somnolence régresse après quelques jours de traitement. La prévention systématique de la constipation impose d'administrer rapidement un accélérateur du transit (laxatif non irritant de type lactulose ou polyéthylène glycol notamment). La recherche d'une rétention vésicale doit être quotidienne (diurèse, examen abdominal). En cas de nausées ou de vomissements, il faut éviter l'administration de neuroleptiques (métoclopramide) car les sujets âgés sont plus sensibles à leur action anticholinergique et ils exposent à une potentialisation au niveau du système nerveux central avec risque de trouble de vigilance [6]. La crainte d'une dépendance ou d'une accoutumance doit être contre-balancée par le souhait d'améliorer le confort d'un malade en fin de vie et ne doit pas faire retarder la prescription de morphiniques, à condition que la posologie initiale soit modérée.

En cas d'administration chronique, les doses efficaces de morphine ne sont pas moindres que chez le sujet jeune [3]. Toute diminution des doses *a priori* (dans la perspective d'une diminution du risque d'effets indésirables) exposerait à un retard d'obtention d'une sédation satisfaisante [3, 6].

Deux situations doivent particulièrement attirer l'attention :

– les personnes âgées, ayant très fréquemment un traitement psychotrope (anxiolytique, hypnotique, antidépresseur et/ou neuroleptique), sont plus particulièrement exposées à un risque d'interaction médicamenteuse avec les morphiniques entraînant des troubles de vigilance parfois graves (coma, dépression respiratoire, pneumopathie d'inhalation). La mise en route d'un traitement par morphiniques doit donc être impérativement accompagnée d'une réévaluation du traitement psychotrope;

– dans le cas d'alimentation par sonde naso-gastrique, l'écrasement des comprimés supprime l'effet retard des préparations à libération prolongée, à l'exception du *Skenan LP*.

Enfin, les indications d'administration parentérale continue de morphine sont limitées, notamment en institution, en raison de l'altération de l'état général et/ou de troubles cognitifs (démence).

#### AUTRES OPIOÏDES FORTS

Le *fentanyl* est un opioïde fort, plus puissant que la morphine. Certains auteurs en déconseillent l'administration chez le sujet âgé ne recevant pas déjà de la morphine [7]. En pratique, il est utilisable sous forme de *patchs*.

Pour la *buprénorphine*, il est conseillé de diminuer la dose de moitié.

La *pentazocine* devrait être évitée car elle entraîne des syndromes confusionnels. Elle a par ailleurs un rôle limité dans le traitement des douleurs chroniques [5, 6].

### *Psychotropes*

Il a été vu précédemment qu'ils ont pour action commune la potentialisation des morphiniques, avec risque de dépression du système nerveux central.

#### ANTIDÉPRESSEURS (TRICYCLIQUES)

L'utilisation des antidépresseurs tricycliques est d'autant plus indiquée chez les personnes âgées qu'il existe fréquemment un lien étroit entre la douleur et la dépression et qu'ils peuvent corriger les troubles du sommeil associés aux douleurs [19]. On les utilise comme traitement adjuvant de douleurs aiguës (cancéreuses) ou chroniques, même en l'absence de dépression associée [19]. Ils sont particulièrement efficaces pour le traitement des douleurs de désafférentation (neuropathie diabétique, douleurs post-zostériennes). L'effet antalgique survient pour des doses inférieures à celles requises pour l'action antidépressive.

Les personnes âgées sont particulièrement sensibles à leurs effets anticholinergiques centraux (confusion, délire) ou périphériques (sécheresse buccale, troubles visuels, tachycardie, rétention vésicale, constipation).

Il est recommandé d'utiliser des doses initialement faibles, qui sont ensuite augmentées en l'absence d'effet indésirable : par exemple 25 mg d'amitriptyline avant le coucher, en augmentant par paliers de 25 mg par semaine jusqu'à obtention de l'effet recherché [19].

#### ANTICOMITIAUX

Les anticomitiaux (phénytoïne, carbamazépine, valproate de sodium, clonazépam) sont utilisés pour le traitement de douleurs d'origine neurologique : névralgie du trijumeau, névralgie post-zostérienne, névralgies post-traumatiques [19]. Il est nécessaire d'en réévaluer régulièrement la posologie pour déterminer la dose minimale efficace. Cependant, jusqu'à présent, il n'a pas été déterminé si leurs effets secondaires sont plus fréquents chez la personne âgée. La dose maximale de carbamazépine serait de 200 à 300 mg par jour chez la personne âgée [19].

NEUROLEPTIQUES (PHÉNOTHIAZINES)

Leurs effets secondaires à type d'hypotension orthostatique et de sédation en limitent l'emploi. C'est pourquoi les neuroleptiques doivent être utilisés à petites doses : 2, 3 ou 5 mg de lévopromazine le soir par exemple.

## V. SURVEILLANCE ET RÉÉVALUATION DU TRAITEMENT

Il est indispensable de déterminer la durée de la prescription afin d'en évaluer l'efficacité pour obtenir une action antalgique rapide. Cette évaluation doit plus particulièrement porter sur la qualité de vie et s'appuyer sur le témoignage de la famille et des soignants.

Rediscuter la prescription médicamenteuse lors de chaque ordonnance avec le malade et son entourage permet d'interrompre certains produits devenant inutiles ou faisant double emploi. Une pathologie intercurrente peut entraîner une contre-indication transitoire ou définitive à la poursuite d'un médicament antérieurement prescrit. Par ailleurs, trop de traitements médicamenteux sont source d'accidents alors que leur indication initiale n'est plus justifiée.

### Bibliographie


[1] AGRAWAL N. — Risk factors for gastrointestinal ulcers caused by NSAIDs. *J. Fam. Pract.*, 1991, *32* (6), 619-624.

[2] BEAVER W.T. — Impact of non-narcotic oral analgesics on pain management. *Am. J. Med.*, 1988, *84* (suppl. 5A), 3-15.

[3] CIARONI-RAPPAZ O. *et al.* — Traitement de la douleur cancéreuse chez la personne âgée. *Schweiz. Apotheker-Zeitung*, 1988, *13*, 376-383.

[4] DERAY G. *et al.* — Néphropathies interstitielles d'origine médicamenteuse avec syndrome néphrotique. *Presse Méd.*, 19,*43*, 1985-1988.

[5] ENCK R.E. — Pain control in the ambulatory elderly. *Geriatrics*, 1991, *46* (3), 49-56.

[6] FERRELL B.A. — Pain management in elderly people. *J. Am. Ger. Soc.*, 1991, *39* (1), 64-71.

[7] FERRELL B.A. — Pain evaluation and management in the nursing home. *Ann. Intern. Med.*, 1995, *23* (9), 681-687.

[8] GABRIEL S.E. — Risk for serious gastrointestinal complications related to use os NSAIDs. A meta-analysis. *Ann. Int. Med.*, 1991, *115* (10), 787-796.

[9] GIBSON G.R. *et al.* — Colitis induced by NSAIDs. *Arch. Intern. Med.*, 1992, *152*, 625-632.

[10] GRIFFIN M.R. *et al.* — NSAID use and increased risk for peptic ulcer disease in elderly persons. *Ann. Int. Med.*, 1991, *114* (4), 257-263.

[11] JOHNSON A.G. *et al.* — The problems and pitfalls of NSAID therapy in the elderly (part I). *Drugs and Aging*. 1991, *1* (2), 130-143.

[12] KAIKO R.F. *et al.* — Narcotics in the elderly. *Med. Clin. Noth. Am.*, 1982, *66* (5), 1079-1089.

[13] MIDDAUGH S.J. *et al.* — Chronic pain : its treatment in geriatric and younger patients. *Arch. Phys. Med. Rehabill.*, 1988, *69*, 1021-1026.

[14] MILLER T.W. *et al.* — An overview of chronic pain. *Hosp. Com. Psych.*, 1990, *41* (4), 433.

[15] MURRAY M.D. *et al.* — NSAIDs. *Clin. Ger. Med.*, 1990, *6* (2), 356-397.

[16] RAPIN C.H. *et al.* — Les douleurs du vieillard. *Médecine et Hygiène*, 1991, *49*, 3117-3129.

[17] SORKIN B.R. *et al.* — Chronic pain in old and young patients; differences appear less important than similarities. *J. Gerontol. Psychol. Sci.*, 1990, *45*, 64-68.

[18] THOMAS M.R. *et al.* — Age and pain : a comparative study of the younger and older eldery. *Pain Management*, 1988, *1*, 174-179.

[19] WALL R.T. — Use of analgesics in the elderly. *Clin. Ger. Med.*, 1990, *6* (2), 345-364.

[20] WEINBLATT M.E. — NSAID toxicity : increased risk in the elderly. *Scand. J. Rheumatol.*, 1991, suppl. 91, 9-17.

## Autres références

BROOKS P.M. *et al.* — NSAIDs difference and similarities. *N. Eng. J. Med.*, 1991, *324* (24), 1716.

DURNAS C. *et al.* — Salicylate intoxication in the elderly. *Drugs and Aging*, 1992, *2* (1), 20-34.

EGBERT A.M. *et al.* — Randomized trial of postoperative patient-controlled analgesia vs intramuscular narcotics in frail elderly men. *Arch. Intern. Med.*, 1990, *150*, 1897.

GROND S. *et al.* — Validation of Word Health Organization guidelines for cancer pain relief during the last days and hours of life. *J. Pain Sympt. Manag.*, 1991, *6* (7), 411.

HEERDINK E.R. *et al.* — NSAIDs associated with increased risk of congestive heart failure in elderly patients taking diuretics. *Arch. Intern. Med.*, 1998, *158*, 1108-1112.

HODINKA L. — Improving the risk-benefit ratio of NSAID therapy in the elderly. *Scand. J. Rheumatol.*, 1991, suppl. 91, 3.

HUGHES G.R.V. — The problems of using NSAIDs in the elderly. *Scand. J. Rheumtol.*, 1991, suppl. 91, 19-25.

JADAD A.R. *et al.* — Morphine responsiveness of chronic pain : double-blind randomised crossover study with patient-controlled analgesia. *Lancet*, 1992, *339* (8806), 1367.

REGNARD C. *et al.* — *Management of advanced cancers*. 1989. 76 p.

ROTH S.H. — Merits and liabilities of NSAID therapy. *Rheum. Dis. Clin. N. Am.*, 1989, *15* (3), 479.

ZELGER G.L. — La pharmacologie des principaux analgésiques. *Schweiz. Apotheker-Zeitung*, 1988, *13*, 372.

| |
|---|
| *NOM :* |
| ***Prénom :*** |
| Service : |

# Annexe 1. DOLOPLUS-2

ÉVALUATION COMPORTEMENTALE DE LA DOULEUR CHEZ LA PERSONNE ÂGÉE (Échelle DOLOPLUS-2)

| *Observation comportementale* | | *Dates* | | | |
|---|---|---|---|---|---|
| | | | | | |
| *Retentissement somatique* | | | | | |
| 1. Plaintes somatiques | • pas de plainte ..... | 0 | 0 | 0 | 0 |
| | • plaintes uniquement à la sollicitation ..... | 1 | 1 | 1 | 1 |
| | • plaintes spontanées occasionnelles ..... | 2 | 2 | 2 | 2 |
| | • plaintes spontanées continues ..... | 3 | 3 | 3 | 3 |
| 2. Positions antalgiques au repos | • pas de position antalgique ..... | 0 | 0 | 0 | 0 |
| | • le sujet évite certaines positions de façon occasionnelle ..... | 1 | 1 | 1 | 1 |
| | • position antalgique permanente et efficace ..... | 2 | 2 | 2 | 2 |
| | • position antalgique permanente inefficace ..... | 3 | 3 | 3 | 3 |
| 3. Protection de zones douloureuses | • pas de protection ..... | 0 | 0 | 0 | 0 |
| | • protection à la sollicitation n'empêchant pas la poursuite de l'examen ou des soins | 1 | 1 | 1 | 1 |
| | • protection à la sollicitation empêchant tout examen ou soins ..... | 2 | 2 | 2 | 2 |
| | • protection au repos, en l'absence de toute sollicitation ..... | 3 | 3 | 3 | 3 |
| 4. Mimique | • mimique habituelle ..... | 0 | 0 | 0 | 0 |
| | • mimique semblant exprimer la douleur à la sollicitation ..... | 1 | 1 | 1 | 1 |
| | • mimique semblant exprimer la douleur en l'absence de toute sollicitation ..... | 2 | 2 | 2 | 2 |
| | • mimique inexpressive en permanence et de manière inhabituelle (atone, figée, regard vide) ..... | 3 | 3 | 3 | 3 |
| 5. Sommeil | • sommeil habituel ..... | 0 | 0 | 0 | 0 |
| | • difficultés d'endormissement ..... | 1 | 1 | 1 | 1 |
| | • réveils fréquents (agitation motrice) ..... | 2 | 2 | 2 | 2 |
| | • insomnie avec retentissement sur les phases d'éveil ..... | 3 | 3 | 3 | 3 |
| *Retentissement psychomoteur* | | | | | |
| 6. Toilette et/ou habillage | • possibilités habituelles inchangées ..... | 0 | 0 | 0 | 0 |
| | • possibilités habituelles peu diminuées (précautionneux mais complet) ..... | 1 | 1 | 1 | 1 |
| | • possibilités habituelles très diminuées, toilette et/ou habillage étant difficiles et partiels ..... | 2 | 2 | 2 | 2 |
| | • toilette et/ou habillage impossibles, le malade exprimant son opposition à toute tentative ..... | 3 | 3 | 3 | 3 |
| 7. Mouvements | • possibilités habituelles inchangées ..... | 0 | 0 | 0 | 0 |
| | • possibilités habituelles actives limitées (le malade évite certains mouvements, diminue son périmètre de marche, ...) ..... | 1 | 1 | 1 | 1 |
| | • possibilités habituelles actives et passives limitées (même aidé, le malade diminue ses mouvements) ..... | 2 | 2 | 2 | 2 |
| | • mouvement impossible, toute mobilisation entraînant une opposition ..... | 3 | 3 | 3 | 3 |
| *Retentissement psychosocial* | | | | | |
| 8. Communication | • inchangée ..... | 0 | 0 | 0 | 0 |
| | • intensifiée (la personne attire l'attention de manière inhabituelle) ..... | 1 | 1 | 1 | 1 |
| | • diminuée (la personne s'isole) ..... | 2 | 2 | 2 | 2 |
| | • absence ou refus de toute communication ..... | 3 | 3 | 3 | 3 |
| 9. Vie sociale | • participation habituelle aux différentes activités (repas, animations, ateliers thérapeutiques, ...) ..... | 0 | 0 | 0 | 0 |
| | • participation aux différentes activités uniquement à la sollicitation ..... | 1 | 1 | 1 | 1 |
| | • refus partiel de participation aux différentes activités ..... | 2 | 2 | 2 | 2 |
| | • refus de toute vie sociale ..... | 3 | 3 | 3 | 3 |
| 10. Troubles du comportement | • comportement habituel ..... | 0 | 0 | 0 | 0 |
| | • troubles du comportement à la sollicitation et itératif ..... | 1 | 1 | 1 | 1 |
| | • troubles du comportement à la sollicitation et permanent ..... | 2 | 2 | 2 | 2 |
| | • troubles du comportement permanent (en dehors de toute sollicitation) ..... | 3 | 3 | 3 | 3 |
| | SCORE | | | | |

## LE COLLECTIF DOLOPLUS : UNE ÉQUIPE MULTICENTRIQUE

| | |
|---|---|
| WARY Bernad, Coordinateur | Service Régional de Soins Palliatifs<br>CHR Metz-Thionville |
| CAPRIZ-RIBIÈRE Françoise | Service de Gériatrie – Hôpital de l'Archet<br>CHU Nice |
| FILBET Marilène | Service de Gériatrie et de Soins Palliatifs<br>Hôpital du Val d'Azergues – CHU Lyon |
| GAUQUELIN Frédérique | Service de Gériatrie<br>Centre Hospitalier de Blois |
| GENTRY Anne | Centre Gérontologique Départemental<br>Marseille |
| LEFEBVRE-CHAPIRO Sylvie | Service de Gériatrie – Hôpital Paul Brousse<br>AP Paris – Villejuif |
| MICHEL Micheline | Service de Gériatrie<br>La Tauvrais – CHU Rennes |
| NICOLAS Lydie | HAD – Hôpital de La Tronche<br>CHU Grenoble |
| PASSADORI Yves | Service de Gériatrie<br>CHG Mulhouse |
| RAPIN Charles-Henri *et al.* | Poliger – CHY Genève |
| RAT Patrice | Service de Gériatrie – Hôpital Houphouet Boigny<br>CHU Marseille |
| REVILLON Loïc | Service de Gériatrie et Soins Palliatifs<br>Centre Hospitalier de Saint-Malo |
| SERBOUTI Saïd | QIS Consulting – Lille |
| VILLARD Jean-François | Service de Gériatrie<br>Centre Hospitalier de Saint Chamond |

### Bibliographie

Plaidoyer par l'évaluation de la douleur chez les sujets âgés. Gérontologie et Société. Cahiers de la Fondation nationale de Gérontologie 1996, *78*, 83-74.

L'échelle DOLOPLUS-2 est validée depuis le 28 janvier 1999 et une publication devait paraître dans la revue *PAIN* fin 1999.

# 29. Maniement des antalgiques dans l'insuffisance rénale

par M. Laville

Le maniement des antalgiques et des co-analgésiques obéit à une double préoccupation :

– ajuster les posologies aux capacités d'élimination afin d'éviter les effets indésirables liés à une accumulation du médicament actif ou de ses métabolites;

– ne pas aggraver même de façon réversible l'insuffisance rénale.

## I. ANTALGIQUES ET INSUFFISANCE RÉNALE

Le premier de ces impératifs repose sur la connaissance de la pharmacocinétique des antalgiques dans l'insuffisance rénale [2], et il faut remarquer d'emblée que si cette connaissance est parfois fragmentaire (tableau 1), c'est que la plupart de ces molécules sont métabolisées et éliminées par voie hépatique. Cependant, les modifications de la fraction plasmatique libre et de la diffusion tissulaire, liées aux altérations de la liaison protéique propres à l'urémie, peuvent jouer un rôle dans l'apparition d'effets secondaires parfois inattendus [11]. La fixation protéique élevée de la plupart des antalgiques rend compte d'une faible élimination par la dialyse, sauf pour l'aspirine [14], et évite d'avoir à en répéter l'administration après chaque dialyse chez les patients souffrant de douleurs chroniques.

**Ainsi dans la classe des antalgiques de niveau I[1] :**

– *les salicylés* sont éliminés dans les urines en fonction directe du pH. Leur toxicité semble accrue chez l'insuffisant rénal, et ils peuvent majorer la tendance hémorragique liée aux anomalies des fonctions plaquettaires. Ils sont éliminés par la dialyse;

1 Classification de l'OMS.

*TABLEAU 1.* — ANTALGIQUES ET INSUFFISANCE RÉNALE

| *Classe* | *Groupe* | *DCI* | *Élimination* | *Élimination rénale (% de clairance totale)* | *Néphro-toxicité* | *Demi-vie (h)* | *Demi-vie IRT* (h)* | *Ccr > 50 mL/min* | *10 < Ccr < 50 mL/min* | *Ccr < 10 mL/min* | *Dialyse* |
|---|---|---|---|---|---|---|---|---|---|---|---|
| Centraux | Opiacés | Morphine | foie | 10 | | 1,9 ± 0,5 | identique | habituelle | q12-24 h | à éviter | non |
| | | Péthidine | | | | | | | | | |
| | | Pentazocine | | | | | | | | | modérée |
| | | Dextropropoxyphène | foie 30-70 % | 7 | | 9-15 | 12-20 | q4 h | q4 h | à éviter | négligeable[1] |
| | | Codéine | foie | 5-17 | | 2,5-3,5 | identique | habituelle | – 25 % | – 50 % | ? |
| | | Imipramine | | | | 18 ± 7 | | | | | nulle |
| | Non-opiacés | Carbamazépine | foie | 1-2 | | 10-20 | ? | habituelle | – 25 % | habituelle | légère |
| | | L-DOPA | foie | 0 | | 1,1-1,6 | ? | à adapter | à adapter | à adapter | ? |
| | | Paracétamol | foie | 3 | long terme | 1,9-2,5 | 1,9-2,5 | q4 h | q6 h | q8 h | modérée[2] |
| Périphériques | | Aspirine | | | long terme | 0,25 ± 0,03 | identique | q4 h | q4-6 h | à éviter | importante |
| | AINS | Fénoprofène | | | oui | | | | | | |
| | | Ibuprofène | foie | 45-60 | oui | 1,5-2,5 | identique | habituelle | habituelle | habituelle | négligeable[3] |
| | | Ac. méfénamique | | | oui | | | | | | |

1. 15 mL/min.
2. 112 mL/min.
3. 23 mL/min.
* Insuffisance rénale terminale

– *le paracétamol* est métabolisé par le foie mais son administration doit être plus espacée en raison de l'accumulation de métabolites d'ailleurs peu ou pas toxiques. Il est également éliminé par la dialyse.

**Pour les antalgiques de niveau II,** *le propoxyphène* est à éviter car son accumulation peut donner lieu à des troubles neurologiques.

**Pour les antalgiques de niveau III,** *les morphiniques* sont métabolisés et éliminés par voie hépatique, mais les risques d'accumulation de métabolites inhabituels, du fait de l'insuffisance rénale, doivent faire réduire modérément les doses [9].

## II. MÉDICAMENTS ADJUVANTS

*Les anti-inflammatoires non stéroïdiens* (AINS) ont un métabolisme essentiellement hépatique. S'il n'est pas nécessaire de réduire les doses, les effets secondaires de rétention hydrosodée et d'hyperkaliémie peuvent être plus gênants chez des patients fréquemment hypertendus et dont les capacités d'excrétion sodée sont réduites.

Parmi *les médicaments du système nerveux central* utilisés dans un but antalgique, la plupart peuvent être responsables, même à posologie réduite, d'un effet sédatif accru du fait d'une augmentation de leur passage cérébral chez l'insuffisant rénal, et/ou aussi d'une augmentation de la sensibilité des récepteurs centraux. Il n'est pas nécessaire de réduire des doses de *carbamazépine* de plus de 25 % même dans l'insuffisance rénale terminale. De même, *les dérivés tricycliques* (*imipramine*...) sont éliminés par voie hépatique et leurs doses n'ont pas à être réduites. *La lévodopa* est métabolisée par une enzyme plasmatique et ne s'accumule pas dans l'insuffisance rénale. Une proportion de 30 % de la carbidopa est excrétée inchangée dans l'urine, ce qui peut inciter à une réduction de posologie dans l'insuffisance rénale sévère.

## III. NÉPHROTOXICITÉ DES ANTALGIQUES

Alors que les anti-inflammatoires non-stéroïdiens ne modifient pas la fonction rénale chez le sujet sain, le risque d'aggravation par les AINS d'une IRC préexistante est bien connu et est directement lié à leur effet thérapeutique, qui passe par le blocage de la cyclo-oxygénase inhibant la synthèse des prostaglandines, en particulier chez le sujet âgé ou en cas de déplétion sodée [1, 8]. En effet, l'inhibition de la synthèse des prostaglandines qui contribuent dans l'IRC au maintien du débit sanguin rénal [6], entraîne un effondrement de la perfusion rénale parfois suffisant pour créer des lésions tubulaires ischémiques et une véritable IRA organique. À cet égard, l'association à une déplétion sodée par régime ou diurétiques est particulièrement fâcheuse.

Chez des sujets à fonction rénale normale, les AINS peuvent être responsables de tableaux rares associant une IRA et un syndrome néphrotique [4]. L'IRA est due à des lésions de nécrose tubulaire sans spécificité, le syndrome néphrotique à des lésions glomérulaires minimes également non spécifiques. Au total, leur responsabilité était mise en évidence dans 10 % des cas d'IRA médicamenteuse dans l'enquête multicentrique française [7]. En dehors de ces accidents aigus, quelques cas de glomérulonéphrite extramembraneuse ont été rapportés, mais le risque à long terme le plus important est celui d'une insuffisance rénale chronique, souvent dans un contexte de polymédication antalgique chronique [12].

La prédiction d'un risque de néphrotoxicité chronique est difficile [2]. La plus connue de ces manifestations est la *néphrite interstitielle chronique aux analgésiques*, qui représente environ 3 % des insuffisances rénales chroniques, en diminution avec le retrait de la phénacétine du moins en France. Il semble bien que la prise chronique et en association d'aspirine et de paracétamol puisse conduire à des manifestations identiques, mais il est souvent difficile d'exclure toute prise de phénacétine, du fait de la longue durée de l'exposition nécessaire [5, 10, 13]. Cette néphropathie a été reconnue avec une fréquence croissante à partir de 1960, en Europe et surtout en Australie où elle concerne environ 10 patients par million d'habitants et par an, principalement des femmes de 30 à 50 ans. Le diagnostic, évoqué devant l'association d'une fuite sodée, d'une acidose métabolique et d'une leucocyturie, ne peut être affirmé que par l'évaluation de la dose cumulative de phénacétine qui doit dépasser 1 kg. La maladie peut se révéler par des complications : infections urinaires à répétition et surtout nécrose papillaire. L'évolution fonctionnelle est longtemps stable à condition d'arrêter l'intoxication et de contrôler l'HTA. Cette intoxication est associée à une fréquence accrue de cancers de la vessie et du bassinet, elle pourrait également favoriser la survenue d'adénocarcinomes rénaux.

## Bibliographie

[1] BAUMELOU A., FAUCHER C., DERAY G. — Anti-inflammatoires non stéroïdiens et affections rénales. *Rev. Prat.*, 1986, *36*, 2677-2682.

[2] BRILLET G., STEPHAN D., IMBS J.L. — Prédiction et étude de la néphrotoxicité des médicaments. *Thérapie*, 1993, *48*, 321-326.

[3] BROUARD A., BROUARD R., SERRURIER S., CONORT O., OLIARY J. — Posologie des antalgiques chez l'insuffisant rénal. *Thérapie*, 1993, *48*, 109-114.

[4] CHAMPION DE CRESPIGNY P.J., BECKER G.J., IHLE B.U., WALTER N.M.A., Wright C.A., KINCAID-SMITH P. — Renal failure and nephrotic syndrome associated with sulindac. *Clin. Nephrol.*, 1988, *30*, 552-555.

[5] DE BROE M.E., ELSEVIERS M.M. — Analgesic nephropathy. *New Engl. J. Med.*, 1998, *338*, 446-452.

[6] HART D., LIFSCHITZ M.D. — Renal physiology of the prostaglandins and the effects of nonsteroidal anti-inflammatory agents on the kidney. *Am. J. Nephrol.*, 1987, *7*, 408-418.

[7] KLEINKNECHT D., LANDAIS P., GOLDFARB B. — Les insuffisances rénales aiguës associées à des médicaments ou à des produits de contraste iodés. *Néphrologie*, 1986, *7*, 41-46.

[8] MCDONALD G.A., DUBOSE T.D., MOLONY D.A., VERANI R. — Nephrotoxicity of non-steroidal anti-inflammatory drugs. *Lancet*, 1994, *344* (8921), 515-518.

[9] OSBORNE R., JOEL S., GREBENIK K., TREW D., SLEVIN M. — The pharmacokinetics of morphine and morphine glucuronides in kidney failure. *Clinical Pharmacology and Therapeutics*, 1993, *54* (2), 158-167.

[10] POMMER W., BRONDER E., KLIMPEL A., MOLZAHN M., HELMERT U., GREISER E. — Regular intake of analgesic mixtures and risk of end-stage renal failure. *Lancet*, 1989, *feb. 18*, 381 (letter).

[11] RIANT P., BARRE J., ALBENGRES E., LEMAIRE M., TILLEMENT J.P. — La fixation plasmatique des médicaments dans l'insuffisance rénale chronique. *Néphrologie*, 1986, *7*, 89-93.

[12] SANDLER D.P., BURR F.R., WEINBERG C.R. — Nonsteroidal anti-inflammatory drugs and the risk for chronic renal disease. *Ann. Intern. Med.*, 1991, *115*, 165-172.

[13] SEGASOTHY M., SULEIMAN A.B., PUVANESWARY M., ROHANA A. — Paracetamol : a cause of analgesic nephropathy and end-stage renal disease. *Nephron.*, 1988, *50*, 50-54.

[14] SINGLAS E., LEBELLE A.V. — Extraction des médicaments par la dialyse. *Thérapie*, 1987, *42*, 529-540.

## Autres références

SEYFFART G. — *Drug dosage in renal insufficiency.* Kluwer Academic Pub., 1 vol., 650 p.

BAUDEAU C., DARD S. — *Prescription des médicaments chez l'insuffisant rénal.* Janssen-Cilag S.A.

# 30. Antalgiques et fonction ventilatoire

par A. Durocher, F. Saulnier

En l'absence d'insuffisance respiratoire antérieure, aucun antalgique utilisé à dose thérapeutique (même les opiacés) n'induit de dépression respiratoire ayant un quelconque retentissement clinique si les règles habituelles de prescription sont correctement suivies. Les effets des opiacés sur le fonctionnement des centres respiratoires (réduction de la fréquence et de l'amplitude respiratoire) ont une traduction clinique dans deux circonstances :

- en cas d'intoxication aiguë (tentative d'autolyse ou surdosage),
- chez l'insuffisant respiratoire chronique notamment lorsque la $SaO_2$ est inférieure à 95 %, proche de 90 % et de la portion rectiligne oblique de la courbe $SaO_2/PaO_2$.

Les manifestations cliniques observées sont secondaires à l'hypoventilation alvéolaire d'origine centrale et sont les conséquences de l'hypoxie et de l'hypercapnie. Ces effets sont potentialisés par la prise simultanée d'autres médicaments diminuant la vigilance (barbituriques, neuroleptiques, benzodiazépines).

Les antalgiques dits « périphériques » n'induisent jamais de dépression respiratoire, même chez l'insuffisant respiratoire chronique ou en cas de surdosage.

Certains antalgiques sont à déconseiller chez le sujet présentant une hyperréactivité bronchique car ils sont susceptibles de déclencher des épisodes bronchospastiques aigus notamment chez l'asthmatique. Ces produits à éviter sont :

- les morphiniques,
- l'aspirine,
- les anti-inflammatoires non stéroïdiens.

# 31. Foie et antalgiques. Hépatotoxicité des antalgiques

par D. Larrey

De nombreux médicaments antalgiques sont potentiellement toxiques pour le foie.

L'atteinte hépatique médicamenteuse peut être difficile à reconnaître, soit parce que non ou peu symptomatique, soit parce qu'attribuée à une autre cause, une hépatite virale ou une auto-immunité par exemple. Dans ce cas, la poursuite de l'administration du médicament responsable peut entraîner une hépatite grave, voire mortelle [3, 13, 15].

Dans une situation, même peu évocatrice, la suspicion doit être systématique à l'égard de trois médicaments : le paracétamol, l'aspirine et les arylalcanoïques (ibuprofène, kétoprofène et fénoprofène).

D'autres antalgiques (tableau 1) tels que la floctafénine, la noramidopyrine, l'acide méfénamique et la buprénorphine n'ont fait l'objet que de cas isolés d'hépatite [3, 11, 13, 15].

## I. PARACÉTAMOL

C'est le prototype du médicament susceptible de provoquer une hépatite cytolytique toxique dose-dépendante [12, 16, 18].

*Aux doses thérapeutiques recommandées* (0,5 à 3 g/j), *sur foie sain, le paracétamol n'est pas toxique.*

C'est essentiellement *après l'ingestion intentionnelle d'une dose massive* (supérieure à 10 g) qu'on observe une hépatite. Elle se manifeste par des nausées et des vomissements suivis au bout de 24 heures par des douleurs abdominales. Un ictère modéré apparaît le 2$^{e}$ ou 3$^{e}$ jour. Les transaminases commencent à s'élever 12 à 24 heures près l'ingestion et atteignent leurs valeurs maximales au 3$^{e}$ jour. L'atteinte hépatique est souvent associée à une insuffisance rénale.

*TABLEAU 1.* — HÉPATOTOXICITÉ DES ANTALGIQUES UTILISÉS EN RHUMATOLOGIE

| *Médicaments* | *Type d'atteinte hépatique* | *Mécanisme* |
|---|---|---|
| Paracétamol | | |
| | Hépatites aiguës cytolytiques | Toxicité par surdosage (métabolite réactif) |
| Salicylés | | |
| Aspirine<br>Diflunisal<br>Bénorilate | Hépatites aiguës<br>Hépatites chroniques<br>Cirrhose<br>Stéatose microvésiculaire<br>Hépatite granulomateuse<br>Quelques cas d'hépatite aiguë<br>Cas exceptionnel d'hépatite aiguë ? | Toxicité dose-dépendante<br>Inhibition de la β-oxydation des acides gras<br>Immunoallergique ?<br>?<br>? |
| Anti-inflammatoires non stéroïdiens | | |
| Arylalcanoïques (ibuprofène, kétoprofène, fénoprofène)<br>Fénémates<br>– acide méfénamique | Hépatites aiguës cholestatiques, cytolytiques ou mixtes<br>Hépatite chronique<br>Stéatose microvésiculaire<br>Rares cas d'hépatite aiguë | Immunoallergique<br>Inhibition de la β-oxydation des acides gras<br>Immunoallergique |
| Dextropropoxyphène | | |
| | Hépatites aiguës cholestatiques ou mixtes<br>Exceptionnellement cholangite aiguë | Immunoallergique<br>? |
| Halogéno-aminoquinoléines | | |
| Floctafénine | Hépatotoxicité possible mais non définitivement démontrée | ? |
| Autres antalgiques | | |
| Buprénorphine<br>Noramidopyrine | Cas exceptionnel d'hépatite<br>Cas exceptionnel d'hépatite | |

L'hépatite n'est grave que dans moins de 8 % des cas et mortelle environ une fois sur 100, même en l'absence de traitement. Les sujets les plus menacés sont ceux dont la concentration plasmatique s'élève au-dessus d'une ligne joignant le point à 200 µg/mL à 4 heures et celui à 30 µg/mL à 15 heures (courbe semi-logarithmique).

*Pour des posologies comprises entre 3 et 10 g/j,* une hépatite peut être observée surtout chez les sujets chez lesquels existe une induction enzymatique (liée à un alcoolisme chronique ou à la prise de médicaments), généralement associée à une déplétion en glutathion hépatique du fait d'un mauvais état nutritionnel [12, 16, 18].

L'hépatotoxicité du paracétamol est due à sa transformation par le cytochrome $P_{450}$ (principalement le CYP 2E1 inductible par l'alcool) en un métabolite réactif toxique, une quinone-imine qui est normalement détoxiquée par conjugaison avec le glutathion hépatique [12, 16, 18].

Le traitement est essentiellement préventif *et vise à détoxiquer le métabolite réactif avant qu'il ne produise des lésions cellulaires irréversibles* [12, 16].

Le produit le plus employé est la N-acétylcystéine qui permet une resynthèse rapide du glutathion. Pour être efficace, ce traitement doit être administré par voie veineuse ou directement dans une sonde gastrique (sinon, les vomissements sont fréquents) dans les 10 premières heures après l'ingestion du paracétamol [12, 16]. Au-delà, ce traitement devient peu efficace car la nécrose hépatique commence déjà à se constituer.

Il a été aussi démontré que les *inhibiteurs du cytochrome $P_{450}$*, en particulier le *méthoxsalène,* peuvent diminuer la formation du métabolite réactif du paracétamol chez l'homme [1]. L'intérêt thérapeutique de ce médicament, en association avec la N-acétylcystéine, a été démontré chez la souris mais n'a pas été testé chez l'homme.

## II. ACIDE ACÉTYLSALICYLIOUE

Parmi les divers salicylés reconnus pour avoir une hépatotoxicité potentielle [13, 15], l'aspirine est celui pour lequel elle est le mieux connue [17].

Cette hépatotoxicité de l'aspirine n'a été découverte que très tardivement, après 100 ans d'utilisation. L'atteinte hépatique est souvent peu symptomatique, anictérique et sans gravité, se traduisant essentiellement par une élévation des transaminases ne dépassant pas 10 fois la limite supérieure de la normale [13, 15, 17]. Histologiquement on constate une nécrose focale des hépatocytes. Dans quelques rares cas, l'hépatite est grave et se traduit par une insuffisance hépatocellulaire et une encéphalopathie hépatique [6]. Elle a parfois les caractères d'une hépatite chronique active [5, 13, 15]. Exceptionnellement, la prise prolongée peut entraîner insidieusement une cirrhose [5]. Quelques cas d'hépatite granulomateuse ont aussi été observés [5]. L'interruption du traitement est suivie d'une amélioration clinique et de la normalisation des tests biologiques [5, 6, 13, 15, 17].

Le mécanisme de l'hépatotoxicité de l'aspirine est mal connu. Un mécanisme de type *toxique* est vraisemblable car la survenue d'une atteinte hépatique est en grande partie dose-dépendante. Ces hépatites surviennent généralement avec des posologies quotidiennes supérieures à 2 g/L [13, 15, 17]. Chez 90 % des sujets atteints, la salicylémie dépasse 15 mg/dL [13, 15, 17]. L'absence de signe d'hypersensibilité renforce l'hypothèse d'un mécanisme toxique. Les hépatites à l'aspirine frappent essentiellement des patients atteints de collagénoses (lupus érythémateux disséminé, polyarthrite rhumatoïde), en particulier des sujets jeunes [6]. Il est possible, bien que non démontré, que ces maladies favorisent l'atteinte hépatique.

À côté des lésions de nécrose, il semble qu'au cours des infections virales, surtout chez l'enfant, l'aspirine puisse favoriser la survenue d'un *syndrome de Reye* qui associe une atteinte hépatique sévère caractérisée par une stéatose microvésiculaire et une encéphalopathie [13, 15]. Ces phénomènes pourraient être liés aux propriétés inhibitrices de l'aspirine sur la bêta-oxydation mitochondriale des acides gras [7, 10].

Concernant les **autres salicylés,** quelques rares cas d'hépatite aiguë cytolytiques ou cholestatiques ont été notés avec le diflunisal et le benorilate [3].

## III. ANTI-INFLAMMATOIRES NON STÉROÏDIENS

*Tous les AINS* peuvent être hépatotoxiques [3, 4, 13, 15]. Certains d'entre eux sont aussi utilisés pour leurs effets antalgiques, à dose plus faible que la dose anti-inflammatoire. C'est en particulier le cas des *arylalcanoïques* (ibuprofène, kétoprofène, fénoprofène) [3, 13, 15]. Ils entraînent une augmentation asymptomatique des transaminases chez 1 à 7 % des sujets traités. La survenue d'atteintes hépatiques cliniques est beaucoup plus rare, évaluée au cours de l'enquête nationale réalisée en 1985 à 1 cas pour 100 000 mois de traitement pour l'ibuprofène et le kétoprofène [4]. Cette fréquence est probablement sous-évaluée par sous notification. L'atteinte hépatique survient le plus souvent chez des femmes (3 fois sur 4) après une semaine à 10 mois de traitement (en moyenne 3 mois) [4]. L'ictère, presque constant, est souvent précédé par une asthénie, des vomissements, des douleurs abdominales et de la fièvre. L'augmentation des transaminases est pratiquement constante et d'importance variable (2 à 150 fois la normale) [3, 4, 13, 15].

Les lésions histologiques sont polymorphes. On constate habituellement une cholestase, un infiltrat inflammatoire et une nécrose modérée. Dans de rares cas, la nécrose peut être très sévère. À ces lésions peut s'ajouter une stéatose microvésiculaire dont la présence, bien que non spécifique, a une bonne valeur d'orientation pour incriminer la responsabilité d'un AINS [8]. À l'arrêt du traitement, l'évolution est généralement favorable avec une guérison en quelques semaines. L'évolution de l'hépatite peut exceptionnellement être fulminante (ibuprofène) [3].

Exceptionnellement, l'ibuprofène a été impliqué dans la survenue d'une hépatite chronique et d'une cirrhose [3].

Le mécanisme de l'hépatotoxicité des arylalcanoïques n'est pas complètement élucidé [13, 15]. La présence de signes d'hypersensibilité et la récidive précoce lors d'une éventuelle réadministration sont en faveur d'un mécanisme *immunoallergique.* La stéatose microvésiculaire observée dans certains cas est probablement liée à une inhibition de la bêta-oxydation mitochondriale des acides gras par ces AINS [9, 10]. De rares cas d'hépatotoxicité croisée entre arylalcanoïques ont été observés notamment entre diclofénac et ibuprofène et entre fénoprofène et naproxène [2, 3, 13].

*L'implication pratique* est d'éviter, chez un patient ayant des antécédents d'hépatite due à un arylalcanoïque, d'administrer une molécule différente de la même famille.

## IV. DEXTROPROPOXYPHÈNE

Pour le dextropropoxyphène, une vingtaine de cas d'hépatite aiguë a été publiée [3, 13, 14, 15]. Le délai d'apparition est en moyenne de deux semaines, mais peut être très court (un jour). L'hépatite est le plus souvent trompeuse, mimant une obstruction biliaire aiguë, se manifestant par des douleurs abdominales, de la fièvre précédant l'ictère. Il y est associé souvent des signes immunoallergiques du type éruption cutanée, ou hyperéosinophilie. L'hépatite aiguë est plus rarement cytolytique avec exceptionnellement une évolution fulminante.

Rarement, ce médicament entraîne une cholangite aiguë affectant les petites voies biliaires [14].

## V. PRÉVENTION

En cas d'asthénie inhabituelle, de fièvre, de douleurs abdominales, de nausées ou de vomissements, il convient donc de suspecter une atteinte hépatique médicamenteuse. Il faut interrompre le traitement suspecté et doser les transaminases. Si leur activité dépasse 3 fois la limite supérieure de la normale, il faut interrompre définitivement le traitement et s'assurer de la normalisation ultérieure de ces tests biologiques.

## Bibliographie


[1] Amouyal G., Larrey D., Letteron P., Geneve J., Labbe G., Belghiti J., Pessayre D. — Effects of methoxsalen of acetaminophen in humans. *Biochem. Pharmacol.*, 1987, *36*, 2349-2352.

[2] Andrejack M., Davion T., Gineston J.L., Capron J.P. — Cross hepatotoxicity between non steroidal intiinflammatory drugs. *Br. Med. J.*, 1987, *295*, 180-181.

[3] Biour M., Poupon R., Grange J.D., Chazouilleres O., Jaillon P. — Hépatotoxicité des médicaments. 11e mise à jour du fichier bibliographique des atteintes hépatiques et des médicaments responsables. *Gastroenterol. Clin. Biol.*, 1998, *22*, 1004-1044.

[4] Castot A., Netter P., Larrey D., Carlier P., Gaire M., Bannwarth B. — Hépatites aux anti-inflammatoires non stéroïdiens. *Thérapie*, 1988, *43*, 229-233.

[5] D'Abrigeon G., Blanc P., Durand L., Larrey D., Michel H. — Cirrhose et hépatite granulomateuse après la prise prolongée d'acétylsalicylate de lysine. *Gastroenterol. Clin. Biol.*, 1995, *19*, 944-947.

[6] De Leeuw P., Lefebvre C., Tomasi J.P., Rahier J., Geubel A. — Hépatite grave avec encéphalopathie imputable à l'acide acétylsalicylique dans un cas de lupus érythémateux disséminé. *Gastroenterol. Clin. Biol.*, 1992, *16*, 359-361.

[7] Deschamps D., Fisch C., Fromenty B., Berson A., Degott C., Pessayre D. — Inhibition by salicylic acid of the activation and thus oxidation of long chain fatty acids. Possible role in the development of Reye's syndrome. *J. Pharmacol. Exp. Ther.*, 1991, *259*, 894-904.

[8] Dutertre J.P., Bastides F., Joinville A.P., De Muret A., Sonneville A., Larrey D., Autret E. — Microvesicular steatosis after ketoprofen administration. *Eur. J. Gastroenterol. Hepatol.*, 1991, *3*, 953-954.

[9] Freneaux E., Fromenty B., Berson A., Labbe G., Degott C., Letteron P., Larrey D., Pessayre D. — Stereoselective and non-stereoselective effects of Ibuprofen enantiomers on the mitochondrial β-oxidation of fatty acids. *J. Pharmacol. Exp. Ther.*, 1990, *255*, 529-535.

[10] Fromenty B., Berson A., Pessayre D. — Microvesicular steatosis and steatohepatitis : role of mitochondrial dysfunction and lipid peroxidation. *J. Hepatol.*, 1997, *26*, 13-22.

[11] Hischauer C., Guillemot F., Heraud M., Mathieu-Chandelier C., Cortot A., Paris J.C. — La buprénorphine est-elle hépatotoxique ? *Gastroenterol. Clin. Biol.*, 1989, *13*, 636.

[12] Larrey D. — Hépatite au paracétamol. *In* : Queneau (eds), *Stratégies thérapeutiques et arbres décisionnels*. Paris, Springer-Verlag, 1990.

[13] Pessayre D., Larrey D., Biour M. — Drug-induced liver injury. *In* : McIntyre N., Benamou J.P., Bircher J., Rizetto M., Rodes J. Eds. Oxford. *Textbook of Clinical Hepatology.* Oxford : Oxford Medical Publications, 2e édition à paraître.

[14] Rosenberg WMC., Ryley NG, Trowell JM, McGee J.O.D., Chapman R.W. — Dextropropoxyphene induced hepatotoxcity : a report of nine cases. *J. Hepatol.*, 1993, *19*, 470-474.

[15] Stricker B.H.C. — *Drug-induced hepatic injury.* Amsterdam, Elsevier, 1992.

[16] Vole J.A., Proudfoot A.T. — Paracetamol (acetaminophen) poisoning. *Lancet*, 1995, *547*, 346-347.

[17] Zimmerman H.J. — Effects of aspirin and acetaminophen on the liver. *Arch. Inter. Med.*, 1981, *141*, 333-342.

[18] Zimmermann H.J., Maddrey E.C. — Acetaminophen (paracetamol) hepatotoxicity with regular intake of alcohol. Analysis of instances of the therapeutic misadventure. *Hepatology*, 1995, *22*, 767-770.

# 32. Sport et douleur

par Th. Ponge, Y. Zair, P. Queneau

Le sport envahit de plus en plus notre vie quotidienne : du fait de l'augmentation des temps de loisir et de la lutte contre la sédentarité qui a encouragé beaucoup à devenir des « sportifs du dimanche »; par l'image du « sportif de haut niveau » donnée par les médias qui confèrent au sport un aspect très valorisant (fonction éducative, gloire, argent).

La pratique du sport comporte évidemment des aspects positifs (diminution de la fréquence de l'infarctus myocardique, prévention de l'obésité, effet tranquillisant...), mais aussi des effets négatifs : plusieurs décès chaque année sont liés aux pratiques sportives.

La douleur chez le sportif illustre parfaitement cette ambivalence du sport. Elle est un message qu'il faut savoir interpréter. Le maniement des médicaments de la douleur pose des problèmes chez le sportif de haut niveau.

L'actualité sportive, presque quotidiennement, soulève le problème du dopage concernant les sportifs de haut niveau, mais aussi des pratiquants plus modestes. Le médecin doit être vigilant, conscient des risques qu'il fait courir au pratiquant, et auxquels il s'expose au niveau pénal notamment. À ce titre, il convient de lire avec attention les recommandations contre le dopage parues dans le *Bulletin de l'Ordre des médecins* [7].

## I. LA DOULEUR CHEZ LE SPORTIF [3, 12, 13]

### *Signification*

La douleur est interprétée différemment par le médecin et par le sportif.

*Pour le médecin*, la douleur est toujours un signe d'alerte. Son interprétation doit être la même chez le sportif occasionnel ou professionnel que chez un patient quelconque.

*Pour le sportif*, la douleur est une gêne, une entrave aux résultats qu'il faut dépasser pour améliorer sa performance. Le goût de la performance, qui est l'essence même du sport de haut niveau, peut exister avec la même intensité (voir le même excès) chez le sportif occasionnel. Tous les ans, des amateurs meurent parce que leur recherche de la performance (sans bénéfice particulier) les amène à dépasser les limites de leurs capacités physiques. Cette attitude est particulièrement fréquente au cours des jeux sportifs (le tennis, par exemple). Cependant, la recherche de la performance est plus aiguë chez le sportif professionnel, dont la durée de la carrière est particulièrement courte.

Le point de vue du médecin et celui du sportif sur l'interprétation de la douleur peuvent donc être discordants.

## *Topographie de la douleur*

**Au niveau de l'appareil locomoteur**, la douleur peut être le témoin de 2 types de pathologie.

*La pathologie traumatique* consiste surtout en entorses et en luxations des membres inférieurs. Les articulations les plus touchées sont le genou et la cheville avec une prédilection pour certains sports (football, ski, rugby, tennis). En dehors de cette pathologie ligamentaire ou tendineuse, on peut bien entendu observer des fractures (tibia, péroné, métatarsiens, clavicule, scaphoïde, carpe).

Dans tous ces cas, il faut (et ce peut être difficile) apprécier immédiatement la gravité de la lésion, différencier par exemple l'entorse grave des autres.

*La pathologie microtraumatique*, liée à la répétition des gestes sportifs, se manifeste principalement au niveau des tendons (tendinites) et des articulations mais aussi des os avec les fractures de fatigue.

**Au niveau de l'appareil cardio-vasculaire**, toute douleur ou même simple gêne constitue un signe d'alerte important, la mort subite du sportif étant souvent attribuée à une cause cardio-vasculaire.

## *Douleur au cours de l'effort sportif*

Elle doit être bien analysée.

**Dans les cas simples**, la douleur est augmentée par la répétition du geste sportif : c'est essentiellement le cas de la pathologie microtraumatique (tendinopathie).

En revanche, **lors d'accidents traumatiques** survenant au cours du sport, la douleur peut être atténuée, du fait que l'ensemble de l'appareil ostéo-articulaire et musculaire est « échauffé ».

**Les endorphines** sont stimulées par l'exercice. La production des peptides opioïdes (β-endorphine, enképhaline, dynorphine [5]) est une notion classique. Il est possible mais non prouvé que cette production d'endorphines modifie la perception de la douleur. Farrell [6], étudiant de manière très standardisée la production d'endorphines et de catécholamines au cours de l'effort, a montré qu'un exercice d'intensité croissante, quantifié en fonction de la $VO_2$ maximale (40 %, 60 %, 80 %) ne modifie pas le taux d'enképhalines, alors qu'il augmente très sensiblement celui des catécholamines. Il a également conclu que les variations psychologiques durant l'exercice n'étaient pas liées au taux circulant d'enképhalines.

Il n'en est pas moins certain qu'il existe au cours de l'effort des variations hormonales pouvant modifier soit le comportement, soit le seuil de perception de la douleur.

## II. PRESCRIPTION DES ANTALGIQUES CHEZ LE SPORTIF

### *Pour qui ?*

Il convient d'emblée de distinguer deux situations différentes.

#### CAS DU SPORTIF PROFESSIONNEL DE HAUT NIVEAU QUI EFFECTUE DES COMPÉTITIONS

Deux exemples illustrent ce propos.

**« Anziani ne savait pas »**

L'antalgique peut être un produit interdit. L'exemple typique est le cas de Philippe Anziani. « Anziani ne savait pas » titrait le journal *l'Équipe* du 24 novembre 1989. Anziani, footballeur professionnel, jouait à cette époque-là à Toulon en 1re division, avait pris pour des lombalgies du *Di-Antalvic*. Quelque temps après, il a fait l'objet d'un contrôle qui s'avérait positif car le dextropropoxyphène, un des deux composants du *Di-Antalvic* était sur la liste des produits interdits. L'exemple d'Anziani et du *Di-Antalvic* montre l'importance des conséquences que peut avoir une prescription apparemment anodine (suspension du joueur, « image de marque » ternie même s'il était de bonne foi). Il convient donc pour le médecin de connaître les produits interdits, et par ailleurs pour le joueur de connaître évidemment les règlements de sa fédération et du CIO.

**« Roland Wagner : une carrière assassinée »**

Roland Wagner, footballeur professionnel, attaquant au Racing Club de Strasbourg, avait en 1979 à l'âge de 23 ans une carrière prometteuse devant lui. Le 10 octobre 1979, il fêtait sa première sélection en équipe de France. Au cours de ce match, il eut un traumatisme de la cheville, ensuite une tendinite qui nécessita de multiples infiltrations. Quelque temps après, il eut successivement deux ruptures du tendon d'Achille qui lui imposèrent d'arrêter sa carrière professionnelle. Cet exemple (*L'Express*, 1987) montre que l'utilisation d'un produit autorisé (infiltration de cortisone) mais faite de manière abusive où la recherche de la performance fait oublier la valeur d'« alerte » de la douleur, peut entraîner des lésions organiques irréversibles.

Les antalgiques courants, pris *pour douleur*, à doses thérapeutiques pour une durée brève et sur prescription médicale, notamment les antalgiques du niveau II de l'OMS, devraient faire l'objet d'une attention favorable (comme les corticoïdes pour les asthmes authentiques). La question est de savoir si l'on permet ou non à un sportif, notamment de haut niveau subissant les contrôles antidopage, de soulager ses douleurs ostéo-articulaires ou musculaires ; ou si les sportifs risquent d'être sanctionnés (comme Philippe Anziani) pour avoir pris sur prescription et *comme antalgique* pendant quelques jours quelques comprimés de *Di-Antalvic* ou d'une association (par exemple paracétamol et codéine). Cela est dommageable pour trois raisons :

- laisser les sportifs souffrir sans recours aux antalgiques courants est critiquable ;
- les antalgiques des niveaux I et II ne mettent pas plus en danger la santé des sportifs que celle de chaque citoyen (les risques sont les mêmes) ;
- les épreuves sportives ne sont pas faussées par les antalgiques de niveaux I et II, pris aux doses thérapeutiques et pendant des durées brèves, qui ne permettent d'améliorer les performances que par leur seul effet antalgique.

CAS DU SPORTIF MOYEN

Il n'est bien sûr pas soumis aux contrôles antidopage. Il est possible de lui prescrire les traitements classiques. Il ne faut néanmoins jamais perdre de vue la valeur sémiologique de la douleur ni oublier que, pour la plupart de la pathologie douloureuse, traumatique ou microtraumatique, le repos est le traitement essentiel.

### *Choix*

Le principal problème est de prescrire un traitement adapté et efficace sans donner un produit interdit à un sportif de haut niveau.

La liste des produits dopants est disponible de plusieurs manières [1, 2, 4, 14] :

- les pages de début du VIDAL dressent la « liste des classes de substances et méthodes dopantes interdites » (cf. annexe 1). Cette liste, disponible au ministère de la Jeunesse et des Sports (mission Médecine du sport et Lutte antidopage);
- outre ces textes réglementaires, il faut citer deux excellents ouvrages de J.-P. de Mondenard [10] et de R.H. Strauss [13] sur le problème des médicaments et le sportif.

Pour l'utilisation des corticostéroïdes, il faut se référer au Vidal qui éclaircit parfaitement ce problème.

## III. TRAITEMENTS NON MÉDICAMENTEUX ANTALGIQUES

Les antalgiques ne sont pas la seule réponse au problème. **La survenue de la douleur** chez le sportif doit tout d'abord amener à se poser deux questions :

- la technique de l'activité sportive est-elle correcte ? : il peut s'agir également du matériel utilisé (cas du tennis, fréquence des tendinites liées à des raquettes inadaptées pour le poids, le diamètre du manche...);
- l'entraînement (pour le sportif de haut niveau) est-il médicalement bien suivi ? : trois règles doivent être observées [8, 11] :
  - éviter les déficits vitaminiques,
  - apports alimentaires physiologiques,
  - l'entraînement doit se faire par palier.

Outre ces conseils, il faut savoir préconiser **un traitement non médicamenteux**.

*Le repos* est essentiel mais difficile à faire admettre par le sportif professionnel.

*Les traitements locaux* (laserothérapie, galvanothérapie) peuvent être utiles entre les mains de médecins compétents.

*La kinésithérapie, la rééducation* peuvent être très utiles. On connaît l'intérêt des massages transverses profonds pour les tendinites.

*La cryothérapie* [9] est très utilisée comme antalgique de deux façons :

- pour les douleurs aiguës sous forme de jet de chlorure d'éthyle, de spray cryogène : elle apparaît comme le produit miraculeux aux yeux du téléspectateur qui voit le footballeur se relever quelques secondes après une douleur qui a semblé initialement très importante, grâce à quelques applications de spray. Ces sprays modifient la physiologie du muscle et notamment les fibres sensitives. La vitesse de conduction est diminuée. Ces sprays doivent être appliqués à une distance de 10 à 15 cm de la peau pour éviter tout risque de brûlure. Il faut également savoir que le chlorure d'éthyle est inflammable;

– pour des douleurs chroniques, soit sous forme de massage à la glace, ou bien de bacs d'eau froide utilisés pendant 20 à 30 minutes, toutes les trois heures sur une articulation douloureuse.

## CONCLUSION

Il est essentiel de déceler la valeur sémiologique réelle de la douleur chez le sportif, qui tend à la minimiser pour l'obtention d'une meilleure performance.

Il faut savoir que les antalgiques des niveaux II et III de l'OMS figurant sur la « liste des classes de substances et méthodes dopantes interdites », arrêté du 7 octobre 1994 modifié et décret n° 98-464 du 10 juin 1998 (voir annexe I), sont interdits pour les sportifs de haut niveau.

Notre motivation est forte pour soutenir la lutte engagée pour combattre toutes les formes de dopage dangereux pour l'individu et source d'injustices dans les compétitions. Toutefois, la prise d'antalgiques pour douleur, sur prescription médicale, à doses thérapeutiques et pour des durées brèves devrait faire l'objet d'une attention particulière des autorités de contrôle.

### Bibliographie

[1] ALMERAS J.P. — Les produits dopants. *Concours Méd.*, 1991, *113*, 613-615.

[2] *Arrêté du 3 janvier 1991 relatif aux substances et aux procédés mentionnés à l'article 1er de la loi n° 89-432 du 28 juin 1989 relative à la prévention et à la répression de l'usage des produits dopants à l'occasion des compétitions et manifestations sportives. JO* du 3 février 1991, p. 1789. *Bulletin de l'Ordre des médecins*, 1991, *6*, 108-110.

[3] DANOWSKI R., CHANUSSOT J.C. — Traumatologie du sport. Paris, Masson, 1990.

[4] *Décret n° 91-837 du 30 août 1991 concernant les contrôles prévus par la loi n° 89-432 du 28 juin 1989 relative à la prévention et à la répression de l'usage de produits dopants à l'occasion des compétitions et manifestations sportives. JO* du 1er septembre 1991, p. 11504. *Bulletin de l'Ordre des médecins*, 1991, *12*, 349-350.

[5] FARRELL P.A. — Exercise and endorphins- Male reponse. *Med. Sci. Sports Exerc.*, 1985, *17*, 853-857.

[6] FARRELL P.A., GUSTAFSON A.B., MORGAN W.P., PERT C.B. — Enkephalins, catecholamines, and psychological mood alterations : efects of prolonged exercise. *Med. Sci. Sports Exerc.*, 1987, *19*, 347-353.

[7] LANGLOIS J. — Recommandations contre le dopage. *Bulletin de l'Ordre des médecins*, janvier 1999, 13-14.

[8] MCARDLE, KATCH V. — *Physiologie de l'activité physique. Énergie, nutrition et performance.* Paris, Vigot, 1987.

[9] MCMASTER W.C. — A literary review on ice therapy in injuries A*m. J. Sports Med.*, 1981, *5*, 124-6.

[10] MONDENARD J.P. (de) — *Dictionnaire des substances et procédés dopants en pratique sportive.* Édition Masson, 1991.

[11] PERONNET F. — *Le Marathon.* 2e édition, Éditions Vigot Paris, Décarie Montréal, 1991.

[12] RODINEAU J., SIMON L. — *Microtraumatologie du sport.* Paris, Masson, 1987.

[13] STRAUSS R.H. — *Médicaments et performances sportives*. Paris, Masson, 1990.

[14] *VIDAL Le Dictionnaire 2000.* OVP, Éditions du Vidal.

# *Annexe 1. Nouvelle liste des classes de substances et méthodes dopantes interdits*

(extrait des pages VIII et IX du Vidal 2000 [14])

MINISTÈRE DE LA JEUNESSE ET DES SPORTS

(Liste établie sur la base de l'arrêté du 7 octobre 1994 modifié)

Pour mise en conformité avec la réglementation européenne : décret n° 98-464 du 10 juin 1998, portant publication de l'amendement à l'annexe de la convention contre le dopage du 16 novembre 1989.

**I. Classes de substances interdites**

*A. Stimulants et substances apparentées*

*B. Narcotiques et substances apparentées*

Les substances interdites appartenant à la classe B comprennent les exemples suivants : dextromoramide, diamorphine (héroïne), méthadone, morphine, pentazocine et substances apparentées.

La codéine, le dextrométhorphane le dextropropoxyphène, la dihydrocodéine, le diphénoxylate, l'éthylmorphine, la pholcodine et le propoxyphène sont autorisés.

*C. Agents anabolisants et substances apparentées*

*D. Diurétiques et substances apparentées*

*E. Hormones peptidiques et glycoprotéiniques et substances apparentées*

**II. Méthodes interdites**

*A. Dopage sanguin*

*B. Manipulation pharmacologique, chimique ou physique*

**III. Classes de substances soumises à certaines restrictions**

*A. Alcool*

*B. Marijuana*

*C. Anesthésiques locaux*

L'injection d'anesthésiques locaux est autorisée aux conditions suivantes :

a) la bupivacaïne, la lidocaïne, la mépivacaïne, la procaïne, etc. peuvent être utilisées mais pas la cocaïne. Des agents vasoconstricteurs (par exemple adrénaline) peuvent être utilisés en conjonction avec des anesthésiques locaux ;

b) ne pratiquer que des injections locales ou intra-articulaires ;

c) uniquement lorsque l'application est médicalement justifiée.

En accord avec les fédérations internationales de sport et les autorités responsables, il pourra s'avérer nécessaire de notifier l'usage autorisé d'anesthésiques locaux sauf en cas d'application dentaire. Le dossier incluant le diagnostic, la dose et la méthode d'administration doit être soumis par écrit à l'autorité médicale compétente avant la compétition ou immédiatement après l'injection si la substance a été administrée durant la compétition.

*D. Corticostéroïdes*

L'usage des corticostéroïdes est interdit si ce n'est :

a) en application locale (anale, auriculaire, dermatologique, nasale ou ophtalmologique) mais non par voie rectale ;

b) par inhalation ;

c) par injection intra-articulaire ou locale.

Une notification obligatoire des athlètes demandant, durant la compétition, des corticostéroïdes par inhalation pour le traitement de l'asthme a été introduite. Tout médecin d'équipe qui désire administrer des corticostéroïdes par injection locale ou intra-articulaire, ou par inhalation, à un concurrent doit le notifier par écrit avant la compétition à l'autorité médicale.

*E. Bêta-bloquants*

*CINQUIÈME PARTIE*

# MISE EN ŒUVRE DE LA THÉRAPEUTIQUE ANTALGIQUE

# 33. Observance des traitements antalgiques médicamenteux

par P. Queneau, P. Grandmottet, J.-L. Megnien, D. Vital Durand, O. Chassany

L'observance (ou *compliance* des auteurs anglo-saxons) se définit comme *le niveau de concordance entre les prescriptions médicales, qu'elles soient médicamenteuses ou non, et le comportement d'un patient.* Son appréciation est souvent sous-estimée à la fois par le patient et par le praticien qui doit être averti de la fréquence des défauts d'observance. Une enquête réalisée auprès de 243 malades au moment de leur hospitalisation avait montré que 15 % seulement suivaient strictement le traitement qui leur était prescrit [2]. Le terme d'observance qui signifie l'obéissance au prescripteur tend maintenant à être remplacé par certains auteurs par celui d'« adhésion au traitement », soulignant la nécessité de la participation du patient et du rôle éducationnel exercé par le médecin. Cela suppose donc que le diagnostic de défaut d'observance ne peut être imputé au patient que si le praticien a fourni de manière claire et intelligible, et en y consacrant le temps nécessaire, les informations utiles au suivi des prescriptions. Les spécificités de l'observance d'un traitement antalgique tiennent au fait que *la douleur requiert par essence un traitement symptomatique.* Celui-ci sollicité par le patient, conduira en règle générale à une bonne adhésion, à la différence des traitements curatifs de maladies asymptomatiques ou préventifs (traitements des facteurs de risque cardio-vasculaire ou de l'arthrose). Une autre particularité est liée au risque *iatrogène* (effets indésirables, interactions médicamenteuses) potentiellement dangereux des antalgiques qu'une utilisation abusive (automédication) pourra favoriser. Nous nous limiterons dans ce chapitre au domaine de l'observance des traitements antalgiques médicamenteux.

## I. MODALITÉS DU DÉFAUT D'OBSERVANCE

Notons que l'on ne saurait parler de mauvaise observance chaque fois que le malade est autorisé par son médecin à moduler son traitement dans ses horaires, sa posologie, sa durée ou même d'en changer en fonction de ses douleurs. Schématiquement, un défaut d'observance d'un traitement antalgique peut concerner plusieurs paramètres.

### *Horaires des prises et rythmes d'administration*

Les douleurs chroniques et intenses (notamment cancéreuses) justifient que les antalgiques soient répartis sur l'ensemble du nycthémère et non pas « à la demande ». De telles douleurs doivent être soulagées préventivement par des *prises régulières* afin d'éviter tout phénomène de rebond qui serait responsable d'une exacerbation douloureuse imposant *de plus fortes doses d'antalgiques.*

Un autre exemple est fourni par la crise migraineuse qui nécessite une éducation du patient pour qu'il soit prévenu de l'efficacité maximale de la médication antalgique si le traitement est pris dès les prodromes.

### *Posologies*

Une posologie *insuffisante*, méconnue du prescripteur, peut induire une escalade thérapeutique inappropriée et inutile vers des antalgiques de niveaux II ou III ou vers des associations médicamenteuses potentiellement iatrogènes.

Une posologie *excessive* pourra être responsable d'effets indésirables majeurs (toxicomanie, néphropathies des analgésiques) et le plus souvent mineurs, mais qui peuvent renforcer la mauvaise adhésion du patient au traitement : gastralgies avec les AINS employées comme antalgiques; constipation, nausées et somnolence voire accoutumance avec les opiacés.

### *Durée des traitements*

L'efficacité majeure des *opiacés* peut être responsable de leur arrêt avec comme conséquence une exacerbation de la douleur et le risque d'apparition d'un syndrome de sevrage. Au moment de la prescription, le patient devra être prévenu de ne pas arrêter son traitement sans avis médical, *a fortiori* brutalement. Soulignons également le problème posé par le délai de l'effet antalgique des antidépresseurs : même si celui-ci est plus précis que l'effet antidépresseur lui-même, il demande quelques jours (voire plusieurs semaines) pour apparaître, ce qui explique qu'un arrêt prématuré de l'antidépresseur puisse être à l'origine d'un échec thérapeutique.

### *Changements inappropriés d'antalgiques*

C'est un problème essentiel en pratique : alliant l'automédication à la non-observance, le malade peut vouloir accentuer prématurément son traitement antalgique en cas de douleurs chroniques, en remplaçant :

- les antalgiques de niveau I par des antalgiques de niveau II;
- les antalgiques de niveau II par des antalgiques de niveau III.

Tant il est vrai qu'à côté de patients qui ne craignent pas « d'endurer » leurs douleurs, d'autres présentent une regrettable tendance à l'abus d'antalgiques (« antalgomanie »). Toutefois, il peut s'avérer que le traitement soit :

- *insuffisant,* par prescription inadéquate du médecin, qui a pu sous-estimer l'intensité de la douleur ou faire un mauvais choix thérapeutique, ou du fait que tel antalgique puisse se révéler peu efficace chez tel patient, pour de simples raisons de sensibilité personnelle;

– *devenu insuffisant*, parce que la douleur s'est accentuée, douleurs cancéreuses notamment.

### *Maniement des antalgiques et notamment des opiacés*

À côté des risques précités (surdosage ou arrêt brutal), rappelons qu'il ne faut jamais associer les « agonistes partiels » (buprénorphine *[Temgésic]*) ou les « agonistes-antagonistes » (nalbuphine *[Nubain]*, pentazocine *(Fortal])* avec les « agonistes purs » : le passage des « agonistes partiels » ou des « agonistes-antagonistes » aux « agonistes purs » nécessite un *« wash-out »* d'un ou deux jours, pendant lesquels pourront être prescrits des antalgiques de niveaux I et II, pour éviter toute recrudescence *douloureuse.* Cette substitution ne pose pas de problème en pratique. Il n'existe, en outre, aucune difficulté particulière à passer d'un antalgique de niveau I à un antalgique de niveau II.

Lors d'un traitement ambulatoire par les opiacés, les recommandations au malade doivent être explicites et écrites, facteur essentiel d'adhésion au traitement.

En pratique, en cas d'échec du traitement antalgique, le médecin doit envisager l'éventualité d'un défaut d'observance. Un interrogatoire bienveillant est alors toujours nécessaire pour le dépister (« est-ce que vous avez *pu* prendre le traitement prescrit ? »), et ce, au moins pour 2 raisons : par respect et éthique vis-à-vis du malade mais aussi pour des raisons d'efficacité, le malade n'« avouant » volontiers sa mauvaise observance que s'il est en pleine confiance avec son médecin.

À noter enfin qu'au cours des *essais thérapeutiques*, l'observance est un impératif essentiel : un décompte des comprimés restants et/ou la détection de marqueurs dans le sang ou les urines peut se révéler nécessaire.

### *Suivi médical*

Les prescriptions médicales ne pourront être suivies que si le patient se rend de manière régulière aux consultations. L'oubli des rendez-vous ou les retards feront suspecter un défaut d'observance.

## II. DANGERS ET INCONVÉNIENTS D'UN DÉFAUT D'OBSERVANCE

Ils sont nombreux [3, 5, 7] :

– *laisser s'aggraver une maladie* non ou mal traitée sous l'angle étiologique, parce qu'exagérément « calmée » (cancer, maladie neurologique...);

– *augmenter inutilement un traitement antalgique* ou en changer de façon inappropriée, parce que les antalgiques auront été pris de façon anarchique (mauvaise répartition sur le nycthémère...);

– *augmenter le risque iatrogène* par le recours à des traitements inappropriés;

– *entraîner l'accumulation de médicaments à domicile* pouvant favoriser les autolyses (cas du paracétamol, généralement bien toléré aux doses thérapeutiques, mais dont la prise massive est d'une gravité redoutable) ainsi que les intoxications accidentelles, surtout chez l'enfant;

– *favoriser l'automédication ultérieure* de la part du malade et de son entourage (cf. chapitre 34), source d'incidents et accidents mais aussi de traitements inadaptés, tels le recours abusif à des antalgiques de niveau II ou III de l'OMS;
– *être coûteux*, en dépenses directes (achat de médicaments non utilisés à bon escient) et/ou indirectes du fait des dangers précités [5, 7].

## III. FACTEURS D'UN DÉFAUT D'OBSERVANCE

Une mauvaise observance peut dépendre [6] :
– *du patient et de son contexte psychologique* (moindre observance en cas de troubles psychiques);
– *de la maladie et de son évolution*;
– *des médicaments* et de leurs effets indésirables;
– *du médecin et de sa prescription* : une ordonnance trop compliquée, mal expliquée, mal écrite, voire trop coûteuse, risque d'être mal observée. Un traitement prolongé, un délai d'action retardé (psychotropes), un effet indésirable dont le patient n'a pas été prévenu constituent des facteurs de mauvaise observance. *Le nombre* des médicaments prescrits et *la durée* du traitement sont deux facteurs essentiels : d'une façon générale, la prescription de plus de trois médicaments fait chuter l'observance, de même qu'une durée prolongée du traitement.

En fait, l'essentiel réside dans la qualité de la relation établie entre le médecin et le malade et du temps accordé à l'éducation du patient.

## IV. SIGNIFICATIONS D'UN DÉFAUT D'OBSERVANCE

Une mauvaise observance peut traduire, de la part du malade [1, 6] :
– *le refus de sa maladie*, surtout lorsqu'elle est à la fois chronique, bénigne et « supportable » (douleur arthrosique...) : « je ne prends pas mon antalgique, donc je ne suis pas malade »;
– *le refus de la contrainte thérapeutique* par désinvolture ou information insuffisante sur sa maladie et la justification des traitements prescrits;
– *la crainte d'effets indésirables* avec parfois hostilité déclarée vis-à-vis des traitements « chimiques » au bénéfice de thérapeutiques dites « douces », perçues comme plus « écologiques » (acupuncture, mésothérapie, homéopathie...);
– *la crainte de ne pas guérir* :
  – par découragement ou désespoir lorsque le malade se croit (à tort ou à raison) porteur d'une maladie incurable, ce qui peut l'incliner à une attitude passive et résignée,
  – du fait d'un état dépressif. Cette attitude peut concerner des malades porteurs d'affections sévères (cancer...) mais aussi des maladies bénignes à l'origine de douleurs chroniques (lombalgies...) ou récidivantes (migraine);
– *le désir de ne pas réellement guérir*, du fait des bénéfices secondaires que tire le malade de ses douleurs : arrêt de travail, invalidité, obtention d'une incapacité permanente partielle (IPP), fuite des responsabilités, « statut de malade » avec ce qu'il comporte de surcroît d'attention de la part de l'entourage, des médecins, de la société;

– *le rejet du médecin*, surtout en cas d'inefficacité thérapeutique et/ou de mauvaise relation médecin-malade. Il en est ainsi :

– lorsque le malade s'estime mal informé sur sa maladie et les traitements prescrits,

– lorsqu'une relation insuffisamment confiante et chaleureuse n'a pas permis au médecin de déceler la valeur symbolique du symptôme : lorsque, se présentant sur le versant somatique (« j'ai mal »), le malade cherche plus ou moins consciemment à exprimer une souffrance plus profonde (« je suis mal » « je vais mal, je me sens diminué, handicapé »). Méfiance et agressivité, sources de non-observance, peuvent alors infiltrer la relation thérapeutique ;

– *le rejet de l'entourage* qui ne comprend pas le patient, ne le prend pas au sérieux et le rejette plus ou moins ouvertement (patient âgé, invalide, « incurable », etc.) ;

– *le refus de dépendance et de régression* vis-à-vis de la maladie, du médecin et du traitement, avec sa demande d'être responsabilisé et autonomisé grâce à une meilleure information, afin de l'aider à mieux prendre en charge sa maladie et son traitement.

## V. DÉCELER UN DÉFAUT D'OBSERVANCE

À chaque consultation, le praticien doit se poser la question de l'observance du traitement prescrit. Sa détection ne sera pas aisée. Néanmoins, le praticien pourra évaluer l'observance de son patient à partir de plusieurs facteurs [7] :

– la ponctualité aux rendez-vous ;

– l'interrogatoire du patient. Cet interrogatoire non directif ne doit pas culpabiliser le patient : « Certains patients me disent qu'il est difficile de prendre régulièrement tous les jours un traitement, ce que je comprends parfaitement. Vous arrive-t-il parfois, lors d'un déplacement par exemple, de décaler ou d'oublier vos prises de médicaments ? » ;

– l'emploi d'autoquestionnaires, à la réserve près que les patients minimisent involontairement leur mauvaise observance ;

– le dénombrement des prises grâce au contrôle des ordonnances, ou cours d'essais thérapeutiques du décompte des conditionnements (boîtes vides rapportées) ou de l'utilisation de piluliers électroniques ;

– l'observation des effets pharmacologiques (nausées et constipation sous opiacés) ;

– surtout l'effet thérapeutique : toute dissociation apparente entre la symptomatologie douloureuse d'un patient et le traitement proposé doit faire rechercher une mauvaise observance.

## VI. HYPEROBSERVANCE ET ALTERNANCES DE BONNE ET MAUVAISE OBSERVANCE

*L'hyperobservance* d'un traitement peut traduire une discipline exemplaire mais aussi, parfois, une excessive passivité de la part du malade à l'égard du médecin et de sa prescription, l'une et l'autre n'étant pas dénuées de risque iatrogène.

*Les alternances de bonne et mauvaise observance* peuvent traduire une déception du malade vis-à-vis du traitement prescrit (inefficace et/ou mal supporté), une angoisse vis-à-vis de la maladie et de son traitement, une problématique personnelle ou plus simplement encore, une mauvaise compréhension des modalités et de la justification exacte de la prescription.

## VII. AMÉLIORER L'OBSERVANCE DES TRAITEMENTS ANTALGIQUES?

### *L'observance, « baromètre » de la relation malade-médecin*

Des travaux réalisés chez des hypertendus prouvent que la mauvaise observance peut être réduite de moitié dès lors que le médecin et/ou ses collaborateurs (secrétaire, infirmière...) fournissent au malade et à son entourage les explications souhaitables concernant sa maladie ainsi que la justification, les modalités, voire les principaux effets néfastes des traitements prescrits. Pour les antalgiques, l'essentiel réside également dans la relation que noue le médecin avec son malade, qu'il doit convaincre du bien-fondé du traitement et de l'importance de son observance (qui est, avec l'automédication, un excellent « baromètre de la relation malade-médecin ») : une bonne observance traduit généralement la satisfaction du patient, sous le double versant de l'efficacité et de la tolérance du traitement, et d'autre part de la confiance du malade envers son médecin. D'où l'importance de la bonne rédaction de l'ordonnance, témoin et symbole de la consultation, et guide essentiel (avec la notice) pour le malade à l'égard de son traitement.

### *Prise en considération de l'opinion du médecin et de la préférence du patient*

Elle est essentielle car :

- le médecin prescrit toujours avec plus de conviction un médicament en lequel il a confiance;
- le malade « ressent » toujours mieux un médicament qui a eu par le passé sa faveur ou celle de son entourage, d'où l'utilité, psychologique autant que scientifique, de respecter sa préférence pour :
  - *telle présentation galénique* (petit comprimé, comprimé effervescent, forme soluble...),
  - *telle spécialité commerciale*, se référant à son histoire personnelle (l'antalgique « magique » que lui donnait sa mère pendant l'enfance) ou familiale (l'antalgique efficace chez un proche ou au contraire la morphine prescrite en phase terminale et qui conserve, depuis lors, une image négative et/ou anxiogène) : le médecin devra tenir largement compte de cet « *effet d'empreinte* » du médicament chez le malade.

### *Améliorations liées au médicament lui-même*

L'observance peut être favorablement influencée par [7] :

- *le petit nombre des prises médicamenteuses*, surtout en cas de traitement prolongé : intérêt des antalgiques à action prolongée, notamment des formes retard de morphines, permettant de se limiter à une *(Kapanol LP)* ou deux *(Moscontin, Skenan)* prises orales quotidiennes ou de bénéficier d'un patch de fentanyl *(Durogésic),* actif pendant 72 heures;

– des horaires et des modalités de prise (éviter les suppositoires chez les malades handicapés…) adaptés à la vie du patient ;
– *des présentations affinées* : gélules de petite taille (personnes âgées), au goût agréable (enfant)…

### *Rôle des pouvoirs publics dans l'éducation sanitaire du malade et du public*

Les pouvoirs publics ont un rôle essentiel à jouer par :
– la mise en place d'*observatoires permanents de la prescription et de la iatrogénie* cherchant à mieux déceler la réalité, la fréquence, les modalités et les dangers des mauvaises observances (et de l'autoprescription) ;
– *l'information et l'éducation des malades et des citoyens sur les médicaments* (produits « pas comme les autres ») ainsi que sur les méfaits des mauvaises observances (comme de l'autoprescription), appuyées sur des exemples concrets, et ce :
  – très tôt, par une sensibilisation à l'école,
  – par des campagnes médiatiques privilégiant la pédagogie sur le sensationnel avec diffusion d'une charte de l'observance et de l'automédication ;
– la mise en œuvre des « *bonnes pratiques de la publicité* », et l'institution d'un *code de déontologie des professions paramédicales*, susceptibles les unes et les autres de favoriser l'adhérence aux traitements prescrits.

## VIII. IMPACT ÉCONOMIQUE

La mauvaise observance des traitements a un coût pour les malades et pour la société [7] qui résulte d'un mauvais usage des médicaments achetés remboursés ou non, mais également des accidents qui lui sont imputables (cf. paragraphe II).

## CONCLUSION

Ainsi, les mauvaises observances, malheureusement fréquentes, doivent être dépistées (notamment en cas d'échecs thérapeutiques) et combattues par une plus grande responsabilisation :
– *des médecins et des professionnels de santé,* qui doivent prévenir le défaut d'observance par des prescriptions claires, bien expliquées aux malades et à leur entourage, efficaces et bien tolérées ;
– *des industriels du médicament* (publicités, conditionnements et notices plus conformes et explicites…) ;
– *du public et des malades*, qui doivent être éclairés et éduqués sur les dangers de la non-observance (comme sur ceux de l'automédication) par leurs médecins mais aussi par les pouvoirs publics (campagnes d'information et d'éducation).

Concernant plus précisément les douleurs chroniques, notamment cancéreuses rappelons l'opportunité :
– de recours non différés aux antalgiques, sans morphinophobie ;
– de traitements administrés à heures fixes pour prévenir le retour de la douleur, et non pris « à la demande » (sauf dans le cas de l'administration autocontrôlée : cf. chapitre 9) ;

– d'éviter l'« auto-jumping » par improvisation d'un passage prématuré voire immédiat aux antalgiques du palier II s'il s'avère qu'ils ne sont pas nécessaires ;
– d'éviter les associations hasardeuses, les changements hâtifs et injustifiés et toute autre forme d'« autocafouillothérapie ».

## Bibliographie


[1] ASSAL J.P. — Traitement des maladies de longue durée : de la phase aiguë au stade de la chronicité. Une autre gestion de la maladie, un autre processus de prise en charge. *Encycl. Med. Chir.* (Elsevier, Paris) Thérapeutique. 25-005, 1996, 18 p.

[2] MATILLON Y., PASQUIER J. — L'observance médicamenteuse. *Presse Méd.*, 1980, *9*, 989-992 et 1056-1059.

[3] O'HANRAHAN M., O'MALLEY K. — Compliance with drug treatment. *Br. Med. J.*, 1981, *283*, 298-300.

[4] PECK C.L., KING N.J. — Increasing patient compliance with prescriptions. *JAMA*. 1982, *248*, 2874-2877.

[5] QUENEAU P. — *Rapport de mission ministérielle sur la iatrogénie médicamenteuse et sa prévention*, 1998.

[6] QUENEAU P., VITAL DURAND D. — Non observance des traitements. *In : Manuel de thérapeutique médicale*, Queneau P. et Bouvenot G. eds. Masson Ed. Paris, 1991, 47-49.

[7] URQUHART J. — Patient non-compliance with drug regimens : measurement, clinical correlates, economic impact. *Eur. Heart J.*, 1996, *17* (suppl.), 8-15.

# 34. Automédication concernant les antalgiques

par P. Queneau, P. Villani, D. Vital Durand, M. Salvador

« Faites-vous médecin vous-même »
(*Le Malade Imaginaire, Molière*)

D'un mot savant associant le préfixe grec *auto* (signifiant « de soi-même à soi-même ») et le terme latin *medicatio* attesté en français depuis 1324 [13], l'automédication correspond à la prise d'un ou plusieurs médicaments sans prescription médicale actuelle. L'automédication en antalgiques est une pratique usuelle pour soulager les douleurs « courantes » ou supposées telles. Chacun dispose en effet d'antalgiques à portée de soi, dans la « pharmacie familiale », avec en outre le recours à l'achat en pharmacie d'antalgiques conseillés par le pharmacien. Dans d'autres cas, l'utilisation d'anciennes ordonnances, de médicaments précédemment acquis ou fournis par l'entourage, permet d'éviter l'avis médical et de déranger un médecin « pour si peu ». Malheureusement, l'automédication peut être la *source d'effets indésirables, parfois sévères, d'interactions, d'accoutumances mais aussi de retards de diagnostic* qui imposent la vigilance de tous : citoyens, malades, médecins et autres partenaires de santé.



## I. MODALITÉS

### *Approche pharmaco-économique*

L'automédication représenterait environ 40 % aux États-Unis et 20 % en France du chiffre d'affaires de l'industrie pharmaceutique. Pour les antalgiques (aspirine et paracétamol), ce pourcentage serait plus élevé surtout chez les malades souffrant de *douleurs rhumatologiques* [9] et *post-traumatiques*. Une situation à part est représentée par la *migraine*, qui justifie, sur les conseils du médecin, la prise, dès l'aura de la crise, du traitement adéquat.

Le marché mondial de l'automédication était de l'ordre de 48,6 milliards de dollars en 1997, soit 16 % du marché mondial total des médicaments. Il concerne les antalgiques pour environ un cinquième de ce marché, et se répartit pour 90 % entre l'Europe (principalement la Grande-Bretagne et l'Allemagne) et l'Amérique du Nord (États-Unis et Canada). En France, paradoxalement, le marché de l'automédication stagne (315 millions d'unités vendues en 1997 contre 322 en 1996), avec en apparence une large potentialité de développement [11].

## *Qui s'automédique ?*

Tout le monde, ou presque, s'automédique, surtout en antalgiques, et ce à tout âge :

- dès la première enfance, où la mère est le prescripteur [13];
- à l'âge adulte, où elle augmente avec les décennies, pour concerner plus de 50 % des personnes de plus de 65 ans [1] et représenter jusqu'à 50 % des prises médicamenteuses chez les personnes âgées [3, 12].

Les femmes s'automédiqueraient davantage que les hommes (elles seraient également plus médicalisées et moins observantes).

Interviendraient en outre :

- le niveau d'éducation : l'automédication serait trois fois plus fréquente en cas d'études supérieures [13];
- le revenu et la catégorie socioprofessionnelle : elle serait plus fréquente chez les cadres, les professions libérales et les personnes ayant des revenus élevés que chez les exploitants agricoles, les ouvriers et les personnes ayant de faibles revenus [9, 13].

Cependant, l'automédication est globalement assez imprévisible et il est difficile de prévoir les comportements des malades à l'égard de cette pratique.

## *Symptômes*

*Les douleurs*, quelles qu'elles soient (céphalées, douleurs dentaires, ostéo-articulaires, gynécologiques, etc.) viennent en tête des motifs d'automédication, bien avant les infections « courantes » (grippes, infections ORL, etc.), la toux, la fièvre, les troubles digestifs, les manifestations cutanées et les troubles psychiques.

## *Médicaments*

Si l'automédication peut concerner presque tous les médicaments, la prise d'antalgiques est *largement prédominante* puisqu'elle concerne à elle seule environ 50 % des malades « automédiquants ».

Tous les antalgiques sont concernés, avec en priorité *l'aspirine*, ainsi que *le paracétamol* et les autres médicaments des niveaux I et II de l'OMS. L'automédication vraie par des antalgiques du niveau III est à la frontière de la toxicomanie.

Dans une enquête transversale récente de l'APNET ayant permis de colliger 109 cas de iatrogénie observée en milieu hospitalier [10] figuraient 8 accidents par automédication dont 5 imputables aux antalgiques et 2 aux AINS :

– l'aspirine était en cause 4 fois, à l'origine de 3 cas d'hémorragie digestive (dont 2 d'origine ulcéreuse) et d'1 cas d'allergie sévère (œdème de Quincke associé à un asthme avec rhinite obstructive et urticaire);

– le paracétamol était à l'origine d'un cas de cytolyse hépatique sévère et réversible à l'arrêt de cette seule autoprescription d'une dose de 4 g/j pendant seulement 2 jours (suivie quelques jours plus tard d'un regrettable *rechallenge* avec nouvelle cytolyse) par une jeune femme de 36 ans indemne de toute cause patente d'induction enzymatique;

– les AINS étaient en cause 2 fois, dont une à l'origine d'une insuffisance rénale aiguë avec douleurs abdominales et vomissements (sans ulcère à la fibroscopie) apparus le lendemain de l'autoprescription exclusive de 500 mg (posologie normale) d'acide niflumique pour une « fatigue inexpliquée » ; ces signes furent réversibles en quelques jours à l'arrêt de ce seul médicament prescrit antérieurement pour traiter la sinusite d'un parent du malade !

## *Fréquence des prises médicamenteuses*

Elle est imprécise et varie selon les pathologies. Dans notre étude [9], 45 % des malades « automédiquants » avaient recours au moins à une prise hebdomadaire et au moins 85 % à une prise mensuelle. Le nombre des médicaments oscillait de 1 (61 % des sujets) à 3 ou plus (13 % des sujets).

## *Effets indésirables des antalgiques pris en automédication*

Leur incidence réelle est mal connue [5] : il est cependant permis de penser qu'ils sont sous-notifiés. Ils diffèrent peu des complications observées avec les antalgiques prescrits (cf. chapitres 11 et 12). Ainsi doit-on identifier :

– *les complications ulcéreuses et les hémorragies digestives*, apanage des AINS et surtout de l'aspirine, cette dernière étant fréquemment en cause dans la survenue des hémorragies digestives iatrogènes : 35 fois sur 57 dans une série de M. Lévy [6] ;

– *les atteintes hépatiques* :

– la gravité *des intoxications au paracétamol* doit être soulignée comme étant la première cause d'hépatite aiguë grave, que ce soit par accident (surtout chez l'enfant), par surdosage (en cas d'induction enzymatique par alcoolisme ou prise d'un autre médicament) ou par tentative de suicide (5 % des tentatives de suicide aux États-Unis et en Grande-Bretagne [8]). La dose toxique du paracétamol étant de 12 g [14], la *Food and Drug Administration* américaine (FDA) a imposé en 1998 de réduire à 16 le conditionnement des comprimés de paracétamol disponibles en vente libre (*over the counter*) [2],

– *l'aspirine et les AINS* sont également impliqués et doivent être systématiquement recherchés devant une hépatite aiguë ou chronique inexpliquée. Le syndrome de Reye, qui associe insuffisance hépatique grave et encéphalopathie chez l'enfant, est attribué dans la majorité des cas à la prise d'aspirine pour un syndrome fébrile ;

– *la néphropathie aux analgésiques,* autrefois principalement imputée à la phénacétine (retirée de la vente), s'observe aujourd'hui surtout chez les autoprescripteurs assidus de paracétamol ;

– *une toxicité médullaire* de la noramidopyrine ;

– enfin *les manifestations allergiques* (asthme, rhinite, polypes nasaux, etc.), non exceptionnelles avec les AINS et l'aspirine.

En cas de déplétion sodée chez un patient traité par inhibiteur de l'enzyme de conversion (IEC), la prise (même ponctuelle) d'un AINS majore nettement le risque d'insuffisance rénale aiguë et d'hyperkaliémie.

## *Sources des médicaments*

Le malade peut s'autoprescrire un traitement antalgique soit à partir d'antalgiques d'automédication, soit à partir d'antalgiques de prescription.

## ANTALGIQUES D'AUTOMÉDICATION

Les spécialités d'automédication sont prévues et conçues pour être utilisées sans l'intervention d'un médecin pour le diagnostic, la prescription ou la surveillance du traitement, au besoin avec le conseil du pharmacien.

Les spécialités d'automédication doivent satisfaire aux conditions suivantes :

– vente sans ordonnance ;

– indications limitées aux situations où l'absence d'avis médical ne fait courir (en théorie) aucun danger, ni du fait d'un éventuel retard de diagnostic, ni du fait d'un éventuel retard de traitement ;

– choix d'un seul médicament ayant un rapport efficacité/sécurité très favorable ;

– conditionnement adapté à l'indication et à la durée prévue du traitement ;

– informations permettant au « consommateur » de juger de l'opportunité du traitement, de comprendre son bon usage et de déceler les signes dont la survenue doit le conduire à consulter un médecin ;

– spécialités non remboursées par la Sécurité sociale et pouvant faire l'objet d'une publicité grand public.

Les spécialités d'automédication sont donc définies non seulement par le principe actif et sa posologie, mais également par le mode d'utilisation et le type d'information dont elles font l'objet. Une telle automédication, proche du statut des produits *over the counter* (OTC) des pays anglo-saxons, serait censée limiter l'utilisation par les malades de médicaments de prescription, le plus souvent remboursés. Ces spécialités sont essentiellement à base d'aspirine (*Aspégic, Aspirine du Rhône,* etc.) ou de paracétamol (*Dolflash, Dolitabs,* etc.).

## ANTALGIQUES DE PRESCRIPTION

Les antalgiques de prescription [4] proviennent essentiellement de :

– la pharmacie familiale, dont la « réserve » s'est constituée par suite de la mauvaise observance de traitements antalgiques prescrits antérieurement ou du fait que le conditionnement des médicaments laisse parfois un résidu important après utilisation de la quantité prescrite. L'industrie pharmaceutique et les pouvoirs publics se préoccupent de cette question ; le médecin lui-même doit adapter sa prescription aux besoins réels du malade [10] ;

– l'achat direct en pharmacie après demande de conseil auprès du pharmacien, suivi ou non d'une ordonnance « de régularisation » pour se faire rembourser les médicaments déjà achetés [13].

*Le rôle de l'ordonnance* est ici fondamental :

– la première prescription d'antalgique tient lieu de « cérémonie d'initiation ». Lorsque la douleur réapparaîtra, le patient n'aura plus qu'à faire fonctionner le même rituel, en s'appropriant la caution médicale officielle représentée par la prescription initiale ;

– l'ordonnance « de régularisation » sollicitée par le patient joue le même rôle en sens inverse. La trace écrite du médecin dédouane le malade de sa responsabilité, et le rassure sur ses capacités d'autotraitement, le principe étant, non sans hypocrisie, que, si le médecin n'avait pas jugé le traitement adéquat, il n'aurait pas accepté de le cautionner. L'écriture de « celui qui sait » authentifie le comportement de l'« automédiquant ».

En outre, la gratuité de la santé étant souvent considérée comme un droit, il peut sembler logique d'utiliser tous les moyens de remboursement possibles, d'où l'augmentation de la demande de prescription de médicaments remboursés ou d'ordonnances *a posteriori*. Même si l'on décide soi-même de la façon dont on se soigne, l'on exige que cela ne coûte pas plus cher. Le médecin devient alors un pourvoyeur de médicaments par lequel on est bien obligé de passer puisque lui seul a le pouvoir, par sa prescription, de donner accès à la gratuité. Le médecin appartient au système de protection sociale et l'on ne comprendrait pas qu'il refuse d'entrer dans ce fonctionnement. D'ailleurs, s'il voulait s'opposer à cet ordre social, cela ne changerait pas le désir de son « client » qui irait « se faire prescrire ailleurs ».

## II. RISQUES DE L'AUTOMÉDICATION AUX ANTALGIQUES

Ils sont de plusieurs types.

Le risque iatrogène peut être accru, **sans mauvais usage** du médicament antalgique, par :

– *méconnaissance des effets indésirables,* dont certains peuvent être graves : agranulocytose à la noramidopyrine dont les indications sont aujourd'hui restreintes;

– *dépistage tardif de la iatrogénie* (parfois sévère), que le malade ne sait pas identifier et dont le médecin peut méconnaître l'origine médicamenteuse.

Le risque iatrogène peut être accru **par mauvais usage** du médicament antalgique :

– *utilisations prolongées et/ou posologies excessives* : néphropathie aux analgésiques, cytolyse hépatique au paracétamol (cf. précedemment);

– *non-respect des contre-indications* (prise de paracétamol par un insuffisant hépatique, prise d'aspirine ou d'anti-inflammatoires par un ulcéreux), ou, pire, *utilisation paradoxale* : telle l'aspirine employée pour calmer les douleurs d'un ulcère gastroduodénal qu'elle aggrave en même temps qu'elle peut en calmer les douleurs;

– *dépendance aux opiacés ou aux psychotropes* utilisés comme co-analgésiques (benzodiazépines, antidépresseurs...);

– *inadaptation à la situation physiologique* (enfant, personne âgée, femme enceinte ou allaitant).

Un risque résulte des **interactions** :

– entre un traitement prescrit par le médecin et un (ou plusieurs) médicaments pris en automédication : par exemple, aspirine ou antalgique dérivé d'un AINS + AINS; aspirine + anticoagulant; AINS + sulfamide hypoglycémiant; AINS et inhibiteur de l'enzyme de conversion...;

– entre plusieurs médicaments pris en automédication : aspirine ou antalgique dérivé d'un AINS + AINS...

Il y a également un risque de **retarder le diagnostic** de la maladie en cause, en minimisant ses symptômes : aspirine pour une maladie infectieuse justiciable d'une antibiothérapie, ou, pire, aspirine autoprescrite pour calmer les douleurs d'un ulcère gastro-duodénal.

Hors de son champ acceptable (cf. *Charte de l'automédication*), l'automédication (surtout prolongée) peut traduire une incapacité du malade à assumer son traitement, par défaut d'information et d'éducation. Cette **automédication cachée**, niée demeure la plus pernicieuse. Une attitude répressive est à éviter et l'automédication doit être recherchée avec subtilité : « avez-vous pu *éviter* de prendre d'autres médicaments que ceux déjà prescrits ? ».

## III. MOTIVATIONS DES « AUTOMÉDIQUANTS »

L'importance de cette pratique peut témoigner :

– d'un *désir de confort personnel et d'autonomie* : « ma santé m'appartient, c'est donc moi qui en suis le seul Maître » ;

– d'une *attitude de consommation*, les médicaments (comme la médecine) étant *offerts au malade* qui les prend, « éclairé » par les nombreuses sources d'information extramédicales (plus ou moins fiables d'ailleurs) dont il est censé s'être entouré ;

– d'un *gain de temps* (temps de travail et temps médical) *et d'économies* (moins de consultations médicales).

Le monde médical a longtemps considéré avec méfiance ce désir d'automédication des malades en insistant sur ses dangers liés à l'ignorance des consommateurs (cf. précédemment) et méprisant les tentatives de vulgarisation médiatiques. Il est aujourd'hui conduit à prendre en compte cette pratique sous ses divers aspects : médical, psychologique, économique, social, et sécuritaire.

La revendication d'autonomie de la part du malade, et d'autotraitement de *sa* douleur est de plus en plus affirmée. D'où la nécessité d'une meilleure information des malades et des citoyens sur les dangers potentiels et la nécessité de réserver les pratiques d'automédication au traitement bref des « petites douleurs » et ce par des médicaments peu dangereux (sinon sans danger, ce qui condamnerait la plupart d'entre eux, à commencer par l'aspirine et le paracétamol) afin de les éclairer sur ce qu'est réellement un médicament.

Cependant, cette information du public et des malades doit être de qualité. C'est le défi que tentent de relever les bonnes émissions médiatiques, les articles et les ouvrages de qualité (*Dictionnaire conseil des médicaments vendus sans ordonnance*, *Vidal du Particulier*...) afin d'informer et mieux encore d'éduquer l'ensemble des citoyens, et notamment les malades.

## IV. DÉPISTAGE ET PRÉVENTION DES EFFETS INDÉSIRABLES. CHARTE DE L'AUTOMÉDICATION APPLIQUÉE AUX ANTALGIQUES

Dans l'optique des dangers de l'automédication le médecin doit :

– *acquérir le « réflexe iatrogène »*, c'est-à-dire rechercher une cause médicamenteuse devant toute symptomatologie d'étiologie indéterminée, ceci par un *interrogatoire systématique, mais bienveillant*. Cependant, cette enquête peut être difficile en cas d'automédication, surtout si — cas heureusement rare — cette dernière procède d'une accoutumance néfaste par des opiacés ;

– *prévenir de ses effets indésirables* par une information appropriée et une éducation des malades et des citoyens.

L'automédication doit être guidée par des conseils précis aux malades. À ce titre, le médecin a une responsabilité particulière vis-à-vis de son malade qu'il doit informer, en fonction de son contexte (allergie, autres antécédents ulcéreux...), des médicaments qu'il peut utiliser pendant une durée brève pour une cause connue.

L'essentiel peut se résumer dans les propositions de la charte ci-après, dérivée de celle que nous avions présentée en 1992 à l'Académie nationale de médecine [10] concernant l'ensemble des médicaments.

***Charte de l'automédication appliquée aux antalgiques (d'après [10])***

• Employer de préférence des spécialités conçues pour l'automédication.
• Ne se traiter que pour des temps très courts.
• S'interdire formellement toute automédication au cours de la grossesse et chez le petit enfant, y compris par les antalgiques « courants », encore trop souvent supposés anodins (aspirine, paracétamol...).
• Ne jamais ajouter d'automédication à un traitement en cours. À ce titre, ne jamais associer un antalgique (qui peut être un dérivé d'un AINS) et un AINS.
• S'interdire toute « polyautomédication ».
• Lire attentivement la notice de la spécialité utilisée et ne pas dépasser la posologie recommandée
• Informer son médecin de toute automédication.

## CONCLUSION

La fréquence de la douleur, et le désir (légitime) du patient d'en être rapidement soulagé expliquent la fréquence de l'automédication par les antalgiques. Le développement d'une automédication bien comprise guidée par une *Charte de l'automédication* devrait éviter la consommation anarchique et dangereuse de ces médicaments.

## ÉPILOGUE

*« – C'est tout, docteur ? demande l'égrotant. On m'a dit que l'antipyrine... ou les pilules Pink...*
*– Voilà ! voilà où nous en sommes avec la vulgarisation médicale et la publicité pharmaceutique qui se déploient non pas insidieusement, mais à foison dans les quotidiens et même les hebdomadaires. Voilà où nous en sommes : le malade veut se soigner lui-même ! Tout juste s'il ne veut pas rédiger son ordonnance ! »*
(Raymond Queneau, *Le vol d'Icare*)

## Bibliographie

[1] AVOUAC B. — Utilisation des antalgiques en automédication. *In* : *Acquisitions rhumatologiques. Les médicaments antalgiques*, C. Hérisson, B. Avouac., L. Simon Eds. Masson Ed. Paris, 1992, 74-78.

[2] CRANNEY M., CRANNEY J., STUBBS H. — Limitation of over the counter sales of paracetamol. Packaging policy is unlikely to achieve its aim of reducing suicide. *BMJ*, 1998, *317*, 1637.

[3] HALE W.E., MAY F.E., MARKS R.G., STEWWART R.B. — Drug use in an ambulatory elderly population : a five-year update. *Drog Intell. Clin. Pharm.*, 1987, *21*, 530-535.

[4] IMBS J.L., WELSH M. — Automédication : quelle place pour le médecin? *Lettre Pharmacol.*, 1987, *l*, 143-145.

[5] LEVY M. — Adverse reactions to over-the-counter analgesics : an epidemiological evaluation. *Agents Actions Suppl.*, 1988, *25*, 21-31.

[6] LEVY M., SHAPIRO S. — Analgesic risk, agranulocytosis and aplastic anemia. *J. Am. Assoc.*, 1987, *257*, 2591.

[7] MAIMAN L.A., BECKER M.H., KATLIC A.W. — How mothers treat their children's physical symptoms. *J. Com. Health*, 1985, *10*, 136-155.

[8] PAULOZZI L.J. — Seasonality of reported poison exposures. *Pediatrics*, 1983, *71*, 891-893.

[9] QUENEAU P., DECOUSUS H., JOURLIN M., LAURENT H., PERPOINT B. — Approche de l'automédication en rhumatologie. *Thérapie*, 1984, *39*, 427-431.

[10] QUENEAU P., CHABOT J.M., RAJAONA H., BOISSIER C., GRANDMOTTET P. — Iatrogénie observée en milieu hospitalier. À propos de 109 cas colligés à partir d'une enquête transversale de l'APNET. Analyse des causes et propositions pour de nouvelles mesures préventives. *Bull. Acad. Nat. Méd.*, 1992, *176*, n° 4, 511-529. *Bull. Acad. Nat. de Méd.*, 1992, *176*, n° 5, 651-667.

[11] QUENEAU P., OSTERMANN G. — *Soulager la douleur.* Odile Jacob Ed., Paris 1998,

[12] QUENEAU P., SALVADOR M. — Autoprescription. *In* : *Thérapeutique de la femme âgée*, J. Doucet Eds. Maloine Ed. 1998, p. 38.

[13] REYNAUD M., COUDERT A.J. — *Essai sur l'Art Thérapeutique. Du bon usage des psychotropes.* Synapse Frison-Roche Ed., Paris, 1987.

[14] THOMAS S.H.L. — *Management of poisoning.* 3rd ed. Newcastle Poisons Centre, 1997.

# 35. Comment faire la part du psychique et de l'organique dans l'approche du douloureux chronique ? *Pour une démarche psychosomatique globale et une synergie entre somaticiens et psychiatres*

par G. Ostermann, P. Queneau

*« Docteur, j'ai mal... et ne me dites pas que je n'ai rien ou que je relève du psychiatre. »*

Ce leitmotiv révolté, si souvent exprimé par le douloureux chronique, rend compte avec une acuité toute particulière du divorce qui s'est installé entre un patient que rien ne soulage durablement et un médecin remis en question dans son savoir et son pouvoir.

### *Le syndrome douloureux chronique ou le « mal entendu » ! Certaines douleurs chroniques envisagées comme « maladie de la relation thérapeutique »*

Le clivage entre soma et psyché favorise une moindre attention à la réalité de la douleur « sine materia » qui risque d'être taxée d'imaginaire. Or, les cliniciens savent combien de troubles antérieurement considérés comme psychogènes se sont avérés d'origine somatique avec l'évolution du savoir médical. Ce dualisme peut induire des attitudes inappropriées, mal interprétées par le patient, qui y voit le reflet d'une incompréhension ou pire d'un rejet de la part de son médecin : ceci en raison de la pauvreté ou de la variabilité des signes objectifs, tant il est vrai que, selon le modèle médical actuel, le malade doit continuellement justifier la réalité de sa maladie, de même qu'il doit fournir la preuve qu'il obéit aux consignes thérapeutiques données. En d'autres termes, il doit faire la preuve de sa bonne foi.

Le temps qui passe joue d'ailleurs contre le patient qui, faute d'avoir été entendu à temps, risque de rater son « examen de passage somatique » comme le dit si bien C. Koupernik. Alors, dans sa quête désespérée d'une solution, après avoir consulté de nombreux médecins inopérants (parce que ne l'ayant pas entendu au niveau réel de sa plainte), le malade peut faire des détours par les médecines alternatives : il est devenu comme un « objet » que l'on passe et se repasse entre médecins, jusqu'à devenir parfois un véritable « **apatride** » de la médecine.

Le patient douloureux chronique se retrouve *inutilement polymédicamenté* et peut suivre, à l'insu de son médecin traitant, plusieurs prescriptions concomitantes. Or, la dramatisation de l'algie, la présentation anxieuse ou revendicatrice ne font que traduire une demande de prise en charge non satisfaite jusqu'à présent. Le malade a l'impression d'être devenu un « pauvre type » vivant aux crochets de son entourage, ce qui est à l'origine d'une dévalorisation mêlée d'une culpabilité d'autant plus marquée qu'est forte la pression de l'entourage, qui finit aussi par douter de sa bonne foi et reproche au malade son inactivité persistante [7].

**« La pérennisation de l'algie finit alors par apparaître comme entretenue par une sorte de maladie de la relation thérapeutique, véritable « système en miroir » dominé de part et d'autre par l'impuissance et l'agressivité »** [7, 8].

Il s'agit certes là de la description d'un stéréotype sur lequel peuvent se greffer de multiples tonalités à composantes hystériques (souvent érotisées), voire délirantes « de toute façon je ne m'en sortirai pas, tous mes troubles sont liés au déplacement de ma vertèbre… ».

Ces perceptions sont favorisées par des remarques ou commentaires qui peuvent émaner de médecins, de paramédicaux, voire de guérisseurs. On peut légitimement s'interroger et se demander ce qu'il y a de commun *entre la réflexion forcément grave lorsqu'elle s'attache au patient atteint d'une affection organique et la réflexion plus légère, voire humoristique, ou même franchement sarcastique et cynique à propos de tel névrotique douloureux.*

Le dénominateur commun est le **masque** : masque qui exorcise ou qui protège des regards indiscrets des soupçons justifiés ou non (B. Roquefeuil). À nous alors de « **dé-couvrir** » (au sens étymologique du terme « découvrir ») sans cesse **ce que la douleur propose derrière ce qu'elle cache** (les vrais simulateurs font toujours figure d'exception).

## *Quand peut-on parler de douleur psychogène* ?

La douleur psychogène *ne doit pas, à notre sens, constituer un diagnostic d'élimination d'une cause organique,* mais au contraire être *étayée sur un faisceau d'arguments psychologiques*, tout en sachant qu'une douleur initialement somatique peut évoluer vers un tableau de douleur psychologique.

Parmi les **arguments qui orientent vers la dimension psychogène**, on retiendra :

– la description particulièrement riche, luxuriante, complaisante et détaillée ou au contraire changeante, floue ou imprécise de la douleur. Attention : cet argument est loin d'être formel : certaines douleurs erratiques, trompeuses, peuvent égarer à tort vers une cause psychogène (exemple du malade qui a mal partout : « oui, mais où avez-vous le plus mal, car je ne peux guérir qu'une douleur à la fois ? » ; réponse du malade : « oh ! l'estomac, docteur ! »). En pratique, il faut toujours être attentif à l'ensemble des possibilités (cause organique ou psychogène) et savoir à tout moment remettre en question l'orientation initiale ;

– la présence de signes du registre psychopathologique (recrudescence des manifestations le lundi matin ou devant des situations conflictuelles...) ;

– certaines localisations évocatrices (glossodynie, céphalées du vertex...) ;

– des liens privilégiés entre la douleur, les événements de la vie et les avatars de la vie relationnelle.

Si les symptômes des douleurs somatiques peuvent s'inscrire dans la quasi totalité des entités de la nosologie psychiatrique (hystérie, hypocondrie, dépression, voire même psychose), le plus souvent c'est dans le cadre des **troubles névrotiques** que s'intègre la douleur rebelle : *névrose d'angoisse avec sa signature corporelle pénible, état phobo-obsessionnel et surtout hystérie de conversion* dont on connaît bien la réputation de pouvoir reproduire les signes somatiques les plus divers.

En revanche, *la « bonne réponse » à une prescription de placebo ne prouve nullement qu'il s'agisse d'une douleur psychogène* ; de même, le soulagement de l'algie par les antidépresseurs tricycliques ne prouve pas que la dépression en était la cause (se rappeler l'action proprement antalgique des antidépresseurs tricycliques).

### *La demande d'aide au psychiatre ou la « collaboration bipolaire synergique ». « Plaidoyer » pour une approche multidisciplinaire* [7, 8]

Lorsque le praticien estime souhaitable d'envisager le recours au psychiatre, se pose alors le difficile problème de l'acceptation par le patient de cette nouvelle orientation. Ici peut se situer l'une des phases les plus délicates de la relation thérapeutique. Il nous semble que le rôle du somaticien est alors d'aider le malade à percevoir de façon plus précise (car il le pressent intuitivement) la vraisemblance d'une participation psychologique à l'origine de la pérennisation de sa douleur et d'autre part à l'accepter en la lui représentant de façon non dévalorisante comme le corollaire possible d'une personnalité sensible, par exemple. Ceci pourra se réaliser en particulier au cours d'un entretien charnière où la présence et la communication intuitive (pouvant réaliser une véritable histoire sans paroles) nous paraissent les préalables indispensables d'une verbalisation secondaire.

Que dire de ces « **espaces-temps** » qui renvoient aux **silences chargés d'émotions** qui viennent s'intercaler au théâtre au milieu d'un texte. L'on sait combien la charge émotionnelle de ces silences est grande lorsqu'ils sont véritablement vécus intensément entre l'acteur et le public. Certes, le silence n'aurait pas cette richesse sans le verbe préalable, mais c'est bien souvent lui qui prolonge l'émotion du verbe et lui donne toute son intensité. Ainsi cette phrase de J. Giraudoux dans *Electre :* « Moi, ça a toujours été les silences qui me convainquent » à laquelle répond en écho cette autre phrase d'un médecin au cours d'un groupe Balint, citée par M. Sapir « *on descend jusqu'aux tripes dans le silence* » [9]. Ces **silences pleins**, nés de l'atmosphère créée antérieurement, peuvent être en effet porteurs d'un pouvoir symbolique particulier dans la mesure où ils sont chargés de désir et à l'origine d'une détente corporelle, amorce d'une véritable relaxation permettant la libération du symptôme-douleur de ses adhérences somatiques par la transposition de la douleur physique (« j'ai mal ») en une souffrance psychologique et morale (« j'ai mal d'être » ou « je *suis* mal [dans ma peau] », ou encore « je me sens handicapé, diminué, dévalorisé ») [6, 7, 8].

Ces **histoires sans paroles** peuvent jouer un rôle considérable dans la *progression fantasmatique du cheminement psychologique du malade comme dans celle de l'attitude du médecin.*

D'autre part, le somaticien s'efforcera de convaincre le malade *qu'il ne l'abandonne pas « aux mains d'un nouveau médecin » (de surcroît psychiatre !), consulté en « bout de chaîne » mais qu'il le lui confie* en même temps qu'il laisse au malade la liberté de revenir le consulter aussi souvent qu'il le désirera. Ceci n'est possible que si les médecins ont pu dépasser la position de rivalité qui régit trop souvent les rapports interpersonnels en milieu médical, en particulier entre somaticiens et psychiatres, faute de quoi la projection et l'agressivité réciproque conduisent à des positions tranchées dont la principale victime est le malade lui-même [7, 8].

À l'inverse, instituer une véritable collaboration bipolaire synergique, consolider par une collaboration personnelle régulière l'œuvre commencée lors de l'aménagement de la consultation auprès du psychiatre, *c'est permettre au malade de ne plus être clivé entre une douleur organique, véritable corps étranger, et un psychisme qui souffre parce que non entendu; c'est au contraire, en réintégrant son symptôme-douleur dans son expérience personnelle, permettre au malade de se vivre comme une personne globale dont s'occupent en complicité deux spécialistes ne prétendant réussir seuls ni l'un ni l'autre, tout en ayant chacun une perception claire des deux aspects du problème.* [6, 7, 8].

Par ailleurs, les *groupes de formation psychologique du médecin* (en particulier les groupes Balint) visent à changer positivement les contre-transferts du médecin : ils aident ainsi les somaticiens à aborder cette relation thérapeutique à une époque où le modèle médical est envahi par le courant scientifique, ce dont on se réjouirait pleinement sans une fâcheuse tendance simultanée à rejeter le fait psychologique, peu quantifiable et peu contrôlable par les outils scientifiques classiques.

Le mérite revient au **mouvement Balint** d'avoir largement contribué, avec la *restitution de la place de l'inconscient chez le médecin*, à une meilleure perception des problèmes psychologiques en médecine somatique. L'objectif majeur de la méthode Balint est l'étude de la relation malade-médecin et plus particulièrement la relation thérapeutique : **la « drogue médecin »**, *dont le principe actif est l'expérience (enrichie de la qualité humaine), et dont il existe une véritable « posologie » : la qualité de sa relation (ou « comment un médecin peut-il s'administrer lui-même en tant que médicament » ?)* (M. Balint [3]).

***En conclusion***, l'expérience clinique du douloureux chronique montre à quel point il est plus fructueux de raisonner en termes d'interactions psychosomatiques plutôt qu'en termes de causalité directe et uniciste; à ce titre :

- la prescription de médicaments antalgiques ne doit pas faire « écran » à la relation thérapeutique [3, 6, 7, 8],
- la pédagogie est thérapeutique, tout particulièrement ici,
- l'objectif réaliste du traitement est plus d'apprendre au patient à mieux vivre avec sa douleur que de viser systématiquement une guérison définitive [1],
- c'est la qualité de cette approche globale de l'homme malade qui lui redonnera la « prime narcissique » et évitera qu'il ne devienne un apatride en quête d'alibis pour exister.

## Bibliographie


[1] BOUREAU F. — *Pratique du traitement de la douleur.* Paris, Doin, 1988.

[2] BALINT E., NORELL J.S. — *Six minutes par patient-Interactions en médecine générale.* Paris, Payot, 1976.

[3] BALINT M. — *Le médecin, son malade et la maladie.* Paris, Payot, 1966.

[4] MAGNY G., MERSKEY H. — Facteurs psychologiques associés à la douleur chronique. *Press Med.*, 1989, *d18*, 770-775.

[5] MOREAU A. — *Formation psychologique en médecine et groupe Balint.* Paris, Frison-Roche, 1990.

[6] QUENEAU P., LADEVEZE A.M., JANIN C. — De la douleur à la souffrance ou la libération du symptome douleur, de ses adhérences somatiques. *Psychologie médicale*, 1975, *7*, 501-510

[7] QUENEAU P., JALLADE S. — La rachialgie rebelle, maladie de la relation thérapeutique. *Editorial Cahiers Médicaux Lyonnais.* 1973, *49*, 827-829.

[8] QUENEAU P. — Troubles psychiques au cours des maladies ostéo-articulaires. *EMC* 37670 A30 10-1985 1-6.

[9] SAPIR M. — *La formation psychologique du médecin à partir de M. Balint.* Paris, Payot, 1972.

[10] SAPIR M. — *Soignant-soigné : le corps à corps.* Paris, Payot, 1981.

# 36. Le syndrome polyalgique idiopathique diffus (SPID) existe-t-il ?

par C. Seriès

Le syndrome polyalgique idiopathique diffus (SPID) (ou fibromyalgie) a été décrit dès le XVIIIe siècle, sous des termes divers : fibrosite, fibromyalgie, polyentésopathie, traduisant des interprétations physiopathologiques différentes.

Si la réalité sémiologique de ce syndrome associant algies diffuses, points douloureux provoqués, fatigabilité musculaire, troubles du sommeil et absence d'anomalies biologiques ou radiologiques paraît indiscutable, les mécanismes en cause sont obscurs, rien ne permet d'affirmer pour le moment sa nature organique ou psychogénique, et le traitement idéal reste à trouver.

Pourtant, sa fréquence justifie largement l'intérêt que nous devons lui porter afin de mieux répondre à la demande diagnostique et thérapeutique des malades.

Le syndrome rhumatologique de SPID est caractérisé par des douleurs diffuses à prédominance axiale, cervico-scapulaire et lombaire, plus accessoirement distales, périarticulaires, au niveau des hanches, des mains, des genoux et des chevilles. Elles sont à type de poids, de brûlures, de broiement, toujours très intenses, continues ou à prédominance matinale et vespérale. Elles sont aggravées par le froid, le temps humide, la fatigue, le manque de sommeil, l'alcool et les menstruations. Elles sont atténuées par la chaleur, le temps sec, les douches chaudes, l'activité modérée et la grossesse. Elles évoluent sur un mode chronique avec parfois des rémissions de quelques mois à quelques années. Elles ne conduisent jamais à une invalidité sévère et au contraire ont tendance à s'atténuer dans la postménopause.

Les malades se plaignent aussi de raideur articulaire matinale, d'une impression de gonflement des doigts et surtout d'une fatigabilité musculaire particulièrement nette à la ceinture scapulaire, et l'impossibilité de tenir un livre moyen bras tendus, horizontalement, plus de 3 minutes est un critère diagnostique pour M.F. Kahn [6].

Parmi les signes fonctionnels fréquemment rencontrés, il faut citer aussi l'asthénie, les troubles du sommeil, les céphalées et les troubles digestifs à type de côlon irritable. La possibilité d'un syndrome de Raynaud, d'une alopécie, d'une sécheresse oculaire ou d'ulcérations buccales a également été signalée.

**L'examen clinique** ne met en évidence ni déformations, ni gonflement, ni enraidissement objectif, mais la palpation de certaines zones électives est anormalement sensible. Les points douloureux ainsi révélés sont en général symétriques, s'échelonnant de l'insertion supérieure des trapèzes à la base du crâne jusqu'aux régions sus-malléolaires. Ils ne correspondent à aucune structure nerveuse ou articulaire précise mais se situent au niveau d'une région où la peau est directement appliquée sur une surface osseuse. Plusieurs cartographies de ces points ont été établies, dont celle de Simms en 1988 (fig. 1). Le nombre de points douloureux requis pour le diagnostic est variable selon les auteurs, et M.F. Kahn a introduit une notion de score douloureux faisant intervenir le nombre des points et un chiffre de 0 à 3 correspondant à l'intensité douloureuse, le score douloureux étant le produit de ces deux facteurs.

**Les examens complémentaires** biologiques, radiographiques, électromyographiques ou histologiques sont normaux. L'électroencéphalogramme de sommeil en revanche est souvent pathologique, avec présence d'une activité alpha durant le sommeil profond.

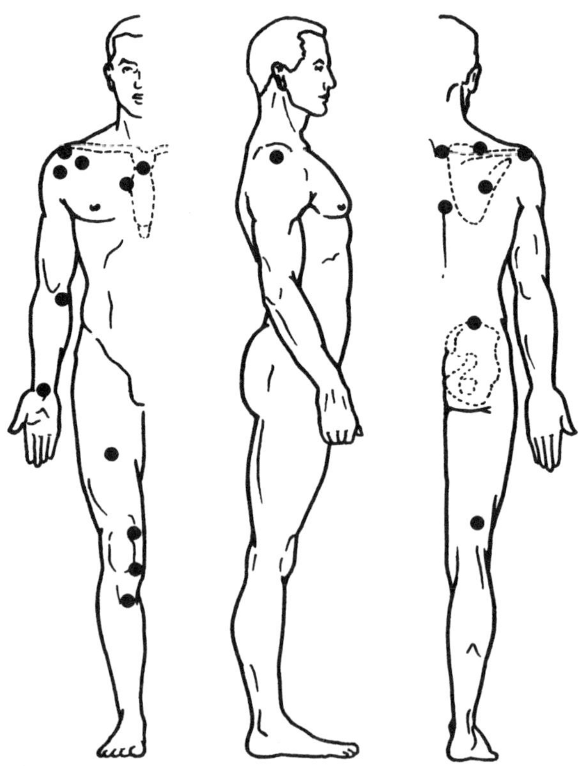

FIG. 1. — *Localisation des 19 points douloureux définis par Simms.*

L'absence de marqueur pathognomonique rend le diagnostic de cette affection difficile et aléatoire. C'est pourquoi une liste de critères a été proposée par M. Yunus [7], puis par M.F. Kahn [6] (tableau 1).

*TABLEAU 1.* — CRITÈRES DIAGNOSTIQUES DU SPID (fibromyalgie) (d'après M.F. Kahn [3])

| |
|---|
| **Critères majeurs :** |
| – Syndrome douloureux diffus sans diagnostic précis depuis plus de trois ans |
| – Consultation sans conclusion précise de 5 médecins au moins |
| – Fatigabilité musculaire à un critère |
| – Score douloureux à moins 50 |
| **Critères mineurs :** |
| – Céphalées de tension |
| – Colite spasmodique |
| – Troubles du sommeil |
| – Efficacité des antalgiques |
| **Critères d'exclusion :** |
| – Signes radiologiques ou biologiques significatifs d'une affection précise locale ou générale |
| **Diagnostic porté si :** |
| – 4 critères majeurs |
| – ou 3 majeurs et 3 mineurs |
| *Le critère d'exclusion est obligatoire* |

Un certain nombre de **diagnostics différentiels** doivent être discutés. La première difficulté tient à la reconnaissance par certains auteurs de formes secondaires associées à une autre pathologie rhumatologique telle qu'une polyarthrite rhumatoïde, une spondylarthrite ankylosante ou un autre rhumatisme inflammatoire. Pour la plupart des auteurs néanmoins l'existence d'une affection systémique, neurologique, musculaire, articulaire, ou endocrino-métabolique susceptible de donner un tableau identique, élimine le diagnostic de fibromyalgie, et cette position nous semble devoir être retenue.

Les connectivités doivent donc être éliminées, de même que diverses pathologies musculaires : myopathies inflammatoires, myosites granulomateuses, syndromes fasciite-panniculites de type Shulman et une biopsie est parfois justifiée. Citons une entité nouvellement décrite : la myofasciite à macrophages [4] dont la présentation clinique peut faire évoquer une fibromyalgie. D'autres causes d'algies diffuses doivent être évoquées : obésité douloureuse, rhumatisme à hydroxyapatite, déminéralisation, syndromes paranéoplasiques, myalgies médicamenteuses, syndromes extrapyramidaux. Les rhumatismes psychogéniques s'en distingueraient par le caractère plus variable des plaintes et l'absence de points douloureux provoqués.

**La physiopathologie** de ce syndrome reste mystérieuse et de nombreuses hypothèses ont été avancées [1, 2, 5].

*La théorie musculaire* repose sur la mise en évidence d'anomalies histologiques (altération des myofibriles, modifications de la répartition mitochondriale) ou biochimiques (diminution de l'ATP, de la phosphocréatine) mais ces anomalies sont aspécifiques et inconstantes [3].

*Une origine virale* (virus Epstein-Barr, Herpès virus, Coxsackie B, *Borrelia burgdorferi*, *Parvovirus*, VIH) a parfois été retenue mais les observations rapportées restent anecdotiques.

*Certaines anomalies immunologiques* ont aussi été observées [inversion du rapport CD4/CD8, augmentation de l'interleukine 2, diminution de l'activité des cellules *natural killer* (NA)] mais les données publiées restent fragmentaires.

Elles le sont aussi pour *la théorie hormonale* avec mise en cause de la somatomédine C et de l'hormone de croissance.

*La théorie psychogène* permet de rendre compte des douleurs, de l'asthénie, des troubles du sommeil et de l'efficacité des antidépresseurs mais aucun trait psychiatrique spécifique n'est retrouvé en dehors de la dépression particulièrement fréquente (mais elle peut être aussi bien cause que conséquence).

C'est *une théorie centrale* prenant en compte des facteurs psychologiques et organiques qui paraît la plus satisfaisante. Elle repose sur la possibilité d'un trouble de la perception douloureuse avec hypersensibilité à des stimuli proprioceptifs habituellement non perçus, sous-tendu par une dysrégulation des neuromédiateurs : endorphines, substance P, tryptophane et sérotonine. L'abaissement du taux de sérotonine impliqué dans la douleur, les troubles du sommeil et la dépression pourrait être l'élément le plus important mais il est probable que d'autres neuromédiateurs interviennent.

Ces incertitudes physiopathologiques vont de pair avec l'absence de traitement réellement efficace.

*Les antalgiques périphériques* (paracétamol) et *les opioïdes mineurs* (dextropropoxyphène, codéine, tramadol) soulagent partiellement les malades, contrairement aux anti-inflammatoires non stéroïdiens qui n'ont que peu ou pas d'effet, et aux corticoïdes qui semblent inutiles.

En revanche, *les antidépresseurs*, par leur action sur la composante anxiodépressive et leur rôle antalgique propre, peuvent apporter un soulagement appréciable : les molécules les plus utilisées sont l'amitryptiline (*Laroxyl*), la miansérine (*Athymil*) et le maprixilène (*Ludiomil*). Les doses efficaces sont souvent inférieures à celles utilisées dans la dépression. Quelques cas d'amélioration *sous antidépresseurs serotoninergiques* type fluoxetine (*Prozac*) ont été signalés dans la littérature (cf. chapitre 14-1). Les benzodiazépines sont inutiles voire aggravantes, car capables d'augmenter la fatigabilité musculaire.

*Les techniques de relaxation, la physiothérapie douce ou l'acupuncture voire une cure thermale* peuvent être proposées même si leur efficacité a besoin d'être vérifiée par des travaux contrôlés. L'exercice physique régulier doit être conseillé.

*Une prise en charge psychologique* lorsqu'elle est acceptée est souvent bénéfique et les thérapies à médiation corporelle semblent particulièrement indiquées. Il est bon d'y associer des mesures d'ordre social, avec aménagement des postes et du temps de travail et réduction de la fatigue quotidienne.

**En conclusion,** le SPID reste mystérieux par bien des points et l'on peut penser que seule la connaissance précise des mécanismes en cause permettra d'en affirmer la réalité et débouchera sur une thérapeutique efficace. Néanmoins, reconnaître et pouvoir nommer cette affection nous semble profitable pour les malades, car cela nous permet de les prendre au sérieux, de leur fournir un diagnostic qui ne soit pas celui de maladie imaginaire et de les rassurer sur le pronostic fonctionnel. Cette démarche doit déboucher sur un abord global avec prise en compte des composantes physiques et psychopathologiques.

## Bibliographie


[1] Boissevain M.D., Mc Cain G.A. — Toward an integrated understanding of fibromyalgia syndrome. I. Medical and pathophysiological aspects. *Pain*, 1991, *45*, 227-238.

[2] Boissevain M.D., McCain G.A. — Toward an integrated understanding of fibromyalgia syndrome. II. Psychological and phenomenological aspects. *Pain*, 1991, *45*, 239-248.

[3] Einsinger J., Plantamura A., Ayavou T. — Anomalies biologiques au cours des fibromyalgies : nouvelle approche thérapeutique *Rev. Rhum.*, 1993, *7-8*, 545-546

[4] Gherardi R.K., Cherin P. — La myofasciite à macrophages : une nouvelle entité. *Rev. Med. Int.*, 1998, *19*, 617-618.

[5] Houvenagel E. — La fibromyalgie : des acquis aux questions. *Press. Méd.*, 1994, *23*, 8-10.

[6] Kahn M.F. — Syndrome polyalgique idiopathique diffus. Fibrosite. Fibromyalgie primitive. *Doul. et Analg.*, 1988, *1*, 159-194.

[7] Yunus M., Masi A.T., Calabero J.J. *et al.* — Primary fibromyalgia : clinical study of 50 patients with matched normal controls. *Sem. Arthr. Rheum.*, 1981, *11*, 151-169.

# 37. Traitement de la migraine

par P. Henry

**Le diagnostic positif de la migraine** est habituellement facile sur les seules données de l'interrogatoire.

Pour la **migraine sans aura**, on retiendra le diagnostic sur l'existence de deux critères majeurs ou d'un critère majeur et de deux ou plusieurs critères mineurs.

Ces critères majeurs sont :

- des accès céphalalgiques durant de 4 heures à 72 heures;
- une hémicranie alternante.

Les critères mineurs sont :

- l'unilatéralité de la douleur, au moins en début de crise;
- l'existence de nausées et/ou vomissements;
- le caractère pulsatile de la douleur;
- l'exagération de la douleur par l'activité physique;
- l'existence d'une photo et/ou une phonophobie.

Un certain nombre d'autres éléments peuvent aider au diagnostic : notion d'hérédité, début dans l'adolescence, déclenchement des crises par des aliments privilégiés, les règles, les variations du tonus émotionnel, l'efficacité du tartrate d'ergotamine.

Pour la **migraine avec aura**, les principaux critères du diagnostic sont :

- l'installation relativement lente, en cinq minutes ou plus des troubles visuels et/ou neurologiques qui peuvent d'ailleurs se succéder les uns aux autres;
- l'apparition secondaire d'une céphalée progressive de type migraineux;
- le caractère alternant d'un accès à l'autre des manifestations ophtalmologiques et/ou neurologiques;
- leur caractère régressif sans séquelle objective.

Le diagnostic de migraine étant fait sur des bases cliniques, il faut se préoccuper de traiter la crise et dans certains cas (crises fréquentes invalidantes…) envisager un traitement de fond à visée préventive.

## I. TRAITEMENT DE LA CRISE MIGRAINEUSE

Dans tous les cas, le traitement de la crise doit être mis en œuvre le plus précocement possible, les crises déjà évoluées étant souvent rebelles à toutes thérapeutiques. Paracétamol et surtout salicylés peuvent être utiles, en association avec le métoclopramide qui améliore leur absorption et leur concentration sanguine.

D'autres malades préfèreront des médications à base de noramidopyrine ou un anti-inflammatoire non stéroïdien*. Il faut toutefois rappeler les risques hématologiques (agranulocytose) de la noramidopyrine et les risques digestifs des AINS.

En cas d'échec de ces thérapeutiques antalgiques ou anti-inflammatoires, il paraît logique de recourir à des médications spécifiques de la crise migraineuse représentées par les triptans d'une part et le tartrate d'ergotamine ou ses dérivés d'autre part.

*Les triptans* sont des agonistes sélectifs des récepteurs de la sérotonine de type 5 HT1 B-D qui entraînent une vasoconstriction des vaisseaux intracrâniens et une diminution de l'inflammation neurogène de la dure-mère. Le chef de file est sumatriptan (*Imigran*). Il existe en France sous forme orale et sous-cutanée. Les deux autres triptans utilisables en France sont le zolmitriptan (*Zomig*) et le natratriptan (*Naramig*). Au bout de deux heures, environ deux tiers des sujets sont améliorés mais 20 à 30 % des patients présentent une récurrence de la céphalée après un succès initial; elle peut être soulagée par une deuxième dose. Les effets secondaires des triptans sont généralement mineurs et transitoires : sensations de chaleur, picotements, sensations de pression qui peuvent être ressentis dans toutes les parties du corps, notamment dans la poitrine. Les contre-indications de l'utilisation des triptans sont essentiellement représentées par la maladie coronarienne, une hypertension artérielle mal contrôlée, le syndrome de Raynaud.

En cas d'échec des triptans, on peut être amené à recourir au tartrate d'ergotamine (Gynergene Cafeine, Migwell) ou à la dihydroergotamine (*Diergo-Spray*) (tableau 1). Du fait de leur action vasoconstrictrice, ils ne doivent pas être utilisés en cas d'artérite des membres inférieurs ou d'angine de poitrine, pas plus que chez les sujets soumis à des macrolides du fait d'un risque d'artériospasme généralisé. L'association avec les triptans est également contre-indiquée en raison du risque de potentialiser les effets vasoconstricteurs. La posologie ne doit pas dépasser 4 mg par prise et 10 mg par semaine. De nombreux malades ayant des nausées et/ou des vomissements, il sera souvent utile de prescrire également un antiémétique par voie orale, rectale ou parentérale (*Primpéran, Motilium*).

Bien entendu, ces prescriptions médicamenteuses ne doivent pas faire négliger les petits moyens : calme, pénombre, compresses froides, etc.

## II. TRAITEMENT DE FOND

Si chez les migraineux à crises rares, on peut se contenter de traiter au coup par coup chaque épisode céphalalgique, il n'en sera pas de même chez les sujets ayant des crises invalidantes ou répétitives où le retentissement sur la vie du sujet est important.

---

* Il faut toutefois rappeler les risques hématologiques (agranulocytose notamment) de la noramidopyrine et les risques digestifs des AINS (cf. chapitre 11).

*TABLEAU 1.* — LES DÉRIVÉS ERGOTÉS DANS LE TRAITEMENT DE LA CRISE MIGRAINEUSE

| *Noms commerciaux* | *Composition* | *voie d'administration* | *Posologie par crise* | *Posologie maximale* |
|---|---|---|---|---|
| *Gynergène caféiné* | 1 comprimé = 1 mg de tartrate d'ergotamine | *Per os* | 1 à 2 mg dès le début de la crise<br>1 mg 1/2 heure après si la douleur persiste | 3 à 4 mg/j<br>10 mg/semaine |
| *Migwell* | 1 comprimé = 2 mg de tartrate d'ergotamine | | | |
| *Gynergène caféiné* | 1 suppositoire = 2 mg de tartrate d'ergotamine | Rectale | 2 mg dès le début de la crise | 4 mg/j<br>4 mg/semaine |
| *Gynergène* | 1 ampoule = 0,50 mg de tartrate d'ergotamine | Parentérale, SC ou IM exceptionnellement IV | 0,25 à 0,50 mg dès le début de la crise, à renouveler 1/2 h après si la douleur persiste | 1 mg/j |
| *Diergo-Spray* | 1 ampoule de 1 ml = 4 mg de dihydroergotamine | Spray | Pulvérisations nasales dès le début de la cure | 4 mg/semaine |
| *Dihydroergotamine Sandoz* | 1 ampoule = 1 mg de dihydroergotamine | Parentérale, SC, IM ou IV lente | 1 mg dès le début de la crise à renouveler éventuellement 1/2 heure après si la douleur persiste | 2 mg/j |

Traiter la maladie migraineuse, c'est essayer d'agir sur les perturbations neurovasculaires et chimiques qui constituent le soubassement de la maladie migraineuse, mais c'est aussi se préoccuper du terrain sur lequel évolue cette affection.

### *Traitement de fond à visée neurovasculaire et métabolique*

Quelle que soit la médication prescrite, il importe d'avoir à l'esprit quelques règles générales de prescription.

*Un traitement de fond est un traitement de longue haleine*, s'étendant au minimum sur 6 mois, un an, parfois plus. Il n'y a jamais de succès durable avec un traitement d'un mois ou deux.

Un minimum de trois ou quatre mois de traitement initial est indispensable pour juger de l'action d'une médication. Si au bout de trois à quatre mois d'un traitement bien suivi, à posologie efficace, il n'y a pas d'amélioration notable, il faut modifier la prescription.

*Une posologie progressive* est habituellement nécessaire, sauf pour la dihydroergotamine; cela évitera bien des intolérances.

Il existe une certaine *hiérarchie* dans l'utilisation des médications. Un migraineux qui n'a jamais été traité sera d'emblée soumis à la dihydroergotamine qui n'a que de très rares effets secondaires. Par contre, il ne faudra pas hésiter à donner du méthysergide (*Désernil*) à un migraineux sévère résistant aux autres antimigraineux.

En cas d'*échappement* à une thérapeutique antérieurement efficace, il faut changer de médication.

Il faut savoir faire des *fenêtres thérapeutiques.* Indispensables au bout de six mois chez un sujet recevant du méthysergide du fait du risque potentiel de fibrose rétropéritonéale, ces fenêtres thérapeutiques sont également souhaitables chez un migraineux qui va mieux et dont la maladie paraît quiescente depuis au moins six mois.

Les médications les plus utilisables appartiennent à 3 classes thérapeutiques différentes (tableau 2) :

- *la dihydroergotamine*;
- *les antisérotonines.* Le méthysergide (*Désernil*) est le plus actif. Il doit être prescrit très progressivement pour éviter des effets secondaires précoces. Sa prescription doit être interrompue après six à neuf mois de traitement pendant deux à trois mois, afin d'éviter la constitution d'une fibrose rétro-péritonéale, complication extrêmement rare dont le risque paraît souvent surestimé**. Le pizotifène (*Sanmigran*) doit plutôt être prescrit en une seule prise vespérale pour éviter la somnolence. Son effet secondaire le plus fréquent est la prise de poids;
- *les bêta-bloquants.* Ils ne sont pas tous actifs. Le propranolol (*Avlocardyl*) et l'aténolol (*Ténormine*) nous paraissent les plus régulièrement actifs. Le timolol, le métoprolol et le nadolol ont été également proposés.

En dehors des médications appartenant à ces trois groupes, il existe d'autres antimigraineux de fond : la flunarizine (*Sibélium*) et l'indoramine (*Vidora*) nous paraissent les plus intéressants.

---

* La surveillance du traitement doit être clinique (douleur abdominale pelvienne, œdème des membres inférieurs, modification du pouls), urologique (V.S., urée, créatinine tous les 3 mois) et éventuellement échologique.

*TABLEAU 2.* — PRINCIPAUX TRAITEMENTS DE FOND DE LA MIGRAINE

| *DCI noms commerciaux* | *Posologie usuelle/j* | *Effets secondaires* | *Contre-indications* |
|---|---|---|---|
| Dihydroergotamine | 9 mg (90 gouttes ou 3 cp) | Nausées | Artérite<br>HTA mal contrôlée<br>Insuffisance coronarienne<br>Malades traités par antibiotiques du groupe des macrolides |
| Pizotifène (*Sanmigran*) | 1,4 à 2 mg (2 à 3 cp) | Somnolence<br>Prise de poids | Glaucome à angle fermé<br>Adénome prostatique |
| Méthysergide (*Désernil*) | 3 à 6 mg (1,5 à 3 cp) | Nausées, crampes. Instabilité vertigineuse, troubles du sommeil<br>Exceptionnelles fibroses rétropéritonéales, pulmonaires ou cardiaques | Grossesse<br>HTA<br>Artérite<br>Insuffisance coronarienne |
| Oxétorone (*Nocertone*) | 120 à 180 mg (2 à 3 cp) | Somnolence | Grossesse<br>Période prépubertaire |
| Propranolol (*Avlocardyl*) | 40 à 120 mg (1 à 3 cp) | Asthénie<br>Hypotension<br>Phénomènes de Raynaud | BAV<br>Insuffisance cardiaque<br>Asthme<br>Ulcère en phase active<br>Artérite<br>Maladie de Raynaud |

### *Traitement du terrain*

Le rôle des facteurs digestifs est parfois surestimé en France. Cependant, il paraît utile d'éliminer certains aliments déclenchants régulièrement la migraine chez un individu donné. La lutte contre la constipation, la prescription de cholagogues, de cholérétiques et d'antispasmodiques rendent service. L'effet des cures à Vichy est irrégulier. Le traitement chirurgical d'une lithiase vésiculaire associée à une migraine ne doit être mis en œuvre que si l'état vésiculaire le nécessite, indépendamment du problème migraineux lui-même.

L'application des thérapeutiques à visée hormonale est souvent délicate. Lors des migraines cataméniales, l'application d'*Œstrogel* deux jours avant la date présumée des règles et durant celles-ci peut donner des résultats intéressants. L'administration d'œstroprogestatifs de synthèse ne fait que déplacer le problème car, à la migraine menstruelle, va se substituer une migraine lors de l'hémorragie de privation. Chez les migraineuses dont le cycle se raccourcit, on peut utiliser les progestatifs tandis que chez la migraineuse en période ménopausique, les œstrogènes rendent service. De nombreux migraineux se décrivent comme des nerveux « rentrés », réagissant par une migraine à des facteurs psychoaffectifs. Cela ne signifie pas pour autant que tous les migraineux doivent être soumis à des psychotropes. Quelques règles d'hygiène de vie, l'incitation à l'activité physique ou même sportive, la pratique du yoga, l'apprentissage de la relaxation sont souvent plus utiles. Cependant, lors de la période initiale du traitement et chez certains sujets particulièrement crispés et tendus, il peut être nécessaire de prescrire de petites doses de tranquillisants ou d'amitriptyline (*Laroxyl*). Des posologies plus fortes peuvent être indiquées dans les migraines intriquées avec des céphalées psychogènes où le mal de tête devient quotidien, continu, aboutissant à l'utilisation abusive d'antalgiques et/ou de tartrate d'ergotamine.

Nous prescrivons souvent l'acupuncture par série de six à dix séances, d'abord hebdomadaires puis mensuelles. Son activité s'exerce favorablement sur l'intensité et la durée des crises migraineuses, ainsi que sur l'importance des signes d'accompagnement.

La mise en œuvre judicieuse de ces diverses modalités thérapeutiques permet une amélioration sinon une guérison chez une large majorité de migraineux. Le pessimisme démissionnaire de nombreux médecins face à la maladie migraineuse ne nous paraît pas justifié. Savoir écouter, expliquer simplement et avec clarté les différents mécanismes impliqués dans la maladie migraineuse sont les prémices nécessaires d'une action thérapeutique de longue haleine, tenant compte de l'ensemble des facteurs.

# 38. Approche cognitivo-comportementale du douloureux chronique *ou « de Pavlov à Skinner »*

par G. Ostermann

À côté des thérapeutiques classiques, **les thérapies comportementales ou « Behaviour Therapy »** connaissent actuellement une vogue importante dans les pays de l'Est et les pays anglo-saxons.

Leur principe général est simple : un comportement évalué comme pathologique est une conduite acquise, inadaptée et soumise aux *grandes lois de l'apprentissage* (renforcement, inhibition, extinction). Il peut donc être **désappris au profit de comportements plus adaptés**. Chaque comportement est considéré comme réductible au schéma SR (Stimulus-réponse). La thérapie comportementale cherche à modifier non pas des symptômes mais des comportements avec toutes leurs déterminations, en particulier relationnelles. Elle se propose donc d'aider le patient à résoudre ses problèmes dans « *l'ici et maintenant* ».

**L'approche est également cognitive** dans la mesure où elle vise à modifier les erreurs d'interprétation qui majorent la perception de la douleur.

Schématiquement, il a été mis en évidence l'existence de 2 types de conditionnement :

- le conditionnement classique, pavlovien ou « répondant », qui a lieu avant la réponse et s'adresse au système nerveux autonome;
- le conditionnement instrumental, skinnérien ou « opérant » qui a lieu après la réponse et s'adresse au système nerveux central.

## I. CONDITIONNEMENT CLASSIQUE PAVLOVIEN OU RÉPONDANT

Il consiste à associer 2 événements qui surviennent toujours ensemble.

Un *stimulus dit inconditionnel (SI)* entraîne une *réponse inconditionnelle (RI)* inscrite dans l'organisation physiologique innée de l'espèce (exemple : le chien de

Pavlov ou encore un choc électrique (SI) entraîne un réflexe de retrait nociceptif (RI). Lorsqu'un SI est associé pendant un certain temps à un autre stimulus initialement neutre, ce dernier peut acquérir la possibilité d'entraîner une RI. Par exemple, dans l'expérience de Pavlov, le son de la cloche devient un (*SC*) capable d'entraîner la salivation du chien, laquelle est alors devenue une *réponse conditionnelle (RC)*. Autre exemple : une migraine apparaissant dans une situation environnementale ou relationnelle donnée peut devenir une réaction conditionnée à cette situation.

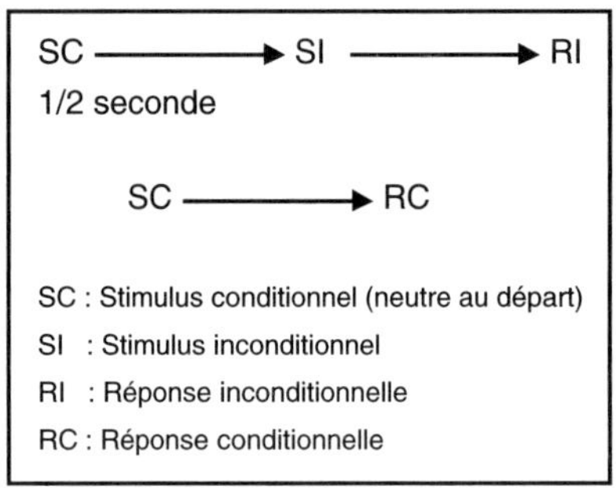


FIG. 1. — *Conditionnement classique par association (contiguité spatio-temporelle)*

Par extension, on postule l'hypothèse que des situations spécifiques ont pu, par ce type de conditionnement, générer l'aggravation de la douleur, d'où le bien-fondé de l'analyse « situationnelle » des circonstances modulant la douleur *(où, quand, comment, avec qui ?)*.

## II. CONDITIONNEMENT INSTRUMENTAL SKINNÉRIEN, OU « OPÉRANT »

Il présente un modèle plus élaboré où les conséquences du comportement rétroagissent sur l'émission de nouveaux comportements comme le montre le schéma ci-dessous :

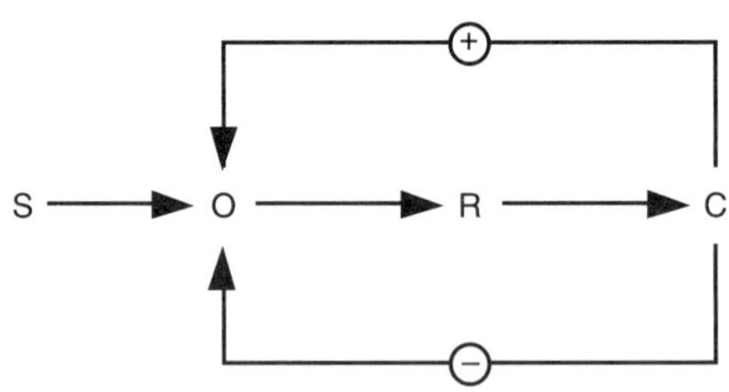


S : Stimulus discriminatif
O : Organisme
R : Réponse (comportement)
C : Conséquence ou renforcement

FIG. 2. — *Schéma général du conditionnement opérant* (d'après O. Fontaine [3]).

Le renforcement peut être :

– positif (+) : l'organisme augmente le débit de ses réponses d'approche lorsque les conséquences sont positives,

– négatif (-) : l'organisme augmente le débit de ses réponses d'échappement ou d'évitement lorsque les conséquences sont négatives,

– absent (0) : l'absence de renforcement entraîne une extinction progressive du comportement.

Le comportement peut être renforcé ou inhibé selon les conséquences bénéfiques ou non.

En termes comportementaux, on parle de renforcement, si les conséquences du comportement ont pour effet d'en augmenter la fréquence. Par exemple, si lors de l'émission d'un comportement douloureux, le patient reçoit une surprotection de la part de son entourage, il peut apparaître au fil des mois un renforcement positif.

**Le principe de la thérapie comportementale** est alors de supprimer les facteurs de renforcement du comportement douloureux et parallèlement d'agir sur la carence des comportements normaux : de ce principe peuvent découler ***5 règles :***

*1) L'assignation de buts communs au patient et au thérapeute.*

*2) La mise en place d'une analyse fonctionnelle du thérapeute* visant à :

– « évaluer les modifications du comportement,

– déterminer dans quelle proportion les comportements actuels sont entretenus par des facteurs psychologiques et pourraient être modifiés,

– apprécier les variables intra et interpersonnelles, antécédentes et conséquentes qui peuvent réguler le comportement,

– clarifier les comportements bien portants conservés,

– replacer les données actuelles dans les différentes phases de l'acquisition du comportement » (d'après F. Boureau [1, 2])

Le thérapeute s'appuie sur l'entretien et des échelles d'évaluation de l'anxiété, de la dépression permettant de déterminer une « ligne de base ».

*3)* L'application d'une technique adaptée au cas du patient est fondée sur les *principes d'apprentissage*; le patient tient un « journal de bord » et établit des graphiques de ses performances et de sa consommation médicamenteuse.

*4) Une motivation importante au changement* est nécessaire aussi bien chez le patient qu'éventuellement dans son entourage.

5) La thérapie est courte (de 3 mois à 1 an en général) et a une limite définie à moyen terme, déterminée par les buts à atteindre.

**L'analyse cognitivo-comportementale est toujours situationnelle**; elle vise à partir d'un ensemble de questions à se faire une idée la plus précise possible de ce que le douloureux chronique ressent de son histoire en connexion avec son environnement au sens large (famille, milieu professionnel et médical).

Voici un exemple de **questionnaire** qui sert de guide à cette analyse fonctionnelle.

GRILLE DE F. BOUREAU [1] :

« – Quelle idée vous faites-vous de cette douleur que rien ne soulage ?

– Qu'est-ce qui augmente la douleur ?

– Qu'est-ce qui diminue la douleur ?

– Quelles activités sont devenues impossibles ?

– Quelles sont les conséquences dans votre vie familiale, professionnelle ?

– Quelles activités sont toujours possibles ?

– Quelles activités seraient à nouveau envisageables si la douleur s'atténuait un peu ?
– Quelles activités souhaitez-vous reprendre ?
– Qu'est-ce qui a changé chez votre conjoint du fait de votre maladie ?
– Quelles sont les pensées et les images qui vous viennent à l'esprit quand vous avez mal ?
– Que faites-vous quand vous avez mal ?
– Que fait votre entourage quand vous avez mal ?
– Comment votre entourage accepte-t-il votre douleur ?
– À quoi les autres peuvent-ils voir que vous avez mal ?
– Attendez-vous, touchez-vous des indemnités pour votre maladie ? »

Parmi les **thérapies cognitives**, Engström a différencié **3 types de stratégies :** les stratégies d'attention, interprétatives et psychophysiologiques :

– les stratégies d'attention visent la réduction de l'attention portée à la douleur, tant par le déplacement de l'attention sur les perceptions internes et externes non douloureuses que par l'utilisation d'une imagerie incompatible avec la douleur ;
– les **stratégies interprétatives** consistent en une transformation imaginaire de la douleur en une sensation neutre ou agréable ;
– les **stratégies psychophysiologiques** comportent la relaxation musculaire, le training autogène et l'apprentissage de **biofeed back.**

L'approche cognitivo-comportementale se veut essentiellement pragmatique et propédeutique. Elle n'exclut pas une prise en charge plus psychodynamique appelant une compétence et un regard différents.

## Bibliographie


[1] BOUREAU F. — *Pratique du traitement de la douleur.* Paris, Doin, 1988.

[2] BOUREAU F. — *Contrôler votre douleur. Apprendre à faire face à une douleur rebelle.* Paris, Payot, 1986.

[3] FONTAINE O. — *Introduction aux thérapies comportementales.* Bruxelles, Mardaga, 1978.

# 39. Recours à l'hypnose *ou douleur et hypnose*

par G. Ostermann

S'il est vrai que l'hypnose souffre toujours de vieux préjugés exprimés à son encontre, elle connaît dans le monde médical un regain d'intérêt. Ce que l'on appelle « Hypnose » et que l'on appelait hier « Magnétisme » (Mesmer) se fait anguille dans la paume qui veut l'enserrer et il convient de rendre hommage au Docteur L. Chertok, psychiatre et psychanalyste, d'avoir su défendre le fait hypnotique et démontrer que c'est au mépris de l'histoire qu'ont eu lieu les funérailles de l'hypnose en France. D'ailleurs, d'autres pays comme les États-Unis (École de Milton Erikson), le Canada et l'Australie, considèrent l'hypnose comme un phénomène suffisamment intéressant pour y consacrer de nombreuses recherches scientifiques. Dans le domaine de la douleur, J. Hoareau mentionne, dans un récent ouvrage consacré à l'hypnose clinique, que ce procédé fait partie intégrante de la prise en charge thérapeutique dans les centres de la douleur des pays anglo-saxons [6].

## I. UNE DÉFINITION DÉLICATE

Selon L. Chertok, l'hypnose représente, à côté des états de veille, sommeil et rêve, un quatrième état de l'organisme actuellement non objectivable, produit par la suggestion et agissant à un niveau très archaïque, pré-langagier, pré-sexuel et médiatisé par l'influence affective que tout individu exerce sur un autre [3]. F. Roustang souligne que *nous sommes tous en état d'hypnose sans en être conscients puisqu'en relation permanente. Au contraire, dans l'hypnose formelle*, on cherche volontairement à faire émerger cet arrière-fond de la personnalité. L'hypnose se distingue de la suggestion comme un état diffère d'un acte [7]. Il convient de détruire certains préjugés à l'encontre de l'hypnose. « C'est un sommeil; le sujet hypnotisable est hystérique; il faut un pouvoir spécial pour hypnotiser... » De fait :

– il ne s'agit pas d'un sommeil et il n'existe pas de traduction électro-encéphalographique spécifique de la « transe hypnotique »,
– la disparition d'un symptôme sous hypnose n'est pas suivie systématiquement de l'apparition d'un symptôme de remplacement. Ce point reste toutefois l'objet de vives critiques de la part des psychanalystes,
– il n'a pas été clairement mis en évidence, pour rendre compte de l'hypnotisabilité, de traits caractéristiques dans la personnalité de l'hypnotisé ni dans celle de l'hypnotiseur. « Il faut dans cette recherche tenir le plus grand compte de ce que l'hypnose est une relation dans laquelle deux personnalités se rencontrent et jouent l'une par rapport à l'autre un rôle complémentaire » [3].

L'hypnose ne serait qu'une mise en scène, qui favoriserait l'apparition d'une modification de l'état de conscience (« transe »), dont le sujet possède par ailleurs la capacité de la déclencher lui-même (autohypnose).

## II. L'HYPNOSE EN TANT QUE PROCESSUS D'ADAPTATION

Les processus de « coping » (traduits en français par « façon de faire face ») sont des processus psychiques mis en œuvre afin de déplacer, d'élaborer les stress liés à la maladie, que ceux-ci soient présents ou seulement anticipés. Pour Ph. Bourgeois, « l'hypnose est une capacité, une sorte de talent que les gens ont plus ou moins en eux-mêmes, le plus souvent à leur insu. C'est aussi une relation médecin-patient d'un caractère particulier, parce qu'elle se déroule dans un état de conscience modifié qui est susceptible de permettre au patient de contrôler divers paramètres : par son effet sur la musculature, elle peut procurer au patient des états de détente profonds, dont on sait qu'ils sont un des meilleurs antagonistes de l'anxiété.

Il s'agit de mettre en œuvre des stratégies, adaptées au patient, imaginées avec lui, qu'il va pouvoir utiliser dans des séances d'hétérohypnose, mais aussi par lui-même après avoir appris une technique d'autohypnose que le thérapeute lui aura enseignée » [2].

## III. DES APPLICATIONS DÉMONTRÉES DANS LE CHAMP DE LA DOULEUR

Certains travaux plaident en faveur de l'utilisation de l'hypnose dans le traitement de la douleur. Les situations qui peuvent bénéficier de ce mode d'approche sont nombreuses :

– soins dentaires [5],
– ponctions de moelle et ponctions sternales [4],
– interventions chirurgicales mineures [10],
– contrôle des douleurs en oncologie mais aussi pour pallier les effets indésirables de la chimiothérapie [7],
– états douloureux chroniques [9].

Si l'efficacité de l'hypnose paraît dans ce domaine bien documentée, son mécanisme reste flou et l'on ne sait pas si l'effet est imputable à la distraction cognitive, à la relaxation ou à l'effet placebo. Pour Ph. Bourgeois, au-delà de l'action sur la douleur, c'est l'effet plus global sur le sujet qui paraît le plus important. « Cet apprentissage de l'hypnose entraîne parfois des modifications considérables et positives de la perception de leur situation de malade ou de patient hospitalisé. Par elle-même, l'hypnose permet d'envisager une situation, des circonstances dans une perspective ou sous un angle différent» [2].

L'hypnose réapparaît dans le champ médical comme un outil digne d'intérêt, lorsqu'il est entre de bonnes mains, c'est-à-dire, dans celles d'un *thérapeute formé à cette approche et ayant une* **solide expérience** *sur ce qui se passe dans la relation médecin-malade au niveau psychologique.* Elle reste actuellement une pratique d'exception, peut être en raison de préjugés, mais aussi d'un manque d'évaluation et de garanties vis-à-vis des dérives mercantiles.

## Bibliographie

[1] BARBER J., ADRIAN C. — *Psychological approaches to the management of pain.* New York, Brunner-Mazel, 1982.

[2] BOURGEOIS Ph. — L'Hypnose : du côté de la clinique. *Méd. et Hyg.*, 1991, *49*, 1233-1237.

[3] CHERTOK L. — *L'Hypnose.* Paris, Payot, 1989.

[4] GARDNER G.G., HOLNESS K. — *Hypnosis and hypnotherapy with children.* New York, Grune and Stratton, 1981.

[5] HILGARD E.R., HILGARD J.R. — *Hypnosis in the relief of pain.* Los Altos, William Kaufman, 1975.

[6] HOAREAU J. — *Hypnose clinique.* Paris, Masson, 1992.

[7] REDD W.H., ANDERSEN G.V., MINAGARVAR Y. — Hypnotic control of anticipatory emesis in patients receiving cancer chemiotherapy, *J. Consult. Clin. Psychol.*, 1982, *50*, 14-19.

[8] ROUSTANG F. — *Influence.* Paris, Êditions de Minuit, 1990.

[9] TURNER J.A., CHAPMAN C.R. — Psychological intervention for chronic pain. A critical review II Operant conditionning, hypnosis and cognitive-behavioural therapy. *Pain*, 1982, *12*, 23-46.

[10] UNGER P.F. — Hypnose en salle d'urgence. *Méd. et Hyg.*, 1990, *48*, 2261-2264.

# 40. Prise en charge du malade douloureux en ambulatoire, notamment à domicile

par P. Tajfel

Dans le passé, les malades ne bénéficiaient pas toujours d'une prise en charge satisfaisante de leur douleur. Son expression insuffisante, la sous-estimation de la douleur par le corps médical, une réponse inadéquate, une mauvaise exécution des prescriptions et une formation insuffisante des professionnels de santé aux traitements de la douleur étaient les principales causes de cette situation.

Confronté quotidiennement à ce symptôme, le médecin généraliste, comme les autres professionnels de santé libéraux, souhaite prendre en charge la douleur en ambulatoire. D'ailleurs la plainte « douleur » est un motif de consultation pluriquotidien en médecine générale : 43 % des rencontres selon l'étude réalisée en 1998 par la Société française de la douleur (SFD) et le Collège national des généralistes enseignants (CNGE) [7]. Comme pour les autres symptômes, le médecin généraliste est souvent consulté de première intention pour la douleur. Il doit donc répondre à tous les aspects de sa prise en charge, (diagnostic, étiologie, mécanisme, évaluation de son intensité, retentissement psychosocial, optimisation du traitement, etc.). Le caractère subjectif de la douleur et sa nature individuelle, ressentie comme unique par chaque patient, rendent nécessaire l'approche dite « globale » du malade. C'est donc à l'omnipraticien que reviendront la première gestion de la douleur et son premier traitement.

Les données expérimentales et cliniques récentes suggèrent que la neuroplasticité neuronale peut être, en partie, à l'origine de la chronicisation de certaines douleurs. Aussi, leur soulagement précoce nous paraît très important à plusieurs titres :

- avant tout, vis-à-vis du malade ;
- ensuite pour prévenir cette chronicisation ;
- enfin socialement, pour favoriser une reprise plus rapide de l'activité.

La prise en charge de certaines douleurs chroniques peut nécessiter plusieurs avis, en raison de l'aspect multidimensionnel de ces douleurs. Dans ce cas, le généraliste garde sa place de pivot du système de soins, avec comme mission la coordination des différents acteurs.

Lorsqu'il s'agit de malades douloureux qualifiés de « lourds » ayant perdu partiellement ou totalement leur autonomie, se pose la question de la prise en charge de la douleur à domicile. Cela représente souvent une lourde tâche car du succès du soulagement dépend le maintien à domicile du malade. Cette alternative à l'hospitalisation est souhaitée par un nombre croissant de malades, notamment ceux dont l'espérance de vie est limitée.

Actuellement, plusieurs modèles d'organisation de soins à domicile permettent de mettre à la disposition des malades et de leurs familles les moyens adéquats en matériel et en personnel formé pour assurer la continuité des soins lourds, mis en place à l'hôpital. Ceux-ci peuvent ainsi être dispensés dans le cadre de vie habituel, sous la responsabilité du médecin généraliste. Dans ces cas, les soins de la douleur en ambulatoire conduisant au transfert des moyens hospitaliers vers le domicile du malade et une étroite coopération avec les médecins et les soignants libéraux.

L'aspect économique ne saurait être négligé, aussi bien en coût direct des soins qu'en coût indirect pour la société. La prise en charge rapide de la douleur contribue globalement à l'économie, et les soins de la douleur en ambulatoire génèrent des économies en dépenses hospitalières.

## I. SOINS DE LA DOULEUR EN AMBULATOIRE : UN CHOIX DU MALADE ET DE SA FAMILLE

L'exercice de la médecine de ville diffère de celui de la médecine hospitalière, qui se distingue par la concentration en une unité de lieu et de temps de la permanence des moyens humains et techniques. Cet avantage sécurisant peut induire de la part des malades quelques réticences à accepter les soins ambulatoires.

Le maintien à domicile n'est pas réalisable pour tous les malades douloureux, surtout avec perte d'autonomie. En effet, comme son entourage, le malade redoute la souffrance à domicile parfois plus que la mort elle-même. Les enquêtes mettent en évidence que seulement 30 % à 40 % des malades lourds soignés à domicile s'estimaient suffisamment soulagés [3, 4]. Cela peut expliquer le fait que le malade et sa famille craignent d'être seuls à assumer une situation difficile ou une urgence. Ignorant souvent les possibilités de l'organisation des soins à domicile, ils tendent à privilégier l'institution ou l'hôpital. D'autre part, le retour à domicile peut parfois être ressenti à tort comme un abandon par l'équipe hospitalière. Dans ces conditions, la disponibilité et la compétence des soignants de ville, de l'HAD ainsi que du médecin traitant, sont la base de la continuité et de la cohérence des soins entre ces deux secteurs de santé.

## II. BESOINS DU MALADE DOULOUREUX SOIGNÉ À DOMICILE

Les malades algiques, notamment ceux en phase avancée de leur maladie, éprouvent le besoin d'être soutenus par une approche multidimensionnelle, sur le plan physique, psychologique, affectif, social et spirituel [4, 5].

### *Sur le plan physique*

Quelle que soit la maladie en cause, la douleur est la manifestation la plus redoutée par le malade et son entourage. Il s'agit d'une priorité dont le contrôle conditionne le maintien à domicile [2, 5].

Le contrôle des autres symptômes est d'une égale importance pour éviter la multiplicité des souffrances, source de déclin et de perte de dignité.

Les soins d'hygiène corporelle contribuent au bien-être et à la conservation de l'image de soi, souvent affectée par la douleur.

La prévention des escarres et de la grabatisation, provoqués par les douleurs, évite des douleurs « secondaires ». Une assistance à l'alimentation par les soignants contribue à la lutte contre la douleur, au même titre qu'une diététique adaptée.

Les mobilisations par les kinésithérapeutes complètent avantageusement les soins infirmiers. Une coordination horaire est préférable pour que le malade douloureux puisse bénéficier de soins apaisants bien repartis dans la journée, tout en évitant des soins trop rapprochés qui risqueraient de le fatiguer.

### *Sur le plan psychologique*

Le malade soigné à domicile a besoin :

- d'être entouré afin d'éviter le sentiment d'abandon, notamment lorsque les douleurs sont insuffisamment contrôlées ;
- d'être traité contre l'angoisse et la dépression, plus fréquentes lorsque la douleur rappelle l'évolution de la maladie, ou pis encore, la fin de vie qui approche ;
- d'être ressourcé lors des crises de désespoir liées aux douleurs, responsables du sentiment d'échec, de colère, du refus de l'invalidante réalité, de résignation source d'abandon de l'élan vital ;
- d'être rassuré quant à la compétence de l'équipe dans le domaine de l'évaluation et le traitement de la douleur et quant à la liaison avec l'hôpital lorsque des soins plus lourds sont nécessaires.

### *Sur le plan affectif*

La dimension affective, de part son caractère personnel, occupe souvent une place importante chez le malade douloureux. Le malade a besoin :

- de retrouver ses habitudes et ses repères ;
- de réintégrer son environnement culturel et spirituel ;
- de ressentir l'aisance de son intimité ;
- de retrouver son libre arbitre, en partie perdu à l'hôpital ;
- de se sentir encore utile.

Les relations affectives s'expriment plus librement à domicile qu'en institution. C'est là un élément essentiel dans la lutte contre le sentiment d'abandon. Le rôle de l'entourage affectif paraît irremplaçable pour le malade douloureux.

### *Sur le plan spirituel*

La douleur chronique, surtout lorsqu'elle signe une maladie grave et évolutive (cancer, sida…), réveille la dimension spirituelle chez les malades. Selon la culture et l'éducation, elle occupe une place plus ou moins importante. On sera attentif à cet aspect étant donné sa singularité et son expression variable d'un malade à un autre. Son aspect réconfortant ne saurait être négligé, quelles que soient les convictions personnelles du soignant.

## III. CONDITIONS POUR L'ORGANISATION DES SOINS DE LA DOULEUR À DOMICILE

À domicile comme en institution, la réponse à la douleur demande la création d'un environnement et d'une ambiance adéquats [4, 5] :

- **le principe d'une équipe mobile pluridisciplinaire** (tableau 1) est la solution la plus adaptée à la prise en charge globale du malade douloureux et de sa famille. Les formations techniques et psychologiques permettent de répondre aux différents besoins [4];
- **un entourage motivé** ayant des capacités physiques et psychologiques suffisantes pour assurer une présence quasi continue auprès du malade douloureux, qui se plaint et qui demande souvent une assistance pour les gestes de la vie quotidienne;
- **un médecin de famille** ayant non seulement les compétences médicales, mais aussi le sens de l'organisation, de la coordination des soins et une disponibilité adéquate;
- **des conditions d'hébergement** répondant aux normes minimales de salubrité avec la possibilité d'installer l'équipement médical nécessaire pour éviter l'apparition de certaines douleurs et améliorer l'autonomie du malade;
- **le référent hospitalier** fait partie des soins à domicile étant donné que les traitements de la douleur sous-entendent des périodes de rehospitalisation pour une précision diagnostique ou l'adaptation d'une technique lors de l'escalade thérapeutique. L'hospitalisation peut aussi s'avérer utile pour permettre à la famille de se reposer. La notion de réseau ville — hôpital retrouve toute sa valeur.

*TABLEAU 1.* — L'ÉQUIPE DE SOINS À DOMICILE

| *Intervenants obligatoires* | *Intervenants souhaitables* | *Intervenants occasionnels* |
|---|---|---|
| Entourage affectif | Cadre infirmier | Spécialistes |
| Médecin traitant | Aide ménagère | Radiologue/biologiste |
| Pharmacien | Aide soignante | Transfusion |
| Infirmière | Aide spirituelle | Coiffeur/Pédicure |
| Kinésithérapeute | Psychologue | Diététicienne |
| Assistante sociale | Référent hospitalier | Bénévoles |

## IV. TRAITEMENTS APPLICABLES À DOMICILE

La majorité des techniques de soins nécessitant une tierce personne est réalisable à domicile.

**La voie sous-cutanée** peut se faire par l'entourage entraîné à ce simple geste, ou à défaut par une infirmière. L'administration en continu permet d'éviter la répétition des injections.

**La voie intraveineuse** peut être surveillée sans difficulté par l'entourage formé à cette tâche.

**La voie centrale** par cathéter implantable est facilement entretenue à domicile par le personnel infirmier.

**Les voies péridurale, intrathécale et intra-cérébro-ventriculaire** sont mises en place à l'hôpital ainsi que la titration. On privilégiera l'administration continue sous la surveillance d'infirmiers et de médecins, au besoin en coopération avec l'hôpital d'origine.

**Les traitements physiques** (kinésithérapie, ergothérapie, prévention d'escarres, immobilisations telles que plâtre en résine, attelle, orthèses, neurostimulation, etc.) seront indiqués par le médecin.

## V. ÉQUIPEMENT MÉDICAL À DOMICILE

Lorsque l'environnement le permet, les équipements hospitaliers sont transposables à domicile [4] : lit tout-soin, matériel de prévention d'escarres, fauteuil médical percé, fauteuil roulant, lève-personne, chariot de soins, pied à sérum, trousses stériles, neurostimulateurs, pousse-seringues électriques, pompes, oxygène, nutri-pompe, enrichisseurs d'oxygène, brumisateur et aérosol, aspirateur de mucosités, attelles d'immobilisation, téléalarme, matériel pour soins dentaires ou ORL, et parfois du matériel de radiographie ou d'échographie portables. Autant d'éléments qui faciliteront la prise en charge de la douleur en ambulatoire.

## VI. QUALITÉS DE L'ÉQUIPE SOIGNANTE

Les qualités du médecin traitant et des autres soignants se situent à plusieurs niveaux :

- *écouter et décoder* les plaintes comme les silences;
- *rassurer* le malade et sa famille quant à la réponse à la douleur à tout moment;
- *être informés et formés* aux traitements de la douleur pour :
  - *expliquer* les prescriptions afin d'éviter des malentendus et améliorer l'observance et l'adhésion du malade et de son entourage aux traitements,
  - *informer* l'entourage et l'équipe,
  - *ressourcer* lors des moments de décompensation physique ou psychologique;
- *présence* prolongée en cas d'urgence réelle, ou ressentie comme telle;
- *coordonner une équipe*, c'est-à-dire être au carrefour des échanges des informations.
- *être disponible* car ce sont des tâches importantes qui demandent du temps.

La capacité impose une clarté dans les prescriptions et dans les directives.

La notion de travail en équipe doit être omniprésente malgré les contraintes personnelles qu'elle impose. Le maintien à domicile d'un malade douloureux est donc conditionné par les multiples qualités du médecin traitant et de l'équipe soignante.

## VII. ÉLÉMENTS-CLÉ : PRÉSENCE ET ORGANISATION

L'accessibilité aux moyens techniques, de même que la participation d'une équipe pluridisciplinaire sensibilisée et formée à l'évaluation de la douleur et à la surveillance des traitements antalgiques sont des gages en faveur du maintien à domicile.

L'utilisation régulière d'un *cahier de liaison* permet aux différents intervenants d'être à tout moment informés de l'état du malade et de l'ajustement des traitements.

Un des critères de la qualité de soins à domicile est la capacité à répondre à tout moment à la douleur, à un événement imprévu et à une situation d'urgence. La télécommunication moderne permet aux médecins et aux soignants de « rester présents à distance ». En effet, le mauvais contrôle des symptômes peut remettre en question la poursuite du maintien à domicile. Dans ce sens, il est aussi important de maintenir le contact avec l'équipe hospitalière. Ce lien peut entrer dans le cadre d'un réseau de soins, ou de coopération confraternelle informelle. Ailleurs, les structures d'hospitalisation à domicile assurent cette liaison.

Ces constatations soulignent l'importance de la disponibilité et du facteur temps, éléments essentiels pour soigner un malade douloureux à domicile.

## VIII. RECOMMANDATIONS SPÉCIFIQUES

Outre les règles du traitement de la douleur sur lesquelles nous ne reviendrons pas, il est important à domicile d'avoir à l'esprit les points suivants :

- être disponible pour l'écoute afin de créer des relations de confiance et de confidence ;
- consacrer du temps aux explications pour l'acceptation et la bonne observance des traitements ;
- insister sur la prévention des symptômes plutôt que sur leurs traitements ponctuels à la demande ;
- établir des prescriptions simples, précises, et lisibles pour faciliter leur exécution ;
- entraîner les intervenants à l'utilisation des échelles d'évaluation de la douleur ;
- évaluer les résultats des traitements afin de mieux les adapter au malade, tout en tenant compte de l'organisation familiale ;
- prévoir au domicile les médicaments qui permettront d'ajuster les traitements et de contrôler rapidement les éventuels effets secondaires ;
- prévoir des moments de repos sans soin pour que le malade et l'entourage puissent se ressourcer ;
- s'efforcer de préserver, lorsque cela est possible, les fonctions intellectuelles et physiques, afin que le malade puisse garder sa place au sein de la cellule familiale ;
- être disponible et joignable facilement à tout moment pour gérer toute détresse ;
- garder le contact avec l'hôpital de référence ;
- soutenir psychologiquement la famille et le personnel de l'HAD et du SIAD ;
- connaître les limites du maintien à domicile afin d'éviter qu'il ne perde ses avantages.

## CONCLUSION : L'ESPOIR REPOSE SUR LA FORMATION ET LA DISPONIBILITÉ

La prise en charge de la douleur mobilise les émotions et les affects, déjà bien perturbés chez ces malades, surtout s'ils se trouvent en phase de non-curabilité d'une grave maladie. Le maintien à domicile d'un malade douloureux est conditionné par la sensibilité et la qualité de formation du médecin traitant et des intervenants, à l'évaluation et au traitement de la douleur. Malgré la grande disponibilité nécessaire pour ces malades, soulignons l'absence de rémunération spécifique pour la prise en charge des douloureux « lourds » en ambulatoire. Afin que la crainte de réintégrer son domicile par peur de souffrir ne soit plus un obstacle, nous espérons que l'évolution des mentalités permettra d'adopter le concept qui vise à soulager à défaut de pouvoir guérir. Ainsi revalorisée, la médecine de famille et les soins ambulatoires retrouveront leurs lettres de noblesse dans l'intérêt des malades, de leurs proches et de la société.

« *On est bien partout mais on est encore mieux chez soi* » (A. Tajfel).

## Bibliographie

[1] ANDEM — *Recommandations pour la prise en charge de la douleur du cancer chez l'adulte en médecine ambulatoire*. Octobre 1995.

[2] GOMAS J.M. — *Soigner à domicile des malades en fin de vie*. Éditions du Cerf.

[3] LARUE F. *et al.* — Multicentre study of cancer pain and its treatement in France. *BMJ*, 1995, *310*, 1034-1037.

[4] SEBAG-LANOE R. — *Mourir accompagné*. Éd. Epi-Desclée de Brouwer 1990.

[5] TAJFEL P., PICHARD E. — Prise en charge de la douleur cancéreuse au domicile et à la phase ultime de la vie. *JALMAV*, 1990, *21*, 41-47.

[6] TAVERNIER M. — Les soins palliatifs à domicile. *Revue du praticien*, 1986, *36*, 9.

[7] TAJFEL P., GERCH S., HUAS D. — Douleur en médecine générale. *Le quotidien du médecin*, 6 avril 1999, *6470*, 16.

# 41. Quel comportement pour le médecin devant les douleurs cancéreuses rebelles ?

par P. Grandmottet, D. Mille, T. Ponge, P. Queneau

« *L'homme est adossé à sa mort comme le causeur à la cheminée* » (P. Valéry).

« *Elle est là inéluctable et naturelle et nous lui tournons le dos comme si nous cherchions à l'oublier. Ne faut-il pas, quelquefois, se retourner pour mieux la regarder ?* » (J. Pasquier).

Deux constats et un choix éthique commandent le comportement du médecin devant des douleurs intenses traduisant l'évolution terminale d'une affection néoplasique. Des douleurs physiques importantes frappent 70 % des patients arrivés à ce stade : leur intensité sous-tend 95 % des demandes d'euthanasie : *la priorité est de calmer ou du moins d'apaiser ces douleurs*, afin de les rendre supportables.

À l'approche de la mort, la solitude affective et l'incommunicabilité sont souvent maximales, au moment même où elles sont le plus intolérables, dans la mesure où celui qui va mourir réclame de tout son être tendresse, affection et présence autour de lui. Lorsque tout espoir d'amélioration objective durable a disparu, lorsqu'il peut sembler que le médecin n'a « plus rien d'utile à faire », l'heure est venue des *soins d'accompagnement* ou *soins palliatifs* : en réalité, tout reste à faire !

Le médecin qui accepte d'accompagner son patient jusqu'au terme de sa vie choisit de situer son comportement entre l'abandon du patient à sa souffrance et à sa solitude (ce qui serait une démission) et deux excès qu'il doit selon nous récuser : l'acharnement thérapeutique et l'euthanasie active. L'objectif de cet accompagnement, commun au patient et à l'ensemble de ceux qui le soignent, est de permettre d'utiliser au mieux le temps, compté mais d'autant plus précieux, qui lui reste. La qualité des soins d'accompagnement du mourant par son médecin, ses soignants et son entourage, aspect essentiel de l'intervention médicale au cours des derniers jours de la vie de l'homme, est un indicateur de la qualité humaine d'une civilisation et d'une culture.

Le comportement décrit ci-après repose sur trois concepts, trois convictions profondes concernant la mort, la vie et l'accompagnement.

*La mort n'est pas seulement la fin de la vie*, elle n'en est pas la négation. C'est une phase du cycle vital, un moment capital de l'existence; c'est pour beaucoup l'heure des bilans, qui donne sa signification à toute une vie; c'est l'heure des ultimes réconciliations (avec les autres et avec soi-même); les derniers jours constituent une crise psychologique essentielle, ils sont très riches en émotions et en sentiments violents. La mort est « la dernière occasion de croître ». « Réussir sa mort » : est-ce la réussir que de mourir dans le déni de la réalité, dans le mensonge, voire dans l'inconscience, éventuellement induite par l'abus des tranquillisants ou des psychotropes? L'idéal pour le médecin est-il de « voler sa mort » à son malade, de lui assurer, en fonction d'une convention plus ou moins explicite entre eux, une mort subite, inconsciente, non vécue?

*La vie dure jusqu'à la mort.* L'agonisant reste un « vivant à part entière », avec ses besoins, ses projets, à court ou moyen terme, ses exigences, ses sensations, ses sentiments, jusqu'à la perte de conscience terminale. Il importe surtout de ne pas l'enterrer avant l'heure, de ne pas renoncer avant lui, de ne pas démobiliser, en le désespérant. Cela reste vrai même lorsque les voies habituelles de communication manquent : le regard, la présence muette, le contact physique, la pression d'une main, peuvent répondre à l'impérieux besoin de communication d'un mourant quand les mots sont impossibles, trop difficiles à trouver, inutiles, voire dangereux.

*Accompagner un mourant*, ce n'est pas le guider, le diriger, le précéder, c'est rester avec lui, tenir sa main, mais c'est le mourant qui choisit sa route, qui trouve ses propres réponses, mais pas dans une solitude insupportable. D'ailleurs, à quel titre un accompagnant pourrait-il prétendre diriger le mourant : quelle expérience personnelle peut-il offrir, quand est-il déjà mort? L'accompagnement exige humilité, respect scrupuleux de la personnalité du mourant et absence de tout prosélytisme, même et surtout si la foi de l'accompagnant lui apporte des certitudes personnelles.

## I. TRAITEMENT PHARMACOLOGIQUE DE LA DOULEUR

Il constitue un aspect prioritaire de la prise en charge par le médecin de famille des malades cancéreux en fin de vie. Comme le dit Dayer, la pharmacothérapie entre dans le cadre d'une approche globale de la douleur : « la douleur chronique est un phénomène multidimensionnel où l'antalgie n'est pas le fait des seuls analgésiques ».

### *Stratégie globale*

Le patient doit être cru *a priori* dans la réalité de sa souffrance. Toute doléance doit être prise en compte pour être traitée le plus efficacement possible. L'interrogatoire, l'entretien ainsi que le bilan clinique et paraclinique tenteront de préciser la part revenant aux divers mécanismes générateurs de douleurs chez le malade cancéreux. On retrouve ici les différents types de douleurs.

#### DOULEURS PAR EXCÈS DE NOCICEPTION

Elles bénéficient des traitements étiologiques du cancer, mais également, et sans attendre, des antalgiques des trois niveaux de l'OMS, des co-analgésiques (anti-inflammatoires non stéroïdiens ou corticoïdes, myorelaxants, psychotropes...), ainsi que, parfois, des traitements locaux (blocs), et dans certains cancers évolués, de la neurochirurgie (section, coagulation, administration locale de morphine par voie intrathécale ou intraventriculaire).

DOULEURS NEUROLOGIQUES

Leurs traitements (cf. chapitre 8) sont axés sur les antidépresseurs, les antiépileptiques et les neurostimulations.

DOULEURS « PSYCHOGÈNES » ET DOULEURS MORALES

Dans certains cas, les lésions responsables des douleurs n'apparaissent pas, même à l'imagerie sophistiquée. Il peut s'agir alors :

- soit de lésions qui seront décelées à un stade plus évolué du cancer;
- soit de douleurs que l'on peut éventuellement qualifier de « psychogènes », liées à l'état d'anxiété, de dépression voire d'angoisse ou même de désespoir dans lequel se trouve le patient.

Cette souffrance morale doit être prise en charge par l'accompagnement, d'importance majeure (par l'entourage, l'équipe soignante, les bénévoles) et si besoin par les médicaments « simples » hypnotiques complétant l'action des antalgiques, voire psychotropes si besoin.

Il reste que ces 3 types de douleurs peuvent être associés, notamment au cours des cancers. Par exemple, la compression du plexus brachial par la tumeur peut se compliquer d'une désafférentation (par invasion des tissus nerveux par des infiltrats métastatiques ou par destruction des plexus par sclérose post-radiothérapique) et d'une amplification psychique souvent inévitable, entretenue par l'anxiété, la dépendance à l'égard du milieu médical ou familial (la douleur pouvant devenir un moyen inconscient de pression), la baisse de vigilance liée aux médicaments, la dette de sommeil, la précarité de l'état nutritionnel, etc.

Dans tous les cas, *la puissance de l'antalgie* doit être adaptée à *l'intensité de la douleur* et modulée *en fonction de chaque malade*, avec le souci de rompre le plus rapidement possible le cercle vicieux douleur-anxiété-dépression, voire prostration.

## *Antalgiques*

Dans le cas particulier des douleurs cancéreuses terminales, on insistera pour les antalgiques (cf. chapitre 9) seulement sur quelques points pratiques.

*Dans les douleurs par hypernociception*, l'intérêt des opioïdes faibles (niveau II) : dextropropoxyphène, codéine, poudre et extrait d'opium, chlorydrate de tramadol et surtout les associations paracétamol + codéine qui potientialisent leurs effets antalgiques respectifs; par exemple :

- paracétamol 400 mg + codéine 20 mg (*Codoliprane*);
- paracétamol 500 mg + codéine 30 mg (*Efferalgan codéine*).

*Dès que les douleurs par hypernociception deviennent rebelles* aux antalgiques du niveau II, la nécessité de recourir aux opioïdes forts (niveau III), représenté par :

- la morphine :
  - le sulfate de morphine à libération prolongée (*Skenan LP* [durée d'action : 12 h], *Moscontin* [12 h], *Kapanol LP* [24 h]),

- le sulfate de morphine à libération immédiate (*Sevredol* ou solution buvable de morphine);
- le fentanyl : dispositif transdermique : patch de *Durogesic*;
- la buprénorphine (*Temgésic*), qui ne peut être utilisée en association avec les autres morphiniques.

Il ne faut jamais oublier que les douleurs par hypernociception sont loin de résumer les douleurs cancéreuses, puisque 30 % d'entre elles environ sont des *douleurs neurologiques, psychogènes et/ou morales*, souvent *intriquées* et qui requièrent des approches et des conduites thérapeutiques spécifiques évoquées dans de nombreux chapitres de cet ouvrage (notamment dans les chapitres 1, 2, 8, 40).

### *Réponse à 8 questions pratiques concernant le bon usage de la morphine*

Le bon usage de la morphine est actuellement bien codifié [2].

**1. Quand commencer?**

La prescription de la morphine chez un malade cancéreux au stade terminal est une décision importante, qui doit être prise en fonction de l'intensité de la douleur et de son évolution, après échec des antalgiques des niveaux I et II correctement utilisés. L'indication ne repose pas sur la brièveté ou la gravité du pronostic du patient, mais essentiellement sur *l'intensité* de sa douleur et sur *l'inefficacité des autres antalgiques.*

**2. Comment choisir la voie d'administration?**

*Voie orale* : l'absorption digestive de la morphine étant bonne, la voie orale doit être la voie habituelle, à condition de donner des doses assurant des concentrations plasmatiques efficaces. On dispose de :

- *formes à libération prolongée :* sulfate de morphine à libération prolongée : *Moscontin* ou *Skenan LP* (respectivement comprimés et gélules ouvrables, dosés à 10, 30, 60, 100, et 200 mg) et *Kapanol LP* (comprimés de 20, 50, 100 mg). Leur biodisponibilité est identique à celle de la morphine en solution; les taux plasmatiques sont stables; les concentrations maximales sont de 50 ng/mL après une prise de 10 mg et de 170 à 220 ng/mL après une prise de 30 mg. La préparation galénique permet de n'administrer les comprimés que toutes les 12 heures, pour le *Skenan LP* et le *Moscontin*, et toutes les 24 heures pour le *Kapanol LP.* Par contre, ces formes galéniques sont peu efficaces sur les douleurs aiguës en raison de leur long temps de latence;
- *formes à libération immédiate* :
  - solution buvable aqueuse de chlorhydrate de morphine (dosée à 0,5 ou 1 mg/mL), habituellement présentée sous la forme de sirop de morphine,
  - comprimés à libération immédiate de sulfate de morphine *(Sevredrol)* : comprimés sécables dosés à 10 ou 20 mg. Cette forme permet en début de traitement une adaptation plus rapide de la posologie en fonction de la réponse clinique et permet ainsi une meilleure *titration* des doses. Elle est aussi utilisée comme *interdose*, afin de soulager rapidement les accès douloureux transitoires.

*Voie sous-cutanée :* l'effet antalgique est plus rapide que la voie orale, mais moins prolongé. Les posologies usuelles sont, pour un effet antalgique comparable, 2 fois moins élevées pour les préparations orales. Son utilisation ne se justifie qu'en cas d'exclusion de la voie orale (syndrome occlusif, sténose digestive haute, hypertransit), pour traiter une douleur aiguë (latence excessive de l'effet de la morphine orale, confirmée par une biodisponibilité mesurée entre 14 et 49 %) et en traitement starter associé à la première prise orale.

*Voie transdermique :* le patch de fentanyl (*Durogesic)* dosé à 25,50, 75, 100 µg/h est efficace pendant 72 heures. C'est une bonne indication quand la voie orale est impossible. En outre, le patch entraîne une meilleure tolérance digestive et neuropsychique (cf. annexe 2 chapitre 9).

*Voies intrarachidiennes* (péridurale ou intrathécale) : elles sont réservées aux échecs des autres voies. Les effets respiratoires éventuels (dépression respiratoire) sont réversibles par la naloxone, comme pour les autres modes d'administration des opioïdes.

**3. Comment choisir la posologie initiale ?**

Il est parfois utile de prescrire, avec la première prise orale, une dose de charge parentérale (1 cg par exemple) pour rompre le cercle vicieux des réactions nociceptives.

Habituellement, la posologie est fixée initialement en fonction de l'intensité de la douleur, de l'âge, du poids, de l'état général (hépatique, rénal…), de la « naïveté » du patient vis-à-vis de la morphine. Elle doit être progressivement augmentée jusqu'à calmer totalement ou au moins apaiser la douleur de façon supportable.

*Pour les formes à libération immédiate*, la posologie initiale, calculée sur la base de 1 mg/kg par jour, est le plus souvent comprise entre 5 (chez le sujet âgé ou dénutri) et 15 mg de morphine *per os* toutes les 4 h (sirop ou comprimés).

*Pour les formes à libération prolongée*, on débute à des doses de 20 à 30 mg toutes les 12 h pour le *Skenan LP* ou le *Moscontin* (10 mg pour les personnes âgées) ou de 40 mg toutes les 24 h pour le *Kapanol LP* (20 mg pour les personnes âgées).

*Pour le fentanyl transdermique* (*Durogesic*), on débute habituellement avec un patch de 25 µg/h, correspondant à environ 60 mg de sulfate de morphine (30 mg 2 fois par jour de *Moscontin* ou de *Skenan LP*).

**4. À quel rythme administrer la morphine ?**

La prescription ne doit plus se faire « à la demande » : « une douleur constante appelle un contrôle constant et non un va-et-vient désespérant entre accès douloureux et périodes de soulagement somnolent » (C. Saunders).

Les antalgiques doivent être administrés à intervalles réguliers prenant en compte les demi-vies biologiques et pharmacodynamiques. Il faut donner la dose suivante avant que l'effet de la prise précédente ait disparu, afin d'éviter un regain d'anxiété, majorant à son tour le caractère insupportable de la douleur. Dans le but de « couvrir » les 24 heures, l'on recourt essentiellement à la morphine à libération prolongée, par administration :

- toutes les 12 heures pour le *Skenan LP* et le *Moscontin* ;
- toutes les 24 heures pour le *Kapanol LP* ;
- toutes les 72 heures pour le patch de *Durogesic*.

La morphine à libération immédiate (comprimé de *Sevredol* ou solution aqueuse) est utilisée dans un but de *titration* (pour définir la dose minimale efficace pour un soulagement optimal) ou en *interdose*, en supplément d'un des opioïdes forts précités (morphine LP et ou fentanyl LP).

**5. Comment adapter la posologie ?**

L'efficacité du traitement par la morphine se juge sur les résultats obtenus au terme des 24 premières heures, l'objectif étant alors la suppression totale de la douleur. Tant que le soulagement reste insuffisant, la posologie des jours suivants sera accrue de 25 à 50 %. L'escalade portera donc non sur le rapprochement des prises mais sur la posologie unitaire de chaque prise. En cas de besoin, on peut donner une interdose supplémentaire entre les prises programmées ou passer un cap hyperalgique avec une morphine à libération immédiate *(Sevredol)* ou une morphine injectable. Si la dose efficace entraîne une somnolence persistante, on peut tenter de réduire la dose unitaire de 25 %.

De même, lorsque la douleur est parfaitement contrôlée par une posologie stable depuis quelques jours, on peut essayer de réduire la posologie unitaire, jusqu'à 50 % sur 3 à 4 jours, sans redouter l'apparition d'un syndrome de manque, l'objectif restant la suppression totale de la douleur et non sa seule atténuation, sauf effets secondaires très gênants.

En pratique, en début de traitement, afin de définir la dose minimale efficace pour un soulagement optimal (titration), il est possible d'utiliser seule une morphine à libération immédiate (sirop ou comprimé, 3 à 4 prises par jour). Dans un second temps, le relais avec une morphine à libération prolongée sera effectué.

Il est également possible de débuter directement avec une morphine à libération prolongée. Dans ce cas, si besoin, on peut utiliser en interdose une morphine à libération immédiate afin de prévenir et de soulager rapidement les accès douloureux transitoires. Une adaptation de la dose de la forme à libération prolongée se fera le jour suivant en fonction des suppléments utilisés.

Enfin, en cas d'utilisation d'un dispositif transdermique (patch), l'adaptation des doses est moins souple et se fera toutes les 72 heures avec des paliers de 25 µg. Dans ce cas-là aussi, on pourra utiliser comme appoint (interdose) les morphines à libération immédiate.

**6. Quels résultats en attendre?**

La douleur disparaît ou s'atténue suffisamment pour être supportable et acceptée du patient dans la grande majorité des douleurs par excès de nociception. La fréquence des échecs est estimée à 5 à 15 % des traitements : l'échec justifie la consultation d'un médecin spécialisé dans le traitement antalgique et d'envisager une administration continue de type PCA, voire une thérapeutique antalgique neurochirurgicale.

**7. Quelles sont les associations thérapeutiques utiles?**

Certaines permettent de limiter la posologie de la morphine :

- en utilisant en association des antalgiques de niveau OMS inférieur comme le paracétamol et la codéine;
- en agissant sur une cause précise de la douleur (irradiation focale d'une métastase osseuse);
- en agissant sur un autre mécanisme algogène : anti-inflammatoires non stéroïdiens, médicaments « rhumatologiques » des métastases osseuses : biphosphonates (chapitre 14.5);
- en traitant l'anxiété ou la dépression, génératrices en elles-mêmes de souffrances et d'une majoration de la douleur : anxiolytiques et tricycliques.

D'autres doivent être *évitées*, car elles peuvent majorer les effets indésirables :

- les neuroleptiques et les barbituriques, qui augmentent le risque de dépression respiratoire;
- les bêta-bloquants, qui majorent le risque de bronchospasme en cas d'histamino-libération;
- les IMAO.

**8. Comment prévenir les effets indésirables?**

Ils sont identiques pour le sulfate et le chlorhydrate de morphine. Leur survenue est essentiellement conditionnée par la susceptibilité individuelle du patient et par la posologie.

*La constipation* est pratiquement constante, ce qui justifie une prescription diététique et l'association fréquente de laxatifs.

Par contre, *les nausées et les vomissements* sont inconstants, surtout si la posologie de la morphine est progressive. Les antiémétiques peuvent être utiles, surtout en début de traitement.

*La somnolence*, fréquente en début de traitement, doit être expliquée au patient. Elle est accentuée par les périodes antérieures d'insomnie. Elle disparaît souvent spontanément après quelques jours, moins facilement chez les personnes âgées et avec des posologies élevées d'opioïdes.

*La dépression respiratoire*, antagonisée par la naloxone, s'observe surtout en traitement sous-cutané ou intrathécal; le risque est moindre en administration orale, sous condition d'une posologie progressive et sauf cas particuliers liés à l'âge ou à une insuffisance respiratoire associée.

*La dépression du tonus adrénergique* et *la bradycardie* peuvent être préoccupantes chez le malade âgé.

*L'accoutumance* n'est plus considérée comme un problème majeur sauf en présence d'antécédents toxicomaniaques. On observe fréquemment une inflation des doses nécessaires au début mais la posologie efficace se stabilise habituellement si la situation pathologique à l'origine de la douleur reste stable.

*La dépendance psychologique* est très rare chez les algiques chroniques, les traitements mal adaptés étant le plus souvent en cause. L'augmentation de la posologie nécessitée par l'aggravation de la maladie doit être acceptée.

## II. TRAITEMENT SYMPTOMATIQUE DES AUTRES FACTEURS D'INCONFORT PHYSIQUE

La souffrance du cancéreux en phase terminale ne traduit pas la seule douleur physique, la réponse à cette souffrance ne se résume pas au traitement, pharmacologique ou neurochirurgical, de cette douleur.

### *Principes*

L'attitude du praticien est fonction de plusieurs principes :

- accorder aux symptômes l'importance qu'ils ont pour le patient et autant d'attention que cela comporte;
- rechercher la cause des symptômes par un examen minutieux et répété;
- éviter les traitements désagréables, physiquement ou psychologiquement;
- vérifier fréquemment leur efficacité;
- prévenir les troubles dans la mesure du possible, intervenir activement dès leur apparition, ne pas les laisser devenir chroniques;
- prévoir le temps nécessaire à ces soins et le prendre en compte dans la définition des charges de travail.

### *Principaux troubles, fréquence de survenue*

Il est exclu de donner ici même les principes de traitement de ces troubles :

- *troubles de l'état général* : fièvre, asthénie (47 %), anorexie (67 %), amaigrissement, dénutrition (77 %), soif, déshydratation;
- *troubles digestifs,* manifestations bucco-pharyngées : bouche sèche, stomatite, dysphagie (23 %), nausées vomissements (40 %), hoquet, constipation (47 %), diarrhée (49 %), obstruction et occlusions intestinales;
- *troubles respiratoires* : toux (50 %), dyspnée (51 %), râle agonique;
- *troubles urinaires* : incontinence, rétention (23 %);
- *manifestations cutanées* : escarres (14 %), ulcérations néoplasiques, prurit;

– *manifestations circulatoires* : œdèmes, ascite, épanchement pleural (31 %);
– *manifestations neuropsychiatriques* : troubles du sommeil (21 %), anxiété, dépression, confusion, agitation terminale;
– *manifestations critiques et urgences* : hémorragies, externes ou internes, accès de suffocation, fractures pathologiques...

## III. BASES PSYCHOLOGIQUES DU COMPORTEMENT MÉDICAL DANS L'ACCOMPAGNEMENT DES MOURANTS

Chercher à répondre aux besoins relationnels des mourants n'enlève rien à l'importance des soins techniques (cf. supra) ni des soins infirmiers (*nursing*) : assurer le plus grand confort possible, physique et psychologique par l'aide à l'alimentation, la prévention et les soins des escarres, la correction des troubles sphinctériens, etc., le tout dans le souci permanent de la dignité du patient. Ces soins techniques, médicaux ou infirmiers, interfèrent d'ailleurs grandement avec les aspects relationnels pour préserver une qualité de vie maximale en fonction de la situation de chaque mourant.

### *Comportement général des accompagnants*

Qu'il s'agisse du médecin de famille, de l'infirmière à domicile, de l'entourage et des éventuels bénévoles, il comporte au moins 3 impératifs.

**1. Ne pas fuir**, ce qui constitue une tentation permanente car rester auprès du mourant est difficile. La mort de son malade est un constat d'échec professionnel pour le médecin, elle est angoissante pour tous les soignants et pour l'entourage : la mort de l'autre c'est l'image, la préfiguration de notre propre mort. Elle confronte le médecin à ses craintes, à ses incertitudes, à sa peur de la mort. C'est difficile, mais fuir, c'est déserter, à un moment particulièrement crucial.

**2. Agir ou se contenter d'être là?** Le médecin est devenu un homme d'action : à chaque demande, il est accoutumé à répondre par un acte, une prescription. Or, dans le domaine relationnel que nous envisageons, est-il toujours nécessaire, toujours utile, d'agir? S'il suffisait d'être là, disponible, silencieux, d'écouter ce que l'autre a besoin d'exprimer plutôt que de lui dire ce qui est peut-être inutile, voire mal venu?

**3. S'organiser** : accompagner un mourant est une œuvre astreignante et parfois plus longue que prévu. Le pronostic précis du délai et la gestion du temps restant à vivre sont difficiles, même au médecin expérimenté. « Vous ne savez ni le jour ni l'heure! » Cette incertitude sur la durée de l'effort d'accompagnement en accroît la difficulté et le poids. Dans son organisation le médecin doit prévoir le moment où l'entourage risque de « craquer », il doit ménager à ceux qui y participent des temps, quotidien et hebdomadaire, de détente, d'alternance, voire de petites vacances.

Il est souvent possible de s'appuyer sur les bénévoles. La Fédération des associations JALMALV et associées [3] peut communiquer les coordonnées d'une structure locale les regroupant.

### *Comment communiquer avec le mourant*

Maintenir une relation interhumaine suivie et confiante jusqu'au dernier instant, ne pas abandonner le mourant à sa solitude est aussi important que rendre supportable sa douleur et atténuer ses autres causes de malaise : cela s'appelle communiquer. Les moyens de communication sont d'au moins deux types.

**La communication verbale** est souvent difficile. La parole, même bien intentionnée, peut nuire ; le mourant est un écorché vif, sa susceptibilité, sa capacité d'interprétation, sont exacerbées. Elle doit respecter au moins 3 impératifs :

– *toujours rester crédible* : ne pas chercher à rassurer à tout prix, en niant l'évidence (les mourants sont lucides, au moins par périodes, même s'ils ne l'avouent pas et « jouent le jeu » souhaité par l'entourage). Mentir contre toute vraisemblance, c'est perdre la confiance du mourant, c'est surtout l'enfermer dans sa solitude puisque le déni de l'évidence est interprété comme « je ne veux pas que vous m'en parliez » alors que c'est de cela que le mourant a besoin de parler. *A contrario*, le respect de cette attitude ne signifie pas « dire toute la vérité, tout de suite, assassiner l'espérance, qui alterne avec des phases de conscience de la proximité de la mort ». C'est là une caractéristique essentielle de l'accompagnement qui exige d'« être avec », au même stade de perception et d'expression des certitudes que le mourant ;

– *ne pas vouloir consoler à tout prix*, immédiatement, interdire l'expression de la tristesse devant la fin prochaine. Cette tristesse du mourant est physiologique, elle participe au travail de deuil, elle est un élément constructeur de l'acceptation du destin ;

– à l'opposé, *ne jamais capituler trop tôt*, démobiliser le patient, lui refuser l'ébauche de projets à court terme, l'enterrer avant sa mort. Le mourant n'est pas un survivant, il se sent vivant à part entière, même si ce n'est plus que pour un jour. Il faut l'aider à conserver un sens, un but, à chacun des jours qui restent, valoriser ce qui peut présenter un intérêt, tenter de donner du poids, de la densité, à chaque heure.

« Je veux, chaque jour qui peut être le dernier, savoir que je vais mourir et ne pas en être désespéré, espérer que je vais vivre et être encore capable de projets et d'avenir » (confidence d'un mourant à J. Pillot [5]).

**La communication non verbale** est capitale et elle s'apprend. Elle complète, voire supplée, la précédente. Ce langage est aussi éloquent que l'autre pour la sensibilité exacerbée du mourant. Il n'y a pas que les paroles qui risquent de blesser, de tuer l'espérance, la confiance, la certitude de l'affection. Parmi les vecteurs de cette communication non verbale, citons simplement *l'attitude*, le langage du corps (mouvement d'impatience, haussement d'épaule), *le regard*, qui dément les paroles ou confirme la tendresse, *le toucher*, de l'étreinte au simple contact immobile de deux mains, ce qui souligne les interférences entre les soins infirmiers (masser les téguments, les membres) et le souci d'entretenir une bonne relation accompagnant-mourant.

## Bibliographie

[1] BETH B. — *L'accompagnement du mourant.* Paris, Doin, 1986.

[2] *Soigner et accompagner jusqu'au bout. Soulager la souffrance.* — Ministère français des Affaires Sociales et de l'Emploi, Ministère français chargé de la Santé et de la Famille, Paris, 1986.

[3] Fédération des associations JALMALV et associées, 132, rue du Faubourg Saint-Denis 75010 Paris, tél. : 01 40 35 17 42, fax. : 01 40 35 14 05.

[4] KUBLER-ROSS E. — *Vivre avec la mort et les mourants.* Tricorne, 1984 ; Durocher, 1990.

[5] PILLOT J. — Écouter les mourants. *Bulletin de l'Association JALMALV,* septembre 1985, *2*, 12.

[6] SABAG-LANOE R. — *Mourir accompagné.* Paris, Desclée de Brouwer, 1986.

[7] SAUNDERS C., BAINES M. — *La vie aidant la mort. Thérapeutiques antalgiques et soins palliatifs en phases terminales. Living with dying* (traduction française Dr M. Salamagne). Paris, Medsi, 1986.

[8] VERSPIEREN P. — *Biologie, médecine et éthique : face à celui qui meurt.* Paris, Desclée de Brouwer, 1984.

# Annexe 1. Conduite à tenir en présence de douleurs intenses chez un malade cancéreux en occlusion terminale

par M. Filbet

## I. FRÉQUENCE

L'occlusion terminale reste rare (3 % des patients en soins palliatifs). Elle survient surtout chez les patientes présentant un cancer de l'ovaire (5 à 42 %) ou les patients présentant un cancer colorectal (10 à 28,4 %). D'autres cancers peuvent être en cause, moins fréquemment (cancer du pancréas, estomac, utérus, vessie, prostate).

## II. PHYSIOPATHOLOGIE

L'occlusion peut être en rapport avec la tumeur elle-même (compression externe, obstacle intraluminal, envahissement péritonéal), liée au traitement (adhérences post-chirurgicales ou radiothérapie, opioïdes tricycliques et anticholinergiques) ou aggravée par l'alitement et la diminution du volume alimentaire.

En phase avancée d'une maladie cancéreuse, ces causes sont souvent associées.

La conséquence de l'obstruction est l'accumulation des sécrétions digestives en aval de l'obstruction et augmentation de la pression intraluminale créant des douleurs à type de colique associée à des nausées et des vomissements.

## III. SYMPTÔMES

Les symptômes sont intermittents au début de l'occlusion et tendent à devenir permanents ensuite.

Les douleurs sont de deux types :

- douleurs à type de coliques avec des paroxysmes et des intervalles libres : ces douleurs répondent bien aux antispasmodiques;
- douleurs continues sourdes, liées à la tumeur elle-même, à la dimension abdominale, à la mise sous tension de la capsule hépatique : ces douleurs répondent bien aux opoïdes.

Ces douleurs sont accompagnées de nausées et de vomissements, ainsi que d'un arrêt du transit ou parfois d'une diarrhée paradoxale.

Les occlusions complètes à la phase terminale sont souvent précédées d'une phase d'occlusion partielle et l'évolution se fait par poussées évolutives dans le temps avec possibilité de réversibilité des symptômes.

## IV. SIGNES CLINIQUES

Les principaux signes cliniques sont (tableau 1) [4] :
- distension abdominale (occlusions distales);
- borborygmes (absents en cas d'iléus paralytique);
- recherche systématique d'un fécalome.

*TABLEAU 1.* — SIGNES CLINIQUES

| | *Douleur haute* | *Occlusion basse* | *Ileus paralytique* |
|---|---|---|---|
| *Douleur* | + +<br>Colique épigastrique | + +<br>basses | 0 |
| *Vomissements* | + + + | +<br>tardifs fécaloïdes | + + |
| *Distension abdominale* | 0 | + + + | +/– |
| *Borborygmes* | 0 | + + | hoquet |

## V. TRAITEMENT

Le *traitement chirurgical* dans la phase avancée de la maladie n'est que rarement indiqué; il s'agit d'une chirurgie lourde chez des patients très fragiles et parfois impossible (plusieurs niveaux de sténose) par exemple.

*L'aspiration gastrique* est inconfortable pour le patient et crée une barrière pour la famille et l'entourage. Dans certaines occlusions hautes, elle est parfois indiquée si le patient la préfère aux vomissements incontrôlés et il peut être alors discuté une gastronomie de décharge exceptionnellement.

Le *traitement médical* est la règle [1]. En raison des nausées et des vomissements, le traitement sera administré par voie sous-cutanée, rectale ou transcutanée (patch si le patient est porteur d'un accès veineux par voie intra veineuse).

### *Douleurs*

#### DOULEURS À TYPE DE COLIQUE

Sont préconisés :
- l'arrêt des laxatifs irritants (séné) et des agents gastro-kinétiques (métoclopramide et cisapride);
- des antispasmodiques.

Le bromure de N-butylhyoscine (*Buscopan*) — AMM en France mais non commercialisé et importé sur autorisation de l'AFSSAPS — est le traitement de choix : 20 mg deux fois par jour ou dans un pousse-seringue électrique.

#### DOULEURS ABDOMINALES SOURDES

Les douleurs abdominales sourdes répondent bien aux opioïdes :

– par voie sous-cutanée ou intraveineuse : la morphine;

– par voie sous-transcutanée : le *fentanyl* en patch plus facile à utiliser, en particulier à domicile car il offre l'avantage de provoquer moins de constipation liée aux opioïdes et donc très intéressant dans les états subocclusifs partiels ou intermittents.

### *Nausées et vomissements*

#### OBSTRUCTION HAUTE

Peuvent être utilisés :

– halopéridol 1,5 mg/24 h au pousse-seringue électrique par voie sous-cutanée;

– scopolamine, en patch ou sous-cutané, réduit le volume des sécrétions digestives et possède une action vagolytique;

– octréotide [3] (*Sandostatine*) 50 mg 2 fois par jour; dose de début pouvant être augmentée si nécessaire à 200 mg 3 fois par jour si nécessaire. Ce produit peut être également donné par voie sous-cutanée dans un pousse-seringue électrique. Le prix de ce produit ne permet pas de l'utiliser en première intention mais dans les occlusions terminales rebelles. Il aurait un effet antalgique propre.

#### OBSTRUCTION BASSE

Sont préconisés :

– haloperidol [1] 1,5 mg ou métoclopramide 60 mg;

– octréotide (*Sandostatine*) 50 µg 2 fois par jour si nécessaire. Ce produit peut être également injecté par voie sous-cutanée dans un pousse-seringue électrique;

– corticoïdes [2] à la dose de 1 mg/kg/j ou bien doubler la dose si le patient est déjà sous corticothérapie.

#### ASSOCIATION PAR VOIE SOUS-CUTANÉE

Il est possible d'associer dans un même pousse-seringue électrique : morphine, octréotide et halopéridol, par exemple [2, 3, 4].

## VI. CAS CLINIQUE

Une femme de 49 ans est atteinte d'un cancer de l'ovaire depuis 3 ans et traitée par chirurgie, chimiothérapie et radiothérapie abdominale.

Depuis 6 mois, la maladie est en reprise évolutive avec une carcinose péritonéale. Son état général s'est aggravé depuis quelques jours justifiant sa réhospitalisation. Elle présente des nausées permanentes avec des vomissements survenant tous les deux jours. Son abdomen a augmenté de volume et cette distension est pénible et douloureuse. Elle présente des douleurs à type de colique sur un fond douloureux permanent. Il n'y a pas eu de selles depuis trois jours. L'EVA est à 6. À l'examen, la patiente est cachectique ce qui rend encore plus visible son abdomen météorisé. Les bruits intestinaux sont audibles et la palpation retrouve un météorisme.

Son traitement comporte :

- *Skenan LP* 60 mg toutes les 12 heures;
- *Duphalac* en sachet, 2 matin et soir;
- *Primpéran* 1 comprimé matin, midi et soir.

Cette patiente présente une occlusion complète basse sur une carcinose péritonéale. Il convient de vérifier par un toucher rectal et un ASP qu'il n'existe pas de fécalome ainsi que le niveau de l'obstruction.

Le traitement doit être médical et entrepris par voie sous-cutanée ou IV. Il faut interrompre le *Primperan* qui est gastrokinétique et le *Duphalac* qui va augmenter la distension abdominale.

Les douleurs ne sont pas calmées et il faut augmenter le traitement antalgique. Par ailleurs, le traitement par voie orale n'est pas conseillé chez une patiente qui présente des vomissements. Pour les douleurs de fond morphinosensibles, il faut donc continuer les morphiniques mais par voie sous-cutanée ou transdermique et augmenter les doses de 50 %. Le facteur de conversion voie orale/voie sous-cutanée est de 2/1 soit 120 mg de *Skenan* par 24 heures équivalent à 60 mg de morphine/24 heures sous-cutanée.

### *Première alternative*

On peut prescrire :

- morphine : 100 mg par 24 heures au pousse-seringue électrique par voie sous-cutanée;
- en cas de douleurs (EVA supérieur à 3) injecter un bolus de 15 mg de morphine toutes les 4 heures.

### *Deuxième alternative*

On peut prescrire :

- *Durogesic* patch 50 mg : un patch tous les trois jours;
- en cas de douleurs injecter un bolus de 15 mg de morphine toutes les 4 heures.

Cette deuxième proposition permet de conserver plus d'autonomie à la patiente et facilite le retour à domicile. Par ailleurs, le *Durogesic* entraîne moins de constipation que la morphine, ce qui est intéressant chez cette patiente d'autant que ces états occlusifs sont parfois partiellement réversibles.

## DOULEURS À TYPE COLIQUE

Pour des douleurs à type de colique, il convient d'utiliser des antispasmodiques. Le bromure de N-butylhyoscine (*Buscopan*) — AMM en France mais non commercialisé, importé sur autorisation de l'AFSSAPS — est le traitement de choix : 20 mg deux fois par jour ou dans un pousse-seringue électrique. Il est également efficace sur la diminution des sécrétions digestives et des nausées.

Si le produit n'est pas disponible :

- scopolamine patch : un tous les trois jours;
- tiémonium : une ampoule en IV trois fois par jour.

MÉDICAMENTS ADJUVANTS

On utilise également :

– octréotide (*Sandostatine*) 50 mg 2 fois par jour en dose de début [3] pouvant être augmentée si nécessaire à 200 mg 3 fois par jour. Ce produit peut être également donné par voie sous-cutanée dans un pousse-seringue électrique. L'action antalgique est liée à la diminution des sécrétions digestives et un effet antalgique propre. En raison de son coût élevé, ce produit ne doit pas être utilisé en première intention ;

– corticoïdes [2] à la dose de 1 mg/kg/jour de prednisone ou bien doubler la dose si le patient est déjà sous corticothérapie.

La patiente devra être réévaluée quotidiennement à l'aide d'une EVA et les doses antalgiques adaptées jusqu'à obtenir la sédation des douleurs avec le moins d'effets secondaires possible.

## Bibliographie

[1] BAINES M, OLIVIER D.J., CARTER R. L — Medical management of intestinal obstruction in patients with advanced malignant diseases. *Lancet* 1985, *ii*, 990-993.

[2] FAISINGER P.L., SPASHYNSKI K, HANSON J., BRUERA E — Symptom control in terminally ill patients with malignant bowel obstruction. *J. Pain Symptom.* 1994, *9*, 12.

[3] RIPAMONTE C. — Malignant bowel obstruction in advanced and terminal cancer *patients Eur. J. Palliative Care* 1994, *1*, 16.

[4] WALLER A., WALLER N.L., BUTTERWORTH C. — *Hand book of palliative care in cancer.* Heynemann (USA), 1996.

# *Annexe 2. Actualités concernant les opioïdes forts*

## *La rotation des opioïdes dans les douleurs cancéreuses*

par P. Queneau

## I. ACTUALITÉS CONCERNANT LES OPIOÏDES FORTS

Si les règles édictées par l'OMS restent d'actualité, la pratique du maniement des morphiniques conduit à 5 remarques :

- devant une douleur *intense ou violente d'emblée* (infarctus du myocarde par exemple mais aussi névralgie cervico-brachiale ou sciatique rebelle...), il est souvent utile de recourir *d'emblée à un opioïde fort* pour un traitement bref;
- en maintes circonstances, *de faibles doses d'opioïdes forts peuvent remplacer utilement de fortes doses d'opioïdes faibles*, entre autres pour prévenir leurs *effets* secondaires;
- si les opioïdes forts restent essentiellement indiqués pour apaiser les douleurs cancéreuses par hypernociception, il est aujourd'hui admis qu'ils puissent se révéler utiles également en présence de *douleurs neuropathiques*, particulièrement dans les cas, fréquents, de *syndromes douloureux multiples associés* [1], mais aussi certaines douleurs ostéo-articulaires bénignes (cf. chap. 9, annexe x);
- les *interdoses de morphine* à libération immédiate (*Actiskenan*, *Sevredol*, ou forme buvable) sont utiles comme traitement des *accès douloureux transitoires*, des *douleurs instables des cancers* mais aussi des *douleurs iatrogènes* (ponctions, pose d'une voie veineuse périphérique...) (cf. annexe x);
- la *rotation des opioïdes* peut apporter un bénéfice supplémentaire en matière d'effets antalgiques et/ou de tolérance (cf. ci-dessous).

## II. ROTATION DES OPIOÏDES

Désignant le *passage d'un opioïde à l'autre à doses équianalgésiques*, cette démarche s'inscrit dans la *recherche d'une efficacité optimale au prix d'effets secondaires minimaux* [1]. Son rationnel pourrait reposer sur l'existence d'une *tolérance croisée incomplète entre différents morphiniques.*

En pratique, la morphine peut devenir inefficace et/ou mal tolérée en l'absence d'erreur de maniement [1]. Une équipe canadienne a appliqué la technique de la rotation des opioïdes dès 1990 pour des patients admis en Unité de soins palliatifs [2, 3, 4]. Dans la majorité des cas, la rotation des opioïdes *était indiquée dans le but de réduire des effets indésirables sévères* : confusion mentale (39 % des cas), hallucinations (24 %), myoclonies (11 %), nausées (9 %). Dans 16 % des cas, la rotation des opioïdes était motivée par une *antalgie insuffisante*. Cinq opioïdes étaient utilisés : la morphine, l'hydromorphone, la méthadone, la diamorphine et le fentanyl. La première rotation la plus fréquente (53 cas) était *la substitution de morphine par l'hydromorphone*.

73 % des patients (58/80; p < 0,01) se déclaraient satisfaits, avec une amélioration significative :

- du MMSQ (*Mini Mental State Questionnaire*), dont le score passait de 18 à 21 (p < 0,04),
- de la douleur sur l'EVA, dont le score passait de 4,4 à 3,6 (p < 0,004) avec une dose d'opioïde de substitution significativement inférieure (p < 0,004) à la dose équianalgésique attendue.

Les auteurs concluent à l'efficacité *de la rotation des opioïdes* pour la réduction des effets indésirables et l'amélioration de l'effet antalgique.

Une autre étude a mis en évidence une *diminution significative de l'incidence du syndrome confusion mentale-agitation* chez les patients ayant bénéficié d'une rotation des opioïdes, allant de pair avec des réductions des doses d'halopéridol et des autres psychotropes (p < 0,01) [3].

La rotation des opioïdes est une méthode dont les indications spécifiques doivent être précisées [1] par des études menées avec une méthodologie indiscutable. Le choix des doses équianalgésiques de l'opioïde de substitution n'est pas, pour l'instant, parfaitement établi [1, 4].

Les bases théoriques de la *tolérance croisée incomplète* demandent à être clarifiées : liaisons des opioïdes à différents sous-types de récepteurs, voies de transmission reposant sur différents médiateurs d'un opioïde à l'autre, profils de toxicité de chaque opioïde dépendant du patrimoine génétique de chaque patient, élimination des métabolites de l'opioïde précédent favorisée par le passage à un autre agent [1, 2]...

La rotation des opioïdes démontre que la réponse au traitement *ne peut être jugée à partir de l'administration d'un seul opioïde (morphine) et qu'il est utile de disposer de plusieurs opioïdes forts* pour assurer à long terme un contrôle satisfaisant de l'ensemble des douleurs cancéreuses [1, 2]. De ce point de vue, l'arrivée en France de l'hydromorphone augmente les chances de soulagement durable des malades souffrant de douleurs cancéreuses.

| La rotation des opioïdes est utilisée en routine dans les pays qui disposent de plusieurs opioïdes forts (États-Unis et Canada notamment) |
| --- |

| *Opioïdes forts utilisés dans certains pays étrangers* |
| --- |
| Morphine (présente en France)<br>Oxycolone<br>Hydromorphone (nouvellement présente en France)<br>Mépéridine<br>Oxymorphone<br>Lévophanol<br>Méthadone (présente en France mais actuellement réservée au sevrage des toxicomanes) |

## Bibliographie

[1] FALLON M. — Opioïd rotation : does it have a role? *Pall. Med.* 1997; *11* : 177-178.

[2] DE STOUTZ N.D., BRUERA E., SUAREZ-ALMAZOR M. — Opioïd rotation for toxicity reduction in terminal cancer patients. *J. Pain Symptom. Manage.*, 1995; *10* : 378-384.

[3] BRUERA E., FRANCO J.F., MALTONI M., WATANABE S., SUAREZ-ALMAZOR M. — Changing pattern of agitated impaired mental status in patients with advanced cancer : association with cognitive monitoring, hydration and opioïd rotation. *J. Pain Symptom. Manage.*, 1995; *10* : 287-291.

[4] BRUERA E., PEREIRA J., WATANABE S., BELZILE M., KUEHN N., HANSON J. — Opioïd rotation in patients with cancer pain. *Cancer.,* 1996; *78* : 852-857.

# Annexe 3. Douleurs instables et accès douloureux transitoires Interdoses d'antalgiques

par P. Queneau (d'après Jean-Michel Lassaunière [1])

L'observation clinique quotidienne, jointe à l'évaluation attentive de la douleur, révèle la fréquente variabilité des douleurs chroniques au cours du nycthémère, lors de nombreuses affections, malignes ou bénignes (rhumatismes…). Ceci conduit tout naturellement à devoir reconnaître et traiter les renforcements et les pics douloureux.

Traduction imparfaite des *breakthrough pains* (littéralement « douleurs perforantes »), les *accès douloureux transitoires* peuvent se définir comme la survenue d'*exacerbations douloureuses* d'intensité supérieure à 60 mm sur l'échelle visuelle analogique chez un patient ayant une douleur de fond d'intensité modérée (< 60 mm sur l'échelle), faible ou nulle [1].

Sur 90 malades hospitalisés souffrant de douleurs chroniques cancéreuses, R.-K. Portenoy et N.-A. Hagen [2] observent la survenue d'accès douloureux transitoires chez 64 % des malades. A. Banning et coll. [3] notent que 90 % des 200 patients ambulatoires étudiés souffrent de douleurs aggravées par la mobilisation. Une enquête internationale réalisée par la *Cancer Pain Task Force* de l'Association Internationale pour l'Étude de la Douleur a révélé que 67 % des patients ambulatoires évalués présentaient des accès douloureux transitoires. D'autres études signalent des pourcentages plus élevés, qui augmentent avec l'aggravation de la maladie [1, 5].

## I. CIRCONSTANCES DE SURVENUE

Les accès douloureux transitoires peuvent survenir [1] :

– *à tout moment*, témoignant d'une couverture antalgique globale insuffisante (*effet seuil*) ;

– *en fin d'intervalles* entre les prises de morphine LP, ou en fin d'activité du patch de fentanyl (*effet de fin de dose*) ;

– *lors d'actions du malade* : changement de position, mobilisation, marche, toux, déglutition, miction, défécation… ;

– *lors de soins* : toilette, pansements, gestes médicaux ou infirmiers…

## II. CONDUITE THÉRAPEUTIQUE

Il est essentiel d'identifier ces circonstances de survenue afin de les anticiper par des précautions et, si besoin, par un traitement antalgique optimisé par :

– une augmentation des doses de celui-ci lorsqu'il s'avère insuffisan;

– l'ajout éventuel d'interdoses (*rescue doses*) ou d'entredoses, comme le souligne notamment Jean-Michel Lassaunière [1, 6].

## III. INTERDOSES D'ANTALGIQUES

Le principe repose sur l'emploi d'une *morphine à action immédiate et à demi-vie courte*, le plus souvent le sulfate de morphine (*Actiskenan*, *Sevredol*). L'interdose recommandée est généralement comprise entre 5 et 15 % de la posologie quotidienne toutes les une à deux heures si besoin [7]. La posologie de l'interdose doit procurer un maximum d'analgésie pour un minimum d'effets secondaires [1, 6].

Outre son bénéfice antalgique direct, le maniement par le malade de ces interdoses renfore sa responsabilisation et son autonomie, au même titre que la PCA (*Patient Controlled Analgesia*). Elle procède d'une authentique *co-gestion thérapeutique* entre le malade et l'équipe soignante. À ce titre, elle est très appréciée des malades, qui se sentent davantage sécurisés et impliqués face à l'adversité douloureuse.

### Bibliographie


[1] LASSAUNIÈRE J.M. — Les accès douloureux transitoires, XXIIIe réunion annuelle de la Société Française de la douleur, Lille, 17-20 nov. 1999.

[2] PORTENOY R.K., HAGEN N.A. — Breakthrough pain : definition, prevazlence and characteristics. *Pain.* 1990, *41*, 273-281.

[3] BANNING A., SJOGREN P., HENRIKSEN H. — Treatment outcome in a multidisciplinary cancer pain clinic. *Pain.* 1991, *47* : 129-134.

[4] PORTENOY R.K. — Symposium on Breakthrough pain at the 15th Annual Scientific Meeting of the American Pain Society. Washington, DC, American Pain Society, 1996.

[5] ZEPPETELLA G. *et al.* — Breakthrough pain. St-Joseph Hspice. Poster au Congrès européen de Soins Palliatifs. Genève. Sept. 1999.

[6] LASSAUNIÈRE J.M. — Utilisation de l'entredose de morphine dans la douleur cancéreuse. *Rev. Prat.* 1997 , *11* (378) : 17-19.

[7] CHERNY N.I., PORTENOY R.K. — Cancer pain managment. *Cancer.* 1993, *72* : 3393-3415.

# 42. Douleur et soins palliatifs

par M.L. Viallard, M.H. Salamagne

Avant toute chose, il paraît opportun de redéfinir ce que sont les soins palliatifs. Selon la Société française d'accompagnement et de soins palliatifs (SFAP), *les soins palliatifs sont des soins actifs dans une approche globale de la personne atteinte d'une maladie grave évolutive ou terminale. Leur objectif est de soulager les douleurs physiques ainsi que les autres symptômes et de prendre en compte la souffrance psychologique, sociale et spirituelle* [9].

La pratique des soins palliatifs oblige à la connaissance de l'évaluation et du traitement de la douleur aiguë ou chronique dans les pathologies évolutives entraînant, à court, moyen ou long terme, la mise en cause du pronostic vital. En d'autres termes, les soins palliatifs s'intéressent à la douleur des cancers, à celles des infections au VIH et celles des maladies dégénératives sans oublier celle du vieillissement.

La définition même des soins palliatifs fait appel à une prise en charge physique mais aussi psychologique, sociale, spirituelle et culturelle de la personne malade. Cela signifie que cette prise en charge ne peut être effective que dans le cadre d'une interdisciplinarité. Aux côtés des médecins, l'intervention d'infirmiers, de psychologues ou psychanalystes, de kinésithérapeutes, d'assistants sociaux, d'aides soignants et de bénévoles sont indispensables pour répondre aux multiples besoins de la personne malade en fin de vie. Un autre acteur doit être intégré pour améliorer la qualité et l'efficacité de cette prise en charge, c'est l'entourage familial ou relationnel du sujet. Cet entourage nécessite un accompagnement tout comme il participe à l'accompagnement du patient.

## I. DOULEURS ET FIN DE VIE

La physiopathologie des douleurs dans le cadre des soins palliatifs ne présente pas d'originalité particulière. On retrouve des douleurs mettant en cause des phénomènes nociceptifs, neurologiques ou mixtes. L'évaluation de la douleur et son traitement médicamenteux sont identiques à ceux utilisés dans le traitement de toute douleur et répondent aux mêmes règles. Cependant, dans le cadre des soins palliatifs, il existe quelques particularités liées au fait qu'au-delà du symptôme douleur, on s'intéresse à ses conséquences, à ses intrications, à son sens. S'intéresser à son sens ne signifie pas chercher à justifier en quoi que ce soit une douleur. C'est au contraire percevoir cette douleur, même quand elle n'est pas explicitée par le patient, même quand elle est niée par le patient ou son entourage. Son sens, c'est ce qu'elle signifie, en termes d'appel, de demandes spécifiques à la personne, cela de façon à traiter non seulement cette douleur comme symptôme mais également ce qui se cache derrière elle, à savoir la souffrance.

Parfois on est confronté à une douleur indicible, indescriptible qui présente une composante psychique (unique ou multiple) et une composante physique (unique ou multiple) si intriquées l'une à l'autre qu'il est impossible, d'emblée, d'aboutir à une analyse objective en un temps. Ce tableau de *douleur totale* qui est souvent décrit par les patients par la phrase terrible «*je ne suis que douleur*» [6] nécessite une approche multidisciplinaire et un traitement antalgique et anxiolytique approprié.

Au-delà des thérapeutiques médicamenteuses ou techniques classiques, il y a nécessité de répondre au désir de dire, désir d'entendre la vérité ou du moins un peu de la vérité. Ce désir du sujet est aussi celui de vouloir maîtriser, de gérer ce qui reste gérable. Il est une sorte de dernier enjeu pour exister encore. Toute atteinte à ce désir (ou sa non perception) ajoute à la souffrance de celui qui comprend que lui aussi, non seulement est réellement mortel, mais qu'il est désormais inscrit dans un compte à rebours de la chronologie inéluctable de son « mourir singulier ».

Le patient en phase évoluée d'une maladie létale peut utiliser sa douleur comme support de l'expression de sa souffrance physique, psychique, spirituelle, sociale ou culturelle. Au-delà des médicaments qu'il faut prescrire, il faut entendre l'homme qui s'exprime, qui dit de lui, sur lui dans sa singularité. Les traitements qui sont prescrits doivent l'être de façon adaptée après une identification et une évaluation rigoureuse et dans la logique du modèle de prescription de l'OMS.

L'obligation de parler vrai, d'être en vérité, ne signifie pas asséner une réalité brutale sans ambages. C'est au contraire, dans la logique d'ouverture à l'autre, du respect d'autrui, de souci du bien pour cet autre qui s'impose dans toute relation soignant-soigné, prendre le temps d'entendre, au-delà de la plainte, la demande, l'attente. C'est aussi apporter une réponse audible, recevable, intégrable par celui à qui elle est destinée. En d'autres termes, cette vérité s'accompagne, s'adapte à chaque temps, à chaque être.

## II. QUAND L'ÉTAT GÉNÉRAL SE DÉGRADE

La douleur reste un symptôme qu'il faut à tout prix contrôler. À côté de la douleur, d'autres sources d'inconfort existent tels qu'une dyspnée, des myoclonies, une confusion, une dysphagie voire des troubles sphinctériens et peuvent accentuer la difficulté qu'il y a à répondre à tous les besoins du sujet. Le traitement antalgique qui, à cette phase de la maladie, contient le plus souvent de la morphine ou un de ses dérivés, doit être maintenu en adaptant les posologies en fonction des données par exemple de l'EVA (échelle visuelle analogique). La voie d'administration de ces traitements antalgiques, comme des autres symptômes, doit rester le plus longtemps possible la voie orale. Si cette voie orale ne peut être maintenue, quelle qu'en soit la raison, il faut privilégier la voie sous-cutanée (en continu ou discontinu), sans négliger le recours aux chambres implantables dont beaucoup de ces patients bénéficient. Ces voies d'administration sont celles qui préservent au mieux le confort du sujet. Bien entendu, les posologies doivent être adaptées en fonction de la pharmacocinétique du produit utilisé lors du passage d'une voie d'administration à une autre.

La surveillance clinique du traitement ne présente aucun caractère particulier et repose sur une évaluation régulière de l'efficacité notamment antalgique et de l'absence d'effet secondaire indésirable. Les traitements de tous les symptômes autres que la douleur répondent aux mêmes impératifs et aux mêmes règles de prescription.

## III. LE TEMPS DE L'AGONIE

La grande problématique particulière de cette période, en dehors de son retentissement psychologique et affectif sur le patient, son entourage, voire les soignants, est celle de l'incertitude du temps qui reste.

Ce temps qui apparaît court, trop court (« se séparer déjà ! ») mais, également, long, si long (« cette lente déchirure, douloureuse et qui s'éternise ! ») signifie notre incapacité humaine et scientifique à préciser la durée du temps qui reste. Cette incertitude, cette impossibilité à prédire doit être gérée, accompagnée. La question pour le sujet est d'être maintenant sachant que d'ici peu, il ne sera plus. Cette conscience du possible « n'être plus » impose de simplifier les procédures thérapeutiques tout en maintenant l'obligation de soulager. Souvent dans cette période, à côté des antalgiques, il faut introduire des anxiolytiques pour atténuer la souffrance secondaire aux angoisses. C'est aussi dans cette période difficile et fortement émotionnelle que l'introduction de produits narcotiques peut intervenir, posant ainsi la question de la sédation.

**Cette sédation** n'est pas et ne se veut pas assimilable à une euthanasie réelle ou camouflée. Son objectif est de répondre à la nécessité de soulager le patient qui souffre de symptômes n'ayant pu être traités efficacement par des traitements adaptés et bien conduits. Ces symptômes sont alors dits *symptômes réfractaires* car ils sont résistants à toutes les thérapeutiques disponibles et bien appliquées.

La prescription d'un narcotique n'a dans ce cadre pas d'autre objectif que de libérer le patient de maux qu'il nous est impossible de soulager autrement. L'objectif n'est pas de supprimer la conscience ou la vigilance et encore moins de réduire au silence (à l'impossibilité de dire) la souffrance ou le désarroi, donc l'homme lui-même. Cette inconscience, ce sommeil induit est le prix à payer pour apaiser ou soulager la personne. Un certain nombre de règles s'imposent à nous dans ces conditions, de façon à ne pas nous retrouver en porte-à-faux avec nos objectifs initiaux et notre éthique :

- la prescription de narcotique nécessite de la part du médecin prescripteur une explication non seulement au patient (dont il faudra recueillir l'accord), mais aussi à son entourage, tout comme à l'ensemble des acteurs soignants ou bénévoles intervenant dans la prise en charge de la personne ;
- un tel traitement doit faire appel à des produits d'action brève et réversible (le midazolam répond parfaitement à ces critères) ;
- la prescription devra être réévaluée au moins deux fois par jour. La profondeur de la sédation, et donc la posologie, doivent être adaptées à l'objectif que l'on s'est fixé (soulagement d'un symptôme) sans le dépasser (coma médicamenteux, effet « cocktail lytique »).

Si l'on cherche une sédation légère avec une anxiolyse de qualité, on pourra dans la majorité des cas se contenter d'une posologie maximale de 15 à 20 mg de midazolam en sous-cutanée continu. Parfois on sera amené à recourir à des doses bien supérieures qui doivent être atteintes par palier de 5 à 20 mg par 24 heures en fonction de l'évaluation clinique de l'efficacité constatée du traitement et du but recherché.

Un des objectifs des soins palliatifs est d'éviter aussi bien l'euthanasie que l'acharnement thérapeutique. Il nous faut aussi avoir présent à l'esprit ce que nous pourrions appeler le risque d'acharnement affectif correspondant à la volonté d'un entourage ou d'une équipe soignante à ne pas se résoudre à la séparation d'avec le patient en se réfugiant derrière des examens complémentaires et des prescriptions aussi inutiles qu'inconfortables pour le patient.

## IV. QUELQUES PRINCIPES POUR CONCLURE

Toute douleur doit bénéficier d'un traitement efficace en se basant sur une évaluation clinique régulière permettant une adaptation des posologies et des classes de produits utilisés.

Au-delà de la douleur physique, il existe souvent une souffrance et d'autres symptômes qu'il faut traiter dans le même temps.

L'écoute du dire du patient, de son entourage et de l'équipe soignante est un élément essentiel d'efficacité.

Lorsqu'une décision de sédation est prise, elle se doit de l'être en toute lucidité et en concertation, sans laisser place à la moindre ambiguïté avec une démarche euthanasique.

La transdisciplinarité permet d'affiner la prise en charge au plus près des besoins du sujet.

### Bibliographie

[1] Ahles T.A., Blanchard E.B., Ruckdeschel J.C. — The multidimensional nature of cancer related pain. Pain 1975, 1, 227-299.

[2] Brasseur L. — Traitement de la douleur. Paris, Doin, 1997.

[3] Doyle D., Hanks G.W.C., McDonald N. — Oxford textbook of palliative care. New York, Oxford University Press, 1993.

[4] Mailland V., Vinti H., Memran N., Dellamonica-Brayer M.C., Cassuto J.P. — Douleur, soins palliatifs et infection par le VIH. Masson, 1999.

[5] Regnard C.F.B., Tempest S., Salamagne M.H., Mignot H. — Cancers avancés, problèmes rencontrés et stratégies thérapeutiques. Arnette, 1994.

[6] Richard M.S. — La douleur totale. *In* : *Manuel de Soins Palliatifs* sous la direction de Marie Louise Lamaud. Dunod, 1996.

[7] Salamagne M.H., Pourchet S. — Douleur en fin de vie : évaluation et prise en charge. La revue du praticien 1999, 49, 1044-1048

[8] SFAP — *Préambule des statuts de la Société Française d'Accompagnement et de soins Palliatifs*. Disponible au siège social de l'association, 106 avenue Émile Zola 75015 Paris.

# 43. Que peut-on attendre d'une structure d'évaluation et de traitement de la douleur?

par A. Richard, A.-M. Perrin, P. Henry, B. Brochet

Le concept de *pain clinic* s'est développé d'abord outre-Atlantique, à l'issue de la deuxième guerre mondiale, puis outre-Manche, avant de pénétrer lentement dans notre pays. Quatre raisons principales ont sous-tendu la création de ces structures antidouleurs.

Tout d'abord, anesthésistes et neurochirurgiens, qui les premiers se sont intéressés aux patients douloureux chroniques, se sont aperçus qu'un acte technique, aussi réussi soit-il, ne réglait pas toujours le problème de ces malades et qu'une *prise en charge multidisciplinaire* était souvent nécessaire.

*Une meilleure connaissance de la neurophysiologie* de la douleur a permis d'affiner la séméiologie en différenciant ce qui appartient à l'excès de nociception et à la lésion neurologique.

Cette approche neurophysiologique s'est complétée d'une approche neurochimique et neuropharmacologique, permettant la mise en œuvre de nouvelles thérapeutiques (neuropsychotropes, techniques de neurostimulation…) et l'amélioration de thérapeutiques plus anciennes mais souvent mal utilisées.

À ces raisons scientifiques et médicales s'est ajoutée *la pression sociale*. À la notion de douleur rédemptrice s'est substitué un refus de toute douleur : « Moi, je ne veux pas souffrir ».

Ces différentes raisons plus ou moins imbriquées ont abouti à l'éclosion de structures, qui se sont multipliées depuis vingt ans. On en dénombre actuellement une centaine en France qui sont classées, pour des raisons d'identification, en **Consultations, Unités et Centres d'évaluation et de traitement de la douleur** :

– *les Consultations d'évaluation et de traitement de la douleur* sont des consultations pluridisciplinaires s'adressant spécifiquement à des patients, hospitalisés ou ambulatoires, souffrant de douleurs chroniques rebelles;
– *les Unités d'évaluation et de traitement de la douleur* ont en plus de l'organisation des précédentes des lits d'hospitalisation soit dans la structure elle-même, soit mis à disposition dans un ou plusieurs services de l'établissement et dont l'encadrement soignant est formé à la prise en charge de la douleur;
– *les Centres d'évaluation et de traitement de la douleur* sont insérés dans les structures hospitalo-universitaires avec une triple mission de soins, d'enseignement et de recherche. Ces centres doivent disposer de locaux spécifiques de consultations, d'un secteur propre d'hospitalisation ou de lits mis à disposition par un service de l'établissement et d'un accès à des laboratoires d'exploration. Ils ont en charge la formation initiale, la formation continue et post-universitaire des médecins et des soignants.

Indépendamment des orientations spécifiques propres à chaque structure, toutes fonctionnent selon quelques principes généraux communs.

## I. FONCTIONNEMENT DES STRUCTURES DE LA DOULEUR

### *Caractère multidisciplinaire*

Quel que soit le niveau de la structure, le caractère multidisciplinaire est fondamental. La spécialité d'origine du médecin assurant la coordination peut être très variable. L'important est qu'il s'agisse d'un praticien ayant un point de vue global et interniste sous-tendu par une large connaissance des problèmes de douleurs chroniques, lui permettant d'aborder la diversité des problèmes, sans privilégier telle ou telle approche.

*Interniste, neurologue, psychiatre, neurochirurgien, anesthésiste ou rhumatologue* constituent habituellement le noyau médical de base qui doit comporter obligatoirement trois médecins : deux somaticiens de disciplines différentes et dont un connaît bien la neurologie, un médecin psychiatre ou formé en psychologie. Des consultants d'autres spécialités sont souvent nécessaires : orthopédiste, rééducateur, pédiatre, acupuncteur, cette liste n'étant pas limitative.

Quelle que soit leur spécialité, les médecins doivent avoir en commun certaines qualités :

– intérêt et bonnes connaissances des douleurs chroniques et de leur traitement;
– spécificité, du fait de la spécialité d'origine, contribuant à l'élaboration du diagnostic de la douleur ou à la réalisation de son traitement;
– aptitude au travail en équipe avec sens de la communication, collaboration, coopération et courtoisie.

L'équipe médicale est assistée d'*une équipe paramédicale* composée de secrétaire, infirmière, psychologue, éventuellement kinésithérapeute, ergothérapeute, assistant social. Tous participent aux réunions de synthèse.

### *Unité de lieu*

Outre son avantage pratique évident pour les patients, qui n'ont pas à se présenter dans différents services, pour les médecins qui peuvent plus facilement échanger leurs avis, et pour l'organisation générale du fonctionnement (personnel infirmier et secrétariat, archivage...), l'unité de lieu permet de faire accepter plus facilement au patient la nécessité de rencontrer plusieurs membres de l'équipe.

Les locaux doivent comporter :

– *pour les patients ambulatoires* : une salle d'accueil pour les questionnaires d'évaluation, des salles de consultation, une salle pour les blocs ou autres gestes techniques, une salle de surveillance pour les patients ayant bénéficié de gestes techniques, une salle de thérapies de groupe, des bureaux pour le secrétariat, les médecins, les psychologues, les stagiaires, un office et un grand vestiaire;

– *pour les patients hospitalisés* : la plupart des structures ont des lits de jour, utiles pour les blocs, les examens de longue durée à visée diagnostic (réflexe nociceptif, potentiels évoqués, examens psychométriques). Peu d'unités ont des lits d'hospitalisation complète indépendants exigeant un personnel important. Plus fréquemment, des lits « douleur » sont mis à disposition par certains services dont les médecins participent à l'activité du centre et dont le personnel a reçu une formation en douleur;

– des locaux nécessaires aux *réunions* et à l'*enseignement*.

### *Sélection des rendez-vous*

Les Consultations de la douleur sont des structures de recours à la disposition des malades et des médecins posant des problèmes de soulagement difficiles à résoudre. Il apparaît nécessaire de sélectionner et de filtrer les prises de rendez-vous pour diverses raisons. Il importe d'écarter les demandes ne se rapportant pas à une douleur chronique, d'orienter d'emblée vers tel ou tel spécialiste de l'équipe les patients souffrant d'une affection ayant un traitement étiologique spécifique. Certaines Unités ou Consultations ne prennent en charge que des patients dont le bilan étiologique est complet, d'autres ne prennent pas en charge certains problèmes particuliers, telles les douleurs néoplasiques par exemple. Ce filtrage contribue à éviter les erreurs d'orientation, sources de perte de temps et souvent de souffrances iatrogènes pour le patient. Cette orientation optimale repose habituellement sur une permanence téléphonique assurée par une secrétaire médicale ou une infirmière de consultation rompue à cette pratique, sur la lettre du médecin traitant, qui demande soit un avis diagnostic ou thérapeutique, soit une prise en charge du patient, elle repose aussi parfois sur un questionnaire préalablement rempli par le patient.

### *La consultation d'orientation*

À son arrivée, le patient est reçu par une secrétaire ou une infirmière qui lui expliquera le fonctionnement du centre. Elle l'aide à remplir un questionnaire d'évaluation de la douleur qui permet au patient de mieux décrire sa douleur et aidera le médecin lors de l'entretien.

Le patient est ensuite vu au cours d'une consultation dite d'orientation. Cette consultation, assurée par le médecin dont la compétence est la plus adaptée au problème que pose le patient, a pour but d'apprécier les différents aspects de la douleur, sur le plan symptomatique, étiologique et de faire le point sur les prises en charge thérapeutiques antérieures. Cette consultation initiale souvent longue permet habituellement de proposer une orientation. Dans certains cas, il n'y a pas de problèmes diagnostiques et les orientations thérapeutiques apparaissent simples, sans faire appel à d'autres intervenants.

Dans d'autres cas, il apparaît nécessaire de proposer au patient une ou plusieurs consultations complémentaires avec d'autres spécialistes en vue d'un avis diagnostique et thérapeutique. Le rôle de la consultation psychiatrique est souvent indispensable afin d'appréhender la composante psychogène de la douleur et son retentissement psychique. Dans les Unités et les Centres, possédant des lits d'hospitalisation, un séjour est parfois proposé pour faciliter les consultations multiples en un temps limité, débouchant sur une synthèse et des orientations thérapeutiques plus ou moins spécifiques.

### *Activité pluridisciplinaire*

La synthèse se fait lors de *réunions de l'ensemble de l'équipe* : médecins des différentes disciplines, personnel paramédical. Les différents membres de l'équipe ayant rencontré le patient peuvent confronter leur opinion, ce qui permet de proposer un programme thérapeutique ayant l'aval de tous.

*La consultation pluridisciplinaire* est réservée aux patients posant un problème particulièrement difficile de diagnostic ou de traitement. Elle réunit autour du patient les médecins de spécialités différentes ainsi que l'infirmière de consultation. Le médecin référent, ayant pris en charge le patient, le présente à ses confrères. L'ambiance de cette consultation est très importante pour le patient, qui ne doit pas être réduit à l'état d'objet. Le ton sera délibérément chaleureux, instaurant un climat de confiance. Une discussion s'établit entre tous, soignants, patient et famille : parfois cette discussion se « dédouble » insensiblement, certains parlant avec le patient, d'autres avec la famille. Le rôle de chaque membre de l'équipe est important, chacun apporte l'éclairage de sa spécialité. Celui du psychiatre est primordial, non pas pour donner un diagnostic psychiatrique ou le profil psychopathologique du patient (ce qui peut cependant arriver) mais surtout pour préserver l'espace de parole que les somaticiens ont tendance à négliger. Ces consultations sont longues et le facteur temps est lui aussi important pour le patient. Il doit sentir que sa plainte est entendue et que l'équipe prendra le temps qu'il faut pour le comprendre.

Lors de *la réunion de synthèse*, le dossier du patient est discuté. Si un simple avis était demandé par le médecin traitant, celui-ci reçoit des conseils diagnostiques et thérapeutiques. En cas de prise en charge, un médecin de l'équipe est désigné pour assurer, la mise en route du programme thérapeutique, le suivi du patient. Il sera le « médecin référent » vis-à-vis du patient et de son médecin traitant avec qui il établira un contact. La prise en charge parallèle par un somaticien et un psychiatre ou psychologue est courante et se fera au cours de consultations successives, de soins ambulatoires ou d'un séjour en hospitalisation, selon les principes de prise en charge exposés plus loin. À tout moment le patient peut bénéficier d'une consultation pluridisciplinaire lors d'une décision thérapeutique difficile ou d'une nouvelle discussion diagnostique. Son cas sera rediscuté en réunion de synthèse. Une évaluation de la douleur sera réalisée régulièrement afin d'apprécier l'efficacité de la prise en charge et de réajuster éventuellement les traitements.

### *Collaboration avec le médecin traitant*

Un des dangers potentiels de l'existence des Centres de douleur est d'encourager certains médecins à confier la responsabilité exclusive de leurs malades douloureux chroniques aux structures de ce type, cette conduite témoignant à l'évidence d'un rejet de ces patients difficiles.

Il est au contraire tout à fait indispensable pour la prise en charge de ces patients qu'existe une coopération étroite entre les médecins du Centre de la douleur et le médecin traitant. Cette coopération permet d'éviter la polymédication de ces patients, l'errance de médecins à médecins mais elle contribue surtout à renforcer la confiance du malade envers son médecin traitant. La collaboration avec le médecin traitant se fait non seulement par l'échange des informations médicales concernant le patient mais surtout au niveau de son implication dans la prise en charge thérapeutique proposée.

## II. LES PATIENTS

Les malades qui relèvent des consultations de la douleur sont ceux qui continuent à souffrir de douleurs persistantes rebelles aux traitements classiques.

Les douleurs se répartissent en deux grandes catégories :

- les douleurs chroniques rebelles non malignes;
- les douleurs malignes liées à la maladie cancéreuse.

### *Douleurs chroniques rebelles non malignes*

Parfois improprement dénommées « bénignes », on distingue parmi lesquelles :

- *les douleurs neurologiques*, par lésion du système nerveux périphérique ou central : douleurs post-zostériennes, post-traumatiques, amputations, avulsions plexiques ou séquelles de compressions nerveuses telles une sciatique chronique ou une névralgie cervico-brachiale, les douleurs par lésion de la moelle, du tronc cérébral, du thalamus ou du cortex;
- *les douleurs d'origine musculo-squelettique ou tendino-musculaire* : lombalgies, rachialgies, douleurs articulaires, arthrose, maladies rhumatismales... ;
- *les céphalées* : migraine, algie vasculaire de la face, névralgie essentielle, algies faciales atypiques et céphalées diverses;
- *les douleurs vasculaires, cutanées, abdomino-pelviennes et périnéales*;
- *les douleurs fonctionnelles ou psychogènes.*

### *Douleurs malignes*

Ce sont les douleurs liées à la maladie cancéreuse et celles qui peuvent résulter soit du cancer lui-même (compression, envahissement local, régional ou métastase), soit des complications induites par les traitements anticancéreux, soit de maladies intercurrentes.

## III. PRINCIPES DE PRISE EN CHARGE

La prise en charge proposée par un centre de douleur est une rupture par rapport à la démarche médicale classique. Il y a un changement d'attitude et de discours de la part du patient et du médecin.

*Le patient* doit abandonner un rôle passif entretenu par la multitude de consultations, examens et chirurgies antérieurs. Il devra accepter progressivement qu'aucun traitement miracle n'est possible, que le diagnostic n'est pas méconnu, et décider de gérer son syndrome douloureux. Il devra se prendre en charge, assurer lui-même une partie de son traitement, aidé par le médecin qui agit comme un guide. Il devra réaliser comment la douleur a pu le transformer et accepter la part psychologique de la prise en charge.

*Le médecin* dépassera son rôle curatif traditionnel et acceptera d'analyser la douleur sans s'obnubiler sur les raisonnements anatomophysiologiques classiques. Le but du traitement est de type réadaptatif. Son efficacité, au-delà du discours du patient, dont la plainte douloureuse est souvent inchangée étant surtout jugée sur les modifications comportementales.

*Cette prise en charge* repose sur une discussion franche et approfondie entre le médecin et le patient. Tant que ce dernier n'a pas accepté l'état de « douloureux chronique » et les limites de la toute puissance médicale (souvent caricaturée par les médias), il est illusoire de commencer une prise en charge. Elle comporte deux phases, l'évaluation et le traitement.

## Évaluation

Traitée dans le chapitre 8, nous n'analyserons que ses particularités liées à l'équipe pluridisciplinaire. La méthodologie d'évaluation procède d'un modèle pluridimensionnel abordant la douleur dans ses composantes physiques, mais aussi dans sa dimension de souffrance imposant d'écouter le patient dans sa réalité psychique et socioculturelle. Cette étape permet de repérer « la valeur » que chacun des acteurs, patient, médecin, famille, accorde au signe « douleur ».

*L'analyse sémiologique* précise de la douleur chronique permet d'expliquer ses caractéristiques : composante continue, paroxystique, dysesthésies, allodynie, topographie précise, analyse de l'effet des médicaments (observance), etc. On peut, par l'analyse clinique et des gestes diagnostiques, évaluer la composante nociceptive, neuropathique ou sympathique. Cette démarche technique signifie clairement au patient que l'on reconnaît sa plainte et, même si les schémas anatomophysiologiques classiques ne sont pas respectés, on ne tombera jamais dans les pièges qui consistent à refuser la description douloureuse : « c'est dans la tête, c'est du cinéma, c'est psychologique... »

*L'avis psychologique*, souvent indispensable, ne va pas faire basculer le patient dans un autre registre (psychiatrique). Le patient est abordé comme un être « somatopsychique ». L'approche psychologique ou psychiatrique permet d'éviter des raisonnements « écran » trop mécaniques et de restituer la plainte dans l'histoire du sujet. La douleur prend sens dans une histoire : reste à saisir quel sens ou quelle absence de sens le patient lui attribue-t-il.

À ce stade de chronicité, il faut analyser certains hiatus, mettre à plat les ambivalences : hiatus entre le discours et le comportement du malade, entre le discours du malade et celui de sa famille, entre la réalité anatomique et les espoirs chirurgicaux des patients (voire du chirurgien), entre le discours exprimé de guérison et le désir réel de retour à la normale, entre la description abondante d'effets négatifs et l'oubli des situations d'amélioration, de réponses thérapeutiques ou de répits douloureux...

Échange, écoute attentive du patient, utilisation d'échelles d'évaluation guident le praticien dans un décryptage élargi de la demande du patient et de son entourage. Derrière une demande apparente d'obtention de soulagement, bien des souhaits différents peuvent se dissimuler, que des rencontres ultérieures laisseront apparaître : représentations plus ou moins fantasmatiques des thérapeutiques médicamenteuses ou chirurgicales, renforcement de la douleur par l'entourage, bénéfices secondaires...

Ainsi, l'évaluation dépasse la quantification et l'analyse qualitative somatique. Elle permet un décryptage nouveau de la douleur, au-delà de la description habituelle, grâce aux facettes multiples des consultations pluridisciplinaires où le psychologue et le psychiatre ont une place de choix. L'évaluation permet le choix d'une stratégie thérapeutique et le suivi de son efficacité.

## *Stratégie thérapeutique*

La stratégie thérapeutique s'établit à partir d'un *projet* formalisé par l'équipe et accepté par le patient : quel projet ou quelle absence de projet le patient a-t-il pour lui-même ? Ce projet est-il réalisable ? S'agit-il de refaire du parachute ou d'enfiler ses pantoufles ? Y a-t-il concordance entre les projets du patient, de sa famille et des médecins ?

Quels traitements le patient est-il prêt à supporter ? *Les moyens* sont définis : quels intervenants ? Quelles approches ? Quel médecin correspondant ? Quelle durée de prise en charge par la structure douleur (6 mois, 1 an ou plus) ? À quel rythme ? Sur quels critères jugera-t-on l'efficacité ? L'équipe pluridisciplinaire définit un contrat en termes de temps et de qualité de résultat avec le patient, voire avec son entourage.

Le symptôme « douleur intolérable » est géré à court terme, et parallèlement, on débute un traitement à long terme qui repose sur la gestion personnelle de la douleur et des moyens thérapeutiques.

### TRAITEMENT À COURT TERME

Il est déterminé en fonction du mécanisme physiopathologique et vise à rompre les cercles vicieux d'auto-entretien de la douleur en agissant à tous les niveaux anatomiques :

- *périphériques* : antalgiques, topiques locaux, techniques physiques, mésothérapie, relaxation, blocs anesthésiques ou sympathiques, thermo- et neurolyse ;
- *médullaires* : antalgiques morphiniques, antidépresseurs, antiépileptiques, autres antalgiques à visée centrale, neurostimulation, neurochirurgie médullaire ;
- *supramédullaires* : antalgiques centraux, relaxation, thérapeutiques psychothérapiques, stimulation corticale, thalamique.

Bien entendu, ces différentes thérapeutiques ne sont pas exclusives l'une de l'autre, le but étant d'agir simultanément à plusieurs niveaux anatomiques. Les traitements sont proposés selon une hiérarchie en fonction du projet établi. L'avis du psychiatre est précieux pour la décision de certains traitements lourds

### TRAITEMENT À LONG TERME

Associé au précédent, il est fondé sur trois axes :

- la cognition : corriger des erreurs d'interprétation de la douleur, reformuler, expliquer, éduquer ;
- le repérage par le patient de ses propres réactions physiques, émotionnelles et comportementales ;
- le contrôle et la modification des cercles vicieux comportementaux par la réactivation progressive, la rééducation, les aides sociales, la psychothérapie dite de « soutien ».

L'approche cognito-comportementale paraît souvent la plus efficace pour la prise en charge au long terme. Elle est traitée au chapitre 38. Il sera parfois nécessaire de rechercher des causes plus profondes imposant la psychothérapie, redoutée d'emblée par certains patients à verbalisation pauvre et dont l'expression de la souffrance passe par le corps. La relaxation et les thérapies cognito-comportementales peuvent alors servir d'interface en offrant au patient un espace d'écoute dans un cadre thérapeutique individuel ou collectif.

L'ensemble de ces traitements doit pouvoir être proposé simultanément et c'est la coexistence qui assure l'efficacité. Cette simultanéité est précieuse pour la prise en charge psychologique qui, si elle est décalée dans le temps, apparaît comme un dernier recours ou un changement d'orientation mal acceptée par le patient.

## CONCLUSION

Des progrès importants ont été réalisés depuis plus de vingt ans dans la prise en charge des patients douloureux. Parmi ces progrès, la création de Consultations, Unités et Centres d'évaluation et de traitement de douleur chronique a été un facteur important.

Tous les patients douloureux pris en charge dans ce type de structures ne voient pas disparaître leurs douleurs mais une majorité trouve un soulagement, apprend à contrôler sa douleur et récupère une vie de meilleure qualité.

Le caractère multidisciplinaire et la prise en considération de la douleur comme objet principal de la prise en charge et non comme un simple symptôme permettent une prise en charge globale du patient et de sa douleur.

### Bibliographie


[1] ARONOFF G.M. — *Pain Centers. A revolution in health care.* Raven Press 1988.

[2] ASHBURN M.A., STAATS P.S. — Management of chronic pain. *Lancet*, 1999, *29*, 353 (9167) 1865-9.

[3] BARKIN R.L., LUBENOW T.R., BRUEHL S., HUSFELDT B., IVANKOVICH O., BARKIN S.J. — Management of chronic pain. Part I. *Dis. Mon.*, 1996, *42* (7), 389-454.

[4] BARKIN R.L., LUBENOW T.R., BRUEHL S., HUSFELDT B., IVANKOVICH O., BARKIN S.J. — Management of chronic pain. Part II. *Dis. Mon.*, 1996, *42* (8), 457-507.

[5] BONICA J.J. — Multidisciplinary/interdisciplinary pain programs. In : *The Management of Pain*. p. 197-208, Lea & Febiger 1990.

[6] COHEN M.J., CAMBELL J.N. — *Pain Treatment Centers at a crossroad : a pratical and conceptual reappraisal. Progress in pain research and managment.* Vol. 7 IASP Press1996.

[7] LAVAL G., RICHARD A. — Centre de Soins Palliatifs et Centre de la Douleur : similitudes, différences, complémentarités, une collaboration nécessaire. *Presse Médicale*, 1997, *26* (34), 1627-1634.

[8] LOESER J.D., NEWMAN R.I. — Interdisciplinary, multimodal management of chronic pain p. 2107-2120. In : *The Management of Pain*, J. Bonica. Lea & Febiger 1990.

[9] MARUTA T., MALINCHOC M., OFFORD K.P., COLLIGAN R.C. — Status of patients with chronic pain 13 years after treatment in a pain management center. *Pain*, 1998, *74* (2-3), 199-204.

[10] NEUWIRTH L. — Prendre en charge la douleur. *Les rapports du Sénat*, n° 138, 1994-1995.

[11] OPHOVEN E. — Désensibilisation systématique et douleur chronique. *Doul. et Analg.*, 1992, *3*, 111-114.

[12] PAYNE R., PATT R.B. — *Assessment and Treatment of Cancer Pain. Progress in pain research and management.* Vol. 12 IASP 1998.

[13] PORTENOY R.K., LESAGE P. — Management of cancer pain. *Lancet*, 1999, *15*, 353 (9165), 1695-1700.

[14] TURNER J.A., JENSEN M.P. — Efficacity of cognitive therapy for chronic low back pain. *Pain*, 1993, *52*, 169-177.

# *Annexe 1. Centres pluridisciplinaires d'évaluation et de traitement de la douleur*

Nous ne mentionnerons que les *Centres* pluridisciplinaires d'évaluation et de traitement de la douleur habilités par le Ministère de l'Emploi et de la Solidarité à la date du 1er octobre 1999. Il existe en outre d'autres structures de soins reconnues compétentes par les instances ministérielles qualifiées d'*Unités* ou de *Consultations* pour la prise en charge des malades douloureux et chroniques. La liste de ces structures peut être obtenue auprès du Ministère de l'Emploi et de la Solidarité.

*Alsace*
Hôpitaux universitaires Strasbourg
Hôpital Civil – Consultations de la Douleur
1, place de l'Hôpital
67000 Strasbourg
Tél. : 03 88 11 64 83
Fax : 03 88 11 58 73

Hôpitaux universitaires Strasbourg
CHU Hautepierre,
avenue Molière
67098 Strasbourg
Tél. : 03 88 12 76 24
Fax : 03 88 12 76 76

Centre Hospitalier Mulhouse
Hôpital E. Mueller
68070 Mulhouse Cedex
Tél. : 03 89 46 05 64

Clinique Sainte Anne
Groupe Hospitalier Saint Vincent Strasbourg
Clinique Sainte Anne
182, route de Wantzenau
67000 Strasbourg
Tél. : 03 88 45 81 40
Fax : 03 88 45 82 31

*Aquitaine*
CHU Bordeaux
Hôpital Pellegrin
place A. Raba Léon
33076 Bordeaux
Tél. : 05 56 79 55 21
Fax : 05 56 79 60 25

Fondation Bergonié (cancer)
Institut Bergonié Centre
180, rue Saint Genes
33076 Bordeaux
Tél. : 05 56 33 32 64
Fax : 05 56 33 33 87

*Basse Normandie*
CHRU de Caen
Centre d'évaluation et de traitement
de la douleur
avenue Georges Clémenceau
14000 Caen
Tél. : 02 31 27 25 22
Fax : 02 31 27 23 10

*Bourgogne*
CRLCC Georges François Leclerc
Centre J.F. Leclerc
Unité de diagnostic et de traitement
de la douleur
1, rue Pr Marion
21034 Dijon Cedex
Tél. : 03 80 73 75 00
Fax : 03 80 73 77 19

*Bretagne*
Clinique mutualiste de la Sagesse Rennes
4, place Saint Gwenolé
35013 Rennes Cedex
Tél. : 02 99 85 75 75
Fax : 02 99 85 75 83

*Centre*
CRHU de Tours
DAR

2, boulevard Tonnelle
37044 Tours Cedex 1
Tél. : 02 47 47 38 71
Fax : 02 47 47 82 13

*Franche Comté*
CHU de Besançon
bd Fleming
25030 Besançon
Tél. : 03 81 66 85 09
Fax : 03 81 52 19 11

*Haute Normandie*
CHU Rouen
1, rue de Germont
7600 Rouen
Tél. : 02 32 88 89 90
Fax : 02 32 88 86 69

*Ile de France*
Hôpital Ambroise Paré (AP/HP)
DAR
9, avenue Charles de Gaulle
92160 Boulogne
Tél. : 01 49 09 57 62
Fax : 01 49 09 59 09

Hôpital Cochin (AP/HP)
Pavillon Tarnier
89, rue d'Assas
75006 Paris
Tél. : 01 42 34 17 92
Fax : 01 43 29 65 83

Hôpital Lariboisière (AP/HP)
CHU – Département de la douleur
2, avenue A. Paré
75475 Paris Cedex 10
Tél. : 01 49 95 81 77
Fax : 01 49 95 69 98

Fondation ophtalmologique Rothschild Paris
25, rue Manin
75019 Paris
Tél. : 01 48 03 69 09
Fax : 01 48 03 65 90

Hôpital Saint Antoine (AP/HP)
Centre d'Évaluation et Traitement de la douleur
184, rue du Faubourg Saint Antoine
75012 Paris
Tél. : 01 49 28 23 08
Fax : 01 49 28 21 22

Hôpital Saint Louis (AP/HP)
Service Anesthésie Réanimation
1, avenue Claude Vellefaux
75475 Paris Cedex 10
Tél. : 01 42 49 94 31
Fax : 01 42 49 98 21

CH André Mignot – Le Chesnay
CH Versailles UTD
177, rue de Versailles
78150 Le Chesnay Cedex
Tél. : 01 39 63 87 83
Fax : 01 39 63 95 29

CH Intercommunal de Poissy Saint Germain
10, rue Champs Gaillard
78303 Poissy
Tél. : 01 39 27 40 50
Fax : 01 39 27 44 03

Centre Chirurgical Ambroise Paré
27, boulevard Victor Hugo
92200 Neuilly/Seine
Tél. : 01 46 41 88 88
Fax : 01 46 41 89 90

Institut Gustave Roussy
rue Camille Desmoulins
94805 Villejuif Cedex
Tél. : 01 42 11 42 37
Fax : 01 42 11 53 16

CH Intercommunal de Créteil
40, avenue de Verdun
94010 Créteil Cedex
Tél. : 01 45 17 55 54
Fax : 01 45 17 54 74

Clinique Claude Bernard Albi
4, rue Barthélémy
92120 Montrouge
Tél. : 01 47 35 94 68

*Languedoc-Roussillon*
CHU de Montpellier
Hôpital Saint Elloi
Centre Anti-Douleur
avenue Bertin Sans
34295 Montpellier Cedex
Tél. : 04 67 33 72 71
Fax : 04 67 52 48 06

CHU de Nimes
5, rue Hoche
30029 Nimes Cedex
Tél. : 04 66 68 30 50
Fax : 04 66 68 36 24

*Midi-Pyrénées*
CHR Toulouse
Hôpital Rangueil

1, avenue Poulhes
31403 Toulouse Cedex 4
Tél. : 05 61 32 26 31
Fax : 05 61 52 83 50

Clinique du Parc
4, rue Mespoul
31078 Toulouse Cedex
Tél. : 05 61 36 66 66
Fax : 05 61 36 65 47

*Nord Pas de Calais*
CHU Lille
Hôpital Salengro. Clinique Neurochirurgicale.
59037 Lille Cedex
Tél. : 03 20 44 65 55
Fax : 03 20 44 68 08

*Pays de la Loire*
CHU Nantes
Hôpital G. et R. Laennec
boulevard J. Manod
BP 1005
44093 Nantes Cedex 01
Tél. : 02 40 16 51 75
Fax : 02 40 16 51 75

La Clinique médicale Viaud de Nantes
40, rue Fontaine de Barbin
44000 Nantes
Tél. : 02 40 37 26 26
Fax : 02 40 37 26 17

*Poitou-Charentes*
CHU de Poitiers
Centre de traitement de la douleur
Pavillon J. Garnier
350, avenue Jacques Coeur
BP 577
86021 Poitiers Cedex
Tél. : 05 49 44 39 15
Fax : 05 49 44 47 51

*Provence-Alpes-Côte d'Azur*
CHU Marseille
Hôpital La Timone
Centre douleur chronique
boulevard J. Moulin
13005 Marseille
Tél. : 04 91 38 65 64
Fax : 04 91 38 78 71

CHRU Nice
Hôpital Pasteur
Département douleur
30, avenue de la Voie Romaine
06000 Nice
Tél. : 04 92 03 79 46
Fax : 04 92 03 84 69

Clinique la Phocéanne
143, route des 3 Lucs
13012 Marseille
Tél. : 04 91 18 08 08
Fax : 04 91 93 83 61

Hôpital Fondation Saint Joseph
26, boulevard de Louvain
13008 Marseille
Tél. : 04 42 33 99 09
Fax : 04 42 33 98 53

*Rhônes-Alpes*
CHU de Saint-Étienne
Hôpital Bellevue
pavillon 5, Neurochirurgie
42055 Saint-Étienne Cedex 2
Tél. : 04 77 42 78 05
Fax : 04 77 42 05 43

Hospices Civils de Lyon
Hôpital Neurologique
59, boulevard Pinel
69003 Lyon
Tél. : 04 72 11 89 01
Fax : 04 72 35 73 65

CHU de Grenoble
Hôpital Michallon
DAR 1
BP 217
38043 Grenoble Cedex 09
Tél. : 04 76 76 54 26
Fax : 04 76 76 51 83

Hôpital des Sablons (CHU Grenoble)
38700 La Tronche
Tél. : 04 76 76 75 75
Fax : 04 76 76 50 23

Clinique mutualiste des Eaux Claires
8-12, rue du Dr Calmette
38000 Grenoble
Tél. : 04 76 70 70 00
Fax : 04 76 70 71 93

Centre Régional Léon Berard
28, rue Laennec
69373 Lyon Cedex
Tél. : 04 78 78 26 57
Fax : 04 78 78 26 65

Centre médical de l'Argentière
69610 Aveize
Tél. : 04 74 26 40 53
Fax : 04 74 26 42 46

Hôpital Rhumatologique d'Uriage
route de Chamrousse
BP 18
38410 Uriage
Tél. : 04 76 76 48 00
Fax : 04 76 89 21 18

# *Annexe 2. Universités habilitées à délivrer la Capacité d'Évaluation et de Traitement de la Douleur**

1. **Université de Besançon** – Faculté de Médecine
Annie Boillot

2. **Université de Bordeaux 2** – Faculté de Médecine
Bruno Brochet

3. **Université de Clermont** – Faculté de Médecine
Alain Eschalier

4. **Université de Grenoble 1** – Faculté de Médecine
René Schaerrer

5. **Université de Lille 2** – Faculté de Médecine
Serge Blond, Philippe Scherpereel

6. **Université de Lyon 1** – Faculté de Médecine
Patrick Mertens

7. **Université de Montpellier 1** – Faculté de Médecine
Pascal Colson

8. **Université de Nantes** – Faculté de Médecine
Youenn Lajat

9. **Université de Nice** – Faculté de Médecine
Patrick Grellier

10. **Université de Paris 12** – Faculté de Médecine Créteil
Pierre Cesaro, Bernard Calvino

11. **Université de Paris 5** – Faculté de Médecine Cochin
Jean Bruxelle

12. **Université de Paris 6** – Faculté de Médecine Saint-Antoine
François Boureau, Claude Thurel

13. **Université de Paris 7** – Faculté de Médecine Lariboisière
Alain Serrie

14. **Université de Poitiers** – Faculté de Médecine
Jacques Fusciardi, Roger Gil

15. **Université de St-Étienne** – Faculté de Médecine
Bernard Laurent

---

* Nouvelle campagne d'habilitation prévue en 2000.

16. **Université de Strasbourg 1** – Faculté de Médecine
Jean-Pierre Dupeyron

17. **Université de Toulouse 3** – Faculté de Médecine
Yves Lazorthes

# 44. Peut-on estimer le coût de la prise en charge des malades douloureux?

par J. Paccalin, B. Bégaud, B. Avouac, A. Fourrier

La douleur est certainement l'un des tout premiers motifs de consultation médicale. Quantifier le coût de sa prise en charge est cependant difficile. L'abord thérapeutique est en effet très variable selon qu'il s'agit d'une douleur chronique ou aiguë, mais aussi selon le mécanisme, l'origine et l'intensité du syndrome douloureux.

Il n'existe pas à notre connaissance de véritable étude pharmaco-économique de la prise en charge de la douleur intégrant tous les éléments pouvant générer ou éviter des coûts. Les données dont on dispose sont le plus souvent limitées aux coûts des thérapeutiques médicamenteuses et n'introduisent pas de distinction entre les types de douleur. Les données épidémiologiques de morbidité concernant la douleur sont par ailleurs peu nombreuses.

L'arsenal thérapeutique antalgique est très diversifié et bien souvent associé (médicaments antalgiques, co-analgésiques, acupuncture, traitements physiques, blocs anesthésiques neurochirurgicaux, prise en charge psychologique voire psychothérapeutique, neurostimulation, etc.). L'approche pharmacologique est cependant, de loin la plus utilisée [1].

De façon classique, les antalgiques comprennent deux groupes principaux :

- les antalgiques non morphinomimétiques ou analgésiques antipyrétiques (paracétamol, aspirine, pyrazolés) qui constituent des médicaments de première ligne;
- les antalgiques morphinomimétiques (naturels ou de synthèse) réservés aux douleurs intenses ou rebelles.

Cette distinction devient quelque peu arbitraire et théorique si l'on s'intéresse aux coûts engendrés par ces thérapeutiques. En effet :

- depuis quelques années, des anti-inflammatoires faiblement dosés (ibuprofène, kétoprofène, etc.) sont largement utilisés comme antalgiques de première intention, tant en prescriptions qu'en médicaments conseils. En France, leur part de marché augmente très rapidement, principalement au détriment de l'aspirine;

– il est pratiquement impossible, dans une étude pharmaco-économique partant des chiffres de ventes, de connaître la part des anti-inflammatoires non stéroïdiens prescrits à visée purement antalgique;

– les statistiques disponibles (« sorties d'usine », panel DOREMA, etc.) classent les antalgiques morphinomimétiques faiblement dosés (par exemple, les associations codéine + paracétamol et codéine + aspirine) parmi les antalgiques non morphinomimétiques.

Il serait de plus extrêmement réducteur et simpliste de considérer que le coût de prise en charge de la douleur se limite aux chiffres de vente des différents antalgiques commercialisés. Indépendamment de la part non négligeable des autres thérapeutiques évoquées précédemment (masso-kinésithérapie, traitements physiques, acupuncture, mésothérapie, cure thermale, homéopathie, etc.), il est évident qu'il convient de considérer l'ensemble des autres coûts induits (consultations, hospitalisations, examens complémentaires, arrêts de travail, etc.) pour lesquels les données sont éparses.

À l'inverse, dans une optique macroéconomique, il faut garder à l'esprit qu'un traitement antalgique bien conduit et efficace est également un facteur de réduction des coûts de santé car de nature à éviter le recours à des consultations, hospitalisations, thérapeutiques plus coûteuses et/ou arrêts de travail.

Enfin, certains médicaments n'appartenant pas à la classe des antalgiques sont très utilisés dans la prise en charge de certains syndromes douloureux (antimigraineux, antidépresseurs, antiépileptiques, anesthésiques locaux, benzodiazépines, antiarthrosiques, etc.) sans qu'il soit possible de connaître la fraction exacte de leur prescription qui revient à l'indication douleur.

À titre indicatif, le nombre de conditionnements vendus (sur prescription et hors prescription) en France en 1998 a été de :

– 380 millions pour les antalgiques-antipyrétiques (incluant l'aspirine, le paracétamol, leur association à des morphinomimétiques faiblement dosés, les anti-inflammatoires non stéroïdiens commercialisés comme antalgiques, les pyrazolés comme le métamizole ou noramidopyrine);

– 50 millions pour les anti-inflammatoires non stéroïdiens (hormis ceux commercialisés dans la seule indication antalgique);

– 10 millions pour les antimigraineux.

L'Étude nationale de la santé et de la protection sociale a été conduite par le CREDES (Centre de recherche, d'étude et de documentation en économie de la santé) en 1997 sur un échantillon de 11 500 personnes affiliées à l'un des trois régimes de Sécurité sociale (régime général, mutualité sociale agricole et caisse des professions indépendantes) [4]. Parmi les personnes interrogées, plus du tiers se plaignent de douleurs fréquentes. Vingt-trois pour cent des sujets disent souffrir de douleurs peu importantes, 6,5 % de douleurs importantes et 2,5 % de douleurs très importantes. La fréquence et l'intensité de la douleur augmentent avec l'âge : plus de 70 % des personnes âgées de 65 ans et plus se plaignent de douleurs qui sont, dans 29 % des cas, importantes ou très importantes. Les affections du système ostéo-articulaire et du système nerveux, les traumatismes et les maladies de l'appareil digestif sont le plus souvent cités comme origine de la douleur. Sur une période d'un mois, 10,5 % des personnes interrogées rapportent la consommation d'au moins un médicament analgésique, 3,5 % d'anti-inflammatoires non stéroïdiens, 1 % de baumes révulsifs et/ou antirhumatismaux et 1 % de myorelaxants. La dépense mensuelle par personne étant respectivement de 3,94 francs pour les analgésiques, de 2,59 francs pour les anti-inflammatoires, et inférieure à 1 franc pour les autres médicaments.

Dans le tableau 1 figurent les dépenses de trois classes de médicaments antalgiques (antalgiques morphinomimétiques et non morphinomimétiques, anti-inflammatoires non stéroïdiens) pour l'ensemble des hôpitaux de l'Assistance publique de Paris entre 1995 et 1997 [3]. Ces trois classes thérapeutiques engendrent une dépense annuelle qui varie entre 13 et 16 millions de francs selon les années. Entre 1995 et 1997, les dépenses imputables aux antalgiques centraux ont augmenté de 23 % et celles des antalgiques périphériques de 16,5 %. Pendant la même période, celles des anti-inflammatoires non stéroïdiens ont diminué de 15,6 %. Rapporté au nombre de malades hospitalisés au cours de ces trois années, on constate que le coût par admission des anti-inflammatoires non stéroïdiens est constant tandis que celui des antalgiques morphinomimétiques passe de 5 à 7 francs et celui des antalgiques non morphinomimétiques de 7 à 8 francs.

À l'heure actuelle, la prise en charge de la douleur est considérée comme insuffisante ou inadaptée dans la majorité des pays et entre autres en France. En 1993, dans un article publié dans *Lancet* [5], la France se situait au neuvième rang des consommateurs d'opiacés (196 doses quotidiennes standardisées par million d'habitants comparé à 3 048 pour le Danemark entre 1986 et 1990). Fin 1998, un communiqué du ministère de la Santé constatait une mauvaise prise en charge de la douleur et en faisait une priorité de santé publique : près de la moitié des patients déclarent avoir ressenti des douleurs intenses dans les premiers jours suivant une intervention chirurgicale, plus de la moitié des malades atteints de cancer ont un traitement antalgique inadapté ou insuffisant, 1 % des douleurs de l'enfant seraient réellement combattues alors que 80 % seraient inévitables, enfin 62 % des malades atteints de sida déclarent ressentir des douleurs sévères qui ne sont prises en charge que dans la moitié des cas [2].

Diverses actions ont été mises en place pour améliorer cette prise en charge (information des malades, création de comités de lutte contre la douleur et de consultations spécialisées, formation des professionnels de santé). Cette incitation à une meilleure prise en charge modifiera en conséquence les coûts engendrés (augmentation des dépenses liées à l'utilisation des médicaments, diminution des actions thérapeutiques générées par une prise en charge insuffisante, etc.).

*TABLEAU 1.* — DÉPENSES DES MÉDICAMENTS ANALGÉSIQUES ET ANTI-INFLAMMATOIRES POUR LES HÔPITAUX DE L'ASSISTANCE PUBLIQUE DE PARIS (1995-1997) [3].

| *Classe pharmaco-thérapeutique* | *Coût en 1995 en FF* | | *Coût en 1996 en FF* | | *Coûts en 1997 en FF* | |
|---|---|---|---|---|---|---|
| | *Total* | *Par admission* | *Total* | *Par admission* | *Total* | *Par admission* |
| Analgésiques morphinomimétiques | 5 388 173 | 5 | 6 010 819 | 6 | 6 641 949 | 7 |
| Analgésiques non morphinomimétiques | 7 137 991 | 7 | 7 970 466 | 8 | 8 322 858 | 8 |
| Anti-inflammatoires non stéroïdiens | 1 200 932 | 1 | 1 045 256 | 1 | 1 013 469 | 1 |

## Conclusion

La douleur est l'expression la plus fréquente de la majorité des maladies aiguës ou chroniques. Sa prise en charge ne se limite pas, loin s'en faut, aux médicaments antalgiques. En l'absence d'une large étude menée en population, il est à l'heure actuelle impossible de chiffrer le coût de prise en charge de ce symptôme. Parmi les médicaments antalgiques, les morphinomimétiques sont incontestablement les plus coûteux, quoique relativement sous-utilisés en France, en comparaison des pays anglo-saxons.

Quel qu'en soit le coût direct, il convient de garder à l'esprit qu'une thérapeutique antalgique adaptée et efficace est non seulement un facteur de bien être mais également de nature à réduire l'impact médico-économique de la majorité des maladies.

## Bibliographie

[1] BRASSEUR L. — Revue des thérapeutiques pharmacologiques actuelles de la douleur. *Drugs,* 1997, *53* (suppl. 2), 10-17.

[2] Communiqué du ministère de la Santé, décembre 1998.

[3] Données communiquées par le SIMP (Service d'information médico-pharmaceutique), Assistante publique-Hôpitaux de Paris, 1999.

[4] *Enquête sur la santé et la protection sociale, France 1997.* Rapports n° 1255 et 1255 bis, février 1999.

[5] ZENZ M., WILLWEBER-STRUMPF A. — Opiophobia and cancer pain in Europe. *Lancet*, 1993, *341*, 1074-1075.

# 45. Quelques pièges du traitement de la douleur

par F. Paille, P. Queneau, P. Aubert, D. Wahl

**1.** Ne jamais associer un opioïde fort « agoniste pur » et un « agoniste-antagoniste » (ou un « agoniste partiel »).

**2.** Terrain fragilisé et antalgique font souvent mauvais ménage. Aucun antalgique n'est anodin.

**3.** L'action antalgique des antidépresseurs (notamment les tricycliques) ne signe pas l'existence d'une dépression.

**4.** Ne pas céder trop facilement à la tentation du dernier-né des antalgiques.

**5.** 2 écueils :

- sous-traiter la douleur aiguë,
- ne répondre à la douleur que par une ordonnance médicamenteuse.

**6.** La réponse (positive) à un placebo n'authentifie pas la nature psychogène.

**7.** Penser qu'un malade inconscient agité peut être un malade qui souffre.

**8.** En cas d'échec d'un traitement antalgique, avant de changer de médicament, penser :

- au fait que les douleurs peuvent être de cause non hypernociceptive : douleurs neurologiques, syndromes douloureux régionaux complexes, douleurs psychogènes ou douleurs morales,
- à la dépression masquée et au handicap induit : « j'ai mal » signifie souvent « je suis mal », « je vais mal », « je me sens mal, dévalorisé, handicapé »,
- à une posologie insuffisante et/ou mal répartie,
- à une non-observance de la prescription.

**9.** La prise en charge de la douleur ne se résume pas aux seuls médicaments antalgiques. Penser aux « co-analgésiques » !

**10.** Pas de traitement standard : personnaliser la prescription est indispensable.

**11.** Face aux douleurs rebelles, ne pas trop attendre pour proposer les techniques anesthésiques et neurologiques.

# 46. Principes essentiels du traitement de la douleur

par F. Paille, P. Queneau, J.P. Larbre, D. Wahl

**1.** Toute douleur est nuisible et doit être soulagée. C'est même une obligation éthique majeure pour tout médecin.

**2.** Ne pas nier la douleur dont l'organicité n'a pas été attestée.

**3.** Toujours rechercher la cause de la douleur, qui n'est qu'un symptôme.

**4.** On ne traite pas un symptôme, mais un patient. Dans la douleur chronique, véritable maladie autonome, la composante psychologique et affective est essentielle à prendre en compte : la composante psychologique et affective de la douleur peut aussi exprimer le désir ou la peur de communiquer : savoir être à l'écoute de tels malades et ne pas bloquer la relation médecin-malade par une prescription intempestive d'antalgiques risquant de faire écran à la véritable demande d'aide psychologique.

**5.** Pas de traitement « à l'aveugle » sans identifier le mécanisme de la douleur. Si les douleurs en hypernociception sont les plus fréquentes, il faut savoir reconnaître les douleurs neurologiques, les syndromes douloureux régionaux complexes, mais aussi les douleurs psychogènes et les douleurs morales, toutes ces douleurs étant justiciables de traitements appropriés, très différents selon la cause de douleurs par hypernociception ne sont pas les seuls en cause.

**6.** Dans les douleurs par hypernociception, respecter une progression dans l'utilisation des antalgiques, selon les trois niveaux de l'OMS.

**7.** Ne pas prescrire en fonction des critères pronostiques, mais en fonction de l'intensité de la douleur. Ne pas réserver les opiacés aux seules douleurs des cancers en phase avancée.

**8.** Pas de traitement « à la demande » en cas de douleur chronique. Prévenir le retour de la douleur par un traitement antalgique régulier.

**9.** Ne pas négliger le recours aux co-analgésiques.

**10.** Ne pas négliger les réactions aux traitements non médicamenteux que sont :

– les traitements physiques, l'acupuncture, le thermalisme ;
– les blocs anesthésistes et la neurochirurgie ;
– enfin toutes formes d'approche psychothérapeutique et psychocomportementale sans omettre dans certaines douleurs chroniques particulièrement rebelles la relaxation et l'hypnose.

*SIXIÈME PARTIE*

# MÉDECINS, MALADES ET DOULEUR EN QUESTION

# 47. Douleur et souffrance

par G. Ostermann

> « *Tant que l'homme souffre, il peut encore faire son chemin dans le monde* »
> Sigmund Freud
> « *La souffrance semble faite pour qu'aucune explication ne tienne debout* »
> Jean Grosjean

Nous avons, pour étayer ce chapitre, très largement emprunté au texte de la conférence du Professeur J.J. Kress, intitulée « Le psychiatre devant la souffrance », donnée aux XI^e^ journées de l'Association Française de Psychiatrie à Paris les 25 et 26 janvier 1992 [2]. Nous tenons à remercier notre Collègue de nous avoir permis de nous y référer, tant la teneur de son discours est éclairante et nous semble dépasser les frontières d'une spécialité (« La souffrance n'a pas de camp »).

La souffrance est bien la question des questions et son obsédant pourquoi reste la pierre d'achoppement de toutes les sagesses, philosophies et religions.

Le médecin, quel que soit son champ, interpellé par la souffrance de celui qui se confie à lui, ne peut avoir qu'une seule attitude saine : le propos ferme et résolu de soulager le plus possible par toutes les ressources combinées de l'art et de la technique. Personne ne disconviendra qu'il y a une sorte *d'absurdité téléologique à la douleur, martyre sans utilité.* Nous avons, semble-t-il, tenté de montrer, à travers cet ouvrage, combien la découverte des analgésiques et leur bon maniement a marqué d'un grand pas l'histoire de la Thérapeutique.

Il est incontestablement plus périlleux de s'interroger sur la souffrance en tant que phénomène fondamentalement psychique. Dire qu'il s'agit de l'intégration d'une sensation douloureuse dans un contexte psychologique et dans l'ensemble du « moi » psychosomatique est un peu « court ». S'il est clair que le rapport de la souffrance à la douleur se distend en Psychiatrie, rappelant s'il en était besoin la nécessité d'une collaboration synergique avec le psychiatre pour bon nombre de douloureux chroniques, nous pouvons, à l'instar du héros « tiers instruit » de Michel Serres, enrichir notre pratique des réflexions émanant d'une autre discipline. Ceci apparaît d'autant plus pertinent que la souffrance, en tant que phénomène psychique, nous oblige de fait à sortir de la surabondance des représentations liées au corps et ne manque pas de nous dérouter.

« Avec la plainte entre en scène ce reste du savoir médical qu'est le sujet, et au cœur de ce reste réside la souffrance. La plainte, indice de la souffrance, comporte un appel à l'acte destiné à soulager l'une, à éteindre l'autre. Mais le médecin en formation constate bien vite que l'acte médical n'y suffit pas, que cet acte ne sature pas l'appel et la demande de la souffrance et qu'en réponse à cet appel il ne peut que proposer ce que le savoir et la technique ne lui ont pas apporté : l'agencement de la relation. Le savoir médical reste muet devant ce qui, de la souffrance excède et épuise ses réponses, si bien que les limites mêmes de sa technique suscitent la mise en jeu de la personne du médecin » [2].

## I. ÉCLAIRAGE PSYCHANALYTIQUE DE LA NOTION DE DOULEUR PSYCHIQUE

J.J. Kress rappelle combien Freud restait prudent en raison même de l'obscurité de cette notion.

« Freud fait usage du terme Schmerz qui désigne, comme en français, indifféremment la douleur physique ou psychique. Quand il veut préciser la nature psychique de la douleur, il utilise le mot composé Seelenschmerz, douleur d'âme. À la souffrance correspondrait plutôt le mot Leiden dont il ne fait pas usage. Bien qu'il affirme ne disposer d'aucune perspective pour distinguer angoisse, douleur et deuil, il avance clairement que la douleur est une réaction à la perte de l'objet. Il insiste pour rappeler que cette douleur psychique se rapporte à l'expérience de la douleur physique, mais devant l'impossibilité de comprendre ce rapport il s'en remet à l'autorité de la chose langagière. Il écrit ainsi : « Et pourtant, il ne peut être dénué de sens que la langue ait créé le concept de douleur intérieure, de douleur de l'âme, et assimile entièrement les sensations de la perte d'objet à la douleur corporelle ». Pour caractériser ce qui dans la relation à l'objet perdu donne lieu à cette énigmatique sensation de douleur psychique Freud avance le terme « d'investissement nostalgique », nostalgique des satisfactions liées à cet objet. Le caractère particulier de la sensation douleur serait lié à la très grande intensité de cet investissement nostalgique, intensité élevée par rapport à celle des autres processus psychiques et qu'il est par conséquent impossible d'inhiber, mais aussi impossible de satisfaire puisque la réalité s'est dérobée. En somme la douleur psychique résulte de la hauteur de l'investissement, de l'absence de satisfaction et du vide de la réalité correspondante. Cette situation « crée les mêmes conditions économiques que l'investissement en douleur concentré sur un endroit lésé du corps » dans le cas de la douleur corporelle.

Dans un autre texte intitulé « Le refoulement » cette partie psychique devenue douloureuse, comme une partie corporelle, est conçue comme étant le siège d'une « pseudopulsion » ; le lieu psychique de la douleur se comporte comme un processus d'excitation interne, impossible à écarter, comme une pulsion. Freud précise aussi que dans le cas de la douleur physique, la partie corporelle est siège d'un investissement narcissique, alors que la douleur psychique relève d'un investissement objectal.

Qu'avons-nous entendu ? Un point essentiel me paraît résider dans l'attention que porte Freud à l'assimilation opérée par le langage entre douleur physique et psychique. On peut, à cet égard, se demander si le langage exprime ainsi l'intrication de processus qui se déroulent sans lui, ou avant lui, ou si au contraire il ne leur assigne pas cette intrication. Quoi qu'il en soit, la douleur psychique ne peut se concevoir sans le corps, sans la manière dont le corps lui-même peut être affecté par la douleur physique. L'expression mimique qui les manifeste est d'ailleurs tout à fait comparable. La psychanalyse a aussi largement montré, en mettant à jour des mécanismes aussi fondamentaux que l'introjection et l'incorporation, combien l'histoire du rapport à l'objet s'appuie sur le corps. Je voudrais, à partir de ce point, rappeler ce dont il était question plus haut : la perception de la souffrance dans la relation avec le patient implique l'accentuation de la singularité de sa présence, de son individualité, en tant aussi qu'elle est corporelle.

Il existe bien sûr chez Freud d'autres références à la douleur psychique dont il n'a pourtant pas traité de manière directe. Il en est question notamment dans « Au-delà du principe du plaisir ». Le point de vue est ici topique et dynamique : la douleur correspond à l'effraction d'une structure en bouclier, le « pare-excitation » par un afflux excessif d'excitation non liée notamment au système des représentations. La douleur résulterait de cette voie d'eau créée au lieu de l'effraction, ce qui nécessite la concentration en ce point d'une quantité considérable d'énergie pour endiguer, lier l'excitation douloureuse : à cette consommation excessive d'énergie correspond l'appauvrissement des autres intérêts et des autres fonctions de la psyché en situation de souffrance. Cette conception, toute empreinte des mécanismes de la physiologie, rend pourtant bien compte du caractère inéluctable, insistant, impossible à fuir de la douleur psychique, qui, ayant franchi le bouclier protecteur, s'est installée au-dedans et y consomme l'énergie habituellement nécessaire pour les investissements extérieurs. D'autre part, et ce point est essentiel, la douleur psychique est désarrimage, déliaison, désorganisation par rapport au système des représentations : voici qui rend compte de la difficulté même à pénétrer dans le processus de la souffrance et à le comprendre. Voici aussi qui rend compte de la nécessité, pour la percevoir au plan clinique, de faire taire, l'espace d'un instant, chez le psychiatre en relation avec son patient souffrant, le déroulement des représentations liées au savoir, à la connaissance, à la technique des soins » [2].

Devant la souffrance : que dire et comment le dire, quel droit et quel devoir à en parler ?

On pourrait avancer avec Jean Clavreul « Il n'y a qu'un seul discours qui tienne sur la souffrance, celui de la personne qui l'éprouve et s'en tenir là. » Silence donc qui devrait inciter à se taire ceux qui s'en approchent et ceux qui s'en souviennent. Paradoxalement, c'est parce qu'elle conduit au mutisme ou du moins aux balbutiements et parce qu'elle se découvre impuissante à se décrire qu'elle interroge et continue de nous interroger. Il nous est apparu important de recenser quelques impasses et de se persuader de leur caractère, si l'on veut éviter de s'y engager au risque d'aggraver la souffrance que l'on voulait alléger.

## II. LES IMPASSES

### *Le discours magistral*

« Sous prétexte de connaissances trop générales prises dans les livres ou reçues du martèlement de l'information, le discours sur la souffrance peut prendre une forme tellement extérieure qu'il en devient insignifiant.

La souffrance nous introduit à la mesure sans mesure du sujet et doit nous inviter à cette attitude plus silencieuse, fruit d'un travail constant de l'autre en nous qui met en suspens la prétention hégémonique de notre moi empli de son tout savoir » [3].

### *Le discours de consolation*

Insupportable avec ses règles fixes et son accent si souvent artificiel dans sa raideur.

### *Le discours de résignation*

Lorsque l'on s'essaie à une anthologie un peu systématique du discours sur la souffrance tenu au siècle dernier ou au début de celui-ci, tant par les églises que par les sommités du monde littéraire ou politique, on est étonné de voir la place qu'y tient la simple exhortation à la résignation. Ce n'est pas par hasard si le terme de résignation recouvre un double sens. Si l'on incite l'autre à se résigner, on emploie aussi ce terme dans son sens transitif : résigner une charge, c'est l'abandonner (Pour la tranquillité de qui ?).

### *Le discours moralisateurs*

Impasse également *du discours moralisateur,* sorte d'indiscrétion teintée du jugement « c'est de sa faute ».

Mal et malheur, souffrance et faute travaillent en l'homme de telle façon qu'il les confond inconsciemment. Confusion terrible et qui n'est pas à traiter à la légère. Il est de notre devoir de *délivrer celui qui souffre autant que faire se peut du fardeau supplémentaire de la culpabilité.*

### *Le discours de compassion*

Impasse parfois *du discours de compassion.* Bernanos avait bien perçu l'ambiguïté de la compassion immédiate, celle qui justement n'autorise pas le silence.

« Il faut se taire. Il faut se taire aussi longtemps que le silence me sera permis. Et cela peut durer des semaines et des mois. Je sais bien que la compassion d'autrui soulage un moment, je ne la méprise point. Mais elle ne désaltère pas, elle s'écoule dans l'âme comme à travers un crible et quand notre souffrance a passé de pitié en pitié ainsi que de bouche en bouche, il me semble que nous ne pouvons plus la respecter ni l'aimer » [1].

« Dans le jeu de la bascule substitutive où elle introduit, la compassion immédiate du « je vous comprends », ou « il faudrait que vous fassiez ceci ou cela » ne désaltère pas parce qu'elle n'introduit pas la dimension d'une altération signifiante du sujet. Contrairement à ce qu'elle propose, elle ne fait pas cesser l'altération de la souffrance, quand bien même elle soulagerait un moment. Nous le savons d'expérience, c'est vrai pour autrui, c'est vrai pour nous [3].

### *Le refus de dialogue*

Impasse à *l'inverse et plus encore du refus de dialogue,* tant il est vrai que la souffrance a un double visage : l'un tourné vers nos paroles pour passer au crible leur légèreté, leur futilité, leur impuissance à aider vraiment; l'autre vers nos silences pour en dénoncer les facilités et les démissions. Il y a une manière de soigner (ou de se faire soigner) qui évite la parole et réduit l'homme à un organisme fonctionnel sourd et muet.

## III. APPORT DE LA PSYCHIATRIE À LA PERCEPTION DE LA SOUFFRANCE

Si les obstacles sont toujours plus évidents que les orientations positives, nous pouvons grandement bénéficier des réflexions du psychiatre et les faire nôtres, tout en sachant garder les limites de notre compétence.

« Comment la souffrance est-elle perçue en psychiatrie ? De quels moyens d'estimation, je ne dirai pas d'évaluation, disposons-nous à son égard ? Deux conditions apparaissent nécessaires pour qu'il soit question de la souffrance : la prise en considération de la personnalité du malade dans son ensemble, et une certaine modalité d'implication émotionnelle, aussi ténue et incertaine soit-elle, de la part du psychiatre.

La première de ces conditions, la reconnaissance de la personnalité dans son ensemble et dans l'extrême de son individualité, requiert une suspension passagère des observations, constatations, déductions ou constructions auxquelles se livre le psychiatre au cours de sa relation avec un patient. Le constat « il souffre » demande un temps d'arrêt, un moment de silence intérieur à la faveur duquel est rencontré l'individu souffrant : lui, cette souffrance. C'est à ce mouvement intérieur, de la part du praticien, que peut correspondre chez le patient la question que fait toujours poser la souffrance à celui qui la subit : pourquoi moi ? Ainsi la souffrance est source d'individuation, mais en même temps d'un questionnement sur l'individuation.

Il est souvent fait usage en psychiatrie du terme de sujet, sans qu'il corresponde à une définition précise : il s'agit de la personne globale, de la personne humaine en tant qu'il lui est reconnu ce qui lui est le plus propre : sa dignité. L'aptitude à la souffrance fait partie intégrante de cette dignité. Mais de fait, cette question du sujet apparaît souvent en psychiatrie dans les textes à fins polémiques, lorsqu'il s'agit d'opposer une certaine conception de la discipline à la montée des neurosciences et des procédures évaluatrices, qui sont autant la conséquence des nécessités de l'expérimentation que des impératifs économiques. Le sujet, sa dignité et sa souffrance peuvent ainsi devenir les otages d'une partie de la psychiatrie. Pourtant, la souffrance n'a pas de camp, il appartient à chaque type d'épistémologie de se déterminer pour savoir s'il y a lieu de l'intégrer parmi les objets et les thèmes de sa réflexion. Cette première condition de la perception de la souffrance, par la nécessité de suspendre en quelque sorte l'approche technique, est liée à la seconde car elle la détermine. »

Cette seconde condition, pour que soit perçue et représentée la souffrance, fait appel au versant émotionnel de la relation avec le patient. Déceler, constater la souffrance demande, aussi peu que ce soit, un degré d'identification au patient, une implication émotionnelle, un certain champ d'affects communs. Il est nécessaire de disposer de repères intérieurs pouvant intégrer ce qui est perçu à la faveur de cette brève identification pour qu'il soit possible de se dire : il souffre.

Il existe bien un concept, promu par certaines tendances psychothérapiques, c'est celui d'empathie, qui correspond à ce que je tente d'exprimer : mais pour ces écoles le concept d'empathie paraît avoir envahi tout le champ psychothérapique. Je dirai à l'opposé, que l'attitude du psychiatre en regard de cette perception de la souffrance relève plutôt d'une « parcimonie » de la participation affective. Il s'agirait d'une perception par coups de sonde, par échantillonnage à l'occasion de laquelle on se « met à la place » du patient. Pourtant, « se mettre à la place » du patient, c'est la dernière recommandation à faire à un psychiatre en formation, où sera le patient si l'on se met à sa place ?

J'ai utilisé le terme de parcimonie parce qu'il évoque l'idée d'une gestion de ces moments d'identification au patient dans sa souffrance; car à ce mouvement d'intrusion émotionnelle imaginaire dans la position du patient succède un second temps au cours duquel s'organisent nos représentations. Mais dès lors ce n'est plus de la souffrance elle-même dont il s'agit, mais de ses déterminations symptomatiques, de l'appréciation de sa place dans l'économie psychique et de ses conséquences sur la situation d'ensemble du patient, ainsi que la conduite d'un traitement. Alors nous sommes sur le terrain mieux connu du savoir clinique, des références doctrinales et théoriques et de la technique organisatrice des orientations thérapeutiques. Pourtant, la perception de la souffrance ne se laisse pas oublier, elle court en quelque sorte sous roche, pendant la suite de la relation, car n'est-ce pas elle qui détermine fondamentalement l'ensemble de nos actions en médecine ? » [2].

## EN GUISE DE NON-CONCLUSION

On parlera toujours mal de la souffrance aux souffrants, soit parce que souffrant avec eux, on partage leur désarroi, leur maladresse, soit parce que moins accablé, on semble leur en parler comme l'on dit si bien « à notre aise ». Lorsque le souffrant exprime « ça n'a pas de sens », il ne se trompe pas, de son point de vue : le sens de la souffrance, si elle est susceptible d'en avoir un, ne saurait se chercher dans la direction d'un masochisme ou même simplement d'un dolorisme, qui estimeraient que la souffrance est bonne en soi. C'est, entre autres, le bon agencement de la relation soignant-souffrant aux multiples fautes et compétences qui permettra peut-être de dégager que « ça n'a pas encore de sens » mais que ce sens pourrait un jour, ne serait-ce que partiellement, émerger du chaos.

### Bibliographie

[1] BERNANOS G. — *Journal d'un curé de campagne*. Paris, Presses Pocket, 1984.

[2] KRESS J.J. — Le psychiatre devant la souffrance. Conférence XIe journées de l'Association Française de Psychiatrie. Paris 25 et 26 janvier 1992. Publié dans *Psychiatrie Française*, numéro spécial *92*, avril, 21-34.

[3] VASSE D. — *Le poids du réel*. Paris, Seuil, 1983.

# 48. Douleur et éthique

par J.-M. Mantz

Comme le mot amour, le mot douleur recouvre une variété infinie de sens, ce qui n'en facilite pas l'analyse : douleur physique, morale, affective avec d'innombrables variantes. Même si l'on s'en tient à la douleur physique, la souffrance est liée à la vie comme l'ombre à la lumière. Combien d'années-douleur, de siècles-douleur jalonnent l'histoire des hommes ?

L'éthique, science de la morale, est la gardienne des valeurs. Les problèmes éthiques résultent d'un conflit de valeurs, du heurt de deux situations, de l'incompatibilité, au moins apparente, d'objectifs contradictoires. La douleur est une des grandes pourvoyeuses de ces situations éthiquement conflictuelles. En voici quelques exemples :

## I. QUEL EST LE SENS DE LA DOULEUR ?

« La douleur », écrivait Magendie en 1847, « par cela même qu'elle est dans les lois de l'organisme, doit avoir un but ». Aussitôt la question se pose : quelle est sa finalité ? Doit-elle être respectée ou faut-il la traiter ? Est-elle utile, inutile, nuisible ?

Elle est, disent certains, naturelle, physiologique, inscrite dans le patrimoine humain depuis le péché originel, la douleur de l'accouchement par exemple.

Elle peut être dans une certaine mesure utile par la charge séméiologique d'alarme qu'elle comporte, parfois révélatrice d'un mal sournois ; le type, le siège, les irradiations, l'horaire d'une douleur permettent d'en préciser la cause ; obligatoire et nécessaire, ont longtemps pensé les chirurgiens, formatrice si l'on en croit les stoïciens, rédemptrice et purificatrice pour certains mystiques, source de plaisir même pour les masochistes et les sadiques.

À vrai dire ces interprétations utilitaristes de la douleur sont discutables. « Car », dit plaisamment Shakespeare, « jamais ne vécut philosophe qui puisse en patience endurer le mal de dents ».

Pour d'autres la douleur est inutile, elle n'a pas de fonction, c'est un non-sens.

En vérité la douleur est nuisible; source de réflexes nociceptifs, productrice de médiateurs agressifs, cause de désordres d'abord fonctionnels puis lésionnels, la douleur qui se prolonge taraude le corps, envahit le champ de conscience, renferme le malade sur lui-même, l'isole, l'épuise, l'avilit, l'humilie.

Souvent la douleur vient se surajouter à une pathologie concomitante dont elle est un symptôme. Elle devient ainsi en elle-même une véritable maladie.

Ainsi la controverse éthique au sujet du respect ou non de la douleur n'a pas lieu d'être poursuivie. La douleur doit être traitée. C'est même une des obligations majeures du médecin. L'article 20 du code de déontologie est un des moins contestés : « Le médecin doit s'efforcer d'apaiser les souffrances de son malade ».

## II. CONNAISSANCE ET IGNORANCE

L'obligation de connaissance concerne le malade, le médecin, l'enseignant : la rédaction d'une ordonnance n'est qu'un des aspects de la prise en charge de la douleur. Elle doit s'accompagner d'informations données au malade et à son entourage sur les modalités de la prise médicamenteuse, de la substitution d'un antalgique à l'autre, d'éventuelles associations, sur les thérapies non médicamenteuses, sur les effets secondaires des médicaments.

Le médecin lui-même se doit de connaître toutes les ressources de la thérapeutique antalgique. Sa responsabilité est à la mesure de son pouvoir.

Toute forme d'ignorance dans ce domaine serait immorale car elle générerait pour les malades des souffrances supplémentaires.

Pour les mêmes raisons l'enseignement détaillé du traitement moderne de la douleur est une obligation. Il occupe le plus souvent une place insuffisante dans les programmes actuels des Facultés.

## III. EXPÉRIMENTATION ANIMALE SUR LA DOULEUR

Elle pose un problème éthique d'une particulière acuité car elle met en lumière un conflit fondamental entre le but de la recherche, qui est de mieux comprendre et de diminuer, voire de supprimer la douleur chez l'homme, et les moyens utilisés pour y parvenir, à savoir la provocation délibérée de la douleur chez l'animal d'expérience.

On admet en général que ce type de recherche est une nécessité en raison du haut degré de précision et de la qualité des informations qu'elle est susceptible de fournir. Il est habituel de considérer en pareil cas que la fin — apaiser les souffrances de l'homme — justifie les moyens et que l'expérimentation animale, bien que « nécessairement immorale, est moralement nécessaire », tout en reconnaissant la difficulté d'extrapoler dans ce domaine de l'animal à l'homme en raison de l'importante composante psychosociale de la douleur humaine.

Quoi qu'il en soit, la variété et l'agressivité des techniques algogènes utilisées chez l'animal (fractures, brûlures, infections, ischémie.) ne peuvent laisser indifférent. Aussi ne saurait-on accepter le principe même de telles recherches sans être extrêmement pointilleux sur les conditions de cette expérimentation.

Il convient en particulier de s'assurer que le modèle animal utilisé correspond bien au type de douleur humaine que l'on veut étudier et que sont respectées les recommandations publiées en 1980 par l'association internationale pour l'étude de la douleur. Elles concernent l'avis d'un comité d'éthique, le choix des stimuli nociceptifs, l'évaluation des niveaux de douleur infligée, le choix de l'espèce animale, la durée de l'expérience et le nombre d'animaux utilisés. Il est recommandé à l'expérimentateur d'essayer le stimulus douloureux sur lui-même et de ménager à l'animal la possibilité de contrôler les effets de la douleur par une réaction de fuite ou d'évitement. En tout état de cause, l'animal doit toujours être considéré comme un être vivant et non comme un simple objet d'études.

## IV. EXPÉRIMENTATION SUR L'HOMME

Qu'il s'agisse de sujet sain ou malade, elle est, elle aussi, considérée comme indispensable. Mais elle exige une méthodologie rigoureuse, la caution d'un comité d'éthique. Elle nécessite également celle du comité de protection des personnes se prêtant à des recherches biomédicales avec, entre autres, le recueil obligé du consentement libre et éclairé du sujet.

## V. DOULEUR ET ÉCONOMIE

La douleur, particulièrement la douleur chronique, est d'un coût énorme pour la société, en médicaments, en journées de travail perdues, en journées d'hospitalisation. Ce conflit entre douleur et économie intéresse à la fois les pays industrialisés et les pays en voie de développement. Il limite pour les premiers les recherches de pointe. Il entraîne pour les seconds une pénurie de médicaments, en particulier morphiniques. Dans les deux cas ces difficultés économiques se traduisent, pour les malades qui souffrent, par un surcroît de douleur.

## VI. ANTALGIQUES ET EFFETS SECONDAIRES

Un problème se pose fréquemment, en particulier pour les douleurs persistantes, celui des effets secondaires des médications de la douleur. Il existe en effet une certaine antinomie entre les effets antalgiques recherchés et les effets latéraux indésirables.

Problème général, commun à toutes les thérapeutiques, que celui de ce « double effet », l'un favorable, l'autre non, d'une même médication.

Il s'agit moins, dans le cas qui nous occupe, des effets potentiels toxiques ou allergiques, voire des risques d'accoutumance ou de toxicomanie de certains médicaments ; ces risques sont connus avec précision et peuvent être dans une large mesure, prévus et prévenus. Il en est tout autrement des effets indésirables de certaines médications analgésiques puissantes qui peuvent, à forte dose, altérer la conscience, déprimer la fonction respiratoire et écourter la vie. Nous sommes ici aux confins du domaine de l'euthanasie.

## VII. DOULEUR ET EUTHANASIE

L'existence de douleurs intolérables est un des arguments le plus souvent avancé par les partisans de l'euthanasie pour justifier cette pratique. Sans entrer dans les détails d'une controverse qui prend souvent des allures de polémique, il convient de rappeler cinq vérités qu'aucune dialectique ne peut contester :

- L'infinie variété des différentes formes de la souffrance humaine et les fluctuations de son intensité dans le temps rendent toute appréciation quantitative provisoire.
- Il est tout à fait exceptionnel que la douleur physique résiste à un traitement bien conduit.
- Le médecin qui s'arroge le droit de disposer de la vie d'autrui outrepasse les prérogatives de sa mission.
- Autoriser l'euthanasie accroîtrait l'angoisse d'un grand nombre de malades, en particulier ceux frappés d'un handicap sévère.
- Une loi ne peut se fonder, sans risque d'application abusive, sur des concepts impossibles à définir de façon précise. Les concepts de détresse psychologique du malade et de pitié sont de ceux-là.

### Bibliographie


[1] BOURREAU F. — Éthique et douleur. *Douleur actualités*, 1989, *7*, 1-2.

[2] BRETT A., GRODIN M. — Ethical aspects of human experimentation in Health Services Research. *JAMA*, 1991, *265*, 14, 1854-1857.

[3] CASY K.L., DUBNER R. — Animal models of chronic pain : scientific and ethical issues. *Pain*, 1989, *38*, 249-252.

[4] ZIMMERMANN M. — Ethical guidelines for investigations of experimental pain in conscious animals. *Pain*, 1983, *16*, 109-110.

# 49. Douleur et euthanasie

par J.-M. Mantz

Le terme d'*euthanasie* doit être *défini* car il n'a pas le même sens pour tous, ce qui est une source de malentendus.

Il a été créé en 1605 par Francis Bacon, chancelier d'Angleterre, pour désigner le *devoir* pour la médecine d'alléger la souffrance des mourants de façon à leur assurer une fin paisible, une « bonne mort ».

Puis le sens du mot a dérivé : au XIX^e^ siècle il désigne l'*acte* consistant à mettre délibérément et en douceur fin à la vie d'un malade. C'est l'euthanasie « active » par opposition à l'euthanasie « passive » qui correspond à la décision de ne pas prolonger une réanimation sans espoir.

**Trois arguments** sont régulièrement avancés par les partisans de l'euthanasie active :

- la douleur non maîtrisée, physique ou morale endurée par le malade,
- la volonté du malade se traduisant par une demande réitérée,
- la pitié qu'inspirent la souffrance et la perte de dignité.

Envisageons ces trois arguments :

**La douleur physique** est effectivement le motif le plus souvent invoqué pour justifier l'euthanasie active.

Il est vrai que la douleur est anxiogène, épuisante, inutile. Elle doit être traitée. C'est le premier objectif assigné au médecin par Hippocrate. Or on dispose aujourd'hui d'une gamme très étendue d'analgésiques, des salicylés aux opiacés. Pris isolément ou en association, administrés selon une posologie et une chronologie précises, ils viennent à bout de la plupart des douleurs physiques. Des progrès techniques récents (mise en place de réservoirs sous-cutanés, perfusions épidurales ou intrathécales, neurolyse chimique ou chirurgicale) font que les douleurs rebelles à un traitement bien conduit sont devenues exceptionnelles. Cela suppose de la part du médecin un *travail d'information*, un effort constant de *mise à jour de ses connaissances* qui lui permette de respecter en toutes circonstances le premier précepte d'éthique universelle : le devoir de compétence.

On peut ainsi affirmer que dans l'immense majorité des cas une *douleur physique rebelle* est une douleur mal traitée. Les cas rarissimes faisant exception à cette règle relèvent alors d'une *thérapeutique anesthésique*, même si elle abrège la vie de quelques heures ou de quelques jours. Il ne s'agit pas en pareil cas d'euthanasie car le but recherché est de soulager la douleur et non de provoquer la mort. Cette démarche entre dans le cadre, général en médecine, de l'évaluation du rapport bénéfice-risques de toute thérapeutique médicale ou chirurgicale.

Quant à l'*acharnement thérapeutique* prolongeant par des prouesses techniques une agonie sans espoir, il n'est accepté par personne : seuls, en pareil cas, sont de mise une thérapeutique antalgique et des soins palliatifs assurant au patient le maximum de confort possible.

**Les douleurs morales** sont difficiles à appréhender et à quantifier. Elles peuvent prendre les *formes les plus variées :* angoisse, remords, souffrance de la séparation, de la solitude, état dépressif. Au St-Christopher's Hospice de Londres où furent mises au point les modalités d'accompagnement des malades en fin de vie, des milliers de personnes ont été prises en charge, entourées, accompagnées sans qu'aucune demande d'euthanasie ait été formulée. Là encore une telle démarche est *consommatrice de temps*, d'énergie, de labeur, conditions de l'efficacité. Mais il s'agit là **d'une des formes les plus élevées de la solidarité humaine** et de l'attention à autrui.

Quant à *l'euthanasie active*, elle est le moyen le plus sûr, le plus facile et le plus radical de supprimer la douleur immédiatement et sans retour. Cette démarche cependant est passible de graves critiques qui, à nos yeux, la condamnent formellement :

– *elle viole les Droits de l'Homme :* la Convention européenne des Droit de l'Homme « protège en effet par la loi le droit de toute personne à la vie. La mort ne peut être infligée à quiconque intentionnellement » ;

– l'euthanasie active est une *infraction à la loi :* elle est en contradiction formelle avec toutes les juridictions, chartes ou recommandations civiles ou religieuses et avec l'avis des différentes instances éthiques de notre pays ;

– c'est une *solution de facilité* qui dispense des efforts d'information et d'accompagnement dont nous avons parlé : au lieu de supprimer la souffrance on supprime le malade ;

– c'est un *abus de pouvoir :* elle dépasse de très loin l'objectif assigné qui est de soulager la douleur : elle s'arroge le droit de supprimer la vie ;

– c'est le plus souvent un *contresens* sur la signification de la demande du patient. Il est bien établi que cette demande, même réitérée, a beaucoup plus fréquemment la signification d'un appel à l'aide que celle d'un désir réel de mort. Ce fait est bien connu également chez les *suicidants.* Exécuter la sentence de mort c'est refuser d'entendre l'appel et prendre le malade au mot ;

– il est souvent admis par les partisans de l'euthanasie active que la *maladie finit par ôter à l'homme toute dignité.* C'est là une affirmation à laquelle nous ne pouvons souscrire : la dignité de l'homme n'est pas liée à son degré de conscience ou à son intégrité physique mais à son humanité elle-même ;

– enfin l'*euthanasie « par pitié »*, souvent invoquée et largement exploitée pour alimenter les campagnes d'opinion, va à l'encontre du respect de la personne. Ce que le malade demande au médecin, ce n'est pas la pitié mais la prise en charge de l'accompagnement.

## CONCLUSION

La question de l'euthanasie est trop grave pour qu'elle soit abordée — comme c'est trop souvent le cas — dans un climat de précipitation et de *passion.*

C'est le devoir du médecin *d'accroître ses connaissances* aussi bien en matière de traitement antalgique que de techniques d'accompagnement du grand malade, en consacrant à ces deux domaines l'effort et le temps suffisants.

Il ne faut pas légiférer en cette matière. L'expérience hollandaise est là pour nous mettre en garde contre ce danger. *La loi est générale,* anonyme, impersonnelle alors qu'en pratique le cas de chaque malade est particulier. Formulée en termes nécessairement généraux, flous et imprécis, une loi exposerait à tous les abus, à toutes les interprétations, à toutes les dérives, à toutes les pressions, y compris celles de la famille. La législation de l'euthanasie supprimerait cet élément fondamental des rapports entre le médecin et son malade, la confiance, base du colloque singulier. La main qui soigne ne peut être la main qui tue.

*Le fait de donner la mort à autrui, sous quelque prétexte que ce soit, doit rester frappé d'un interdit absolu.*

### Bibliographie

[1] Association Européenne des Centres d'Éthique Médicale. Communiqué du 4 juillet 1991.

[2] Association Médicale Mondiale. Déclaration sur l'Euthanasie. Madrid, octobre 1987.

[3] Bastin R. — Vœu concernant l'assistance aux mourants. *Bull. Acad. Natle.Med.*, 1991, *175*, n° 6, 879-880.

[4] Code de Déontologie Médicale. Décret du 28 juin 1979.Masson, 1988.

[5] Comité Consultatif National d'Éthique.Avis du 24 juin 1991.

[6] Commission des Épiscopats de la Communauté Européenne.Déclaration du 6 juin 1991.

[7] Communiqué concernant l'accompagnement des mourants. *Bull. Ordre Nat. Med.*, 1991, *12*, 205.

[8] Conseil de l'Europe. *Le médecin face aux Droits de l'Homme.* 1 vol. Cedam, 1990, 1485 p.

[9] Conseil National de l'Ordre des Médecins. Communiqué du 4 juin 1991.

[10] De Dinechin O. — Respecter L'Homme proche de sa mort. Déclaration du Conseil Permanent de la Conférence des Évêques de France (4 juillet 1991). *Bio-Éthique*, 1991, II, *5*, 283-288.

[11] Feniqsen R. — Euthanasie : L'expérience hollandaise. *Rev. Rech. jurid.*, 1990, *2*, 287-291.

[12] Verspieren P. — Sur la pente de l'euthanasie. *Études*, 1984, *360*, 1-12.

[13] Keown J. — *Euthanasia examined.* Ed. Cambridge University Press 1995.

# 50. Les mots de la douleur *Le point de vue d'un psychiatre-anthropologue*

par Ph. Brenot

Comment parler de la douleur au moment où l'on souffre, comment transmettre la souffrance en la mettant en mots, comment comprendre enfin ce patient douloureux qui reste silencieux ?

La douleur et les mots interpénètrent le champ de leurs significations que nous nous devons tous d'entendre. La mise en mots paraît soulagement pour les uns, et semble impossible à d'autres qui disent par leur corps ce que la pensée ne peut concevoir. Enfin si l'on a longtemps parlé de la pauvreté fantasmatique d'une pensée opératoire qui ferait à certains exprimer par le corps les méandres de leur esprit, et si l'on a aussi trop largement popularisé un « langage du corps » à la symbolique univoque, nous pouvons ici tenter d'analyser l'expression verbale de la douleur ou le silence des mots.

**Percevoir, sentir et ressentir**, procèdent à la fois de la physiologie de la transmission nerveuse, de la prise de conscience, de la confrontation à l'expérience vécue ou encore de la mise en mots. Ce sont la perception et la tolérance à la douleur qui nous en font sentir la dimension culturelle, apprise, et liée à la personnalité. L'attitude individuelle plutôt tournée vers l'action ou bien vers la « passivité » pourra ainsi moduler ce seuil de tolérance et par là l'expression de la douleur. On peut à cet égard rappeler l'analgésie martiale « du guerrier qui, dans la chaleur des combats, entraîné par sa valeur et par la gloire, ne s'aperçoit qu'en tombant du trait qui l'arrache à la vie » (Petit, 1799) ; ou encore celle du sportif et de l'homme actif, qui négligent leur souffrance dans l'exaltation de l'action et connaissent dans le même temps une importante augmentation sérique des béta-endorphines. Parler ou agir apparaissent ainsi comme des antonymes fréquemment relevés.

**« Dire ou ne pas dire » peut alors procéder d'une attitude envers la souffrance**, celle de l'hystérie ou celle du masochisme, d'une sensiblerie ou du pur stoïcisme.

Le juron réflexe accompagne la perception première et peut ainsi être assimilé à cette réaction biologique qu'est la douleur aiguë, avec sa fonction d'alerte et la conséquence naturelle du soulagement antalgique de sa décharge motrice. Les cris ou les pleurs de la douleur chronique sont d'un tout autre domaine : ils disent ce que ne peuvent dire les mots et nous savons combien « l'épanchement » libère les tensions si longtemps contenues. En cela les cris sont un écoulement de l'âme de par l'absence des mots, car la voix, indépendamment du sens, est d'ordre corporel. Elle est charnelle dans le cri inarticulé de la douleur que n'exprime plus le sens.

À l'opposé apparaît le stoïque qui réduit la douleur au concret de sa perception. La transfiguration chez les Saints Martyrs ou la sublimation de la douleur du fakir procèdent de ce même mouvement de l'esprit à déplacer l'attention pour moduler les sensations.

**L'expression de la plainte et de la souffrance connaissent ainsi de sérieuses différences selon le champ culturel ou l'aptitude à l'extraversion**. Par exemple, la transmission socioculturelle du vécu de la douleur est particulièrement évidente en ce qui concerne l'accouchement lorsqu'on l'observe du nord au sud de l'Europe. La scandinave intériorisée souffre en silence, tandis qu'une autre semble ne rien sentir, et que la méditerranéenne déchire ses entrailles. Plusieurs auteurs ont ainsi mentionné la plus grande fréquence des phonèmes construits autour de la voyelle A dans les cris de l'expression douloureuse. Les variantes autour de « Aïe » sont nombreuses de par le monde. L'ouverture de la bouche ne permet-elle pas à cet égard une plus grande libération motrice ?

« La douleur, nous dit la Fontaine, est toujours moins forte que la plainte » (*La Matrone d'Éphèse*). Le caractère apaisant de l'expression de la douleur apparaît nettement à travers l'intensité vocale et dans les significations de la plainte. Les appels à l'aide, les formules régressives du langage infantile sont alors très fréquentes en ce qui concerne la douleur aiguë : « Maman ! ». Ou même encore dans le recours à la croyance, à la religion et à leurs formules d'apaisement.

**Enfin viennent les mots de la douleur**, ceux qui décrivent, qui transmettent et qui tentent de faire partager une expérience toujours unique. Les *mots de la douleur* qui sont à part entière des signes cliniques, parfois même à caractère pathognomonique, et de toute évidence indispensables à l'examen du douloureux : « c'est froid, c'est dur, pénible ou obsédant… », « en étau, elle pulse, m'élance et irradie… », « sa brûlure est épuisante, effroyable, déprimante… ». Les mots en sont toujours uniques pour une expérience si difficile à transmettre.

L'appréciation clinique de la douleur emprunte ce véhicule subjectif qu'est le langage pour une typologie qui évoluera au cours des siècles. L'Antiquité avec Archigène ne reconnaissait que trois termes à la douleur : douce, acide et amère. Galien, au Iᵉʳ siècle de notre ère, distingue la pongivite, la gravative, la tensive et la pulsative. À la fin du XVIIIᵉ siècle, Marc-Antoine Petit distingue déjà 19 qualificatifs, assez proches des inventaires cliniques actuels qui en mentionnent 61 pour le *questionnaire Douleur Saint-Antoine* et 82 pour le *Mc Gill Pain Questionnaire* (cf. chapitre 7, pp. 57-58).

Le champ sémantique très large de ces inventaires est cependant directement lié aux valeurs culturelles que véhiculent les particularités de la langue et doit aussi être validé pour chaque questionnaire dans chaque idiome particulier. On peut ainsi s'interroger sur la validité de ces échelles selon les niveaux culturels dans une même population.

Alors le champ clinique est linguistique. Le *tiraillement* est un signe à part entière, distinct de la *torsion* ou du *pincement*, signe que peuvent encore moduler des qualificatifs comme *pénible*, *horrible* ou *angoissant*... Certains même ont pu être considérés comme pathognomoniques : la douleur oculaire *sourde*, urgence ophtalmologique, la *brûlure* de la poitrine dans l'angor, ou la douleur de l'accouchement qualifiée de *rythmique* par 91 % des femmes qui la connaissent.

Sur la palette des plaintes qui s'offrent au clinicien viennent les mots, avec leur sens, leur sonorité affective, leur intensité sonore. Ils sont symptômes à part entière, parfois les seuls que nous ayons, signes d'un vécu intérieur que la technique des explorations sophistiquées tenterait parfois d'atténuer. Gardons-nous de ne jamais les négliger.

## Bibliographie

[1] BENOIT T. *et al.* — *La douleur et les douleurs.* Paris, Masson, 1956.

[2] BRENOT P. — *Les mots du corps.* L'Esprit du Temps, 1992, 250 p.

[3] BRENOT P. — *Les mots du sommeil.* L'esprit du Temps, 1991, 64 p.

[4] BRENOT P. — *Les mots de la douleur.* L'esprit du Temps, 1992, 112 p.

[5] DARWIN Ch. — *L'expression des émotions chez l'homme et les animaux.* Paris, Reinwald et Cie, 1890 et Bruxelles, Complexe, 1981.

[6] DEHEN H. — Lexique de la douleur. *Nouvelle Presse Médicale*, 1983, *23*, 1459-1460.

[7] FURETIERE A. — *Dictionnaire de la langue française.* Paris, 1701.

[8] MELZACK R. et WALL P.D. — *The challenge of pain.* London, Penguin books, 1988 — *Le défi de la douleur.* Paris, Vigot, 1989, 203 p.

[9] PETIT M.A. — *Discours sur la douleur.* Lyon, Reyman, 1799, 93 p.

# 51. La douleur et le philosophe

par J.-M. Domenach (†)[1]

Dans la bataille contre la douleur, il n'y a pas, d'un côté le médecin, et de l'autre, quelque part ailleurs, le philosophe, perdu dans sa méditation. Le philosophe ne mérite d'être entendu que s'il part de l'expérience de ceux qui sont engagés dans la réalité, non pas pour leur apporter des réponses, mais pour les aider, s'il le peut, à poser correctement les questions.

## I. SIGNIFICATION PATHOLOGIQUE

La question centrale, pour le philosophe, est celle du sens. « Y a-t-il un sens ? Quel est ce sens ? » Ensuite seulement viennent les questions du moraliste : « Que faut-il faire pour que ce sens inspire des actes appropriés ? Comment être cohérent entre ce que nous pensons et ce que nous faisons ? ».

S'agissant de la douleur, cette question préalable du sens n'est pas facile. Et d'abord a-t-on le droit de dire simplement « la douleur » ? N'y a-t-il pas des sortes de douleur très différentes, peut-être irréductibles les unes aux autres ? C'est un problème que nous retrouverons tout à l'heure lorsqu'il s'agira de morale, de ce qui doit être fait en chaque cas. Mais, tout bien réfléchi, je crois qu'il est possible de continuer à parler de la douleur comme d'une question unique, même si elle se révèle par des symptômes de nature et d'intensité très diverses.

De la même manière, quand je parle du sens de la douleur, je ne prétends pas lui imposer un sens et un seul. Je me demande simplement si elle est capable de porter des significations. Est-ce que nous devons dire : « la douleur est incompréhensible, absurde, elle doit être écrasée, comme on écrase les moustiques et les épidémies », ou



1 Ancien directeur de publication de la revue « Esprit ».

bien pouvons-nous prendre une attitude nuancée et, en nous servant de la raison et du sentiment, en nous appuyant sur nos codes et nos convictions, essayer d'interpréter, de distinguer, et peut-être de transformer?

Ce qui frappe, quand on parle de la douleur, c'est la pauvreté du langage. Alors que le plaisir donne lieu à tant de variations, de nuances, de métaphores, la douleur se cantonne dans des formules grossières et vagues : « ça me fait mal », « je souffre ». Et si l'intensité augmente, il ne reste plus que le hurlement ou le gémissement. La souffrance est incommunicable. J'ai l'impression d'être muré en elle au moment même ou je voudrais que d'autres en prennent une part. Lorsqu'elle dépasse un certain degré (car, comme le faisait remarquer Bergson, il s'agit de qualité et non de quantité), il ne reste plus que deux attitudes possibles : ou bien serrer les dents, ou bien au contraire les désserrer et rire, comme font les Japonais. En tous cas, celui qui souffre ne dira rien d'intéressant au sujet de sa propre douleur ou presque rien.

D'ailleurs, y a-t-il quelque chose à en dire? On lit partout que la douleur est un signal indispensable au comportement et que, si elle n'existait pas, tout le monde se brûlerait au fourneau. Ce n'est pas vrai : les êtres vivants obéissent à de multiples signaux comme la faim ou la soif, qui, du moins en un premier temps, ne sont pas douloureux. On prétend que la douleur aide à localiser la maladie. Mais vous savez mieux que moi que si c'est vrai dans certains cas, c'est faux dans d'autres. Il existe des maladies indolores, et ce sont souvent les plus pernicieuses. Il existe aussi des douleurs insignifiantes. On ne peut pas dire qu'en tous les cas, la douleur apporte des indications utiles. Elle est donc doublement mauvaise : et parce qu'elle fait « mal », et parce qu'elle trompe. C'est un être rusé, qui semble s'amuser à se cacher, puis à surgir à l'improviste. On essaye de l'apprivoiser, on lui parle comme à un animal familier qu'on caresse parce qu'il s'agite et qu'il pourrait mordre : « sois sage, ô ma douleur, et tiens-toi plus tranquille ».

Alors, que peut-on dire de la douleur comme indicateur de sens? Qu'elle traduit un dérèglement certes mais lequel? Les conceptions classiques voudraient que la santé représente une harmonie heureuse, et que la douleur intervienne comme le signal d'un désordre organique, d'un dysfonctionnement. Mais il se trouve que la science contemporaine lie l'information à un ordre croissant et la non-information à un désordre croissant, entropique. Or la signification de la douleur n'apparaît dans aucune de ces deux perspectives.

Pour essayer de la saisir, je me situerai un moment dans la perspective tracée par Henri Atlan[2]. Le bruit est cette forme redondante de désordre qui accompagne l'auto-organisation et facilite la transmission et l'interprétation d'un message. Un organisme en bonne santé ne fait pas de bruit; en réalité, il émet une foule de signaux qui passent plus ou moins inaperçus. Mais lorsqu'une crise survient, le processus s'inverse. Alors que le bruit contribuait à produire de l'information, c'est maintenant l'information qui produit du bruit — un bruit qui, à la fois, la porte et la déforme. Plus exactement, ce qui est émis comme information à un certain niveau est perçu comme bruit à un niveau supérieur. Pour citer Atlan, dont j'interprète librement la pensée, « plus le niveau élémentaire transmet d'information, plus le niveau général perçoit de bruit ». La crise exprime donc un conflit entre l'organisation et l'information. L'organisme atteint émet des informations qu'il ne décode plus, des informations décousues, sauvages, à travers lesquelles ne passent plus que des

2 ATLAN H. — *Entre le cristal et la fumée*. Paris, Seuil, 1979.

lambeaux de sens. Le message est d'une intensité criante, mais il ne veut rien dire, ou presque rien. La douleur exprime cette rupture de communication entre l'organe et l'organisme, rupture masquée par l'intensité d'une sensation locale, ou au contraire par la diffusion d'une sensation généralisée.

Ainsi la douleur opère-t-elle une rupture de signification à deux niveaux : entre l'organe et l'organisme, entre le patient et l'observateur. L'organisme parvient difficilement à comprendre l'organe, et quand le soignant demande au patient : « Où souffrez-vous ? », il n'obtient qu'une réponse métaphysique (« j'ai mal ») ou une réponse indéterminée (« mal au ventre, à la tête », ou même « mal au cœur »). Sa douleur, il n'en finit pas d'en parler, mais il a le sentiment, à ce moment-là, d'être importun, de déranger, et de n'offrir que des bribes de signification que le soignant devra décoder, trier, interpréter. La douleur n'est pas une information. C'est quand je me porte bien, quand je ne sens pas mon corps, que celui-ci s'informe lui-même. La douleur est une perturbation d'information. Un faux-sens, ou un contresens. C'est une information qui s'enfuit, une information qui détruit son sens. Et il faut la traiter comme elle est, c'est-à-dire, indissolublement comme une vérité et comme un mensonge.

Écouter, et, en même temps, se méfier. Il me semble que c'est ce que le patient demande au soignant. J'ai besoin de quelqu'un qui donne un sens à ce phénomène qui m'envahit, me paralyse et oblitère tous mes sens (je me sers ici de l'ambiguïté du mot). Je suis réduit à une douleur, identifié à elle, et je ne m'en délivrerai que si elle prend un sens à mes yeux. « L'homme est un animal qui veut du sens » disait Camus. Comment croire que ma souffrance n'en aurait pas ? Ou bien — et je reviens à mon point de départ — y aurait-il division du travail entre le médecin qui combat la douleur comme un non-sens, et le philosophe ou le théologien qui lui donnent un sens lorsque le médecin ne peut plus rien ?

## II. DOULEUR ET SOUFFRANCE

Lutter contre la douleur, il le faut : mais qu'est-ce que cela veut dire ? Croyez-vous que cette lutte soit un combat singulier où seul le médecin serait engagé, mais non pas le patient, ni la société ?

Nous ne possédons pas encore d'histoire de la douleur, et c'est dommage, mais nous avons assez de repères pour savoir que la douleur est relative, non seulement aux tempéraments, mais aux époques et aux cultures. Sans remonter aux Romains impassibles, citons les soldats de la Grande Armée, amputés sans anesthésie, ou les arracheurs de dents, qui sévissaient encore dans nos campagnes au début de ce siècle. L'anesthésie a fait reculer la douleur. Mais elle l'a fait progresser, aussi. Je veux dire que le seuil de tolérance à la douleur ne cesse de baisser, et que des douleurs tolérées hier sont aujourd'hui des douleurs intolérables. La douleur est relative : elle est ce qui, à partir d'un certain seuil, individuel et culturel, est ressenti comme insupportable. Il s'ensuit que les victoires remportées sur la douleur sont à double effet : en même temps qu'on soulage tel malade, on abaisse le seuil à partir duquel il faudra soulager de plus en plus de souffrants, c'est-à-dire recourir à un arsenal chimiothérapique de plus en plus massif, de plus en plus varié, et de plus en plus dangereux par ses effets iatrogéniques.

Ici, il faut penser non seulement à la souffrance physique mais à la souffrance psychique, « morale ». Il semble bien que l'élimination de la première conduise à l'extension de la seconde. J'ai conscience de toucher un point délicat : y a-t-il corrélation entre la réduction de la douleur organique et l'accroissement de la souffrance morale, c'est-à-dire des *psychopathies* de tous ordres? L'accroissement de la consommation des soins en ce domaine (psychothérapies, psychanalyses, antidépresseurs, somnifères, etc.) semblerait le prouver. L'anxiété, la dépression, les névroses sont devenues des maladies de civilisation. Peut-on dire qu'il existe des pathologies collectives? Dans une certaine mesure, oui. Il faudrait donc conclure que la lutte admirable menée pour faire reculer les douleurs individuelles entraîne par contrecoup une pathologie sociale qui s'exprime par une multiplicité croissante de souffrances psychiques individuelles. À la limite, la distribution généreuse des analgésiques conduit, par un détour social, à l'abus des psychotropes. Et l'apaisement des douleurs se traduit, à l'autre bout de la chaîne, par la nécessité d'assoupir les consciences.

Ici, nous ne pouvons éluder l'objection d'Ivan Illich : l'affaiblissement du pouvoir d'endurer la douleur contribue à créer une société anesthésiée; les tranquillisants permettent d'adapter les gens à n'importe quelle situation, même aux plus inhumaines. Ainsi, la médicalisation de la douleur, l'abus des analgésiques et des tranquillisants aideraient à reculer les limites de l'exploitation de l'homme par l'homme. On ne supporterait si bien les conditions absurdes de la vie contemporaine — bruit, pollution, encombrement, destruction de l'environnement et des communautés — que parce qu'on a sous la main des pilules pour dormir, ne plus entendre, ne plus voir, ne plus souffrir.

Je ne suis pas sûr qu'on doive aller à ces extrémités. Car on pourrait aussi bien plaider que l'habitude de souffrir « blinde » les gens contre le spectacle et l'usage de la violence. On pense ici à cette utilisation politique de la douleur qu'est la torture. Certes, elle est appliquée à des êtres qui sont déshabitués de souffrir. Mais n'est-il pas vrai aussi que son emploi était constant dans des sociétés anciennes, qui ne connaissaient pas l'analgésie?

Quoi qu'il en soit, une énorme question reste posée à propos de transfert de l'individuel au social, et de l'organique au psychique. Comme le disait si justement le Dr. Sarano[3], la douleur est un mal, et pourtant sa suppression provoque d'autres maux — j'entends sa suppression systématique. Nous voilà donc dans l'impasse.

Mais nous devons en sortir. Et nous le pouvons. Vouloir à tout prix supprimer la douleur, c'est une attitude qui tombe, il me semble, sous la critique sévère qu'en a faite I. Illich[4]. On ne réduit la souffrance qu'en augmentant la dépendance. Le patient, transformé en « consommateur d'anesthésies », « se lance à la recherche de traitements qui lui procurent une insensibilité, une inconscience, une aboulie ou une apathie artificiellement provoquées ». La douleur devient alors un phénomène extérieur au patient, incompréhensible. C'est un défaut de fonctionnement, comme une panne de moteur; une technologie appropriée y remédiera. Le patient devient dès lors l'objet d'un traitement anonyme, ce qui rend inutiles la compassion, la consolation, le réconfort que d'autres pourraient lui apporter. Cette aliénation, cette dépersonnalisation de la douleur, entraîne deux conséquences liées : l'impossibilité de la comprendre, de l'assumer, de la gérer soi-même — et l'impossibilité de l'intégrer à une culture qui lui donne un sens et qui la relativise.

---

3 SARANO J. — *Apostille à « Fuir la douleur? »*, Esprit, mars 1975.
4 ILLICH I. — *Némésis médicale*. Paris, Seuil, 1975.

Ainsi Illich élève-t-il, au nom de la responsabilité, de l'autonomie, une protestation contre la médicalisation de la douleur. Mais on entend, du côté opposé, les médecins justifier par le même argument, leur intervention analgésique. Écoutez le professeur Herring; « le médecin fera tout son possible pour soigner la souffrance qui risque de retirer au malade l'usage de la liberté ». Sans doute, c'est ici, en nous appuyant sur cette notion d'autonomie, de liberté responsable, qu'il faut nous situer pour procéder aux distinctions nécessaires, aussi bien en ce qui concerne les sortes de douleurs que les sortes de traitements de la douleur.

## III. ESSAI DE PRISE EN CHARGE

La douleur aiguë, mais passagère, si pénible qu'elle soit (par exemple, les coliques néphrétiques), n'est pas comparable à certaines douleurs chroniques, qu'elles soient rhumatismales, neurologiques, cancéreuses[5]. Dans le premier cas, le médecin soignera la maladie; il atténue autant que possible la douleur, mais il peut lui arriver de laisser souffrir pour mieux guérir. Dans le second cas, le médecin a affaire à un phénomène à part, qui peut prendre sa logique propre : celle d'une douleur permanente, abrutissante, engendrant la dépression, l'insomnie, et affaiblissant la résistance du sujet à la souffrance.

Les douleurs terminales, ou les douleurs subies par des enfants posent une question analogue : est-il pensable — du moins à partir d'un certain niveau — de leur conférer un sens, une dignité quelconque? Pour le patient lui-même, il n'y a pas de rapport entre une douleur passagère qui porte une indication de diagnostic et par conséquent de guérison, et une douleur prolongée qui est le rappel d'un pronostic fatal.

Nous ne pouvons donc avoir une vision unitaire de la douleur pas plus que des moyens employés pour la combattre : le recours systématique aux narcotiques, aux opiacés, aux analgésiques centraux, met les patients sur la voie de la toxicomanie. Et s'il s'agit de souffrances psychiques, c'est les soigner à contresens que de placer les malades dans une dépendance pharmaceutique. Nous sommes ici dans le domaine de la morale, c'est-à-dire de la casuistique. Chaque cas doit être traité pour lui-même et les seules règles qu'on puisse esquisser sont des règles générales :

1. soulager la douleur;
2. essayer de le faire de telle sorte que la capacité personnelle et collective de résistance à la douleur soit le moins possible affaiblie;
3. quand c'est possible et souhaité, faire fond sur cette capacité plutôt que sur des thérapeutiques extérieures;
4. essayer d'étayer cette capacité par une présence personnelle, par une intervention humaine, plutôt que chimique.

Cela dit, j'ai conscience de ne pas avoir répondu encore à ce qui était la question principale et qui restera la question ultime. « Je ne trouve pas de sens au bonheur des anges », disait Camus. Sans doute parce que ce bonheur s'établit dans une sphère où la souffrance est inconnue. Mais alors, faut-il accepter la souffrance, lui trouver à tout prix un sens, la cultiver peut-être parce qu'elle est le prix à payer pour une existence humaine responsable, le péage de notre bonheur?

---

5 Les réflexions de ce paragraphe doivent beaucoup à un séminaire dirigé au Centre Laënnec par le Pr Verspieren.

La douleur, qui a sa face ignoble, peut aussi présenter une face de fierté, de grandeur, le stoïcien ou le chrétien ou simplement quiconque parvient à maîtriser sa souffrance en donne la preuve. Tant que la douleur reste compatible avec la conscience, avec le libre arbitre, il vaut mieux l'affronter que la supprimer. Disons plutôt qu'il convient de laisser à ceux qui veulent l'affronter la possibilité de le faire. L'analgésie systématique est lamentable.

Jusqu'à un certain niveau, variable selon le patient et la maladie, l'idéal est de « gérer sa douleur ». Encore ne faut-il pas la cajoler. Car il y a en chacun une tentation de la souffrance, qu'elle réside au niveau inférieur de la relation sadomasochiste ou au niveau supérieur de l'oblation mystique. Nul ne l'a mieux exprimée que F. Mauriac, probablement parce qu'il l'avait fortement éprouvée, parce que cet écrivain chrétien était descendu jusqu'à ce tréfonds où le diable mime la crucifixion :

« Tu t'éveilles, et d'abord tu cherches la place de ta douleur pour t'assurer que tu existes[6] ».

Il est vrai que Mauriac évoque ici davantage une souffrance de l'âme — la passion, comme on dit si bien : cette souffrance qui finit par se substituer à l'amour. « La passion du malheur, la plus tenace ». La plus affreuse aussi puisqu'elle ne se contente pas de sa propre souffrance, elle exige et provoque la souffrance chez les autres.

L'éloge de la souffrance, l'amour de la souffrance, ce fut l'une des plus grandes erreurs de la civilisation dite chrétienne, depuis le XVIIIe siècle : prétexte à maintenir des traitements inhumains. Comme si, je le répète, il n'y avait pas déjà un excès de mal dans le monde. Le Christ lui-même qui a connu la plus atroce des souffrances, ne l'a pas désirée. Il a dit : « Père, s'il est possible, que ce calice s'éloigne de moi ».

I. Illich a raison lorsqu'il voit dans la médicalisation systématique de la douleur « une réaction à l'utilisation politique du prétendu devoir de souffrir, dans l'Occident chrétien ». Mais comment nier que la souffrance n'apparaisse, plus ou moins clairement, dans presque toutes les cultures et les religions, comme une punition ou (et) purification.

Écoutez le Bouddha : « Toute existence n'est que douleur. À l'origine de cette douleur universelle est la soif d'exister, la soif de plaisir et même la soif de mourir. Ne vous révoltez pas contre votre condition actuelle car elle est punition du passé. La mort et la douleur sont les navettes du métier du destin; l'amour et la vie en sont les fils. N'attendez rien des dieux impitoyables qui naissent et meurent pour renaître. Attendez tout de vous-même ». (Premier Sermon).

Écoutez maintenant Evguénia Guinsbourg[7], écrivain russe dissidente et déportée au Goulag. Pour elle aussi, la souffrance révèle le destin : « quand on vit pendant des années dans un monde de tragédie, on finit par s'accommoder d'une souffrance si constante, et on apprend même à lui échapper de temps en temps. On se console en pensant que la souffrance met à nu l'essence des choses, qu'elle est le prix dont on achète une vision de l'existence plus profonde et plus proche de la vérité ».

Enfin, récitons-nous les vers de Baudelaire :

« Soyez béni, mon Dieu, qui donnez la souffrance
Comme un divin remède à nos impuretés,
Et comme la meilleure et la plus pure essence
Qui prépare les forts aux saintes voluptés ! ».

---

6 MAURIAC F. — *Souffrances et bonheur du chrétien.* Paris, Grasset, 1936.
7 GUINSBOURG E. — *Le ciel de la Kolyma*. Paris, Seuil, 1979.

N'y a-t-il là qu'illusion pieuse, vaticination romantique? Ou bien faut-il admettre une sorte d'équivalence entre bonheur et douleur, comme si le malheur des uns devait « faire » — compenser — le bonheur des autres? Faut-il croire que « tout homme heureux est coupable », comme le disait Péguy à propos d'Œdipe, et que, par conséquent, en s'offrant à souffrir on se purifie du péché?

## IV. LA DOULEUR N'EST PAS UNE VALEUR

Nous pénétrons ici au plus obscur de l'inconscient, mais aussi au plus énigmatique de la mystique. La souffrance imméritée, comme la mort prématurée, est un scandale pour la philosophie et pour la morale. Pourquoi ces enfants frappés par la maladie, ces innocents torturés par la douleur, comme Job? Depuis que la tragédie grecque a représenté ce scandale, cette contradiction reste ouverte entre le mal et la pensée, et aucun philosophe ne peut la résoudre. Elle est la condition même de notre existence blessée. N'établissons pas l'équivalence à un niveau inférieur, à celui du coup par coup : une peine pour une joie. La douleur particulière n'a aucune justification morale, et en souffrant de mes intestins ou de mon arthrose, je n'expie rien. La douleur ne sanctionne qu'un péché : celui d'exister, et c'est l'espèce qui est frappée, à l'aveugle, et non point tel ou tel, personnellement. On verra toujours des innocents persécutés par le destin et des coquins heureux. Toute pensée qui cherche à tirer une raison ou une morale de la douleur est une pensée fausse et néfaste. Toute morale qui justifie la souffrance par une culpabilité particulière, est une morale infâme. La douleur n'est pas un faire-valoir du plaisir, même s'il arrive à celui qui a souffert de se réveiller rien que pour éprouver le bonheur de ne plus souffrir. La douleur n'est pas un châtiment de Dieu. Elle est une composante de la condition humaine, et, par conséquent, tout en sachant que nous ne nous en débarrasserons jamais, nous avons à nous comporter avec elle aussi lucidement que possible, aussi librement que possible.

La douleur n'est pas une valeur. C'est la santé qui est une valeur (*Valere :* se bien porter). Cependant la lutte contre la douleur peut être, dans certaines conditions, une valeur. Ces conditions reviennent essentiellement à ceci : que par des voies indirectes, cette lutte n'alourdisse pas encore le fardeau global de la douleur; qu'elle aille au secours du patient en évitant d'abîmer en lui ce qui est le plus humain : son libre arbitre; qu'elle mette en jeu une assistance sensible, amicale, avant de recourir à l'arsenal des techniques.

Mais l'acceptation de la douleur, elle aussi, peut être une valeur. À condition qu'elle ne s'enferme pas dans une délectation morose, mais qu'elle s'ouvre aux autres, vivants et morts. C'est ce que le catholicisme appelle « la Communion des Saints ». Mais ce que j'offre ainsi, ce n'est pas ma douleur, c'est mon endurance, ma sérénité, mon espérance, mon amour.

Remarquez-le : qu'il s'agisse de lutter contre la douleur ou la sublimer, l'inspiration est identique, puisque dans les deux cas, il s'agit d'aider et d'aimer.

Le chrétien, pour sa part, devrait bénéficier de sa conviction que le Christ est passé à travers les pires douleurs, et qu'en souffrant, il l'imite. Pourtant, c'est à une chrétienne que j'emprunterai des paroles qui nous mettent en garde contre toute glorification de la douleur, et nous font comprendre que la religion du Crucifié n'est pas celle de la souffrance, mais de l'amour; ce sont les parole de la première Abbesse de Solesmes : « Il n'est rien d'absolument bon que Dieu et sa volonté. La souffrance n'a qu'une bonté relative et empruntée; elle n'est qu'un moyen et non une fin. Au ciel, il n'y en aura plus. Et en ce monde, encore qu'elle soit un procédé pour faire jaillir l'amour, elle ne lui est point indispensable. Elle ne fait pas le mérite, quoiqu'elle en soit souvent l'occasion, et, si l'amour ne se joint à elle, elle habite les sombres demeures où se meut l'esprit du mal. »

# 52. Dialogue autour des douleurs somatiques et psychogènes[1]

## Entretien avec J.-D. Nasio

par G. Ostermann, J.-D. Nasio

*G. Ostermann* : L'anthropologue David Le Breton a raison de souligner que : « la douleur n'est pas seulement un fait physiologique, mais d'abord un fait d'existence. Ce n'est pas le corps qui souffre, mais l'individu en son entier. Elle n'est pas seulement la mesure d'une lésion ou d'une affection, mais la rencontre intime d'une situation potentiellement pénible et d'un homme immergé dans une condition sociale et culturelle, ayant son histoire propre, une psychologie qui n'appartient qu'à lui ». Effectivement, on fait la douleur avec toute sa personnalité, avec tout son être, et la douleur reste un mystère tourmentant qui brise le corps, qui bouscule nos références identitaires et affectives, et le sujet, en l'éprouvant, n'est pas simplement le réceptacle passif d'un organe spécialisé qui n'aurait à obéir qu'à des sortes de modulations neurobiologiques impersonnelles dont la seule physiologie pourrait rendre compte. Comment contester le caractère personnel et subjectif de la douleur comme semble le proposer l'un des points fondamentaux de la définition de la douleur telle qu'elle avait été envisagée par l'IASP (*International Association for the Study of Pain*). Dans cette acception, la description seule d'un vécu faisant référence à un dommage tissulaire suffirait pour parler de douleur. Ainsi par exemple, l'hypocondriaque serait reconnu là, dans cette définition.

Juan-David Nasio, vous êtes psychiatre et psychanalyste et vous avez publié un ouvrage intitulé *Le Livre de la douleur et de l'amour*. Je dois dire que cet ouvrage a suscité chez moi, comme chez bien d'autres lecteurs, un très vif intérêt, parce qu'il propose une véri-

1 Ce dialogue avait fait l'objet d'une communication lors de la XXI$^{e}$ réunion annuelle de la Société française de la douleur les 26, 27, 28 et 29 novembre 1997 à Paris.

table métapsychologie de la douleur et que votre réflexion y est conduite de manière aussi rigoureuse que pédagogique. Dans les remarques préalables que vous faites au début de votre ouvrage, vous mentionnez que du point de vue psychanalytique, il n'y a pas de différences entre douleur physique et douleur psychique. Il s'agit toujours d'un phénomène de limites : « Que ce soit la limite imprécise entre le corps et la psyché, entre le Moi et l'Autre ou surtout, entre le fonctionnement réglé du psychisme et son dérèglement ».

La douleur renverrait davantage au corps et à la sensation, tandis que la souffrance renverrait à la psyché et à l'émotion. La douleur renverrait à une atteinte physique localisée, surtout lorsque l'énoncé se complète d'un circonstanciel de lieu : « J'ai mal là », alors que la souffrance se présenterait surtout comme une réponse psychique inscrite dans la durée, que l'on retrouve dans son étymologie latine de *suffere* qui signifie endurer, supporter. Cette ligne de partage, le philosophe J.-P. Dupont l'avait envisagée ainsi : « J'éprouve de la douleur parce que mon corps est vulnérable dans le monde des choses et j'éprouve de la souffrance parce que mon existence est vulnérable dans le monde des humains ».

Toutefois, on peut s'interroger sur la validité opératoire de cette distinction, surtout lorsque nous sommes confrontés à la plainte d'un patient douloureux chronique; il y a toujours de la douleur et il y a toujours de la souffrance. Par ailleurs, on peut aussi se demander si le terme de souffrance avec tout l'arrière-plan culturel et religieux qui lui est attaché n'a pas quelque peu nuit à la recherche[2]. Alors Juan-David Nasio, quel est, en quelque sorte, le fil rouge de votre réflexion psychanalytique au sujet de la douleur?

*J.-D. Nasio* : Je partage vos réticences quant à l'opposition entre douleur et souffrance. Mon thème initial de recherche a été bien sûr la douleur morale. Tout d'abord, je tiens à mentionner que dans la littérature psychanalytique et psychologique, le thème de la douleur morale, de la douleur intérieure, de la douleur psychique si vous préférez, de la douleur dans le deuil par exemple qui est l'une des variantes de la douleur morale, a été un thème finalement assez peu étudié. On parle beaucoup du deuil, mais il n'y a pas de livre qui s'aventure à dire quelle est la nature d'une douleur, celle que nous vivons lorsque nous perdons un être cher. C'était cela qu'il m'importait de travailler dans ce livre. En travaillant ce thème, j'ai rencontré le problème de la douleur corporelle, j'ai lu ce que les neuroscientifiques disent à son sujet. En même temps et à partir des textes de Freud, de ma propre expérience et de ma pensée, j'ai alors essayé d'avancer des hypothèses sur la douleur corporelle. Lorsqu'il s'agit de douleurs somatiques, corporelles, il faut, je crois, distinguer deux aspects fondamentaux : une chose est la sensation douloureuse, autre chose est l'émotion. De la sensation douloureuse nous connaissons les mécanismes neurophysiologiques, neurochimiques, et il y a eu là des avancées tout à fait remarquables. Chaque jour, nous avançons indiscutablement dans ce domaine. En revanche, si l'on parle de l'émotion, je veux dire sur la manière de vivre la douleur qui est déjà la douleur, il faut bien reconnaître qu'il s'agit là d'une grande inconnue. Il y a peu d'avancées dans le champ des sciences et il y a peu d'avancées dans le champ de la psychologie et dans le champ de la psychanalyse.

*G.O.* : J'ai noté que vous distinguiez assez clairement la douleur corporelle, la douleur psychique et la douleur psychogène. Habituellement, quand on n'a rien trouvé pour expliquer une douleur organiquement, on a tendance à dire : « c'est psychique ». Mais il me semble que quand on a dit ça, on n'a rien dit. En effet,

2 Le lecteur se référera très utilement au chapitre 53, chapitre très documenté écrit par le philosophe Jérôme Porée : *La sensation douloureuse existe-t-elle ?*

souvent, le terme « psychique » apparaît un peu comme le « fourre-tout » de l'ignorance. Comment peut-on revisiter au moins ces deux termes que sont la douleur psychique et la douleur psychogène afin qu'on essaie d'y voir un peu plus clair ?

*J.-D. N.* : Pour la douleur psychique, je vous ai donné l'exemple de la douleur du deuil, c'est-à-dire la perte d'un être cher par exemple. Mais voilà la définition la plus exacte : la douleur psychique est un affect, un état affectif ou plutôt une réaction affective à la perte brutale, à la rupture brutale imprévue et imprévisible d'un lien d'amour. C'est pour ma part, la meilleure définition que j'ai pu trouver. Il y a, à mon sens, quatre liens d'amour possibles.

Le premier lien d'amour, c'est *la relation d'amour à l'être aimé*, c'est celle que nous connaissons tous, c'est un être avec lequel nous avons tissé un lien d'attachement puissant. Cela peut être la mère, le père, notre partenaire, notre enfant.

Il y a un deuxième lien d'amour, c'est *le lien d'amour à notre propre corps*. Nous sommes éminemment attachés à notre corps, on l'aime, on le chérit, on le préserve, surtout dans son intégrité. Ce corps, nous l'aimons comme nous respirons, sans nous en apercevoir. C'est en quelque sorte un lien d'amour implicite dans la mesure où nous n'en sommes pas toujours conscients.

Il y a un troisième lien d'amour, c'est celui de *l'image de nous-mêmes*; nous sommes très attachés à notre propre image, c'est ce que l'on appelle l'amour-propre.

Le quatrième lien d'amour, plus difficile à discerner, mais dans le travail psychanalytique, nous l'observons tout le temps, c'est l'amour, non pas d'un être que j'aime, mais *l'amour du lien amoureux*. Nous aimons être dans un état d'amour. Nous aimons exercer l'amour et nous aimons être aimés. Nous aimons aimer et nous aimons être aimés. C'est très important surtout pour les femmes. La femme est un être — je dis la femme mais ce n'est pas obligatoirement la femme anatomiquement femme, la femme, ce peut être aussi un homme en position de femme — eh bien je crois que les êtres humains en position « féminine » sont dans un rapport fondamental, il est même possible de dire une nécessité pour ce lien d'amour lui-même.

Donc il y a quatre liens d'amour : amour à l'être aimé, amour au corps, amour à l'image et amour au lien d'amour lui-même. La rupture de chacun de ces quatre liens provoque une douleur qui est une douleur psychique. La brusque rupture d'un lien, soudaine, définitive avec l'être que nous aimons, nous l'appelons douleur du deuil. La rupture, la brisure dans notre image, quand nous avons perdu l'intégrité de cette image que nous avons de nous-mêmes, c'est la douleur de l'humiliation. La rupture du lien avec mon corps, avec l'intégrité de mon corps, je l'appelle douleur de mutilation. C'est le cas d'une patiente que je suis actuellement et qui vient me voir parce qu'elle a un cancer des deux seins, et elle vient me voir en disant : « Docteur, je viens vous voir parce qu'on voudrait me faire l'ablation des deux seins, je ne sais pas si je préfère continuer à vivre cette maladie ou mourir, car je ne supporte pas de perdre mon corps et mes deux seins ». Cette femme est dans une chaise roulante avec une maladie très grave, très avancée. Il y a ici une épouvantable douleur de mutilation. Et il y a la quatrième douleur psychique, c'est cette douleur, non pas de l'être aimé parce qu'il meurt, mais de perdre l'être aimé parce qu'il s'en va, parce qu'il me quitte, parce qu'il m'abandonne, et l'on peut alors parler d'une douleur d'abandon. Voilà en quelque sorte les quatre variantes de la douleur psychique. La douleur psychique, c'est une rupture, c'est un état, on pourrait dire d'hémorragie affective, conséquence de la rupture d'un lien amoureux. Du point de vue corporel, il y a bien sûr des répercussions, mais ces répercussions ne sont pas précises, il n'y a pas alors de localisation précise de la douleur psychique dans le corps. En revanche, en ce qui concerne la douleur que l'on peut qualifier de psychogène et qui reste un motif fréquent de consultation en médecine générale surtout, il est important de préciser qu'il ne s'agit pas d'une douleur dans la tête, c'est une douleur dans le corps, c'est une douleur corporelle mais dont l'origine organique n'est pas décelable. Disons que l'origine de cette douleur sans raison physique, c'est une origine psychique. Malgré la racine *psy*, il faut bien distinguer douleur psychique et douleur psychogène. La douleur psychique n'est pas corporelle, alors que la douleur psychogène, elle, est corporelle mais d'origine psychique. L'origine psychique de la douleur psychogène est en général liée à un conflit intérieur, passé, ancien, et qui vient s'exprimer sous la forme d'une douleur dans le corps.

*G.O.* : Est-il possible d'aller plus loin dans ces différents paysages psychanalytiques ? Est-ce que vous pouvez nous éclairer sur les notions que vous développez d'affect, de symptôme et d'objet, ce qui va peut-être permettre de nous préciser les choses.

*J.-D. N.* : Il m'est apparu effectivement que, finalement, le paysage, le problème, le champ de la douleur peuvent se diviser en trois régions d'un point de vue bien entendu analytique : la douleur en tant qu'affect, la douleur en tant que symptôme et la douleur en tant qu'objet.

*La douleur en tant qu'affect*, c'est lorsque nous appréhendons la douleur comme un état affectif. Et notre difficulté, c'est de définir la nature d'un affect, que ce soit du point de vue de l'émotion ou que ce soit du point de vue psychologique. Donc, la douleur en tant qu'affect, nous l'avons de deux sortes : la douleur corporelle et la douleur psychique.

Ensuite, nous avons *la douleur en tant que symptôme*, et là, c'est une douleur corporelle puisqu'elle est ressentie dans le corps, vécue complètement dans le corps par la personne, par le sujet, mais c'est une douleur que j'appelle symptôme parce qu'elle est l'expression palpable, sensible, perceptible dans le corps d'un conflit psychique non palpable, non visible, inconscient. L'exemple type de la douleur symptôme, c'est la douleur psychogène.

Et puis nous avons une troisième catégorisation de la douleur, c'est *la douleur en tant qu'objet de plaisir* bien entendu, telle qu'on peut l'observer dans la perversion sadomasochiste. Il y aurait là beaucoup à dire sur la douleur dans la pratique des pervers.

Voilà donc les trois champs que je distingue : affect, symptôme et objet.

*G.O.* : Concernant la douleur corporelle, vous développez ce que vous appelez « le surinvestissement de l'image mentale de la région endolorie ». En quoi cette théorisation psychanalytique permet-elle de susciter un intérêt, voire même un point de convergence avec les avancées neuroscientifiques ?

*J.-D. N.* : Il me semble qu'on entre de plain-pied dans la distinction que je fais entre sensation douloureuse et émotion douloureuse. Au fond, la question est celle-ci : quelle est la nature de l'émotion douloureuse ? Comment cerner un tel état, un tel affect ? Nous ne le savons pas. En fait, la seule chose que l'on sait faire, c'est proposer des hypothèses qui permettent de réfléchir. Du point de vue analytique, il y a plusieurs hypothèses, mais dans le cadre de ce propos, je voudrais au moins en souligner trois qui me paraissent importantes.

La première, c'est *la question de la mémoire*. Lorsque nous ressentons une douleur dans le corps, quelle que soit la cause, quelle que soit la gravité de cette douleur — peut-être faut-il que ce soit une douleur pas extrêmement grave au sens que ce n'est pas une douleur traumatique par exemple, intolérable, survenant après un accident — ce que nous éprouvons en tant que sensation est peu de chose à côté de ce que notre mémoire y introduit. On croit éprouver une douleur pour la première fois, mais en fait, nous revivons une douleur ancienne. La douleur que je ressens à l'instant dans le bras par exemple est le résultat de la conjonction de deux mouvements : une sensation brute et actuelle d'une part, et de l'autre, le souvenir charnel, agi, concret, pas mental, le souvenir concret dans le corps, d'une douleur passée. Si ce que j'avance est juste, il est possible de penser, de théoriser la mémoire de la sensation. Est-ce que les sensations ont une mémoire ? Et est-ce qu'il y a une mémoire des sensations ?

Quand nous disons mémoire, cela nous apparaît simple parce que pour nous, une mémoire, c'est ordinairement un événement passé qui a eu lieu et nous avons mémoire lorsque nous nous rappelons de cet événement. L'événement passé retourne alors dans notre esprit sous la forme d'une image dans laquelle nous reconnaissons que, effectivement, nous avons vécu cet événement passé. Si par mémoire, je fais appel à une autre sorte de mémoire, celle que l'on peut désigner par la mémoire inconsciente. Pourquoi inconsciente ? Parce que quelque chose s'est passé avant, mais cet avant vient aujourd'hui se répéter, et sans que nous nous apercevions que nous le répétons. En d'autres termes, quelque chose se répète aujourd'hui mais nous ne sommes pas conscients de ce qui se répète, alors que c'est la reproduction d'un événement passé.

*G.O.* : Alors une douleur, de ce point de vue, ne serait jamais neuve ?

*J.-D. N.* : Effectivement, de même que les yeux ne sont que la porte d'entrée qui permet que la vue se fasse dans le cerveau, de même il y a des situations où l'on croit que la douleur est dans telle ou telle partie du corps et il s'agit là d'une fausse impression. De même, cette douleur n'est pas neuve, elle est en quelque sorte la répétition d'une douleur ancienne, originelle, que nous avons vécue mais dont nous avons oublié l'expérience. Voilà donc l'hypothèse, à savoir : un phénomène de retour d'une mémoire de la douleur ou de douleurs déjà anciennes.

*G.O.* : Vous voulez dire que les toutes premières venaient de l'enfance, voire du traumatisme de la naissance ?

*J.-D. N.* : Oui. Nous avons oublié cet événement douloureux parce que cela s'est passé quand nous étions effectivement enfant ou même quand nous étions dans le ventre de notre mère. C'est très important, lorsque l'on est en présence d'un patient qui souffre d'une douleur chronique parfois inexplicable ou parfois en partie explicable, mais qui dure depuis plus longtemps que cela ne devrait durer, il est donc très important de pouvoir permettre au patient d'aller à la recherche de son histoire. Contrairement à une idée trop répandue, ce n'est pas le passé qui nous importe, à nous psychanalystes, ce n'est pas la question du passé, ce qui importe c'est le présent, et c'est un présent dans lequel le sujet peut, dans le dialogue avec le médecin, réussir à reconnecter une histoire. Quand quelqu'un souffre et vient nous demander de l'aide, la première chose que nous pouvons faire, c'est aussi de lui donner la possibilité de faire une histoire.

En somme, la première hypothèse pour comprendre la nature de l'émotion douloureuse, c'est l'hypothèse de la mémoire, c'est le fait de considérer qu'une douleur est la répétition d'une douleur ancienne, et peut-être la première façon de penser le psychisme de la première douleur.

La deuxième hypothèse, c'est que lorsque nous souffrons d'une lésion dans le corps et que cette lésion provoque donc, une douleur, il se produit une représentation mentale de la région endolorie, de la région lésée. Il y a donc *une représentation mentale*. Mais cette représentation mentale n'est pas une représentation figurative, elle n'est pas parfaite, c'est une représentation vague, c'est une représentation un peu indistincte, diffuse, mais il y a quand même représentation. Et l'hypothèse serait celle-ci : cette représentation mentale — laissons de côté qu'elle soit consciente, préconsciente ou inconsciente, il y a représentation — eh bien, cette représentation mentale serait investie fortement, je veux dire affectivement, par tout l'être de la personne. Toutes les énergies de la personne vont aller vers cette représentation mentale de la région endolorie. L'hypothèse serait celle-ci : c'est que l'investissement, le surinvestissement affectif de cette représentation viendrait justement accroître l'intensité de la douleur. En d'autres termes, on pourrait dire que plus on investit la représentation, plus on souffre.

*G.O.* : Vous voulez dire que la douleur corporelle n'est pas seulement à incriminer à la lésion et à tout le bouleversement qui l'accompagne, mais également aux mécanismes de défense destinés à réagir contre ce bouleversement ?

*J.-D. N.* : Oui. Si l'on se représente le Moi comme une bulle, c'est simplement une manière de se représenter les choses, il y a l'agression extérieure qui provoque une blessure réelle, mais ensuite toute l'énergie entre dans le Moi, le sujet, la personne, comme une sorte de trombe, comme une sorte d'afflux massif d'énergie. Toute cette énergie va converger, surinvestir la représentation psychique d'un bras lésé comme nous l'avons figuré dans notre exemple. C'est précisément ce surinvestissement qui va favoriser l'émotion douloureuse. En quelque sorte, le Moi « panse » la représentation de la blessure, faute de pouvoir « panser » la blessure réelle. Cela vient renforcer l'idée que nous avons des « mauvaises défenses », lorsque nous sommes attaqués et que nous nous défendons mal. C'est un peu comme si, devant une attaque, nous réagissions comme les noyés qui donnent des coups un peu désespérés, voire des mauvais coups, parfois même un coup à celui qui voudrait le sauver. Ici, le Moi va faire comme une sorte de version défensive maladroite, inappropriée, qui va surinvestir trop fortement la représentation, et c'est cela qui serait justement une des raisons de l'émotion douloureuse.

*G.O.* : Dans votre première hypothèse, vous avez parlé de la douleur symptôme qui apparaît en quelque sorte comme un piège à représentations avec tout ce que la douleur pouvait comporter comme fonction commémorative.

Dans la deuxième hypothèse, vous avez insisté sur toute la surestimation réactionnelle de la représentation de la partie blessée, avec tout ce que ce phénomène de défense douloureuse peut comporter d'inadéquat. Quelle serait donc la troisième hypothèse ?

*J.-D. N.* : La troisième hypothèse est toujours en relation avec le thème de la représentation; dans le cas de l'émotion douloureuse, il y aurait non seulement un surinvestissement de la représentation de la région lésée et endolorie, mais il y aurait également une exclusion, un rejet, *un isolement de cette représentation de l'ensemble des représentations mentales*. En quelque sorte, j'assimile cette idée à ce que nous pensons en termes de psychose. Il est vrai, de la psychose, il faut le dire, nous ne connaissons pas grand-chose. Il faut pouvoir le dire clairement, nous avons très peu de connaissances sur le comment et le pourquoi d'une schizophrénie par exemple. Il y a là plusieurs théories. Il y en a une qui donne l'explication du mécanisme psychotique qui s'appelle la théorie de la forclusion, du rejet si vous préférez. Ce mécanisme serait celui-ci : chez le patient psychotique, il y a un moment, et c'est ça qui déclenche son processus psychotique, où une représentation mentale serait rejetée, exclue, isolée de l'ensemble des représentations mentales qui habitent notre psychisme. Pour ma part, je dirais, et j'ai tendance à assimiler ce phénomène de rejet, cette opération de forclusion, d'isolement, à l'émotion douloureuse. Je pense que dans l'émotion douloureuse, il y a un phénomène de surinvestissement de la représentation, et deuxièmement une exclusion de la représentation.

*G.O.* : Si l'on considère maintenant les douleurs psychogènes, c'est-à-dire ces douleurs ressenties corporellement, vécues dans le corps mais qui n'ont pas une origine organique qui les justifie, quelles sont pour vous les figures cliniques de ces douleurs psychogènes ?

*J.-D. N.* : Voilà ce que nous psychanalystes essayons d'avancer. Les douleurs psychogènes représentent des situations somme toute assez fréquentes en médecine générale, où le médecin dit à son patient : « vous n'avez rien ».

Il y a deux figures cliniques de cette douleur psychogène. L'une serait la figure de la douleur psychogène à caractère hystérique, et l'autre à caractère hypocondriaque.

Bien entendu, quand on voit un patient avec une douleur psychogène à caractère hystérique, cela ne veut pas dire qu'il soit un hystérique. De même, quand on voit un patient avec une douleur hypocondriaque, cela ne signifie pas que l'on fasse immédiatement le diagnostic d'hypocondrie.

Dans le cas de *la douleur psychogène à caractère hystérique*, le patient a envie d'en parler. Il parle beaucoup, surtout s'il y a un médecin qui peut l'aider à parler. Ce sont des patients qui vont parler de leurs douleurs, et ils vont en parler comme s'il s'agissait d'un personnage autre qui est dans le corps. C'est une douleur isolée, il l'accompagne, il cohabite avec elle. Elle est présente, il y a surtout un aspect narratif. La deuxième particularité, c'est que cette douleur psychogène est nomade, erratique. Elle se déplace, elle n'est pas toujours au même endroit. C'est également une douleur qui change volontiers d'intensité. Bien entendu, on a tendance à penser au cas de la céphalée. La céphalée est l'un des exemples les plus illustratifs de ce type de douleurs. C'est peut-être l'exemple même de cette douleur psychogène. Les céphalées avec tous ces caractères, nomade, narratif, variable dans l'intensité, se trouvaient aussi difficiles à situer dans le temps. Dans le caractère hystérique de la douleur psychogène, le patient vit celle-ci comme quelque chose qu'il a, et l'explication de l'origine de cette douleur serait une douleur provoquée par un conflit psychique antérieur non résolu, par exemple une culpabilité, un amour passionné, excessif, ou encore une sorte de délire amoureux chez une femme ou un homme, voire le thème de la haine. Il y a par exemple des haines vécues, fortes et puissantes qui sont à l'origine de conflits qui viennent se manifester sous la forme d'une douleur ou d'une manifestation dans le corps.

Dans le cas de *la douleur psychogène à caractère hypocondriaque*, c'est différent. La douleur psychogène, le sujet ne la vit pas comme une douleur qu'il a et qui l'habite, il *est* la douleur. Comprenez bien que c'est sa carte d'identité, c'est lui-même, c'est son être. D'un point de vue psychanalytique, nous disons, dans nos termes, que la douleur de l'hypocondriaque est un objet persécuteur dans le corps. C'est pour cela que l'hypocondrie se rapproche de la paranoïa. Dans la paranoïa, l'objet persécuteur est au dehors et le sujet se sent persécuté, visé. Ici, chez l'hypocondriaque, le persécuteur est dans son corps, il le persécute, mais en même temps, l'hypocondriaque s'identifie avec cet objet.

*G.O.* : Cela me fait penser à cette petite histoire où sur la tombe d'un hypocondriaque, il y avait écrit cette petite phrase : « Je vous l'avais bien dit que j'étais malade ».

*J.-D. N.* : Effectivement, toute sa vie, toute son existence est imprégnée, on pourrait dire pétrifiée, incarnée de la douleur. Je voudrais faire une dernière remarque sur la douleur psychogène. Bien entendu, il ne s'agit pas d'une douleur simulée. Le patient n'invente pas ses douleurs. La douleur psychogène est une douleur réellement ressentie. Le patient ne simule pas, et c'est important, parce que, quand on parle d'hystérie, souvent, on croit qu'il s'agit d'une simulation.

*G.O.* : À un certain stade de chronicité, même lorsqu'il y a l'expression d'une véritable douleur corporelle, il y a toujours une symptomatologie psychique qui vient brouiller les cartes. Sur le plan physique, il est souvent difficile, si ce n'est impossible, d'expliquer les choses en termes de causalité linéaire, et l'on est obligé de s'exprimer autrement, c'est-à-dire de ne plus chercher véritablement le pourquoi de la douleur, mais de tenter de comprendre davantage les choses en termes de fonction : à quoi ça sert? À quoi sert cette douleur dans l'économie psychique du patient? J'allais même dire : à quoi sert cette douleur dans l'économie relationnelle?

*J.-D. N.* : Il est possible de parler de fonction secondaire de la douleur, comme dans le cas des douleurs chroniques. Supposons par exemple que des patients aient subi une perte importante. Ils souffrent un deuil, ils font leur deuil. Ce deuil est difficile et il provoque des douleurs, et la douleur apparaît. Mais là, je m'oppose à une idée trop souvent mise en avant qui est d'affirmer que la douleur du deuil survient parce que l'on a perdu un être cher. En écoutant les patients, on peut s'apercevoir que la douleur de deuil, c'est quelqu'un qui vient de perdre un être cher, mais au cours du processus de deuil, il va y avoir des accès de douleurs, des plaintes, des épisodes douloureux. Ces épisodes apparaissent chaque fois que la personne se rapproche mentalement de la personne disparue, du défunt. C'est-à-dire qu'en fait, la douleur — et ça va dans le sens de l'hypothèse de l'investissement de la représentation — apparaît chaque fois que je revis sa présence. C'est le cas par exemple, de quelqu'un qui serait veuf et dont la femme serait décédée depuis plusieurs mois; il est encore dans cette période troublante, douloureuse, et il ouvre la porte d'un placard où il s'aperçoit qu'elle y mettait ses foulards. Cette façon de faire revivre la présence de celle qui est disparue, c'est là où il va souffrir. C'est à partir de cela que nous pensons à cette hypothèse du surinvestissement de la représentation du corps endolori, mais ici, ce serait en quelque sorte un surinvestissement de la représentation de l'être perdu.

Mais j'en reviens à votre question. Il apparaît quelquefois que la personne, sans qu'il n'y ait aucun détail dans la vie réelle qui puisse le conduire à se souvenir du défunt, souffre de douleurs, et il y aurait comme une sorte de plaisir à vivre la douleur. À mon sens, cela n'a rien à voir avec un plaisir masochiste, cela n'a rien à voir avec un plaisir pervers. C'est comme une sorte d'hommage qu'il rend au défunt. En quelque sorte, la douleur est devenue comme une sorte d'hommage à celui qui n'est plus là. On le sait bien, la douleur est à la mesure de l'attachement : plus l'attachement est fort, plus la séparation est douloureuse.

*G.O.* : Juan-David Nasio, pour celui ou celle qui souffre, c'est-à-dire qui endure une douleur, le problème est bien dans l'expérience-limite d'une néantisation toujours possible, et nous rejoignons là tous les rapports avec l'angoisse et les expériences psychopathologiques. Même le symptôme organique peut être utilisé comme métaphore d'une souffrance psychologique qui n'a pas trouvé de mots pour s'exprimer et avec laquelle l'individu a dû survivre dans une solitude majeure et dans une ambiance de non reconnaissance.

A bien vous lire et vous comprendre, la douleur s'expliquerait par le mécanisme suivant : la représentation de la zone lésée serait tellement surinvestie que le Moi est amené à se débarrasser de ses représentations suivant un mouvement de « forclusion » violente.

Nous devons tout faire aujourd'hui pour soulager la douleur, par les soins et la technique, mais sans pour autant occulter la question qui ne saurait manquer d'émerger : plus l'homme combat la douleur, plus il ne peut que se laisser interroger par la question qu'elle pose, à savoir celle de l'homme vivant et mortel.

## Bibliographie

[1] Le Breton D. — *Anthropologie de la douleur.* Paris, Métailié, 1995.

[2] Nasio J.D. — *Le livre de douleur et de l'amour.* Paris, Désir/Payot Éditeur, 1996.

[3] Queneau P., Ostermann G. — *Soulager la douleur.* Paris, Éditions Odile Jacob, 1998.

# 53. La sensation douloureuse existe-elle ? Neurophysiologie, psychologie et phénoménologie*

par J. Porée

Après des siècles d'ignorance dont les causes, multiples, relèvent à la fois de la sociologie du pouvoir médical et de l'histoire des idéologies, la douleur est devenue l'objet d'un intérêt presque général. Quelle que soit la crainte, suscitée par l'ampleur du phénomène, qu'un tel intérêt accroisse le processus de « victimisation » qui accompagne l'histoire récente des sociétés démocratiques et corresponde en celles-ci à une nouvelle hypostase de l'individu et de ses « droits »[1], comment ne pas se réjouir de la généralisation de l'usage de la morphine, du développement de la physiologie et de la chirurgie de la douleur, de la création dans la plupart des villes universitaires de centres spécialisés et finalement de la volonté politique, affirmée depuis quelques années[2], de favoriser par un financement approprié la recherche dans ce domaine ? Cette recherche, cependant, n'échappe pas aux présupposés théoriques propres aux sciences bio-médicales, même lorsqu'elles s'ouvrent à des disciplines et à des

---

* Dans une version un peu différente, ce chapitre a fait l'objet d'une publication dans la Revue *Esprit* 258, nov. 99.

1 Le *droit de ne pas souffrir* ne s'ajoutant pas seulement alors aux autres droits mais témoignant encore de manière privilégiée de la tendance, propre à l'individu moderne, à subordonner les droits-liberté aux droits-créance et à échanger ainsi son autonomie contre la promesse d'échapper un jour à ce que Tocqueville appelait, dans un texte prophétique, « le trouble de penser et la peine de vivre » (*De la démocratie en Amérique*, I, 2, § 37).

2 D'abord par Ph. Douste-Blazy, ensuite par B. Kouchner.

compétences autres que celles du biologiste et du médecin[3]. Ce sont ces présupposés qu'il convient d'interroger et de soumettre à la critique philosophique.

## I. LES PRÉSUPPOSÉS DE LA NEUROPHYSIOLOGIE ET DE LA PSYCHOLOGIE ET LA NÉCESSITÉ D'UN RETOUR À L'EXPÉRIENCE COMMUNE

Le philosophe n'est apparemment pas le mieux placé pour traiter de la douleur. Il vient après le médecin, le psychologue, le prêtre, le poète ou l'ami. À Cicéron qui accusait ceux qui font de celle-ci le mal suprême d'être « des eunuques et des femmelettes », Shakespeare répond que « jamais ne vécut philosophe qui pût en patience endurer le mal de dents ». Comment ne pas être spontanément d'accord avec le second ? Il est vrai qu'il ne s'agit pas tant d'apprécier le pouvoir thérapeutique du stoïcisme ou plus généralement les réponses, d'ailleurs nombreuses et divergentes, que la philosophie apporte à la question de la douleur, que d'éclairer théoriquement cette question elle-même. Mais cet éclairage théorique apparaîtra lui-même limité : on pense généralement que le philosophe a quelque chose à dire sur le sens (ou le non-sens) de la souffrance mais rien sur la réalité matérielle ni sur le contenu vécu de la sensation douloureuse. Il y aurait un discours philosophique possible sur la *souffrance* mais non sur la *douleur*, dont on supposerait du même coup qu'elle se distingue essentiellement de la précédente et relève des compétences distinctes mais complémentaires du physiologiste et du psychologue : d'un côté le spécialiste du *soma*, de l'autre le spécialiste de la *psyché*.

Jusqu'à quel point cependant ces divisions sont-elles légitimes ? La douleur, en tant qu'elle est une expérience faite par une personne humaine singulière, *n'est-elle pas toujours en quelque manière une souffrance* ? Et cette souffrance, bien qu'elle s'exprime de manière psychique ou somatique et paraisse dépendre par privilège de facteurs relevant de l'un ou de l'autre de ces registres, *ne suppose-t-elle pas plus fondamentalement leur indivision dans l'unité que nous formons avec nous-mêmes et avec le monde* ? D'ailleurs le corps qui souffre lorsque je dis « je souffre » est-il seulement l'organisme ? Y a-t-il quelque chose de commun, par exemple, entre les montages anatomiques et le calibre des fibres qui assurent la transmission du « message nociceptif » jusqu'à la corne postérieure de la moelle épinière, et ce que chacun de nous connaît sous le nom de douleur ? Plus que ce qu'avec une tradition qui remonte au moins à Platon, on peut appeler l'« union de l'âme et du corps », c'est alors la signification même de ce dernier terme qui devient problématique. Passons même aux douleurs résultant de lésions du système nerveux central et que l'on peut dire au sens strict neurogènes : elles ne nous obligent pas moins à prendre au sérieux la remarque d'Erwin Strauss selon laquelle « l'homme pense et non le cerveau »[4] ; car elle signifie aussi bien que *l'homme souffre et non le cerveau.*

La relation qui unit l'homme à lui-même et au monde dans lequel il existe n'est pas seulement différente de celle qui unit un organisme à des *stimuli* ou un cerveau aux

3 Comme c'est le cas dans les centres anti-douleur.

4 *Vom Sin der Sinne*, Springer Verlag, Berlin, 1935, tr. fr. par G. Thines et J.P. Legrand, *Du Sens des sens*, Grenoble, Jérôme Millon, 1989, p. 183 sq.

traces laissées en lui par ces derniers, elle est encore présupposée par toute approche neurophysiologique et neuropsychologique de la douleur. On peut peut-être tenir ce que le neurophysiologiste décrit, selon les cas, sous les noms de « nociception »[5] ou de « désafférentation »[6] pour la base matérielle de la douleur ressentie mais doit-on réduire la seconde à la première ? À cette conception réductrice de la douleur s'oppose l'expérience clinique. Comme le souligne de nombreux algologues[7] à la suite de René Leriche[8] et comme le suggèrent aussi bien l'expérience du grand chirurgien pendant la guerre de 1914 que plusieurs tableaux célèbres qui montrent des soldats de la grande armée napoléonienne opérés à vif sur le champ de bataille sans présenter les signes extérieurs de la douleur aiguë, des lésions identiques n'excluent pas des variations individuelles qui feront apparaître à certains comme intolérables des manifestations dont d'autres s'accomoderont. Par là se trouvent démontrées :

- l'absence d'un lien mécanique entre l'importance objective de la lésion et l'intensité subjective de la sensation ;
- l'impossibilité de dissocier la douleur de la *signification* que lui attribue la personne comprise comme une *totalité humaine en situation.*

Il y a sans doute un rapport entre les millions d'impulsions électriques qui se succèdent à cadence rapide sur le réseau nerveux ascendant pour aboutir généralement à l'encéphale, et les manifestations psychiques qui leur correspondent au cœur de notre personne ; mais s'agit-il d'un rapport de cause à effet et, si c'est le cas, est-on bien sûr de savoir où est la cause et où l'effet ? Il ne s'agit pas ici d'opposer à une causalité physico-chimique ce que certains auteurs appellent une « causalité du mental ». Parler d'une *causalité circulaire* qui ferait de ces manifestations des manifestations de notre personne autant que des conditions matérielles dont elles dépendent, ne nous avancerait pas davantage. Car on ne dépasserait pas alors un dualisme qui est la source de toutes les difficultés et qui nous condamnerait encore une fois à invoquer, pour expliquer la douleur ressentie, des « facteurs psychologiques » s'ajoutant aux états physiologiques que le scientifique décrit et mesure, et dont nul ne voit comment ils peuvent opérer de concert avec ces derniers. Par cette expression : *totalité humaine en situation*, il ne faut donc pas entendre un organisme flanqué d'un psychisme. Ce que montrera mieux plus loin l'irréductibilité de la douleur autant à une émotion d'ordre psychologique qu'à une sensation purement physiologique, est l'irréductibilité de l'homme lui-même à un organisme *et* à un psychisme.

Ce dualisme détermine malheureusement les termes du débat ouvert depuis quelques années, d'abord aux États-Unis puis en Europe, entre la philosophie et les neurosciences. Ce débat est riche d'une littérature déjà considérable mais se présente comme une confrontation entre une tradition philosophique particulière — la tradition analytique anglo-saxonne — et certaines données scientifiques interprétées dans un cadre théorique qui reste celui de la dualité formée par le « physique » et le « mental ». C'est ce qui fait du dialogue récent entre Paul Ricœur[9], formé à une autre école philo-

---

5 Du nom des petites fibres nerveuses qui relient les organes, les muscles et la peau à la moelle épinière.

6 Terme appliqué aux douleurs résultant de lésions du système nerveux périphérique.

7 Jean-Marie Besson, *La Douleur*, Paris, Odile Jacob, 1992, p. 76-7.

8 *La Chirurgie de la douleur*, Paris, Masson, 1931.

9 *La Nature et la règle*, Paris, Odile Jacob, 1998.

sophique, et Jean-Pierre Changeux, un différend où l'un entend et s'ouvre généreusement au point de vue de son interlocuteur, mais où l'autre reste sourd. Ce qui ressort de ce différend, c'est *l'absence d'un discours commun*, non tant à la neurophysiologie et à la psychologie (réduite en l'occurrence à la psychologie cognitive ou à la psychologie expérimentale) qu'*à la neurophysiologie et à l'expérience commune*. D'une telle expérience, la psychologie expérimentale est aussi éloignée que la neurophysiologie. Or c'est bien à elle pourtant que se réfèrent implicitement les spécialistes de ces disciplines pour savoir de quoi ils parlent. Si nous pouvons étudier les mécanismes de la douleur et ce que nous supposons être leur retentissement psychique, *c'est que nous savons déjà ce que souffrir veut dire*. La douleur ne serait pas devenue l'objet des sciences médicales et psychologiques, si elle n'avait pas été d'abord *l'expérience fondamentale où l'homme tout entier se trouve placé dans un rapport problématique avec l'homme tout entier.* De cette expérience seulement procèdent les usages multiples du mot « douleur » dans les divers champs disciplinaires. C'est donc à elle qu'il faut revenir pour tenter d'en ressaisir l'unité.

## II. LE PROBLÈME DE LA SENSATION

*La sensation douloureuse existe-t-elle ?* Sous ce titre un peu provocateur, il ne s'agit nullement de contester une approche objective qui a dans son propre champ une légitimité indiscutable, encore moins de lui opposer une approche subjective qui a, si l'on y regarde de près, plus d'un présupposé en commun avec la première ; il n'est pas question non plus de plaider pour une approche « multifactorielle » dont chacun sent bien, encore une fois, qu'elle n'est pas la solution mais l'énoncé du problème. Ce problème, on peut l'appeler, pour faire bref, le *problème de la sensation*.

Qu'il y ait un problème de la sensation, c'est ce dont témoigne à elle seule l'ambiguïté d'un terme qui appartient au vocabulaire du physiologiste autant qu'à celui du psychologue (au moins du psychologue expérimental que nous opposerons ici au psychologue formé à la psychanalyse). Mais c'est ce que laisse surtout soupçonner, en physiologie comme en psychologie, la *simplification* opérée sous ce nom d'une expérience toujours plus ample et plus complexe que ce qu'il désigne. Par « problème de la sensation », il faudra donc entendre essentiellement la difficulté, voire l'impossibilité de repérer dans l'expérience commune quelque chose de semblable à ce que le neurophysiologiste et le psychologue connaissent sous ce nom, et la nécessité pourtant où ils se trouvent l'un et l'autre de revenir toujours à cette expérience pour se comprendre eux-mêmes.

Comment, demandera-t-on cependant, nier la réalité de la sensation ? Il ne s'agit nullement d'une discussion purement rhétorique. Le neurophysiologiste lui-même ne distingue-t-il pas des sensations localisées dans des organes eux-mêmes spécialisés, une sensibilité somesthésique générale mobilisant les neurones de manière aléatoire et indépendante de toute localisation particulière ? C'est une question déjà de savoir si la douleur diffuse est une sensation au sens où peut l'être la piqûre de l'écharde. C'en est une autre, plus décisive, de savoir si l'on peut appeler sensation une puissance qui n'envahit pas seulement tout l'organisme mais transforme encore entièrement notre manière d'être. *Nier la réalité de la sensation douloureuse ne serait pas, en ce sens, nier la réalité de la douleur, mais tenir celle-ci pour une expérience dont les implications excèdent infiniment les causes particulières qui expliquent objectivement sa production.*

C'est par commodité de langage qu'il sera question dans ce qui suit de la douleur comme d'une « expérience globale ». Mais cette manière de dire, bien qu'approximative, aura le mérite de mettre en question la différence évoquée un peu plus haut : celle de la douleur et de la souffrance. Car une telle différence n'a précisément de sens que si l'on a préalablement réduit la douleur à une sensation ponctuelle en elle-même vide de signification.

Contre une telle réduction, on peut priviligier une méthode que l'on dira, au sens large, *phénoménologique*. L'intérêt d'une telle méthode est qu'elle installe d'emblée la réflexion sur le terrain de l'expérience commune, qui est en l'occurrence celle de l'homme existant dans un monde auquel appartiennent aussi en dernière analyse — parce qu'ils sont des hommes — les savants avec leurs théories, leurs laboratoires et leurs dispositifs expérimentaux. Sur ce terrain seulement la douleur peut apparaître pour ce qu'elle est, à savoir pour l'une des formes du *mal* humain. Justifier la douleur, la métaphysique et la théologie, durant plus de deux mille ans, s'y sont efforcées; l'expliquer, la physiologie et la psychologie, de deux manières différentes, y prétendent. À chaque fois, cependant, la pensée demeure extérieure à son objet; elle veut ignorer que le premier savoir possible sur la douleur est le savoir que la douleur a d'elle-même. Tel sera, au contraire, le point de départ d'une phénoménologie soucieuse moins de justifier ou d'expliquer que de décrire. La description phénoménologique se distingue de la description psychologique en ce qu'elle a pour objet non les différents contenus d'expérience mais la forme qu'ils réalisent et dont ils dépendent tous; elle ne vise pas la signification particulière des différents « vécus » mais leurs lois générales de constitution. Elle impose donc la mise entre parenthèses des circonstances variables qui peuvent susciter la douleur ainsi que des hypothèses causales que l'on peut lui appliquer et qui ne sont pas moins réductrices lorsqu'elles veulent voir en elle l'effet d'une psychogenèse inconsciente, que lorsqu'elles en détachent une sensation physiologiquement pure. On doit pouvoir dégager de cette manière *un noyau structurel commun à tous les modes du souffrir*. Multiple par ses causes et par les circonstances qui la font naître, la douleur est une par sa nature. Et cette unité seulement permet de construire à son propos des théories qui, sans s'accorder, nous autorisent au moins à *postuler* leur articulation dans un discours commun.

## III. LA SENSATION COMME GRANDEUR MESURABLE ET COMME SIGNIFICATION VÉCUE : CRITIQUE DU MATÉRIALISME

Pour formuler le problème de la sensation, il faut ignorer d'abord le cas particulier de la douleur. Il faut reconnaître ensuite plusieurs problèmes en un. Si l'on songe, par exemple, aux sensations visuelles, l'un d'eux est celui de la manière dont certaines propriétés physiques et chimiques reçoivent pour notre organisme la valeur de signaux; un autre celui de la traduction des signaux en images; un autre encore celui de l'intégration dans une même image de signaux relatifs à plusieurs sens. Mais on peut aussi se demander plus radicalement comment une chose qui n'est en soi ni rouge ni verte mais composée de particules qui s'agitent plus ou moins rapidement et réfléchissent d'une certaine manière la lumière, peut faire naître les sensations de rouge ou de vert[10]. Bergson comprenait ce problème comme celui du passage de la quantité à la qualité, il tenait la seconde pour irréduc-

10 Pour cette présentation du problème, cf. C. Tinoco, *La Sensation*, Paris, Garnier-Flammarion, 1997, p. 28.

tible à la première et concluait de là à l'*impossibilité de la psychophysique*, autrement dit d'une science qui prétendrait déduire les états vécus par la conscience des propriétés physiques et chimiques de certains *stimuli* captés, transmis puis traduits et mis en forme par l'organisme. Une action extérieure, pensait-il, ne saurait produire par elle-même un état intérieur, une quantité objective se transformer en un état subjectif qualitativement différencié[11]. Aussi la question « combien souffres-tu ? » lui serait-elle apparue comme une question dénuée de sens. Les différences qualitatives qui distinguent nos états psychiques ne sont pas réductibles à des différences quantitatives entre grandeurs physiques ; prétendre le contraire est confondre deux catégories et deux ordres de réalité hétérogènes. Si l'on songe aux différentes échelles d'évaluation de la douleur, le problème est compliqué aujourd'hui par le fait qu'il est demandé au sujet lui-même de mesurer son mal et de jeter ainsi un pont entre ces deux ordres de réalité. Il n'est pas certain cependant qu'il trouve ainsi sa solution. Ce ne serait le cas que s'il était possible d'éliminer, dans l'évaluation, par le sujet, de son propre mal, la part d'interprétation qui fait de cette évaluation, précisément, l'évaluation d'un sujet. Mais cette exigence elle-même est contradictoire. A. Gauvain-Piquard et M. Meignier remarquent[12], à propos de l'échelle visuelle analogique, que la seule incertitude concerne « la *signification* que les patients donnent à ses deux extrémités : « Pas de douleur » — « Douleur maximale imaginable » »[13]. Mais, si cette incertitude s'applique aux extrémités, alors elle s'applique aussi nécessairement à tous les degrés intermédiaires. La difficulté reste latente tant que la question « combien souffres-tu ? » sert au médecin à proportionner l'analgésique à l'intensité de la sensation éprouvée à deux moments différents par un même sujet[14] ; mais elle éclate lorsque la même question, prise à la lettre, prétend réduire la sensation à une grandeur dont les variations, fonction de facteurs purement objectifs, seraient les mêmes pour tous les sujets. C'est surtout dans ce sens qu'il faut nier, avec Bergson, la possibilité de la transformation de la quantité en qualité comme, réciproquement, de la qualité en quantité.

Attribuer au cerveau un rôle central dans cette transformation change peut-être les termes mais non la nature du problème. C'est ce que montre un article publié en 1904 sous le titre *Le Cerveau et la pensée*[15]. En dépit des progrès spectaculaires de la science du cerveau depuis quelques décennies, on peut penser que la position de Bergson ne serait pas aujourd'hui très différente ni qu'elle aurait des raisons de l'être. L'accumulation des connaissances positives n'a pas en elle-même le pouvoir de résoudre des problèmes comme celui de la nature ultime de la réalité ou, si l'on admet deux ordres de réalité, de la manière dont ces deux ordres s'unissent dans un même individu. Bien plutôt nous empêche-t-elle souvent de voir ces problèmes. S'il arrive à Bergson de se retourner dans sa tombe, ce n'est pas à cause d'une science qui démontrerait l'« erreur métaphysique » dont il se serait rendu coupable (et avec lui bien d'autres philosophes) mais à cause du renforcement, lié sans doute à l'enthou-

---

11 Sur ce point et plus généralement sur la critique, par Bergson, de la notion kantienne de « grandeur intensive », voir l'*Essai sur les données immédiates de la conscience* (1888), Paris, P.U.F., 1927, ch. I.

12 *La Douleur de l'enfant*, Paris, Calmann-Lévy, 1993.

13 *Op. cit.*, p. 194.

14 Encore l'intensité n'est-elle qu'un aspect de la douleur.

15 *Œuvres*, Paris, P.U.F., 1970, p. 959-979. Voir aussi « L'âme et le corps », *ibid.*, p. 836-860.

siasme qui accompagne toute science nouvelle, des préjugés matérialistes qu'il combattait. Il faut bien comprendre que, si l'on appelle métaphysique toute proposition concernant le fondement ultime des choses, le matérialisme aussi est une métaphysique. Les propositions qui portent sur le fonctionnement du cerveau sont des propositions scientifiques (soumises, comme le sont toutes les propositions scientifiques, au contrôle de l'expérience), mais la thèse selon laquelle l'homme n'est rien d'autre qu'un cerveau est une thèse métaphysique[16]. Il faudrait distinguer au moins ici entre un *matérialisme méthodologique* qui est une attitude légitime et d'ailleurs inévitable dans les sciences de la nature et un *matérialisme doctrinal* qui n'est que l'extrapolation, à partir de certaines données expérimentales, d'affirmations que ces données ne suffisent nullement à justifier.

La critique du matérialisme n'est nullement assimilable à une position idéologique dont les enjeux seraient l'existence de dieu et la vie éternelle. Ce sont des arguments rigoureux que l'on peut opposer à ceux qui, par formation mais aussi par déformation professionnelles, soutiennent une attitude que l'on pourrait appeler aussi réductionniste puisqu'elle consiste à réduire la sensation douloureuse à ses conditions matérielles de production. Il est vrai que l'on pourrait appeler aussi réductionniste la prétention, inverse, de réduire la sensation à la conscience que nous en avons. Quand les uns ignorent la réalité subjective, d'autres nient la réalité objective de la sensation. Mais cette thèse n'est pas celle de Bergson et il est peu problable qu'elle trouve aujourd'hui de nombreux défenseurs. Parmi les différentes versions contemporaines du réductionnisme, considérons particulièrement celle que les auteurs américains[17] appellent « éliminativiste » : comme le mot l'indique, les partisans d'une telle thèse prétendent pouvoir éliminer purement et simplement, dans la description de ce qu'ils continuent pourtant d'appeler « sensation », toute référence à une subjectivité, à une conscience ou à un esprit distincts de la machinerie et de la circuiterie cérébrales. La douleur vécue sera tout au plus tenue dans cette perspective pour un épiphénomène sans signification propre. Il pourrait donc y avoir une douleur sans patient comme il y a, selon d'autres philosophes contemporains, une mathématique sans mathématicien ou une connaissance sans sujet connaissant.

Sans aller jusque là, la neuropsychologie, comme la psychophysique que critiquait Bergson, admet un lien causal entre états cérébraux et états mentaux. Or ce lien ne serait attesté que s'il était possible de trouver dans les premiers tout ce qui

---

16 S'agissant de la douleur, c'est ce dont suffirait peut-être à témoigner une théorie *commune* à la métaphysique et aux sciences médicales : la théorie de la douleur-signal. À la justification biologique de la douleur, Galien, avant Descartes, ajoutait sa valeur diagnostique. Ainsi se constitue une physiologie qui ne se contente pas de décrire les montages anatomiques et les trajets nerveux conduisant les impressions douloureuses mais voit encore en eux les segments d'un vaste système adaptatif d'alarme et de défense. Relever les multiples défaillances d'un tel système, remarquer par exemple qu'un cancer du rectum se développe insensiblement pendant des mois, quand la moindre sciatique arrache des cris, qu'il y a des maladies sans douleurs et des douleurs sans maladies, qu'il y a même des douleurs qui rendent malade et entravent l'action de l'organisme et celle du médecin, ajouter que si des ingénieurs, dans une entreprise spécialisée, construisaient de tels systèmes d'alarme, on les mettrait à la porte, c'est dire que cette physiologie, quelle que soit sa valeur, dépend pour partie de préjugés métaphysiques et théologiques inaperçus.

17 Cf. entre autres P.M. Churchland, « Eliminative Materialism and Propositional Attitudes », *Journal of Philosophy*, 1979, et P.S. Churchland, *Neurophilosophy*, M.I.T., Bradford Books, 1986. Pour une discussion de ces thèses, cf. J.R. Searle, *La Redécouverte de l'esprit*, tr. de l'anglais par C. Tiercelin, Paris, Gallimard, 1995.

se trouve contenu dans les seconds — ce qui revient à peu près à expliquer une défaite militaire en invoquant les propriétés chimiques de la poudre à canon. Nous pouvons avoir une sensation de rouge ou une pensée obscène mais les états de notre cerveau ne sont ni rouges ni obscènes; aussi restent-ils étrangers au *contenu* même de cette sensation ou de cette pensée[18]. De même, ce qui se passe dans mon cerveau lorsque je souffre ne fait pas partie de mon expérience de la douleur. Sans doute, en activant un nerf, on peut faire naître une sensation chez un sujet, mais l'on ne peut déterminer la valeur singulière qu'elle aura pour lui. Ce n'est pas parce qu'elle chante l'*Air des bijoux* que la Castafiore brise les vitres du salon mais parce que sa voix émet une certaine vibration[19]. Le contenu de ce qu'elle chante, la signification particulière des paroles, tout cela est indifférent à l'explication causale. Le fait et la manière d'en rendre compte auraient été les mêmes si la Castafiore avait chanté *Nini peau de chien*. Réciproquement, on admettra sans trop de difficulté que la valeur musicale de l'*Air des bijoux* (ou celle de *Nini peau de chien*) est indépendante des propriétés physiques des sons et de la manière dont ces derniers frappent notre oreille. Si même, par conséquent, l'existence d'un lien causal était attestée entre un certain état de notre cerveau et la sensation douloureuse, ce lien n'expliquerait nullement ce que Bergson appelait la signification vécue de la sensation. Il n'expliquerait pas davantage la différence qu'il y a pour nous entre l'*Air des bijoux* et *Nini peau de chien*.

Mais un tel lien existe-t-il et, si oui, a-t-il le sens qu'on lui donne le plus souvent : celui d'une corrélation mécanique? Cette corrélation est-elle attestée en dehors des conditions artificielles qui sont celles des expériences de laboratoire? Un passage célèbre du *Phédon* de Platon évoque la condamnation à mort de Socrate par les Athéniens et les raisons pour lesquelles Socrate a renoncé à fuir comme ses amis le lui proposaient. Le matérialiste, explique Socrate, serait celui « qui dirait que je suis assis ici parce que [j'ai] un corps composé d'os, de chair et de nerfs, que les os sont solides mais qu'ils ont des intervalles ou jointures, que les nerfs peuvent être tendus et relâchés, que c'est par là que le corps est flexible et enfin que je suis assis ». Ils oublieraient cependant « les véritables causes », « à savoir que les Athéniens ont cru qu'il serait mieux fait de me condamner que de m'absoudre et que j'ai cru, moi, mieux faire de demeurer assis ici que de m'enfuir ». C'est pourquoi « il est déraisonnable d'appeler ces os et ces nerfs et leurs mouvements des causes ». « Il est vrai », conclut Socrate, « que celui qui dirait que je ne saurais faire tout ceci sans os et sans nerfs aurait raison, mais *une chose est ce qui est la véritable cause, autre chose ce qui n'est qu'une condition sans laquelle la cause ne saurait être la cause* »[20]. Sans doute la douleur ne saurait-elle être expliquée, comme une conduite, en termes de motif ou d'intention. Mais les objections élevées par Socrate contre l'explication matérialiste valent pour l'une autant que pour l'autre. Et elles ne valent pas moins si l'on introduit dans l'explication matérialiste une référence — qui manque évidemment à Socrate — à l'activité et aux états du cerveau.

La différence, entre les deux explications, est celle qu'il y a entre la *première* et la *troisième* personnes. Pas plus que la personne elle-même, des conduites ou des états vécus en première personne ne peuvent être le produit de la combinaison de quel-

---

18 P. Engel, *Introduction à la philosophie de l'esprit*, Paris, La découverte, 1994, p. 26.
19 *Ibid.*, p. 42-3.
20 98c-99b.

ques éléments ou de quelques processus impersonnels. On invoquera peut-être, pour échapper à l'objection, la notion de « propriété émergente »[21] : on dira que la conscience et la personnalité « émergent » — d'abord dans l'évolution des espèces puis à chaque instant pour chacun de nous — de ce qui n'est pas en soi doué de conscience ou de personnalité. Mais cette notion est l'équivalent, dans la doctrine matérialiste, d'un véritable *Deus ex machina*; elle est encore une fois non la solution mais l'énoncé du problème. On a beaucoup reproché aux doctrines dualistes de faire naître une difficulté, il est vrai insurmontable : comment ce qui, par hypothèse, ne se ressemble pas, peut-il s'assembler dans un même individu ou plus simplement : comment faire un avec deux ? (c'est le problème classique de l'union de l'âme et du corps). Mais le matérialisme se heurte à la difficulté inverse : comment faire deux avec un ? Comment tirer du fonctionnement anonyme d'un organisme susceptible d'une description et d'une explication quantitatives une expérience subjective composée d'états significatifs et qualitativement différenciés ? Demandons-nous *qui* était Homère : personne ne songera à interroger là-dessus le physicien ou le biologiste; chacun pensera que l'historien, le sociologue ou l'herméneute ont ici plus à nous apprendre — et davantage encore ses amis ou ses proches s'ils ont rapporté par écrit quelques traits de son caractère ou certains épisodes de sa vie. Appliquées à notre problème, ces remarques ne reviennent nullement, répétons-le, à contester la réalité matérielle de ce que l'on peut appeler encore à ce point la sensation douloureuse, mais à nier que la sensation douloureuse se réduise à sa réalité matérielle.

## IV. ORGANISME ET CORPS PROPRE

Il est vrai que Descartes, après avoir introduit une distinction réelle entre l'âme et le corps[22], revient dans la sixième sur cette distinction[23] et le fait justement à propos de l'expérience de la douleur. La douleur ne se pourrait, écrit-il, si j'étais seulement « logé dans mon corps ainsi qu'un pilote en son navire », si je n'étais au contraire « tellement confondu et mêlé avec lui » que « je compose avec lui un seul tout ». Car, « si cela n'était, lorsque mon corps est blessé, je ne sentirais pas de la douleur mais j'apercevrais cette blessure par le seul entendement »; elle ne serait donc pas mienne et ne me concernerait pas. Mais *la réfutation du dualisme n'est pas la justification du matérialisme*. Pas plus qu'un esprit préalablement séparé du corps, un corps réduit à une pure combinaison d'éléments anatomiques ou à un pur ensemble de processus neurophysiologiques ne serait capable de souffrir. Dans un texte prophétique que l'on serait tenté d'opposer à l'idéologie, aujourd'hui dominante, d'un « homme neuronal », Leibniz écrit que, si l'on pénétrait dans un cerveau comme dans un moulin, « on n'y trouverait [...] que des pièces qui se poussent les unes les autres et jamais de quoi expliquer une perception »[24] : on n'y

21 J.R. Searle propose d'appeler ainsi une propriété s'expliquant par le comportement des éléments d'un système mais n'appartenant en propre à aucun de ces éléments et ne pouvant résulter simplement de la somme des propriétés qui sont les leurs (« Deux biologistes et un physicien en quête de l'âme », *La Recherche*, n° 287, mai 1996, p. 67).

22 *Méditations métaphysiques*, Méditation deuxième.

23 *Ibid.*, Méditation sixième.

24 *La Monadologie*, article 17.

trouverait pas davantage la douleur. Certes, la douleur est toujours, en un sens, douleur du corps; mais *le corps souffrant n'est pas — ou pas seulement — l'organisme*. Il est ce que des phénoménologues comme Husserl ou Merleau-Ponty ont appelé — pour l'opposer précisément à ce que les sciences biomédicales connaissent objectivement sous le nom de corps — *corps propre*. Mon corps n'est ni le pur instrument d'un esprit souverain ni le simple effet d'une causalité naturelle. *En lui* se noue l'opposition dont Descartes avait d'abord figé les termes. C'est pourquoi, *s'il n'y a pas de douleur psychologiquement pure, il n'y a pas non plus de douleur physiologiquement pure*. Prenons pour exemple la douleur liée au membre fantôme. La physiologie moderne passe ici d'une théorie dite « périphérique » à une théorie « centrale » qui mobilise la notion de trace cérébrale. Mais des facteurs autres que physiologiques déterminent la perception du membre fantôme, ainsi le refus ou l'acceptation de la mutilation. Comment alors penser ensemble ces deux sortes de facteurs? Selon Merleau-Ponty, une théorie mixte, c'est-à-dire une théorie qui admettrait deux séries de conditions, serait une théorie hybride et par là même « foncièrement obscure »[25]. Elle correspond aux explications multifactorielles évoquées plus haut. La douleur du membre fantôme n'est pas l'effet cumulé d'une causalité objective et d'une motivation subjective. Voir dans le cerveau ce qui met en communication ces deux séries de conditions serait oublier qu'il est lui-même un système impersonnel dont les états et les opérations ne sont pas sentis comme tels et laisser donc le problème entier. Ce problème trouve au contraire sa solution dans la perspective du corps propre.

Mais qu'est-ce, plus généralement, que le corps propre? Qu'est-ce que ce corps qui seul est capable de faire l'expérience de la douleur? C'est le lieu concret de nos échanges avec le monde; mieux : c'est ce qui, en nous *ouvrant* au monde, nous *situe* en lui et déploie autour de soi les repères de notre existence. D'un nouveau-né l'on dit, pour annoncer sa naissance, qu'il est « venu au monde »; mais c'est à chaque instant que nous venons au monde; c'est sans interruption que notre corps nous donne pouvoir d'exister dans un monde qui ne peut davantage être séparé de nous que le milieu de la vie de l'animal.

Il y a loin cependant du *milieu* animal au *monde* humain. De part en part historique et culturel, celui-ci est autant notre œuvre que nous sommes la sienne; et les échanges que nous avons avec lui sont davantage des échanges symboliques que des échanges physiques et chimiques. Il est donc irréductible à un système de coordonnées purement matériel. Comment expliquer par exemple que l'on fût plus facilement sujet à l'évanouissement au siècle dernier qu'aujourd'hui? Dans *La Cousine Bette*, la baronne Hulot se pâme toutes les trois pages : quels que soient les mécanismes neurophysiologiques ici en cause, cela correspond à une situation sociale et culturelle à l'intérieur de laquelle seulement ces mécanismes produisent les effets qui sont les leurs[26]. On a sans doute trop dit, il y a une vingtaine d'années, que les douleurs de l'accouchement étaient le produit d'une détermination sociale et culturelle, mais il est

25 *Phénoménologie de la perception*, Paris, Gallimard, 1945, p. 91.

26 Demandons-nous, de même, ce qui fait que certaines personnes sont déprimées en automne et en hiver. Il faut beaucoup de naïveté pour réduire l'« automne » et l'« hiver » à des notions purement physiques et climatiques et pour croire que c'est parce qu'elles manquent de lumière. Durkheim a démontré d'ailleurs qu'au siècle dernier, dans tous les pays d'Europe – et cela reste apparemment vrai aujourd'hui –, on se suicidait davantage en été qu'en hiver.

certain que cette détermination ne peut être entièrement éliminée de l'explication que l'on choisira d'en donner.

Ce n'est encore là cependant que l'une des composantes de notre situation dans le monde. Ce qu'il faut comprendre est que *l'unité dynamique que le corps propre forme avec le monde n'est pas la conséquence mais le principe de toutes les déterminations physiques, organiques, psychiques, sociales et culturelles dont nous faisons habituellement les causes de nos états et de nos conduites*; loin d'être le produit de leur addition, c'est elle au contraire qui rend ces déterminations opérantes.

## V. SENSATION ET PERCEPTION

De ce qu'être consiste pour l'homme à être au monde, quelles conséquences tirer pour le problème de la sensation et plus précisément pour la douleur? Ce n'est pas Bergson mais Merleau-Ponty qui doit de nouveau ici servir de guide.

Certes, Bergson montre bien qu'une sensation ou une émotion n'existent pas en tant qu'états séparés dans un ordre de juxtaposition, qu'un état vécu en général n'a de réalité et de signification que replacé dans la totalité indécomposable de la vie psychique. Il se fonde pour cela sur une analyse de la durée qui lui permet de montrer qu'il n'y a pas, entre le temps et l'instant, le même rapport qu'entre un tout et les parties qui le composent. Chaque moment du temps contient tout le temps; comme le disait Leibniz, il est lourd de tout le passé et gros de tout l'avenir; si nous analysions, chacun pour nous-même, le moment présent, nous y retrouverions tout ce que nous avons vécu, consciemment ou inconsciemment, depuis le point de notre naissance. Cela explique pourquoi la douleur, bien qu'elle ait objectivement une durée déterminée, s'éprouve à chaque fois comme si elle devait durer toujours, ou que pour celui qui souffre, comme l'on dit, chaque instant dure une éternité : la sensation douloureuse s'augmente elle-même de l'idée qu'en forme l'esprit dans le souvenir et dans l'attente et de l'effort impuissant qu'il déploie pour lui donner sens.

Mais le psychisme reste pour Bergson une réalité séparée sinon en fait du moins en droit non seulement de l'organisme mais encore du monde extérieur. Ce sont ces séparations que combat la doctrine merleau-pontyenne de l'être-au-monde. En témoigne le choix d'un lexique qui est celui non de la conscience mais de l'existence. Le point de départ de Merleau-Ponty est précisément une critique de la sensation telle que l'analysent de concert la physiologie et la psychologie expérimentale. Il élabore une « phénoménologie de la perception » dans laquelle la *perception* n'est pas seulement la somme des *sensations* qui la composent. Comme l'avait montré déjà la théorie de la forme, les perceptions les plus simples portent sur des relations et non sur des termes absolus. Ma perception d'une mélodie n'est pas l'addition d'impressions élémentaires correspondant aux différents sons tenus eux-mêmes pour des entités élémentaires. Ce sont au contraire les rapports qui unissent ces différents sons qui donnent à chacun une valeur dont sont par principe dénués des sons isolés. De même, je ne perçois pas le rouge en tant que qualité sensible élémentaire, je perçois un chandail ou un livre rouges. Encore ce chandail ou ce livre sont-ils posés là, sur ces épaules ou sur cette table, à telle distance de moi, dans un espace d'apparition auquel appartiennent au même moment d'autres objets qui peuvent à tout moment attirer à leur tour mon attention. Tout objet perçu l'est donc dans un certain *champ*; il fait partie d'un système de coordonnées spatio-temporelles dont mon corps est l'origine mais qui s'étend bien au-delà de ce que peuvent appréhender mes organes des sens. C'est par exemple ce jour, dans cet hôpital, dans cette salle de conférences, que je perçois ce chandail ou ce livre rouges, et non comme un organisme réagissant à des *stimuli* dont l'intégration serait assurée par un cerveau étranger à ses propres opérations. Or cet hôpital fait lui-même partie d'un monde qui, sans m'être présent en chair et en os, constitue pourtant l'*horizon* permanent de ma perception. Lorsque je perçois actuellement ce rouge, je suis donc ouvert au monde comme à un ensemble infini de perceptions possibles. Cette ouverture ne résulte pas de la rencontre fortuite d'un sentant et d'un senti; toute rencontre entre un sentant et un senti présuppose au contraire une telle ouverture; ils ne peuvent s'appartenir que sur la base de l'unité vivante que nous formons déjà avec le monde.

Nous ne devons donc pas dire que nos yeux voient ou que nos oreilles entendent et pas davantage que nous voyons avec nos yeux ou que nous entendons avec nos oreilles. La perception normale ignore d'ailleurs les découpages anatomiques et les fonctions séparées que nous attribuons généralement aux différents sens. Il n'est pas absurde de dire que les mains voient ou que l'œil caresse l'objet. Sans doute la neurophysiologie paraît-elle arriver, s'agissant de la compensation d'un sens par un autre ou de la collaboration des différents sens, à des conclusions voisines. Mais dans l'expérience de la perception, les yeux, les oreilles, la main ne sont pas les parties d'un organisme mais des puissances de notre corps et des éléments de la situation que celui-ci nous donne dans le monde : c'est mon regard qui sous-tend la couleur, c'est le mouvement de ma main qui permet à celle-ci de découvrir la forme de l'objet; et dans ce regard et ce mouvement, il y a bien plus que dans ce qu'il est convenu d'appeler « sensibilité sensori-motrice » : *une manière d'habiter le monde* et de déployer en lui des possibilités sans lesquelles il n'y aurait pas une expérience signifiante mais un automatisme aveugle. L'unité d'une perception qui mobilise différents sens n'est pas fondée dans l'activité du cerveau mais dans celle du corps propre; elle vérifie l'existence d'un corps qui n'est pas l'organisme mais qui dote seul l'organisme des pouvoirs qui sont les siens[27].

Bref, percevoir, c'est entrer dans une relation significative avec un monde dont nos sens ne nous présentent que la face visible et dans lequel nous projetons des possibilités ouvertes en amont de toute stimulation et de toute réaction physiologiquement et psychologiquement déterminées. On doit donc dire que notre perception est aussi peu composée de sensations élémentaires, que la maison que nous habitons et dans laquelle nous vivons, aimons et travaillons se réduit à un tas de pierres.

Si l'on étend maintenant à toute expérience des analyses appliquées d'abord à la seule expérience perceptive, alors on dira que la sensation douloureuse existe aussi peu que la sensation de rouge et par ce mot : « douleur », on devra donc entendre proprement *une altération globale de notre présence au monde* — une mise en

---

27 Il en est selon Merleau-Ponty de la physiologie de la perception comme de la physiologie du comportement, à la critique de laquelle il avait consacré son premier livre (*La Structure du comportement*, Paris, PUF, 1942) : de même que le comportement est rendu inintelligible par « une théorie longitudinale du fonctionnement nerveux qui fait correspondre en principe » à chaque stimulation élémentaire une réaction élémentaire, la perception est manquée par une théorie qui commence par admettre « un trajet anatomique qui conduit d'un récepteur déterminé [...] à un poste enregistreur spécialisé » – autrement dit lorsque l'on suppose un monde objectif porteur d'informations directement accessibles aux organes des sens et dont ceux-ci nous donneraient à l'aide de certains « transmetteurs » une copie ou une traduction mentales (*op. cit.*, p. 13-14).

question radicale de l'unité que nous formons originairement avec les choses, avec les autres et avec nous-mêmes. Cette définition de la douleur a au moins deux implications. D'une part, plus encore que la critique bergsonienne de la psychophysique, elle introduit dans l'expérience de la douleur des variables non mesurables. D'autre part, elle oblige à revenir sur la distinction reçue entre la douleur et la souffrance.

## VI. LA DOULEUR COMME SOUFFRANCE

Remarquons d'abord que nos usages linguistiques n'imposent nullement une telle distinction : nous disons « souffrir » terriblement d'une rage de dents mais parlons, lors de la mort d'un enfant, de la « douleur » d'une mère ou d'un père. Nos usages linguistiques ne sont pas nécessairement, il est vrai, un bon guide conceptuel. C'est pourquoi il faut examiner d'abord les raisons qui pourraient, le cas échéant, justifier ce partage.

Pour la plupart des auteurs, la douleur est une atteinte physique localisée alors que la souffrance transforme entièrement notre manière d'être. Certains ajoutent que la douleur est purement passive, quand la souffrance met en relation notre puissance de pâtir et notre puissance d'agir : souffrir, c'est endurer; et de cette endurance — comme l'implique aussi le double sens du mot patience —, on peut parler indifféremment comme d'une passion ou d'une action; rien n'empêche alors de supposer qu'à cette action concourent, outre la sensibilité, d'autres facultés de l'esprit humain. La douleur, au contraire, exclurait ce concours; elle serait à la souffrance ce que le cri est au langage; il y aurait entre elles la différence de l'irréfléchi et du réfléchi, de la vie organique et de la vie de la personne humaine. La deuxième raison de dissocier la douleur et la souffance trouve ici son point de départ. Dans un passage célèbre du *Discours sur l'origine et les fondements de l'inégalité parmi les hommes*, Rousseau écrit de l'homme qui ne s'est pas encore élevé au-dessus de sa condition animale : « les seuls maux qu'il craigne sont la douleur et la faim; je dis la douleur et non la mort; car jamais l'animal ne saura ce que c'est que mourir ». Or la douleur est implicitement réduite ici à une sensation purement physiologique. Rousseau aurait donc aussi bien pu écrire, en distinguant les deux termes : *et jamais l'animal ne saura ce que c'est que souffrir*. Car, si l'animal sent bien le plaisir et la douleur, toute la question est de savoir comment il les sent. Supposer qu'il les sent comme l'homme les sent, c'est soit prêter à l'animal une psychologie humaine (et céder à l'anthropomorphisme), soit prêter à l'homme une psychologie animale (et céder au réductionnisme). Dans les deux cas, il semble que l'on confonde un état ponctuel en lui-même vide de signification et une expérience personnelle riche d'implications éthiques, métaphysiques et religieuses. L'homme qui souffre demande justice, il en appelle à Dieu, il bâtit des cathédrales… Il peut donc être utile, quand on discute avec Brigitte Bardot, de distinguer la souffrance de l'homme de la douleur de l'animal. La troisième raison est d'ordre étiologique : elle paraît s'imposer dès que l'on s'enquiert de la *cause* du mal. Ici précisément s'opposent le physiologiste, le psychologue, le sociologue, l'historien des mentalités, etc.

Mais la recherche objective de la cause du mal n'est pas la description du mal lui-même; une distinction scientifiquement et médicalement utile n'en est pas moins phénoménologiquement incertaine : cette troisième raison, pas plus que les deux autres, ne suffit à fonder, entre la douleur et la souffrance, une différence que l'on a de meilleures raisons de rejeter. Opposer la douleur comme un phénomène local et la souffrance comme un phénomène global, c'est oublier que *la douleur est elle-même un phénomène global.* Opposer la douleur de l'animal et la souffrance de l'homme, c'est ne pas voir qu'*il y a une douleur spécifiquement humaine* et qu'il est nécessaire par conséquent de reconnaître en celle-ci une souffrance à part entière.

## VII. POUR UNE PHÉNOMÉNOLOGIE DU « SENTIR » DOULOUREUX

À ce point, cependant, comment ne pas avouer une hésitation? Cette hésitation concerne l'application à la *douleur* d'une phénoménologie de la *perception.* La douleur n'est pas une expérience parmi d'autres; s'agissant des conditions qui déterminent la possibilité générale de nos perceptions ou de nos actions, on peut même se demander si elle n'est pas l'exception qui confirme la règle; bien des traits en particulier l'opposent à la perception telle qu'elle a été décrite à l'instant. Si nous sommes, lorsque nous regardons le mur ou poussons la table, ouverts au monde comme à un ensemble de possibilités dont la cohérence est garantie par la signification que les objets y ont pour nous et par les projets que nous y accomplissons, la douleur n'apparaît-elle pas au contraire comme une *fermeture* qui détruit toutes ces possibilités et réduit le monde à un *chaos* dans lequel nous sommes perdus comme une *chose* livrée à une force extérieure? Si c'était le cas, alors il y aurait bien une sensation douloureuse, unique en son genre, et une phénoménologie de la perception aurait seulement le mérite de faire apparaître par contraste ce qui distingue cette sensation d'autres sensations qui, telle la sensation de rouge, n'ont de réalité qu'en tant que moments intégrants d'une synthèse significative; il y aurait une sensation douloureuse que prouverait son pouvoir même de détruire le monde et de réduire l'homme à une chose[28].

Cette objection toutefois n'est nullement décisive :

- c'est encore un homme qui s'éprouve ainsi réduit à l'état de chose;
- c'est parce qu'il est au monde que l'homme peut faire, dans la douleur, l'épreuve de la destruction du monde, de même que c'est parce qu'il est avec des autres qu'il peut faire en elle l'épreuve de la solitude;
- cette épreuve conserve ainsi d'une certaine manière tout ce dont elle nous prive; elle est moins la destruction que la suspension de notre ouverture au monde.

Si elle interrompt le cours normal de notre expérience et ne partage aucun des traits de la perception, la douleur est donc pourtant bien loin de se réduire à une sensation ponctuelle. Elle sera mieux définie comme *l'événement qui suspend l'ensemble des possibilités qui fondent notre existence et nous ouvrent le monde.*

Pour mettre en évidence ce qui distingue une phénoménologie du *sentir* douloureux d'une physiologie et d'une psychologie de la *sensation* douloureuse et prévenir l'objection, que pourrait susciter cette distinction, de mettre simplement un mot pour un autre, le mieux est d'esquisser pour finir cette phénoménologie.

On peut partir pour ce faire du phénomène de *délocalisation* décrit déjà par Bergson : c'est lorsqu'elle envahit l'organisme et nous empêche de distinguer en lui

28 En termes propres, il faudrait dire que la douleur ignore dans cette hypothèse ce que Merleau-Ponty tient, après Husserl, pour la loi générale de constitution des vécus de conscience : l'intentionnalité.

la partie et le tout qu'une sensation devient douleur. Sans doute sera-t-on tenté de voir plutôt ici la marque de la douleur aiguë. Mais celle-ci désigne alors une limite vers laquelle croît toute douleur et qui nous permet seule d'en apprécier l'intensité. Une douleur d'intensité croissante ne devra donc pas être comparée à une note de la gamme qui deviendrait de plus en plus sonore mais à « une symphonie où se font entendre un nombre croissant d'instruments »[29]. Encore la seule mesure de la douleur sera-t-elle dans cette perspective, faute d'un moyen d'en apprécier objectivement les variations, l'impuissance même de la conscience à la circonscrire et à se l'opposer comme l'un de ses contenus : la seule mesure de la douleur, c'est l'absence de mesure, autrement dit l'absence du pouvoir qu'elle nous laisserait d'en prendre la mesure.

Cette *disproportion* est le deuxième trait constitutif du sentir douloureux ; elle a immédiatement le sens d'une dépossession qui fait seule du sujet un sujet en souffrance. La douleur en effet n'est pas simplement passive ; elle ne se distinguerait pas dans ce cas des autres impressions et pourrait toujours être reprise et dépassée dans une activité supérieure. Elle correspond plutôt à ce qu'il faudrait appeler, pour en faire ressortir le caractère irréductible et indépassable, une hyperbole du sentir. C'est une impuissance élevée à la dernière puissance. Ce dont elle nous prive n'est pas telle ou telle possibilité de notre être mais notre possibilité même d'être. Au mouvement d'une réalité originairement jetée vers l'avenir, elle oppose l'immobilité d'un présent absolu. Ce présent lui-même, cependant, comment le décrire ?

Un troisième trait s'offre ici à l'analyse. Dans la douleur comme dans le malheur, les minutes sont comme des heures et les jours comme des années ; il faut parler sans doute du temps du souffrir mais ce temps est un temps sans échéances ; il a lui-même l'aspect de l'éternité ; en lui s'abolissent les différences que nous introduisons ordinairement, en nous référant à la montre, entre une « durée brève » et une « durée longue », entre « aujourd'hui » et « demain », entre « une fois » et « toujours ». Le présent de la douleur n'est pas une partie du temps ; il contient d'une certaine manière le temps tout entier. Nulle perpective ne lui est donc offerte que celle de sa propre perpétuation. Présent absolu, il est lui-même le produit d'une *répétition indéfinie*. Souffrir n'est pas simplement sentir ; c'est sentir que l'on sent[30]. Mais ce n'est pas assez dire : la douleur se nourrit d'elle-même ; telle une onde de choc sans cesse multipliée, elle est immédiatement réfléchie comme telle.

Cette réflexion n'a pas la forme d'une adhésion mais, au contraire, d'une *répulsion* ; elle détermine l'incompatibilité de la douleur avec elle-même. Une telle répulsion n'est nullement le produit d'une décision arbitraire ; elle ne dépend pas d'un jugement qui s'ajouterait du dehors au mal : c'est d'un même mouvement que la douleur s'éprouve et se réprouve. Avec ce non du corps à la douleur, c'est l'esprit qui commence : sur lui se fondent toutes nos indignations et toutes nos révoltes ; sur lui surtout s'établit la différence qu'il y a entre la souffrance et le désespoir. C'est la

---

29 *Op. cit.*, p. 26.

30 Comme le suggère déjà la physiologie galénique, la perception tactile serait ici un meilleur fil conducteur que la perception visuelle : quand nous touchons un objet avec notre main, nous sentons notre main autant que l'objet ; dédoublée, la sensation est aussi bien redoublée (*De l'utilité des parties du corps humain* et *Des lieux affectés*, *in* C. Daremberg, *Oeuvres anatomiques et physiologiques et médicales*, Paris, Baillière, 1854-1856. Pour une présentation succincte, cf. R. Rey, *Histoire de la douleur*, Paris, La Découverte, 1993, p. 40 sq. Pour une description phénoménologique, cf. Husserl, *Ideen II, Recherches phénoménologiques pour la constitution*, tr. fr. par E. Escoubas, Paris, P.U.F., 1982, § 37).

douleur elle-même qui nous interdit de nous abandonner à la douleur. C'est la douleur elle-même, autrement dit, qui suscite contre soi l'effort d'une volonté qu'en même temps elle réduit à l'impuissance. Et cet effort doit être compris comme l'effort vain de l'individu pour échapper à soi. Mais cette remarque introduit d'elle-même un cinquième et dernier trait descriptif.

Répulsion à l'égard de soi, la douleur est, comme telle, *pulsion vers l'Autre*[31]. On dit parfois d'une lettre qui n'a pas encore atteint son destinataire qu'elle reste «en souffrance» : il est essentiel à la souffrance d'être en souffrance d'un Autre. L'autre ainsi est à la fois perdu et retrouvé : perdu comme interlocuteur du discours quotidien, il est retrouvé comme le pôle indéterminé d'une attente — faut-il dire : d'une espérance ? — qui survit à l'effondrement de tous nos projets et à laquelle il est essentiel de ne pas savoir de quoi l'avenir sera fait. Cette attente fonde seule notre capacité non sans doute d'accepter mais d'endurer le mal. Elle explique seule, dans une situation où la délivrance a le visage de la mort, que la douleur n'en fasse pas toujours choix contre elle-même.

De cette brève esquisse et surtout de son dernier moment, on peut tirer d'abord une conséquence qui, sans être bien sûr directement thérapeutique, n'en concerne pas moins l'attitude ainsi que l'une des réponses appropriées à la question que nous pose la douleur (s'il est vrai qu'elle s'éprouve elle-même à chaque fois comme une souffrance). Cette réponse est la *parole*. Dans les camps de la mort, beaucoup n'ont survécu que dans l'idée qu'ils pourraient un jour témoigner — bref, dire encore, là où, pourtant, s'effondrent tous les discours. Ce dont on ne peut parler, il faut le dire ! La douleur d'ailleurs n'est pas toujours muette. La douleur parle. Expression élémentaire de la douleur qui est aussi la forme élémentaire de la parole, voici la plainte. En tant qu'elle parle, donc, la douleur appelle la parole. Elle ne tolère le silence que comme le fil qui court le long des mots eux-mêmes ou comme la loi d'alternance qui veut que, lorsque l'un parle, l'autre écoute. Il existe, heureusement, des médicaments de la douleur. Mais ils s'adressent par définition à ce qui, dans celle-ci, relève de facteurs étrangers à l'existence globale de la personne. La grâce impersonnelle qu'ils représentent aux yeux du patient — et qui est plus généralement celle de la technique — dépend donc elle-même de la grâce personnelle de la parole.

La définition adoptée en 1979 par l'Association internationale pour l'étude de la douleur (IASP) et qui sert depuis de référence au corps médical — «expérience sensorielle et émotionnelle désagréable associée à un dommage tissulaire réel ou virtuel» — laisse mal augurer des chances de voir un jour mises en oeuvre les transformations pratiques et institutionnelles nécessaires au déploiement d'une telle parole; elle est l'héritière des préjugés qui empêchent généralement de voir dans la douleur ce qu'elle est. Au seuil de cet ouvrage, P. Queneau et G. Ostermann remarquent que, «lorsque le patient demande à être soulagé [...], c'est pour être davantage *lui-même*» : c'est signifier précisément que la douleur est, plus qu'un désagrément subi, un effort impuissant pour être soi.

---

31 Rien n'est plus faux que de parler à propos de la douleur, comme le fait Freud, d'investissement ou de fixation «narcissiques» sur le corps ou sur un endroit du corps (*Inhibition, symptôme, angoisse, add. C*). Est-il besoin de rappeler que Narcisse ne souffre pas mais jouit de la contemplation de sa propre image dans l'eau du fleuve ? Rivé à soi, le sujet l'est sans doute dans la douleur, mais celle-ci, loin d'être un moyen en vue d'une fin, signifie plutôt pour lui l'effondrement de toutes les fins; elle suspend ce qu'il est convenu d'appeler l'«économie subjective». Les cas d'attachement au symptôme et les réactions thérapeutiques négatives ne démentent nullement une telle affirmation : comme la douleur que cherche le masochiste, elles ne sont qu'une manière d'échapper à une douleur plus grande, inconciliable, elle, avec la jouissance, et qui est proprement ce qu'il faut désigner par ce terme.

Cette référence primaire à l'autonomie et à la dignité de la personne a elle-même trois conséquences. D'une part, elle appelle une prise en charge de la douleur qui corresponde moins à une nouvelle spécialité médicale qu'à une attitude et à une responsabilité nouvelles du médecin à l'égard de son patient. D'autre part, elle conditionne la solution de ce que l'on pourrait appeler peut-être, telle que l'ont fait surgir récemment les techniques visant à prolonger la vie, l'antinomie du serment d'Hippocrate[32]. Enfin elle permet d'échapper au soupçon évoqué en commençant à propos de la victimisation à l'oeuvre dans les sociétés démocratiques et du « droit de ne plus souffrir » : si un tel droit existe, il ne peut être celui qu'aurait l'individu, comme *objet* de soin, d'obtenir des institutions dont il dépend les moyens d'échapper progressivement au « trouble de penser » et à la « peine de vivre » ; il est le droit, antérieur à toute institution, d'exister soi-même à nouveau comme *sujet* à part entière.

32 De plus en plus nombreuses sont aujourd'hui les situations où les deux impératifs hippocratiques – « tu ne donneras pas la mort » et « tu ne prolongeras pas la douleur » – entrent en contradiction. La vigueur des débats autour de l'euthanasie, des soins palliatifs et du suicide médicalement assisté en témoigne. On peut penser très logiquement que cette contradiction serait résolue s'il était possible de supprimer la douleur. Mais cette suppression restera elle-même illusoire tant que l'on prétendra réduire la douleur à une « sensation désagréable » et son traitement à une action purement mécanique. Dans sa thèse non publiée à ce jour : *La mort à domicile en Ille-et-Vilaine en 1996* (faculté de médecine de Rennes, 1997), Patrick Wiéner cite un médecin qui ajoute à la difficulté en remarquant que « la personne étant un tout [...], perdre ses urines peut être une douleur morale effroyable et qui peut s'exprimer avec les caractéristiques d'une douleur physique » sans pour autant s'offrir à une évaluation et à un traitement du même type.

# ANNEXES : CONDUITES À TENIR

## I. DOULEUR ET URGENCES

par J.-L. Lejonc

La douleur est le symptôme le plus fréquemment observé dans les Services d'accueil et d'urgences (SAU) des hôpitaux : dans une enquête récente, conduite dans des SAU d'hôpitaux français ([6] et cf. encadré p. 400), il apparaît que plus de 85 % des patients présentent une douleur à l'entrée, ce qui confirme des données antérieures de la littérature [4, 5]. Dans cette même enquête, seulement la moitié des patients exprime une diminution de leurs douleurs lors du passage aux urgences. Le caractère très diversifié des pathologies vues aux urgences légitime une bonne connaissance de toutes les mesures thérapeutiques qui peuvent être entreprises, dès l'arrivée du patient, pour prendre en considération sa douleur et apporter un soulagement immédiat. Certes, toute douleur aiguë implique un diagnostic étiologique, et donc un traitement de la cause. Cette démarche ne doit néanmoins pas retarder le traitement symptomatique. Un usage fâcheux hiérarchise diagnostic et traitement, à la fois dans la noblesse des concepts (le diagnostic est la quintessence du savoir-faire du clinicien), et dans le temps : le traitement intervient après le diagnostic. La qualité des soins ne s'accorde pas avec cette vision trop académique de l'exercice médical. L'importance du diagnostic reste fondamentale mais il est clairement démontré actuellement que la prise en compte du symptôme et tout particulièrement de la douleur, ne nuit en rien à la qualité du diagnostic.

Dans le SAU, une stratégie de contrôle rapide de la douleur va faire appel à différentes techniques. La prise en charge psychologique a une importance particulière, soulignant le rôle de l'ensemble de l'équipe soignante, tant médicale qu'infirmière. L'intensité de la souffrance d'un patient dépend non seulement des lésions elles-mêmes, mais également d'autres facteurs comme les expériences douloureuses antérieures, et les circonstances mêmes du déclenchement de la souffrance. Dans un travail classique [2], on a observé que les soldats blessés sur le champ de bataille souffraient moins que les civils blessés lors d'un accident : cela s'explique probablement par le fait que les blessures en temps de guerre entraînent un bénéfice secondaire important (évacuation de la zone dangereuse), alors que, chez les civils, l'accident est ressenti comme uniquement négatif. Accueillir le patient sans délai, le rassurer, lui expliquer la situation, sont les garants d'une efficacité optimale des mesures thérapeutiques, en particulier antalgiques. Celles-ci ne se limitent pas à l'administration de médicaments : par exemple, l'immobilisation d'un membre blessé est une mesure souvent efficace. En pratique, évaluer l'intensité d'une douleur reste difficile. Cependant, de nombreux protocoles de recherche se développent, y compris dans les SAU : les échelles d'évaluation, qu'elles soient numériques, verbales ou analogiques, se prêtent bien à la mesure de l'évolution du phénomène douloureux, et donc de l'effet thérapeutique recherché durant le séjour au SAU.

*Les antalgiques des niveaux I et II de l'OMS* sont les antalgiques de première intention, souvent efficaces dans les douleurs peu intenses à moyennes. Cependant, il est très souvent nécessaire de faire appel aux AINS qui associent effet anti-inflammatoire et effet antalgique, dont l'efficacité est démontrée dans certaines situations bien définies (colique néphrétique, colique hépatique, algies dentaires, dysménorrhées, douleurs pleurales...). Néanmoins, leurs effets indésirables sont contraignants, en particulier digestifs et rénaux. *Les morphiniques ont une place de choix dans les SAU*, en raison de leur puissance d'action et de leur rapidité d'efficacité. La morphine est le produit de référence; le respect scrupuleux des règles d'utilisation et de surveillance permet de l'utiliser en toute sécurité.

Les autres possibilités thérapeutiques ne sont pas à négliger, en particulier *l'anesthésie locale et le protoxyde d'azote* (propriétés antalgiques intéressantes en raison de sa rapidité d'action, de sa réversibilité et de sa grande sécurité d'emploi) dont l'introduction dans les SAU reste à évaluer. *L'hypnose et la relaxation* ont également été inclus dans l'arsenal thérapeutique de certains Services, parfois avec succès.

Le médecin du SAU dispose donc de beaucoup d'armes pour soulager efficacement les patients qui souffrent. S'exposent-ils ainsi à modifier l'expression symptomatique de la maladie ou de son évolution, et risquer ainsi de nuire à la qualité du diagnostic ? Il semble bien que le fait de traiter efficacement la douleur, même lorsqu'aucune hypothèse diagnostique n'est retenue avec certitude, ne nuise en rien à la qualité du diagnostic, y compris dans les douleurs abdominales où des données récentes suggèrent que la prescription précoce d'antalgiques [1, 7] y compris morphiniques [6] ne perturbe ni le diagnostic final, ni le pronostic.

[1] ATTAR A.R., CORLETT M.J., KIDNER N.J., LESLIE A.P., FRASER I.A. — Safety of early pain relief for acute abdominal pain. *Br. Med. J.*, 1992, *305*, 554-556.

[2] BEECHER H.K. — *Measurement of subjective responses : quantitative effects of drugs*. Oxford University Press, New York, 1959.

[3] BOURRIER Ph. — Traitement antalgique dans le service d'urgences. In : Beouck B. *et al.*, *Protocoles de prise en charge et traitement des urgences*. SFUM/ Annette, Paris, 1998.

[4] SCOTT LINSCOTT M. — Analgesic in the management of acute pain. *Clinical Therapeutics*, 1986, *9*, 1, 2-16.

[5] SELBST S.M., CLARK M. — Analgesic use in the emergency department. *Annals of Emergency Medicine*, 1990, *19*, 9, 99-102.

[6] Troisième Conférence de Consensus en Médecine d'Urgence. *Le traitement médicamenteux de la douleur de l'adulte dans un service d'Accueil et d'Urgences. Réanimation-Urgences*, 1993, *2*, 321-327.

[7] ZOLTIE N., CUST M.P. — Analgesia in the acute abdomen. *Ann. Roy. Coll. Surg.*, 1986, *68*, 209-210.

*Extrait du résumé de la 3e Conférence de Consensus en médecine d'urgence de la Société francophone d'Urgences médicales (Créteil, 24 avril 1993)*

**Le traitement médicamenteux de la douleur de l'adulte dans un service d'Accueil et d'Urgence**

*Jury du Consensus :*

Président : Dr N. SIMON (Poissy)

| | |
|---|---|
| M. ALLANT (Ath, Belgique) | P. COURANT (Avignon) |
| D. BRUN-NEY (Boulogne) | B. COPPERE (Lyon) |
| Ph. BOURRIER (Angers) | P. MATHERN (Firminy) |

*Bureau du Consensus de la Société francophone d'Urgences médicales :*

G. TEMPELHOFF (Roanne)

| | |
|---|---|
| B. BEDOCK (Annonay) | R. DUCLUZEAU (Lyon) |
| N. BERTINI (Bourg-en-Bresse) | G. FOURNIER (Lyon) |
| B. BLETTERY (Dijon) | J.-L. LEJONC (Créteil) |
| F. CARPENTIER (Grenoble) | O. POTTIER (Nancy) |
| L. DIVORNE (Genève) | P.F. UNGER (Genève) |

## QUELS SONT LES TRAITEMENTS DE LA DOULEUR ENVISAGEABLES DANS UN SERVICE D'ACCUEIL ET D'URGENCE ?

*Les médications morphiniques*

Ce sont les antalgiques les plus puissants et les plus rapides. Ils sont irremplaçables dans un SAU.

*La morphine* est le produit de référence utilisable dans toutes les circonstances où un antalgique central est nécessaire. Le respect scrupuleux des règles d'utilisation et de surveillance permet un emploi efficace en toute sécurité.

La voie intraveineuse est la plus rapide et la plus fiable. Les voies intramusculaires et sous-cutanées ont une résorption irrégulière et un effet peu prévisible et sont à éviter.

Le mode d'administration le plus adapté à l'urgence est la titration par injections intraveineuses fractionnées répétées jusqu'à obtenir l'effet antalgique désiré. Par exemple la dose d'attaque est de 0,1 mg/kg en IV lente. Si l'effet antalgique n'est pas obtenu en 15 min des compléments de 2 mg peuvent être injectés jusqu'à une dose totale initiale de 0,15 mg/kg.

La durée d'action est de 4 h. et des réinjections sont possibles. Il n'y a pas d'effet plafond.

Les effets secondaires sur la respiration et la vigilance doivent être connus. Ils sont liés à la dose et peuvent être dissociés.La naxolone *(Narcan) à la dose de* 0,2 à 0,4 mg est l'antagoniste spécifique efficace dans tous les cas.

Les effets dépresseurs sont prolongés par les médicaments psychotropes et l'éthylisme aigu, l'âge, l'obésité, l'insuffisance rénale et l'insuffisance hépatique graves.

Le fentanyl *(Fentanyl)* et l'alfentanyl *(Rapifen)* sont des antalgiques agonistes purs, plus puissants, d'action beaucoup plus rapide et plus courte. Ils comportent un risque de dépression respiratoire plus important et la possibilité d'un relargage tissulaire tardif et d'une rigidité musculaire thoracique à doses élevées.

La nalbuphine *(Nubain)* et la buprénorphine (*Temgesic*) ont un effet antalgique comparable à la morphine limité par un effet plafond. À doses équi-antalgiques, les risques respiratoires sont identiques à ceux des agonistes purs. La naloxone est peu efficace sur la buprénorphine.

*TABLEAU 1.* — PRODUITS MORPHINIQUES RECOMMANDÉS DANS LE SAU

| *Produit* | *Voie* | *Présentation* | *Délai d'action antalgique* | *Durée d'action* | *Délai de reliquat d'activité* | *Doses de départ* |
|---|---|---|---|---|---|---|
| Morphine | IV | 1 ml-10 mg | 15 min | 4 h | 4 h | 0,1 mg/kg* |
| Fentanyl (*Fentanyl*) | IV | 2 ml = 100 µg<br>10 ml = 500 µg | 3 min | 15-20 min | 2 h | 1 µg/kg |
| Alfentanyl (*Rapifen*) | IV | 2 ml = 1 mg<br>10 ml = 5 mg | 1 min | 10 min | 45 min | 10 µg/kg |
| Nalbuphine (*Nubain*) | IV | 2 ml = 20 mg | 3 min | 4 h | 8 h | 0,15-0,3 mg/kg** |

* Titration ** Effet Plafond

*Les médications non morphiniques*

Les antalgiques non morphiniques sont utilisables en urgence dans la plupart des situations douloureuses. La voie d'administration la plus rapidement efficace aux urgences est la voie veineuse.

Leurs caractéristiques communes sont l'absence d'altération de la vigilance et de dépression respiratoire, une antalgie limitée par un effet plafond et un effet potentialisateur des antalgiques morphiniques.

1) *Le paracétamol* est l'antalgique non morphinique présentant le moins de contre-indications. À la dose unitaire de 1 000 mg, il est utilisable par voie IV ou orale. Les présentations orales d'antalgiques morphiniques mineurs *dextropropoxyphène et codéine*, associés au paracétamol peuvent être utiles dans le traitement ambulatoire de certaines douleurs peu intenses.

2) *Les anti-inflammatoires non stéroïdiens* injectables (kétoprofène) ont un effet antalgique spécifique dans les coliques néphrétiques, coliques hépatiques, les algies dentaires, les dysménorrhées et les douleurs pleurales. Leur intérêt est limité car ils comportent tous des risques plus importants que le paracétamol.

3) L'acide acétylsalicylique et la noramidopyrine n'ont pas d'indication dans le traitement des douleurs aiguës aux urgences. Les antispasmodiques n'ont pas d'effet démontré. Les anxiolytiques sont des ajuvants parfois utiles.

*Les autres traitements*

L'anesthésie locale ainsi que certaines techniques d'anesthésie loco-régionale doivent être utilisées en médecine d'urgence du fait de leur facilité d'apprentissage et du peu de risque à les pratiquer : le bloc crural, les blocs périphériques ainsi que les anesthésies tronculaires de la face.

*La lidocaïne* est l'anesthésique local le plus adapté. Son action rapide (5 à 10 min), prolongée (60 à 120 min), sa faible toxicité neurologique et cardiovasculaire justifient son utilisation. La dose $N_2O/O_2$50/50 (*Entonox*).

Dans tous les cas la douleur nécessite une prise en charge globale, notamment dans sa dimension psychologique. L'hypnose ou la relaxation pourraient ainsi trouver une place dans « l'arsenal » thérapeutique antidouleur

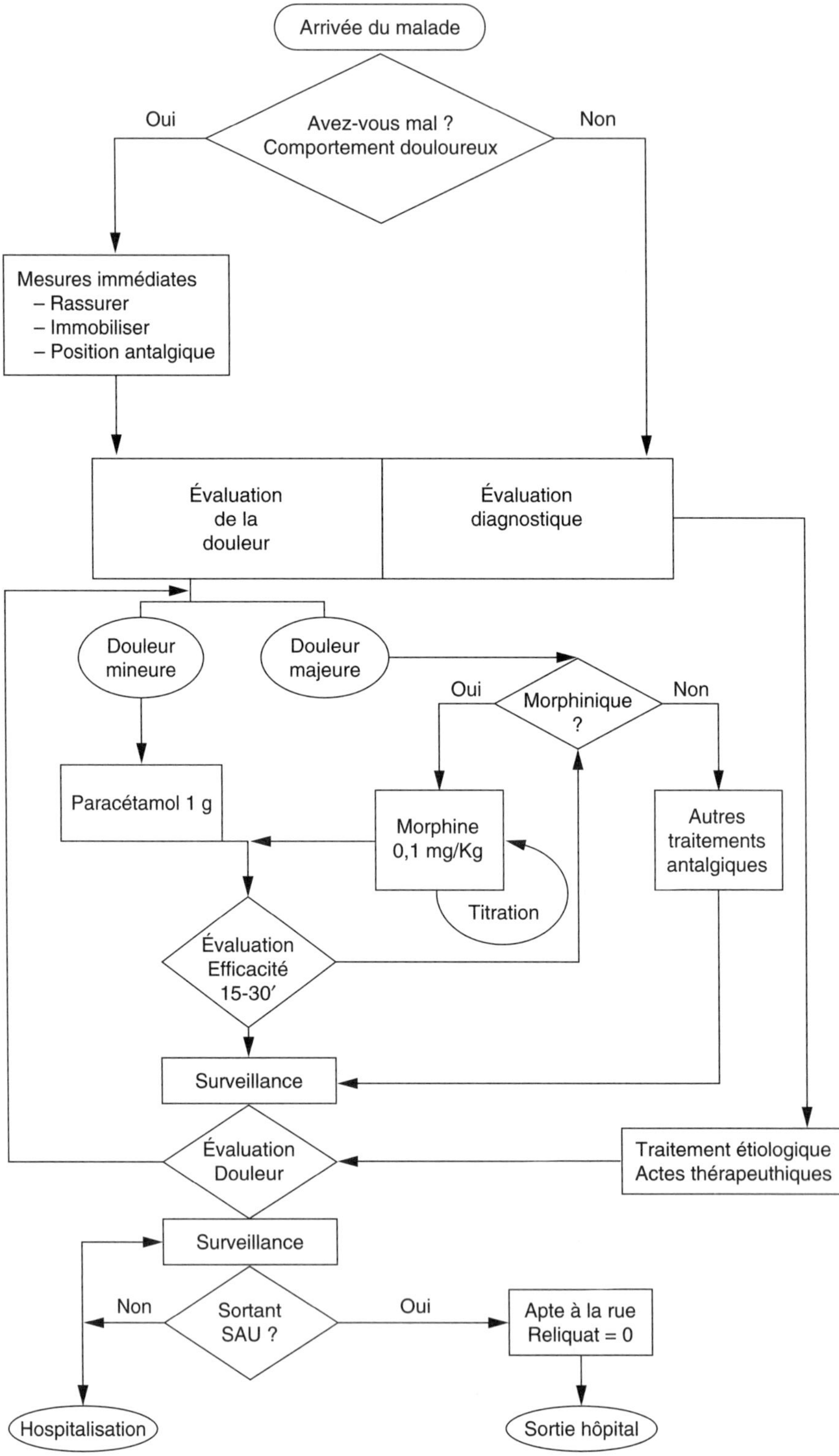
Arrivée du malade
Avez-vous mal ?
Comportement douloureux
Oui
Non
Mesures immédiates
– Rassurer
– Immobiliser
– Position antalgique
Évaluation
de la
douleur
Évaluation
diagnostique
Douleur
mineure
Douleur
majeure
Oui
Morphinique
?
Non
Paracétamol 1 g
Morphine
0,1 mg/Kg
Titration
Autres
traitements
antalgiques
Évaluation
Efficacité
15-30′
Surveillance
Évaluation
Douleur
Traitement étiologique
Actes thérapeuthiques
Surveillance
Non
Sortant
SAU ?
Oui
Apte à la rue
Reliquat = 0
Hospitalisation
Sortie hôpital

## II. RÔLE DE L'INFIRMIÈRE

par A. Cuzin

« *Ce qui n'est pas dit avec des mots sera dit avec des maux.* »
Jacques Salomé

En complémentarité avec le médecin, le diagnostic infirmier permet de mettre en œuvre les interventions de soins infirmiers appropriés, donc efficaces, dans la limite des moyens disponibles.

Il faut rechercher avec le patient la meilleure approche pour soulager sa douleur. Le rôle infirmier est ici primordial. Il ne faut pas rechercher pour le patient, mais avec le patient.

### Deux approches déterminantes des phénomènes douloureux

**1. L'approche subjective** liée à la description (verbale ou codée) de la douleur :
Parler au patient, l'écouter, permettent de mieux quantifier et « cerner » les phénomènes douloureux. On peut utiliser le massage également pour entrer en relation.

**2. L'approche objective** liée à l'observation du malade : elle permet de mettre en évidence, par exemple :
– un comportement défensif, de protection ;
– une concentration sur soi, un repli ;
– un comportement pour oublier sa douleur, par exemple gémissements, pleurs, colère, résignation, stoïcisme, dépression surtout dans la douleur chronique, mouvements incessants, recherche de compagnie ou d'activité, agitation ;
– un faciès douloureux (regard éteint, tête de chien battu, mouvements fixes ou rares, grimaces, etc.) ;
– une altération du tonus musculaire qui peut varier de l'apathie à la rigidité ;
– une augmentation du pouls, de la tension, de la respiration.

### Intervention infirmière

Après le recueil des caractéristiques essentielles, l'intervention infirmière est déterminée et adaptée en fonction des facteurs individuels et étiologiques et notamment :

1. La recherche des facteurs qui diminuent la tolérance du malade à la douleur :
– *l'incrédulité de l'entourage* à l'encontre du phénomène douloureux ;
– *la méconnaissance de la douleur*, de son origine, de son mécanisme, de son évolution... ;
– *la fatigue, l'insomnie* liées à la douleur, mais aussi *la peur :* aider le malade à avoir moins peur de perdre ses capacités de contrôle et lui procurer l'intimité nécessaire quand il a mal ; lui expliquer sa douleur en termes simples et clairs, dans son vocabulaire à lui (rôle d'une infirmière référente qui connaît bien son patient).

Ces différents facteurs, dont l'importance est primordiale au cours des douleurs aiguës, doivent également inclure, quand il s'agit de phénomènes douloureux chroniques :
– *la monotonie de l'existence quotidienne et l'absence d'éléments divertissants : la distraction* peut aider à soulager la douleur, avec d'ailleurs le risque de reprendre conscience de la douleur quand la distraction prend fin ; d'où l'intérêt :
. de varier *l'environnement* : décoration de la chambre (couleurs vives), télévision, musique (valeur de la « musicothérapie » chez les malades qui ont fait de la musique un compagnon habituel...) ;

. avec l'aide de psychologues, kinésithérapeutes, ergothérapeutes..., orienter ses activités vers *un projet de réhabilitation professionnelle mais aussi à l'aide de hobbies* (peinture, dessin, sport compatible avec la douleur ou le handicap...);
. *faire pratiquer des gestes ou activités, même très automatisés :* compter les objets sur une image, dans une pièce, les motifs du papier peint; compter mentalement, respirer rythmiquement, écouter de la musique et en augmenter le volume au fur et à mesure que la douleur s'accroît...;
. recourir à *des techniques de relaxation, des méthodes holistiques* : shiatsu (pression sur le corps), massages, massages réflexologiques (utile dans la constipation induite par la morphine), imagerie mentale (imaginer un étau que l'on desserre progressivement, transformer sa douleur en images, utiliser le dessin pour représenter sa douleur), sophrologie, bains, contrôle de la respiration; suggérer des affirmations positives (« je sais contrôler ma douleur »), un dialogue intérieur positif, voire une réinterprétation (ce qui peut être positif dans le négatif); utiliser le rire, le jeu, la musique (aidant à « sublimer » la douleur)...

2. La limitation des facteurs qui majorent la sensation douloureuse et notamment les conditions de survenue : brutalité et surprise des douleurs aiguës, répétition et pérennité des douleurs chroniques. Dans tous les cas, il faut *tenter de détourner l'attention du malade* (occupations divertissantes, jusqu'à l'utilité d'organiser un véritable emploi du temps « anti-douleur »).

En conclusion, des améliorations substantielles peuvent résulter de la recherche avec le malade des méthodes à utiliser pour atténuer la douleur, en tenant compte de sa volonté à participer (motivation), de ses capacités (dextérité, pertes sensitives), de ses préférences, du soutien des proches et bien sûr des éventuelles contre-indications (allergie, autres problèmes de santé). C'est ainsi que les soins adaptés aux besoins des patients douloureux et dans lesquels les « petits gestes », les « mille et un détails » trouvent une dimension thérapeutique constituant un excellent exemple d'un travail d'équipe multidisciplinaire.

## III. OBSERVATIONS CLINIQUES

### Observation 1 : colique néphrétique

par F. Carpentier et X. Leverve

Monsieur GER... âgé de 30 ans est admis aux urgences médicales, le 3 juillet, pour une douleur lombaire droite apparue quelques heures après un match de tennis. L'interrogatoire apprend que ce patient a présenté des crises de coliques néphrétiques il y a 5 ans pour lesquelles il n'avait pas été hospitalisé et n'avait bénéficié d'aucun examen paraclinique..

La symptomatologie est typique avec irradiation vers les organes génitaux externes et le patient est agité, ne trouvant aucune position antalgique. Le patient urine quelques minutes après son admission, le *Labstix* révèle une hématurie microscopique (+++).

**a) Quel est le traitement à instituer en urgence? Préciser à quel moment vous débutez votre traitement et quelles sont les modalités de prescription.**

1. Le traitement symptomatique doit être débuté très rapidement sur la très forte suspicion clinique (antécédents, circonstances d'apparition, type de la douleur et de ses irradiations, hématurie), sans attendre le résultat des investigations paracliniques, indispensables pour confirmer le diagnostic et évaluer la tolérance.

2. Le traitement antalgique utilisé au cours des crises de colique néphrétique repose sur la prescription d'**anti-inflammatoires non stéroïdiens (AINS)** par voie parentérale qui assurent l'antalgie et un effet anti-œdémateux au niveau de l'obstacle, ils seront volontiers associés à un antispasmodique.

Le mécanisme d'action des AINS est lié à l'inhibition de la synthèse des prostaglandines. Ce mécanisme d'action explique la plupart de leurs effets secondaires :

– accidents digestifs (ulcères, hémorragies),
– insuffisance rénale fonctionnelle,
– hypersensibilité non allergique.

La physiopathologie de ces complications permet de définir des patients à risques :

– antécédents gastro-duodénaux et sujet âgé pour les complications gastro-duodénales,
– antécédents d'hypersensibilité aux AINS,
– antécédents rénaux et associations médicamenteuses (diurétiques, IEC) pour les complications rénales.

Les autres effets secondaires sont imprévisibles car en principe non liés à l'inhibition de la synthèse des prostaglandines :

– accidents hépatiques,
– accidents hémorragiques,
– accidents neuro-sensoriels,
– allergie vraie.

Par ailleurs, la forte fixation des AINS aux protéines peut entraîner des interactions pharmacocinétiques avec d'autres médicaments également très fixés aux protéines (anticoagulants oraux, sulfamides hypoglycémiants).

3. En cas d'échec des AINS associés aux antispasmodiques, le traitement reposera sur :

– les morphiniques toujours associés aux antispasmodiques.

4. En cas de contre-indication aux AINS, le traitement reposera par ordre sur :

– le paracétamol injectable, associé à un antispasmodique qui sera administré par voie injectable également, d'autant plus que le patient est nauséeux, présente des vomissements ou un iléus réflexe;
– les antalgiques morphiniques, également associés à un antispasmodique.

La noramidopyrine doit être réservée à des indications limitées (contre-indications aux AINS et aux morphiniques) en raison des complications hématologiques rares mais redoutables.

5. Dans tous les cas, le patient doit être placé au repos, dans un lieu calme. Une restriction hydrique (1 000 à 1 500 ml/jour) sera nécessaire jusqu'à sédation des douleurs.

**b) Quels sont les éléments qui, après quelques heures d'évolution, vous conduisent à hospitaliser ce patient?**

– la non-sédation de la douleur malgré un traitement antalgique bien conduit;
– l'apparition d'un tableau infectieux (hyperthermie);
– l'existence d'une anurie;
– l'existence d'une insuffisance rénale;
– l'existence d'un trouble métabolique sévère (hypercalcémie).

Dans les autres situations, on peut envisager de laisser sortir ce patient avec un traitement ambulatoire.

**c) Précisez l'ordonnance de sortie lorsqu'aucun des éléments ci-dessus n'est présent.**

En fonction de l'efficacité du traitement initial et du terrain, l'ordonnance de sortie sera :

– AINS (par exemple kétoprofène : *Profénid* : 1 comprimé matin et soir pendant 5 jours,
– antispasmodiques, par exemple *Spasfon :* 6 comprimés par jour en trois prises pendant 5 jours, prescription hors AMM),
– en cas de risque digestif important (personne âgée) un dérivé des prostaglandines pourra être associé (par exemple *Cytotec),*
– par contre pas d'utilisation d'AINS en cas d'ulcère évolutif ou d'antécédent d'ulcère; dans ce cas, on utilisera du paracétamol avec éventuellement un opioïde faible (par exemple *Codoliprane :* 2 à 6 comprimés par jour).

Enfin, cette ordonnance doit être accompagnée :

– d'un arrêt de travail de 8 jours,
– de recommandations hygiéno-diététiques (pas de sport, pas de longs voyages en voiture, boissons abondantes sous forme d'eau),
– la prescription d'un bilan paraclinique qui peut être fait à titre externe (échographie abdominale, UIV),
– tamisage des urines pour analyse de calcul,
– surveillance de la diurèse et de la température.

## Observation 2 : Colique hépatique

par F. Carpentier, X. Leverve et Y. Page

Madame Bur... âgée de 43 ans est admise aux Urgences médicales pour une douleur sous-costale droite apparue en fin de nuit. Cette patiente ne présente aucun antécédent en dehors d'une surcharge pondérale ancienne. L'examen clinique retrouve une douleur à la palpation de l'hypochondre droit, sans autre anomalie, en particulier la patiente est apyrétique et n'est pas ictérique. Le ionogramme et l'hémogramme obtenus une heure après l'admission sont normaux. La radiographie de l'abdomen sans préparation debout est normale (en particulier pas de niveaux hydro-aériques ni de croissant gazeux sous-diaphragmatique). Le diagnostic de colique hépatique est plus que probable.

**a) Quel est le traitement à instituer? Préciser à quel moment vous débutez votre traitement et quelles sont les modalités de prescription.**

Le traitement antalgique peut théoriquement faire appel :

– aux AINS asssociés aux antispasmodiques,
– à la noramidopyrine associée aux antispasmodiques,
– aux morphiniques associés aux antispasmodiques.

Le choix se portera sur l'association AINS et antispasmodiques. En effet, les morphiniques sont réputés responsables de favoriser la contraction du sphincter d'Oddi et par-là l'apparition de pancréatites aiguës. D'autre part, la noramidopyrine doit être réservée aux contre-indications des AINS et des morphiniques, du fait du risque d'agranulocytose.

Le traitement comportera par exemple :

– AINS sous forme injectable (kétoprofène IV *[Profénid] :* 100 à 200 mg dans 250 ml de sérum glucosé isotonique à passer en 1 heure, prescription hors AMM),
– antispasmodiques injectables *(Spasfon :* 2 à 4 ampoules injectables dans le même flacon de glucosé).

**b) Quels sont les éléments cliniques et paracliniques, au décours de l'évolution, qui vont imposer l'hospitalisation?**

– la non-sédation des douleurs;
– la survenue de signes infectieux (cholécystite);
– la survenue d'éléments pouvant faire suspecter une pancréatite aiguë (amylase);
– l'apparition de signes biologiques de choléstase;
– l'existence d'une dilatation des voies biliaires à l'échographie.

En l'absence de ces éléments, la prise en charge de cette malade doit être ambulatoire.

**c) Préciser l'ordonnance de sortie, la malade ayant été soulagée par le traitement instauré précédemment et ne présentant aucune des situations présentées ci-dessus.**

– antalgiques périphériques (de classe I) comme le paracétamol associé à des antispasmodiques : *Doliprane :* 500, 4 à 6 cps/j en 3 prises,
*Spasfon,* 6 cps/j en 3 prises,
Traitement à poursuivre 8 jours.

– en cas de sédation incomplète, on remplacera le paracétamol par un AINS : kétoprofène (*Profénid*) : 3 gel. à 50 mg/j.

Dans tous les cas, on demandera à la patiente de reconsulter si :
– les douleurs réapparaissent,
– survient un tableau infectieux (en particulier hyperthermie),
– enfin, apparition d'un ictère.

## Observation 3 : Migraine

par F. Carpentier et X. Leverve

Une jeune femme de 28 ans est adressée aux urgences médicales par son médecin traitant pour une migraine résistante au tartrate d'ergotamine (*Gynergène caféiné*). À l'interrogatoire, on apprend que cette patiente, sujette aux migraines depuis l'âge de 17 ans, avec des accès 3 à 4 fois par an, est habituellement bien calmée par 1 à 2 comprimés de *Gynergène caféiné.* La crise actuelle dure depuis 24 heures sans accalmie malgré la prise de 6 comprimés de *Gynergène caféiné.* La patiente est asthénique et présente des nausées avec des efforts de vomissements lors des mobilisations. L'examen clinique est strictement normal.

**a) Devant cet accès migraineux rebelle, quelle est votre attitude et votre proposition thérapeutique (médicaments, posologies, voies d'administration)?**

1. La patiente doit être hospitalisée rapidement dans une unité de type hospitalisation de courte durée. Elle doit être installée au calme et dans l'obscurité.

2. Le traitement antalgique sera effectué par voie parentérale devant l'existence de signes digestifs (nausées, vomissements).

– Le traitement médicamenteux repose sur le paracétamol : *Pro-Dafalgan* 2 grammes à passer en perfusion (250 ml de sérum glucosé isotonique) à passer en 15 à 30 minutes. Cette perfusion peut être renouvelée jusqu'à sédation de la crise en respectant un délai de 4 heures entre chacune des perfusions, sans dépasser dans tous les cas 4 grammes de paracétamol par 24 heures soit 8 flacons. Le surdosage (taux toxique atteint dès 10 grammes de paracétamol) est responsable de cytolyse hépatique pouvant évoluer vers une insuffisance hépato-cellulaire grave.

– D'autres antalgiques peuvent être utilisés, mais toujours par voie injectable :
. aspirine *(Aspégic)* à raison de 1 g toutes les 6 heures (dose maximale 4 g par jour);
. les AINS peuvent théoriquement être utilisés mais uniquement après échec des thérapeutiques précédentes (kétoprofène *[Profénid]* 100 mg en 1 prise);
. le sumatriptan (agoniste des récepteurs 5-HT 3).

– En cas de nausées importantes, il peut être utile de prescrire un antiémétique, par exemple *Primpéran* 1 à 2 injections IV par 24 heures.

**b) En raison de l'efficacité habituelle de l'ergotamine, la patiente réclame la poursuite de ce traitement. Quelle est votre attitude?**

Compte tenu de l'absorption antérieure d'ergotamine par auto-médication (6 mg), il n'est pas question de reprendre un tel traitement avant 8 jours (dose maximale = 6 mg d'ergotamine par 24 heures et 10 mg d'ergotamine par semaine). De plus, cette patiente a présenté des nausées qui peuvent être un signe de surdosage. L'accident majeur qui pourrait être entraîné par une nouvelle prise est constitué par l'ergotisme, accident vasomoteur des extrémités pouvant aller jusqu'à la nécrose ischémique. Cet accident est favorisé par la prise concomitante de macrolides, voire de cimétidine ou d'œstroprogestatifs.

## Observation 4 : Cancer du rectum

par F. Paille, R. Gonthier

Monsieur Y., 65 ans, présente un cancer du rectum diagnostiqué il y a 3 ans et traité par chirurgie et radiothérapie.

Au cours de l'intervention, un envahissement néoplasique ganglionnaire avait été constaté. Il existe maintenant des métastases hépatiques, de même qu'un bloc néoplasique pelvien, confirmé au scanner. Les douleurs étaient jusqu'alors modérées, bien jugulées par *Efferalgan codéine* à la dose de 4 comprimés par jour.

Depuis quelques semaines, malgré ce traitement, les douleurs sont devenues intenses, nocturnes provoquant des insomnies. L'état général est relativement conservé. Monsieur Y. est valide et garde quelques activités.

**Quelle conduite thérapeutique proposez-vous?**

*Objectif du traitement : traiter efficacement la douleur sans nuire à l'activité du patient.*

*Moyens :*

*Augmenter, dans un premier temps, la posologie d'Efferalgan codéine à la dose maximum de 6 comprimés par jour. Cependant, l'évolution prévisible de la maladie rend le passage à la morphine indispensable à court terme.* Pour obtenir un bon effet antalgique ainsi qu'un bon confort de vie, l'utilisation du sulfate de morphine retard s'impose :

*Moscontin* ou *Skenan LP :* 2 × 30 mg par jour pour commencer, qui est la dose initiale habituelle lorsque le patient n'est pas encore sous morphine. On peut aussi utiliser le *Kapanol LP* : 50 mg en une prise par jour.

Si la douleur n'est pas contrôlée, l'augmentation de posologie est d'environ 50 % jusqu'à sédation de la douleur. Il ne faut pas s'attarder plus de 24 à 48 heures sur un palier insuffisamment efficace. Le patient sera donc revu très régulièrement et de manière rapprochée jusqu'à ce que la douleur soit contrôlée.

*Associer systématiquement un traitement préventif des vomissements (par exemple :* Primpéran, Motilium...*) et de la constipation (par exemple :* Lactulose, Transipeg, Forlax...*).*

Si les douleurs sont majorées par des phénomènes compressifs au niveau du petit bassin, la mise en route d'une *corticothérapie* peut avoir un bon effet antalgique complémentaire et retarder la mise sous morphine.Elle peut être utilisée en bolus de 1 g de *Solumédrol* par exemple, ou en traitement classique à la dose d'1 mg/kg *(Solupred ou Cortancyl).*Les corticoïdes, outre leur effet sur les phénomènes œdémateux et inflammatoires associés, ont un effet euphorisant.

## Observation 5 : Douleurs thoraciques

par G. Grollier

Un homme de 42 ans, grand tabagique, est hospitalisé dans l'unité de soins intensifs de Cardiologie 3 heures après le début d'une douleur thoracique persistante, violente, constrictive, évocatrice d'une nécrose myocardique en constitution. L'interrogatoire ne retrouve aucun antécédent particulier. L'examen cardio-vasculaire est normal; la tolérance hémodynamique est bonne avec une pression artérielle systolique à 120 mm Hg et une diastolique à 80 mm Hg; l'auscultation pulmonaire est normale. L'électrocardiogramme confirme le diagnostic de nécrose myocardique antérieure étendue en constitution.

Le traitement des douleurs thoraciques d'origine cardiaque n'est pas uniquement symptomatique mais fonction du mécanisme de la douleur. Le traitement de la crise angineuse par exemple ne fait pas appel aux antalgiques mais à un anti-ischémique d'action rapide : la trinitrine ou les dérivés nitrés administrés par voie perlinguale. La douleur de la péricardite aiguë dite idiopathique répond bien à l'aspirine. Par contre, les douleurs de l'infarctus du myocarde, de la dissection aortique, voire parfois de l'embolie pulmonaire, peuvent faire appel aux antalgiques majeurs associés aux traitements spécifiques de ces affections qui peuvent également avoir un effet antalgique.

**Douleurs dans l'insuffisance coronarienne**

– *La douleur de l'infarctus du myocarde* est illustrée par le cas clinique ci-dessus. Il s'agit d'une douleur thoracique de survenue habituellement spontanée, prolongée (plusieurs heures en l'absence de traitement), constrictive, pouvant irradier dans le dos, au cou, aux mâchoires, dans les épaules, les bras, les avant-bras, les poignets. Cette douleur est due à la persistance de l'ischémie au niveau du myocarde viable et menacé par le processus de nécrose, comme l'ont montré les techniques de reperfusion (thrombolyse, angioplastie) qui permettent, lorsqu'elles sont efficaces, une disparition ou une diminution rapide des manifestations douloureuses. Le bénéfice des techniques de reperfusion est particulièrement net lorsqu'elles sont utilisées dans les 12 heures (ou mieux les 6 heures) qui suivent le début des manifestations douloureuses. Paradoxalement, une accentuation temporaire des douleurs (avec majoration des signes électrocardiographiques) a parfois été décrite lors de la reperfusion (libération de radicaux libres ?). Cependant, en attendant cette éventuelle recanalisation, les antalgiques doivent être prescrits. Le produit le plus employé est le *chlorhydrate de morphine*, administré par voie sous-cutanée à la dose de 5 à 10 mg; plus récemment, on utilise volontiers la *buprénorphine* sous-cutanée à la dose de 0,15 mg.

Les opiacés agissent en bloquant les efférences sympathiques au niveau du système nerveux central; ils provoquent de ce fait une vasodilatation périphérique artérielle et veineuse, et donc une diminution de la consommation d'oxygène (baisse de la pré- et de la post-charge). La douleur s'amende, de même que l'anxiété, favorisant une réduction du taux des catécholamines circulantes et peut-être une réduction de l'incidence des troubles du rythme liés à l'hypersympathicotonie. Les opiacés présentent cependant un certain nombre d'effets secondaires (bradycardie, hypotension, dépression respiratoire chez les sujets à risque) qui doivent être prévenus par le respect des contre-indications et la surveillance clinique.

Parmi les substances anti-ischémiques, la trinitrine et les dérivés nitrés ont peu d'effet sur la douleur, de même que les antagonistes calciques; par contre, les bêta-bloquants pourraient être efficaces sur les manifestations douloureuses du fait de leur effet anti-ischémique majeur.

– *La douleur de l'angine de poitrine* est la conséquence d'une ischémie myocardique transitoire due à un déséquilibre entre les besoins en oxygène et les apports. Dans l'angor d'effort, les besoins sont accrus, mais l'apport est insuffisant du fait de la présence d'une (ou de plusieurs) sténose(s) coronaire(s). Le traitement de la crise douloureuse fait appel, d'une part à l'arrêt de l'effort déclenchant et à la trinitrine ou aux dérivés nitrés d'action immédiate administrés par voie perlinguale. L'action de ces produits (agissant surtout sur la précharge) s'effectue en moins d'une minute; il s'agit là d'un véritable test diagnostique : une douleur thoracique ne rétrocédant pas très rapidement après prise de trinitrine par voie perlinguale est peu vraisemblablement liée à une angine de poitrine.

Toutefois, cette résistance est habituelle d'une part en cas d'infarctus du myocarde et d'autre part en cas de douleurs thoraciques non coronariennes.

**Douleurs d'origine péricardique**

Les étiologies des péricardites aiguës sont nombreuses et le traitement doit avant tout être guidé par la cause. Les péricardites virales (et « idiopathiques ») sont les plus fréquentes et leur traitement symptomatique fait appel aux anti-inflammatoires non stéroïdiens et surtout à l'aspirine (2 à 3 grammes par 24 heures) et au repos.

**Les douleurs thoraciques de la dissection aortique** font appel, comme celles de l'infarctus, aux antalgiques majeurs (chlorhydrate de morphine, cf. *supra*). En outre, la baisse de la pression artérielle (surtout la TA systolique est supérieure à 120-130 mm Hg) permet de limiter l'extension de la dissection et d'avoir un effet antalgique.

La dissection aortique demeure une affection de pronostic sévère et constitue une grande urgence thérapeutique, du ressort de la chirurgie si le type de dissection le permet.

### Observation 6 : Lombo-sciatique postopératoire rebelle (vue au Centre de la douleur)

par P. Nayme, A. Richard, B. Laurent

Première consultation en 1998 au Centre de la douleur de monsieur X, âgé de 50 ans, qui présente une lombo-sciatique chronique; l'interrogatoire permet de reconstituer l'histoire suivante :

– en mars 1996, installation brutale d'un tableau clinique de lombo-sciatique droite sans cause évidente, précédée depuis 10 ans de lombalgies aiguës améliorées en quelques jours sous l'effet du repos, des AINS et du port d'une ceinture de maintien pendant les activités physiques et en voiture;

– en juin 1996, après échec d'un traitement médical bien conduit, une demande de scanner confirme le diagnostic de conflit disco-radiculaire : volumineuse saillie postéro-latérale du disque au contact de la racine avec migration d'un fragment herniaire. Le patient est confié au neurochirurgien qui effectue l'exérèse d'une volumineuse hernie discale;

– en juin 1997, réapparition d'une douleur lombo-radiculaire dans le territoire S1. Un essai de reprise de travail, effectué au bout de six mois, a dû être interrompu au bout de trois jours, entraînant des difficultés avec l'employeur. Monsieur X reconnaît aussi qu'il dort très mal et ne supporte plus personne.

La douleur radiculaire est à type de brûlures à la face postérieure de la cuisse, du mollet au talon, à la plante et au bord externe du pied jusqu'aux derniers orteils. Cette brûlure s'associe à des décharges électriques ou des crampes dans le même territoire. Cette symptomatologie est diminuée par le frottement et la marche, elle augmente la nuit. Cette sciatalgie a des caractéristiques sensoridiscriminatives très évocatrices : il s'agit d'une *douleur constante à prédominance distale*.

La douleur lombaire est décrite comme une « barre » non impulsive à la toux, l'irradiation douloureuse ne dépassant pas la face postérieure de la cuisse droite. Elle augmente lors de l'effort et de la station assise prolongée.

À l'examen clinique l'on note :

– une abolition du réflexe achilléen droit;

– une hypoesthésie dans le territoire S1 droit;

– une légère amyotrophie du triceps;

– la manœuvre de Lasègue ne modifie pas la sciatalgie;

– la lombalgie est majorée par l'hypertension et la pression latéro-vertébrale en regard des apophyses articulaires (2 à 3 cm en dehors de la ligne médiane);

– il n'y a pas d'attitude antalgique;

– le pincé roulé reproduit la douleur dans le dermatome correspondant.

L'IRM avec injection de gadolinium montre la cicatrice épidurale sous la forme d'une image circulaire étendue de part et d'autre de l'espace intervertébral, qui entoure le sac dural sans le déformer avec un net rehaussement diffus. Cette prise de contraste permet d'éliminer une éventuelle récidive herniaire.

Le diagnostic est celui de syndrome articulaire postérieur, associé à une fibrose épidurale engendrant une douleur radiculaire neurologique (ou « neurogène » ou « par désafférentation »). Cette douleur persistante depuis plus de 6 mois doit être considérée comme un véritable *syndrome douloureux chronique*.

**a) Quel traitement proposer pour la douleur neurologique (ou par désafférentation) de ce malade?**

1. Dans un premier temps, on prescrit :

– d'une part, un antidépresseur agissant, par son effet sérotoninergique et adrénergique, sur la composante brûlure de la douleur : les sérotoninergiques purs sont parfois préférés pour leur absence d'effets anticholinergiques : on peut prescrire par exemple fluoxétine (Prozac 20 mg : 1 à 2 cp/j) ou fluvoxamine (Floxyfral 50 mg : 3 à 6 cp/j). Les tricycliques sont également efficaces : amitriptyline (Laroxyl, Elavil), clomipramine (Anafranil) en cas de troubles du sommeil, ou imipramine (Tofranil), dans le cas contraire, à la dose de 10 à 75 mg/j. La nortriptyline (Motival) et la désipramine (Pertofran) sont également efficaces par leur activité noradrénergique (cf. chapitre 14-1);

– d'autre part un antiépileptique, qui agit sur la composante fulgurante de la douleur : soit clonazépam (Rivotril : 1 à 5 gouttes ou 1/4 cp matin et midi, 10 à 20 gouttes au coucher), soit carbamazépine (Tégrétol LP 200 mg : à doses très progressives jusqu'à 1 g/j).

2. Dans un deuxième temps, si ce traitement n'est pas suffisant, au bout de 3 à 4 semaines, on propose une neurostimulation transcutanée. Elle est réalisée à l'aide de stimulateurs portables, mis en place dans les Centres de la douleur. Ce sont des générateurs de courant à basse fréquence. Les électrodes sont mises en place sur le territoire radiculaire atteint, de façon à provoquer un fourmillement non désagréable (du fait de l'absence d'allodynie) recouvrant le territoire douloureux. Le temps de stimulation nécessaire varie de 2 à 8 heures par jour, voire plus, en 1 ou plusieurs séances, avec en général un post-effet de 30 minutes à 1 heure.

3. Dans un troisième temps, en cas d'inefficacité ou d'épuisement de l'effet analgésique de la neurostimulation transcutanée (ou souvent si le territoire douloureux s'étend sur plusieurs racines), on envisage une stimulation cordonale postérieure avec pose d'une sonde épidurale. Elle sera reliée, après un test efficace de 24 à 48 h, à un stimulateur implantable.

**b) Comment traiter le syndrome articulaire postérieur?**

1. Il sera traité d'abord par antalgiques de niveau I ou II ainsi que par un AINS. En outre, une physiothérapie, des massages et une rééducation seront utiles pour corriger les troubles statiques (délordose, apprentissage de la bascule du bassin).

2. Si la douleur articulaire persiste, on réalise une infiltration articulaire associant anesthésiques et corticoïdes locaux. En cas d'efficacité partielle ou de récidive douloureuse, cette infiltration peut être renouvelée.

3. On peut aussi réaliser, après un bloc thérapeutique positif, une rhizolyse (thermocoagulation du nerf articulaire) dont l'efficacité est plus durable (3 à 6 mois en moyenne, voire plus) autorisant la reprise de la rééducation.

**c) Quels traitements adjuvants sont nécessaires chez ce patient?**

Ce patient doit bénéficier le plus tôt possible d'une prise en charge globale visant à lui apprendre à mieux connaître sa pathologie, ses réactions physiques, émotionnelles et comportementales et à mettre en place des stratégies permettant d'exercer un meilleur contrôle et d'améliorer les performances physiques. Pour cela, on fait appel à l'apprentissage de la *relaxation, aux méthodes cognitivo-comportementales, à la rééducation* (cf. «Principes de prise en charge dans un Centre de la douleur»).

## Observation 7 : Douleurs pelviennes

par P. Seffert

Une jeune fille âgée de 15 ans, vierge, consulte pour des douleurs pelviennes médianes, paroxystiques, apparues un an après sa puberté. Les douleurs surviennent quelques heures avant l'arrivée des règles, se dissipent très rapidement après, mais leur intensité empêche cette jeune fille de se rendre à l'école pendant la période douloureuse. Les cycles sont réguliers, de 28 jours.

Vous établissez le diagnostic de dysménorrhée ou d'algoménorrhée primitive ou spasmodique.

**a) Sur quels arguments cliniques étayez-vous ce diagnostic ?**

Sur le faisceau d'arguments cliniques suivant :

– le jeune âge de la patiente ;

– la survenue de la douleur rapidement après la puberté ;

– la chronologie de la douleur par rapport au début des règles.

**b) Quels examens complémentaires demandez-vous ?**

Le diagnostic est uniquement clinique et aucun examen complémentaire n'est nécessaire.

**c) Quelle est la conduite à tenir en première intention ?**

Expliquer à la jeune fille le mécanisme des douleurs et la rassurer sur leur innocuité.

Un des éléments physiopathologiques avancés pour expliquer ces douleurs pelviennes est l'augmentation de la contractilité utérine, à l'origine de laquelle les prostaglandines PGE2 et PGF2 $\propto$ semblent jouer un rôle important. D'où l'utilisation en première intention, soit d'antalgiques dérivés des AINS, soit d'AINS.

L'on peut ainsi prescrire un antalgique dérivé des AINS tel que l'acide méfénamique *(Ponstyl)* à la dose quotidienne de 4 gélules réparties sur la journée pendant 48 heures par cycle en commençant la veille des règles.

Un autre exemple de prescription consisterait à conseiller la prise d'ibuprofène (*Advil, Algifène, Brufen, Nurofen*) à la posologie de 1 à 2 comprimés à 200 mg 3 fois par jour (sans dépasser 1 200 mg par jour) pendant la même durée ou de flurkiprofène (*Antadys*) à la posologie de 1 comprimé 2 à 3 fois par jour.

Ce traitement n'est efficace que s'il est préventif. Il donne habituellement 80 à 85 % de bons résultats.

**d) Quelle est la conduite à tenir en cas d'échec du premier traitement ?**

En cas d'échec, il faut :

– éliminer par une échographie une éventuelle malformation à type de rétention menstruelle unilatérale,

– puis prescrire, de façon prolongée (plusieurs années), une contraception œstro-progestative orale minidosée par exemple par *Minulet* ou *Phaeva*... après avoir vérifié l'absence des contre-indications classiques, mais rares à cet âge (cardiopathie, antécédents thrombo-emboliques, HTA...).

Un examen clinique de surveillance doit être pratiqué chaque année, sans frottis du col chez cette jeune fille vierge.

Notons qu'il est classique d'observer la disparition de ce type de douleurs pelviennes après le premier accouchement (ou avortement) et non après les premiers rapports sexuels.

### Observation 8 : Séquelles douloureuses de zona

par M.L. Navez, B. Laurent, P. Queneau

Madame M., âgée de 70 ans, aux antécédents dépressifs, présente un zona intercostal D5-D6 révélé par des brûlures et une éruption vésiculaire métamérique importante typique. Les douleurs sont rapidement insupportables, insomniantes et résistent aux antalgiques usuels.

Au 4e jour d'évolution, elle bénéficie d'un traitement par l'aciclovir *per os* et d'une radiothérapie anti-inflammatoire. Elle est revue 6 mois plus tard, alors que les phénomènes aigus avaient disparu, pour des douleurs post-zostériennes à type de brûlures avec une hyperpathie et une allodynie, qui gênent même le port de vêtements et expliquent l'aggravation des douleurs lors de tout mouvement.

**Est-ce que le traitement proposé par le médecin traitant à la phase aiguë vous paraît correct?**

La prise en charge a été insuffisante :

1. Les antiviraux auraient dû être prescrits plus tôt, avant la 72e heure post-éruption et à haute dose (aciclovir : 800 mg 5 fois par jour; valaciclovir : 1 g 3 fois par jour; famciclovir : 500 mg 3 fois par jour) pendant une durée de 7 jours maximum.

2. Un corticoïde aurait pu être associé (par exemple : prednisolone, 0,5 à 1 mg/kg), du fait qu'il s'agissait d'une forme très inflammatoire et que la patiente n'était pas immunodéprimée.

3. Le traitement antalgique doit être très efficace au stade précoce : il associe anti-inflammatoires non stéroïdiens et antalgiques périphériques type paracétamol (2 à 4 g par jour). Si ceux-ci s'avèrent insuffisants, on doit recourir aux antalgiques de niveau II (codéine, ainsi que le tramadol qui a une double action opiacée et centrale) puis aux opiacés puissants (buprénorphine : *Temgésic* sublingual, 1 à 2 comprimés toutes les 8 heures) ou éventuellement la morphine à libération prolongée (*Moscontin* ou *Skenan LP*, 30 mg 2 fois par jour, ou *Kapanol LP*, 60 mg 1 fois par jour).

Si des douleurs au stade aigu sont très évocatrices de douleurs neurogènes (brûlures, décharges électriques), les antidépresseurs et les antiépileptiques peuvent être proposés précocement.

4. La radiothérapie n'a plus aucun intérêt et doit être définitivement abandonnée car elle risque d'aggraver les lésions de désafférentation.

**Quel est le rôle du Centre antidouleur à ce stade aigu en cas de douleurs rebelles résistantes au traitement classique?**

Le traitement antalgique efficace est à la fois curatif et préventif des complications douloureuses ultérieures dans la mesure où les séquelles douloureuses chroniques dépendent en partie de l'intensité de la douleur à la phase aiguë.

Des blocs anesthésiques radiculaires et tronculaires peuvent être réalisés. Ils associent en général des anesthésiques locaux et des corticoïdes. Pour le zona intercostal, on propose soit des blocs intercostaux étagés avec au moins une racine saine au-dessus de la zone pathologique, soit un bloc épidural. Dans le cas particulier des zonas du trijumeau, on peut faire un bloc soit du nerf supraorbitaire, soit du ganglion stellaire.

Les blocs peuvent être répétés 2 à 3 fois à 8 jours d'intervalle. On obtient en général à ce stade une efficacité suffisante. On peut conseiller entre les blocs l'utilisation d'anesthésiques de surface comme les gels de xylocaïne 10 % ou de crème *Emla* (lidocaïne pricolaïne) sur la zone douloureuse.

**Y a-t-il une possibilité de prévenir d'une façon certaine les douleurs chroniques?**

La réponse est non. Il est aujourd'hui admis que certaines thérapeutiques limitent la survenue de douleurs post-zostériennes : les antiviraux prescrits tôt et à posologie adéquate ainsi que la prise en charge efficace de la douleur au stade aigu (antalgiques, blocs xylocaïne et traitements à visée neuropathique).

**Comment prendre en charge la douleur à la phase chronique?**

a) *Quels sont les éléments sémiologiques importants pour le choix thérapeutique?*

1. L'hyperpathie et l'allodynie ne permettent pas d'utiliser la neurostimulation transcutanée et les topiques locaux sont une meilleure indication.

2. Si la douleur procède comme habituellement d'un fond continu à type de brûlures, l'indication des antidépresseurs prime. À l'inverse, si elle survient sous la forme de décharges fulgurantes les antiépileptiques ont toute chance d'être efficaces.

b) *Doit-on proposer une monothérapie ou une prise en charge associant différentes thérapeutiques?*

Dans la plupart des cas, il faut associer à la fois un traitement de fond antidépresseur et/ou antiépileptique et une prise en charge locale avec des topiques locaux, de la neurostimulation transcutanée. Les techniques de contre-irritation (acupuncture) et les thérapeutiques à visée psychologique comme la relaxation sont elles aussi très intéressantes à ce stade de la maladie.

c) *Pour une séquelle douloureuse très importante avec hyperpathie et allodynie que doit-on proposer ?*

1. On commencera par les topiques locaux : le plus récent et le plus utilisé est la capsaïne à 0,025 % et à 0,075 %. Ce produit entraîne une libération de substance P à partir des fibres C dans la zone correspondant à l'application qui ainsi se vide de son neurotransmetteur. On l'applique 4 fois par jour sur la zone douloureuse, 15 jours de traitement sont nécessaires avant de juger de l'efficacité. Les premières applications sont très douloureuses avec aggravation des brûlures, il faut donc les faire précéder d'un traitement anesthésique local (gel ou spray de lidocaïne). Le traitement durera 6 à 8 semaines avant d'avoir un effet durable sur le système nociceptif. On pourra refaire un cycle de traitement après quelques mois.

D'autres topiques sont utilisés, comme l'aspirine diluée soit dans le chloroforme, soit dans le diéthyléther (dose de 200 mg, 3 applications par jour). Les anesthésiques locaux seuls (*Emla*) sont également efficaces.

2. On donnera de façon systématique un traitement de fond qui repose avant tout sur les antidépresseurs. On peut utiliser l'amitriptyline (*Laroxyl*), la désipramine (*Pertofran*), l'imipramine (*Anafranil*), la maprotiline (*Ludiomil*) et certains sérotoninergiques récents (paroxétine [*Déroxat*]...). Les doses sont variables mais souvent faibles pour des raisons de tolérance, surtout chez les patients âgés (25 mg de *Laroxyl*).

En cas de décharge électrique, on préconise les antiépileptiques, soit le clonazépam (*Rivotril*) que l'on débutera à petites doses chez les personnes âgées (2 à 3 gouttes aux 3 repas en montant très progressivement jusqu'à 10 ou 20 gouttes par prise), soit la carbamazépine (*Tégrétol*) avec une progression très lente et avec la surveillance habituelle (NF biologie hépatique, tégrétolémie).

Les neuroleptiques n'ont pas grand intérêt. Seules les gouttes de *Nozinan* le soir peuvent jouer un rôle sédatif.

d) *Quelles sont les indications de neurostimulation transcutanée (NSTC) ?*

La NSTC est utile dans beaucoup de situations. L'un des obstacles à son utilisation est l'existence d'une hyperpathie avec allodynie qui doivent être traitées préalablement.

La NSTC stimule les fibres sensitives tactiles et entraîne une inhibition des fibres douloureuses à l'étage métamérique. Elle suppose que la zone stimulée ne soit pas totalement désafférentée, pour être efficace. Dans ce cas, l'on peut essayer une stimulation dans le territoire symétrique sain ou au niveau des métamères sus et sous-jacents à la lésion.

L'apprentissage de la technique peut se faire dans un Centre antidouleur et nécessite 2 à 3 séances. On utilise un appareil miniaturisé qui délivre un courant basse fréquence (100 Hz) entraînant des phénomènes de fourmillements dans tout le territoire dépendant du nerf stimulé. Avec 4 électrodes, on peut couvrir aisément 2 à 3 métamères au niveau intercostal.

Les limites de la technique sont liées à la difficulté de maintenir des électrodes au niveau de la région faciale. On remarque souvent un phénomène d'épuisement (50 % des patients en 6 mois).

**Existe-t-il des recours à des techniques chirurgicales plus agressives ?**

Beaucoup de propositions ont été faites tant les douleurs post-zostériennes constituent un problème difficile des Centres de la douleur :

- des gestes de *section* :
  - soit au niveau du ganglion sympathique thoracique (environ un tiers de bons résultats),
  - soit par section élective du contingent spino-thalamique de la racine postérieure concernée (DREZ), parfois associée à des stimulations cordonales postérieures. Ces techniques donnent des résultats souvent modestes dans cette indication, avec souvent une réapparition des douleurs (à un an), à la différence de ce que l'on observe dans les arrachements traumatiques du plexus brachial;
- des techniques de *stimulation* thalamique ou, pour les zonas de la face, de stimulation du Gasser ou du noyau descendant du V à la jonction bulbo-protubérantielle. Ces techniques restent d'indications exceptionnelles et inconstamment couronnées de succès.

**Existe-t-il des facteurs prédisposants aux douleurs séquellaires de zona?**

Plusieurs éléments semblent être retrouvés : l'âge indiscutablement, la localisation trigéminale au niveau du nerf ophtalmique, l'existence d'antécédents dépressifs, l'immunodépression. L'intensité de la douleur initiale est un facteur important. Le traitement antalgique précoce et efficace réduit ce risque au stade aigu. Seul le traitement antiviral précoce et à bonne posologie fait l'objet d'un consensus sur la prévention des algies post-zostériennes.

## Observation 9 : Douleurs d'origine dentaire

par P. Seguin

Un homme de 25 ans se plaint de douleurs de l'arcade dentaire maxillaire droite irradiant au niveau de la pommette. Ces douleurs existent depuis 4 jours s'accompagnant de céphalées et d'une température à 38,5-39 °C.

L'examen clinique retrouve sur l'arcade une dent 15 (2$^{e}$ prémolaire supérieure droite) qui présente une carie profonde non traitée. La palpation relève un empâtement vestibulaire supérieur droit diffus. La rhinoscopie antérieure montre un œdème diffus et une obstruction nasale.

**a) Quel est le diagnostic le plus probable?**

Il s'agit d'une *sinusite maxillaire droite d'origine dentaire.*

**b) Quel traitement prescrire immédiatement?**

Un traitement associant :

– *Un antalgique de niveau II* compte tenu de l'intensité de la douleur, associant par conséquent :

. paracétamol + codéine (par exemple *Codoliprane* ou *Efferalgan Codéine...*);

. ou paracétamol + dextropropoxyphène (*Di-Antalvic*).

– *Un anti-inflammatoire :* on donne souvent en pratique la préférence aux corticoïdes en raison des effets secondaires des AINS et d'un risque potentiel spécifique dans cette indication : à savoir que les AINS favorisent la survenue de cellulites infectieuses cervicales graves, à point de départ bucco-dentaire : cette complication, heureusement rarissime, peut survenir en cas d'antibiothérapie associée inefficace, et elle est suffisamment grave pour conduire à préférer une corticothérapie brève *(par exemple Médrol : 6 comprimés à 4 mg pendant 3 jours, puis 3 comprimés pendant 3 jours, puis arrêt).* Voire l'absence de tout traitement anti-inflammatoire.

– *Une antibiothérapie « probabiliste »,* employant par exemple une pénicilline A (tel que l'*Augmentin* qui associe l'amoxicilline et l'acide clavulanique, puissant inhibiteur des bêtalactamases). On pourrait prescrire également une céphalosporine ou un macrolide (tel que la spiramycine [*Rovamycine*]).

– Enfin, *un traitement local par soluté nasal* : par exemple *Soframycine.*

**c) Hormis ce traitement d'urgence, quel traitement étiologique faut-il prescrire?**

L'éradication du foyer infectieux dentaire (traitement canalaire ou résection apicale ou extraction dentaire + curetage apical).

Après cet épisode inflammatoire initial, il persiste un fond douloureux chronique au niveau de la pommette et de l'arcade maxillaire avec obstruction nasale et mouchage homolatéral. L'imagerie confirme une **sinusite maxillaire collectée**.

**Quels en sont les traitements?**

Même traitement médical *(cf.* réponse à la question 2) qu'il faut associer au traitement local : sinusoscopie avec drainage sinusien, méatotomie ou opération de Caldwell-Luc (curetage sinusien à ciel ouvert) selon l'importance de la sinusite.

*Commentaires*

Les phénomènes douloureux inflammatoires et infectieux d'origine dentaire (cellulite, sinusite, accident d'évolution de dent de sagesse) répondent en général bien au traitement ci-dessus indiqué.

Cette efficacité provisoire de la thérapeutique symptomatique ne doit pas faire négliger le traitement étiologique, afin d'éviter la chronicisation ou les récidives.

Les pulpites ou rages de dents, par contre, ne répondent que peu à ce traitement et nécessitent une ouverture de la chambre pulpaire associée ou non à une dévitalisation de la dent. Des antalgiques de niveau I (plus souvent de niveau II) sont utiles si les soins pulpaires ne peuvent être immédiats.

### Observation 10 : Douleurs osseuses d'un rhabdomyosarcome métastatique en phase terminale

par J.-L. Stephan

Line, 12 ans, a été opérée d'un rhabdomyosarcome de la cuisse, puis traitée par une polychimiothérapie antimitotique. La tumeur évolue à nouveau localement et se révèle réfractaire à la chimiothérapie.

Surtout, elle présente brutalement une douleur lancinante et insupportable de l'épaule droite, du sternum et du bassin en relation avec des métastases. Sur ce fond douloureux, apparaît par accès une douleur fulgurante, décrite par l'enfant comme une brûlure « électrique » dans un bras. L'examen met en évidence une hypoesthésie douloureuse dans le même territoire, en relation avec une irritation du plexus brachial. L'enfant est hospitalisée en urgence pour calmer ses douleurs intolérables.

***Quelle est la conduite à tenir face à ces douleurs ?***

**1. Les douleurs osseuses intolérables justifient :**

***1.1. Initialement :***

a) **L'administration de morphine par voie orale**[1 2] commencée sur la base de 1 mg/kg par jour, sous forme de sirop, sucré à froid préparé par la pharmacie (1 mg = 1 mL), ou potion de San Christopher's hospice moins utilisé, peut à tort parce que bien accepté par les enfants, ou encore ampoules *Morphine Meram* : 0,1 % chlorhydrate de morphine 10 mg = 10 mL et 0,2 % chlorydrate de morphine 20 mg = 10 mL. Chaque dose est administrée toutes les 4 heures.

L'adaptation des doses efficaces se fait en 24 heures, avec des incréments de 50 % de la dose précédente toutes les 4 à 8 heures. Penser aux adjuvants (accélérateurs du transit, antiémétique[3]).

L'efficacité d'un traitement antalgique ne peut, en règle générale, être appréciée qu'**après 48 heures d'un essai bien conduit** (posologie et rythme d'administration adaptés à la durée d'action du produit).

---

1 Pour les douleurs métastasiques osseuses (leucose, neuroblastome, rhabdomyosarcome), les posologies efficaces peuvent être de 5 à 10 mg par kilogramme et par jour. En cas d'impossibilité de la voie orale, la voie IV continu ou pousse-seringue ou à la pompe miniaturisée et informatisée autorise éventuellement l'autoadministration chez le grand enfant (PCA). Le fentanyl est un morphinique puissant très lipophile. Il peut être utilisé sous forme de patch transdermique (*Durogesic*) délivrant un débit continu variable selon la dose choisie. Il peut se révéler très utile, générant moins de constipation que la morphine, en cas de douleurs stables pour le retour à domicile. En principe réservé à l'adulte, il est de plus en plus utilisé par les oncopédiatres.

2 La morphine reste le médicament central de la douleur cancéreuse. Les nouveautés concernent essentiellement la galénique avec l'introduction de sulfate de morphine à libération prolongée et stable sur 24 heures, autorisant une prise par jour (*Kapanol LP*). Un sulfate de morphine à libération immédiate proposé sous forme de comprimés permet de traiter les accès douloureux aigus et d'adapter les traitements morphiniques retards

3 Les effets secondaires des antalgiques centraux sont à craindre, donc à prévenir : la constipation constante nécessite la prescription de *Duphalac, Péristaltine, Jamylène*, sirop de Pomme de Reinette ou prostigmine (*Mestinon* : 1 à 2 cp/j).

Les vomissements initiaux peuvent être contrôlés par de faibles doses d'halopéridol faible (*Haldol*).

b) **Un corticoïde** (par exemple prednisone [*Cortancyl*] : 2 mg/kg/j), habituellement très efficace dans les douleurs osseuses métastatiques.

c) **Un anti-inflammatoire non stéroïdien**, qui peut être substitué au corticoïde, voire lui être associé an cas de douleurs très intenses : par exemple, diclofénac (*Voltarène*) 2 à 3 mg/kg/j.

***1.2. Une fois la sédation obtenue***, on peut « sauter » la dose de la nuit et doubler la prise du soir puis proposer pour le retour à la maison **une forme retard de morphine** (sulfate de morphine) : *Moscontin* ou *Skenan* en 2 prises orales quotidiennes (à 8 h et à 20 h) avec une dose équivalente à la dose totale journalière de chlorhydrate de morphine.

**2. Pour les douleurs en éclair paroxystiques** (douleurs neurologiques ou par « désafférentation »), on prescrit un *analgésique anticonvulsivant* :

– la carbamazépine (*Tégrétol*) est proposée à la posologie de 10 mg/kg/j (suspension : 1 cuillère-mesure = 100 mg) en surveillant les effets indésirables (céphalées, vomissements, sensation ébrieuse), qui imposent un dosage sérique et un arrêt si le taux est supérieur à 12 γ/ml);

– ou le clonazépam (*Rivotril*) à la posologie de 1 goutte/kg/j d'une solution à 1 % (la somnolence éventuelle oblige à prescrire de plus faibles doses le matin et à préférer une dose de charge au coucher).

**3. Un traitement co-analgésique par un antidépresseur tricyclique** (par exemple clomipramine [*Anafranil*] à la dose de 1 mg/kg/j le soir) ou amitriptyline (*Laroxyl*) est utile pour traiter la composante dysesthésique.

**4. Une radiothérapie antalgique flash**[4] des zones douloureuses hyperfixantes à la scintigraphie doit être rapidement programmée car elle a souvent un effet remarquable sur les douleurs, permettant de diminuer progressivement les doses de morphine, voire de l'arrêter. La radiothérapie pourrait, en agissant sur la compression nerveuse, permettre également d'arrêter progressivement l'analgésique anti-convulsivant.

**Chez l'enfant, la morphine existe pour être prescrite et administrée : son indication dépend de l'intensité de la douleur et non de l'espérance de vie.**

### Observation 11 : Douleur de l'enfant myopathe

par V. Gautheron

Jérémy, 13 ans, 52 kg, est atteint de myopathie de Duchenne. Un oncle maternel est décédé à 21 ans de la même maladie. Le diagnostic a été porté à l'âge de 4 ans sur des arguments *cliniques :* fatigabilité, chutes, hypertrophie des mollets; *biologiques :* élévation 100 X N des créatines kinases; *électromyographiques :* tracé myogène; *anatomopathologiques :* processus dystrophique typique. L'étude *génétique* a montré une délétion du bras court du chromosome X héritée de sa mère.

Il a subi à l'âge de 9 ans un allongement musculo-tendineux des membres inférieurs pour prolonger la marche et mieux supporter les appareillages de posture et de verticalisation. Il ne marche plus depuis l'âge de 10 ans et vit en fauteuil roulant électrique. À 12 ans, il a subi une ostéosynthèse vertébrale précoce pour scoliose, avant dégradation importante des fonctions cardiorespiratoires. Son obésité aggrave les difficultés de transferts. Il est pris en charge par une équipe pluridisciplinaire qui coordonne le suivi médical, orthopédique, et la rééducation. Il suit une scolarité normale adaptée.

Depuis la perte de marche, il présente d'importantes douleurs du dos et des membres.



4 L'expérience des biphosphonates chez l'adulte (*Clastoban, Arédia*) est encourageante et n'induit pas d'effet secondaire même en longue durée. L'évaluation est en cours chez l'enfant.

**1. Quel traitement médicamenteux peut-on lui proposer pour le soulager?**
*Réponse :* les règles de prescription pédiatrique valent pour l'enfant myopathe. En première intention, il est licite de prescrire du paracétamol (*Efferalgan, Doliprane*...) à la posologie de 60 mg/kg/jour en 4 à 6 prises et/ou de l'aspirine à la posologie de 50 à 75 mg/kg/jour en 3 ou 4 prises.

**2. Quelles sont les modalités évolutives des douleurs du jeune myopathe?**
*Réponse :* les douleurs varient avec le stade de l'affection : au début, il s'agit de crampes des masses musculaires (mollets, cuisses) spontanées ou aggravées par l'effort. Avec la perte de la marche, ces douleurs prennent une allure rhumatologique au voisinage des articulations, sièges de rétractions musculo-tendineuses et de déformations orthopédiques. Ces douleurs peuvent survenir le jour et la nuit; elles sont améliorées par les changements de position.

**3. Quelles en sont les causes?**
*Réponse : l'immobilité et ses complications* en sont les principales responsables : rétraction des parties molles, attitudes vicieuses, défaut de mobilisation et de verticalisation, ostéoporose, troubles vasomoteurs, troubles trophiques cutanés, syndrome algo-neurodystrophique, fractures spontanées ou pour traumatismes minimes. La chirurgie orthopédique est un facteur d'aggravation transitoire, de même que le mauvais état général et l'anxiété.

**4. Quelle stratégie thérapeutique peut-on leur opposer?**
Réponse :
– *La mobilité* à tout prix : changements fréquents de position pour varier les points d'appui et entretenir la mobilité articulaire.
– *Les massages décontracturants, les bains chauds, le drainage lymphatique et l'aide au retour veineux*. Les postures et la verticalisation retardent la déminéralisation. La *rééducation* pluri-hebdomadaire utilise aussi les massages, la balnéothérapie chaude, les manipulations antalgiques.
– *L'électrostimulation et la magnétothérapie* ont un bon effet sur les douleurs chroniques. La prise en charge spécifique des atteintes ab-articulaires (infiltrations) et des syndromes algo-neurodystrophiques est parfois nécessaire.
– *Les aides techniques* à la mobilisation doivent être largement proposées (fauteuil verticalisateur, lit médicalisé) pour améliorer l'autonomie et le confort des patients et faciliter le travail des soignants.
– *Les antalgiques et/ou anti-inflammatoires* sont systématiquement proposés **sauf** les opiacés, en raison du risque de dépression respiratoire. L'on peut prescrire, par exemple :
* paracétamol (*Efferalgan 500, Doliprane 500*) : 1 cp. × 4 à 6 fois par jour, seul ou associé à :
. acide acétylsalicylique (*Rhonal 500* : 3 à 5 comprimés par jour ou *Solupsan 500* : 3 à 5 comprimés effervescents par jour),
La douleur de l'enfant myopathe fait l'objet d'une écoute et d'un soin particuliers dans le contexte d'une prise en charge globale de son handicap évolutif.
. ou acide tiaprofénique 10 mg/kg/jour (*Surgam 100* : 3 à 5 comprimés par jour).

**La douleur de l'enfant myopathe fait l'objet d'une écoute et d'un soin particulierss dans le contexte d'une prise en charge globale de son handicap évolutif.**

# Postface

La plus grande satisfaction que puisse ressentir un législateur, c'est de voir sa loi appliquée parce qu'acceptée et comprise.

Lorsqu'en 1994, j'obtenais de l'Assemblée nationale et du Sénat un même vote unanime pour l'application de la prise en charge de la douleur, ma satisfaction fut prudente. En effet, je savais que nous aurions à soutenir une campagne forte pour obtenir une évolution des mentalités concernant aussi bien l'utilisation de la morphine et de ses dérivés que la remise en cause de la douleur dite rédemptrice.

Mais il y avait un obstacle encore plus redoutable: la pesanteur de l'administration dans tous les domaines concernant la santé. De plus, il fallait modifier et compléter la formation des médecins, des infirmières, quoique celles-ci, prise en direct avec la douleur de leurs malades, étaient très favorables à une évolution qu'elles souhaitaient depuis longtemps.

Un certain nombre de directeurs d'établissements hospitaliers avait fort mal pris le fait que la loi leur imposait la prise en charge de la douleur et l'obligation d'inscrire celle-ci dans les projets d'établissements. Certains considéraient qu'il s'agissait là d'une immixtion insupportable des politiques dans leur responsabilité de gestion. Restait le problème des médecins et de celui d'un certain pouvoir médical.

Fort heureusement, tant parmi les doyens des facultés de médecine, tel Patrice Queneau, à l'époque doyen de celle de Saint-Étienne, que parmi les médecins hospitaliers ou libéraux, un véritable mouvement se dessina pour aller dans le sens souhaité.

Le présent ouvrage de Patrice Queneau et Gérard Ostermann est la meilleure illustration de ce mouvement. Désormais, le monde médical est impliqué dans cette véritable croisade qui s'inscrit tout naturellement dans une nouvelle définition, non seulement du droit des malades, mais dans une action qui consiste à porter un nouveau regard sur l'Homme et à protéger sa dignité à tous les stades de sa vie.

Tous les cas de figure en matière de lutte contre la douleur sont énumérés dans ce livre remarquable, et la grande compétence de ses deux auteurs en fait un véritable ouvrage de référence, qu'ils en soient remerciés.

Lucien NEUWIRTH
Questeur honoraire du Sénat
Sénateur de la Loire

# INDEX

*Imprimé en France*

583314 - (IV) - (4) - OSB-80 - SNEL

MASSON Éditeur
120, boulevard Saint-Germain
75280 Paris Cedex 06
Dépôt légal : avril 2003

Achevé d'imprimer sur les presses de
Normandie Roto Impression s.a.s.
en mars 2003
N° d'impression : 030823